Simon
Das Gesundheitssystem in Deutschland

Verlag Hans Huber
Programmbereich Gesundheit

Wissenschaftlicher Beirat:
Felix Gutzwiller, Zürich
Manfred Haubrock, Osnabrück
Klaus Hurrelmann, Berlin
Petra Kolip, Bremen
Doris Schaeffer, Bielefeld

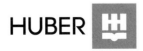

Bücher aus verwandten Sachgebieten

Bauer / Neumann / Saekel
Zahnmedizinische Versorgung in Deutschland
2009. ISBN 978-3-456-84775-7

Gerlinger / Röber
Die Pflegeversicherung
2009. ISBN 978-3-456-84598-2

Gutzwiller / Paccaud (Hrsg.)
Sozial- und Präventivmedizin – Public Health
3. A. 2007. ISBN 978-3-456-83912-7

Hurrelmann / Klotz / Haisch (Hrsg.)
Lehrbuch Prävention und Gesundheitsförderung
2. A. 2007. ISBN 978-3-456-84486-2

Kocher / Oggier (Hrsg.)
Gesundheitswesen Schweiz 2010–2012
4. A. 2010. ISBN 978-3-456-84803-7

Kuhn / Wildner
Gesundheitsdaten verstehen
2006. ISBN 978-3-456-84355-1

Lauterbach / Stock / Brunner (Hrsg.)
Gesundheitsökonomie
2. A. 2009. ISBN 978-3-456-84695-8

Meyer (Hrsg.)
Gesundheit in der Schweiz
2009. ISBN 978-3-456-84626-2

Razum / Zeeb / Laaser (Hrsg.)
Globalisierung – Gerechtigkeit – Gesundheit. Einführung in International Public Health
2006. ISBN 978-3-456-84354-4

Reiners
Mythen der Gesundheitspolitik
2009. ISBN 978-3-456-84679-8

Rosenbrock / Gerlinger
Gesundheitspolitik
2. A. 2006. ISBN 978-3-456-84225-7

Siegrist / Marmot (Hrsg.)
Soziale Ungleichheit und Gesundheit
2008. ISBN 978-3-456-84563-0

Specke
Der Gesundheitsmarkt in Deutschland
3. A. 2005. ISBN 978-3-456-84143-4

Tiesmeyer et al. (Hrsg.)
Der blinde Fleck – Ungleichheiten in der Gesundheitsversorgung
2008. ISBN 978-3-456-84493-0

von Troschke / Mühlbacher
Grundwissen Gesundheitsökonomie, Gesundheitssystem, Öffentliche Gesundheitspflege
2005. ISBN 978-3-456-84140-3

Weitere Informationen über unsere Neuerscheinungen finden Sie im Internet unter www.verlag-hanshuber.com.

Michael Simon

Das Gesundheits-system in Deutschland

Eine Einführung in Struktur und Funktionsweise

3., überarbeitete und aktualisierte Auflage

Verlag Hans Huber

Anschrift des Autors:
Prof. Dr. Michael Simon
Fachhochschule Hannover
Fakultät V – Diakonie, Gesundheit und Soziales
Blumhardtstr. 2
D-30625 Hannover

Lektorat: Dr. Klaus Reinhardt
Herstellung: Peter E. Wüthrich
Umschlag: Claude Borer, Basel
Druckvorstufe: Ursi Anna Aeschbacher, Biel/Bienne
Druck und buchbinderische Verarbeitung: Hubert & Co., Göttingen
Printed in Germany

Bibliographische Information der Deutschen Nationalbibliothek
Die Deutsche Nationalbibliothek verzeichnet diese Publikation in der Deutschen Nationalbibliographie; detaillierte bibliographische Daten sind im Internet über http://dnb.d-nb.de abrufbar.

Dieses Werk, einschließlich aller seiner Teile, ist urheberrechtlich geschützt. Jede Verwertung außerhalb der engen Grenzen des Urheberrechtes ist ohne Zustimmung des Verlages unzulässig und strafbar. Das gilt insbesondere für Vervielfältigungen, Übersetzungen, Mikroverfilmungen sowie die Einspeicherung und Verarbeitung in elektronischen Systemen.

Die Wiedergabe von Gebrauchsnamen, Handelsnamen oder Warenbezeichnungen in diesem Werk berechtigt auch ohne besondere Kennzeichnung nicht zu der Annahme, dass solche Namen im Sinne der Warenzeichen-Markenschutz-Gesetzgebung als frei zu betrachten wären und daher von jedermann benutzt werden dürfen.

Anregungen und Zuschriften bitte an:
Verlag Hans Huber
Hogrefe AG
Lektorat Medizin/Gesundheit
Länggass-Strasse 76
CH-3000 Bern 9
Tel: 0041 (0)31 300 4500
Fax: 0041 (0)31 300 4593
verlag@hanshuber.com
www.verlag-hanshuber.com

3. Auflage 2010
© 2005/2007/2010 by Verlag Hans Huber, Hogrefe AG, Bern
ISBN 978-3-456-84757-3

Inhalt

1. **Vorwort** 9

2. **Die historische Entwicklung
   des deutschen Gesundheitssystems** 15
   - 2.1 Mittelalterliche und frühkapitalistische Wurzeln 16
   - 2.2 Kaiserreich und Bismarck'sche Sozialgesetzgebung 24
   - 2.3 Weimarer Zeit und Nationalsozialismus 30
   - 2.4 Das Gesundheitswesen der früheren BRD 32
   - 2.4.1 Reorganisation und Wiederaufbau 33
   - 2.4.2 Ausbau des Sozialstaates 35
   - 2.4.3 Die Phase der «Kostendämpfungspolitik» 40
   - 2.5 Das Gesundheitswesen der DDR 43
   - 2.5.1 Die Sozialversicherung 44
   - 2.5.2 Ambulante Versorgung 47
   - 2.5.3 Stationäre Krankenversorgung 50
   - 2.6 Das Gesundheitswesen im vereinten Deutschland 53

3. **Grundprinzipien der sozialen Sicherung im Krankheitsfall** 73
   - 3.1 Sozialstaatsgebot 74
   - 3.2 Solidarprinzip 75
   - 3.3 Subsidiaritätsprinzip 81
   - 3.4 Bedarfsdeckungsprinzip 83
   - 3.5 Sachleistungsprinzip 85
   - 3.6 Versicherungspflicht 87
   - 3.7 Selbstverwaltung 90

4. Grundstrukturen und Basisdaten des Gesundheitssystems 93

4.1 Grundmodelle von Gesundheitssystemen im internationalen Vergleich 93

4.2 Grundmerkmale des deutschen Gesundheitssystems 96

4.2.1 Regulierung 97

4.2.2 Finanzierung 103

4.2.3 Leistungserbringung 106

4.2.4 Das Zusammenspiel von Regulierung, Finanzierung und Leistungserbringung 108

4.3 Basisdaten des deutschen Gesundheitssystems 110

4.3.1 Einrichtungen und Beschäftigte 110

4.3.2 Gesundheitsausgaben 116

4.3.3 Die Ausgabenentwicklung 116

4.3.4 Gesundheitsausgaben im internationalen Vergleich 122

5. Die Krankenversicherung 127

5.1 Gesetzliche Krankenversicherung 129

5.1.1 Organisationsstruktur 132

5.1.2 Aufgaben 137

5.1.3 Versicherte 140

5.1.4 Leistungen 146

5.1.5 Finanzierung 149

5.1.6 Der Gesundheitsfonds 155

5.1.7 Ausgaben 159

5.2 Private Krankenversicherung 166

6. Die ambulante ärztliche Versorgung 181

6.1 Strukturmerkmale 183

6.2 Basisdaten 186

6.3 Organisation 195

6.3.1 Kassenärztliche Vereinigung 195

6.3.2 Vertragsärzte 203

6.4	Vergütungssystem	208
6.4.1	Gesamtverträge und Gesamtvergütung	211
6.4.2	Einheitlicher Bewertungsmaßstab	217
6.4.3	Honorarverteilung und Regelleistungsvolumina	220
6.4.4	Von der Einzelleistungsabrechnung bis zum Honorarbescheid	222
6.4.5	Vergütung privatärztlicher Leistungen	226
6.5	Zusammenfassung: Der Regelkreis der ambulanten ärztlichen Versorgung	228

7. Die Arzneimittelversorgung 233

7.1	Strukturmerkmale	235
7.2	Basisdaten	238
7.3	Organisation	246
7.3.1	Herstellung	246
7.3.2	Zulassung	246
7.3.3	Vertrieb und Handel	248
7.4	Preisbildung und Vergütung	250

8. Die Krankenhausversorgung 255

8.1	Strukturmerkmale	260
8.2	Basisdaten	263
8.3	Organisation	279
8.3.1	Krankenhausbehandlung	279
8.3.2	Krankenhausplanung	284
8.3.3	Krankenhausfinanzierung	290
8.4	Vergütungssystem	294
8.4.1	Das deutsche DRG-Fallpauschalensystem	298
8.4.2	Das Fallgruppensystem	302
8.4.3	Zweistufiges System der Preisbildung	306
8.4.4	Budget- und Pflegesatzverhandlungen	308
8.5	Zusammenfassung: Der Regelkreis der stationären Krankenversorgung	314

9. Die Pflegeversicherung **319**

    9.1   Grundlegende Prinzipien und Strukturmerkmale 322

    9.2   Leistungen 327

    9.2.1 Pflegebedürftigkeit und Pflegestufen 328

    9.2.2 Leistungskatalog 331

    9.3   Basisdaten 338

    9.3.1 Pflegebedürftigkeit 339

    9.3.2 Leistungsempfänger und Pflegestufen 341

    9.3.3 Einnahmen und Ausgaben 344

    9.4   Private Pflegeversicherung 349

10. Die ambulante Pflege **353**

    10.1   Strukturmerkmale 354

    10.2   Basisdaten 356

    10.3   Organisation 362

    10.4   Vergütungssystem 366

    10.4.1 Häusliche Krankenpflege nach § 37 SGB V 367

    10.4.2 Vergütungssystem der sozialen Pflegeversicherung 369

    10.4.3 Investitionsförderung 374

    10.5   Zusammenfassung: Der Regelkreis der ambulanten Pflege 375

11. Die stationäre Pflege **379**

    11.1   Strukturmerkmale 381

    11.2   Basisdaten 383

    11.3   Organisation 388

    11.4   Vergütungssystem 393

    11.5   Zusammenfassung: Der Regelkreis der stationären Pflege 398

Literatur **401**

Abkürzungen **407**

Sachregister **410**

1 Vorwort

Nachdem auch die zweite Auflage dieses Buches auf eine erfreulich positive Resonanz und starke Nachfrage stieß, kann nun zwei Jahre nach ihrem Erscheinen eine dritte, überarbeitete und aktualisierte Auflage vorgelegt werden. Die Grundstruktur des Buches wurde beibehalten, einige Passagen aktualisiert und die Daten auf den Anfang 2009 verfügbaren Stand gebracht. Die inhaltlichen Arbeiten an diesem Buch wurden im Sommer 2009 abgeschlossen. Es wurden die Neuregelungen durch das Mitte 2008 in Kraft getretene Pflege-Weiterentwicklungsgesetz (PfWG), das GKV-OrgWG, das Krankenhausfinanzierungsreformgesetz (KHRG), das Zweite Konjunkturpaket und die im Juli beschlossene 15. AMG-Novelle sowie eine teilweise Neufassung des Heimgesetzes berücksichtigt. Die erfreuliche Nachfrage, nicht nur im Bereich der beruflichen Bildung und Hochschulausbildung, sondern auch bis in den Verbandsbereich und die Gesundheitspolitik hinein, bestätigt die Notwendigkeit einer allgemeinverständlichen und zugleich fundierten Einführung in das deutsche Gesundheitssystem. Denn: Gesundheit ist in der subjektiven und öffentlichen Wahrnehmung ein hohes, wenn nicht sogar das höchste menschliche Gut. Dem gesellschaftlichen Teilsystem, das sich mit der Erhaltung und Wiederherstellung von Gesundheit, dem Erkennen, Heilen oder Lindern von Krankheit und Leiden beschäftigt, gilt von daher auch eine hohe gesellschaftliche Aufmerksamkeit. Dennoch aber ist und bleibt das Gesundheitssystem für viele ein «Buch mit sieben Siegeln», das sich – wenn überhaupt – nur wenigen Experten erschließt.

Um als Patient das Gesundheitssystem zu nutzen, reichen in der Regel gewisse Grundkenntnisse aus, die man als Mitglied einer Gesellschaft im Verlauf des Hineinwachsens in diese Gesellschaft quasi «nebenbei» erwirbt. Wer jedoch im Gesundheitssystem Verantwortung für Patienten übernimmt oder an leitender

Stelle im Gesundheitswesen tätig sein will, von dem wird zu Recht erwartet, dass er über mehr als nur Alltagswissen zur Struktur und Funktionsweise des Gesundheitswesens verfügt. Es reicht auch zunehmend nicht mehr aus, sich nur in dem Bereich des Gesundheitssystems auszukennen, in dem man tätig ist. An die Einrichtungen und Beschäftigten des Gesundheitssystems wird zunehmend die Anforderung gestellt, die gegenwärtige Fragmentierung und das häufig isolierte Nebeneinander der verschiedenen Versorgungsinstitutionen zu überwinden, um mit dem Ziel einer stärkeren Patientenorientierung Versorgungsabläufe sektor-, institutions- und einrichtungsübergreifend zu organisieren. Verbesserte Kooperation und Koordination im Gesundheitswesen erfordern aber vor allem auch verbessertes Wissen über die Strukturen und Funktionsweise nicht nur des eigenen, sondern auch der anderen Bereiche. Wer die Struktur- und Funktionslogik des anderen Teilsystems kennt, kann die Handlungslogik seiner Interaktionspartner des anderen Teilsystems auch besser verstehen.

Steigende Anforderungen an das Wissen über die Struktur und Funktionsweise des deutschen Gesundheitssystems sind aber nicht nur in Bezug auf die Beschäftigten des Gesundheitssystems zu verzeichnen. Auch Politik und Medien sind damit konfrontiert beziehungsweise müssen sich dieser Anforderung stellen. Wer in der Gesundheitspolitik aktiv ist, sei es innerhalb einer Partei in gesundheitspolitischen Arbeitskreisen oder als gesundheitspolitisch engagierter Abgeordneter eines Kommunal- oder Landesparlaments oder des Bundestages, wird ohne Kenntnisse der Struktur und Funktionsweise des Gesundheitssystems nicht kompetent mitdiskutieren und sachadäquate Entscheidungen treffen können. Wer das Gesundheitssystem politisch umgestalten will, muss zunächst einmal wissen, wie es gegenwärtig funktioniert.

Und für die Medien gilt Ähnliches. Wer über Ereignisse und Entwicklungen im Gesundheitswesen kompetent berichten will, braucht Wissen über Hintergründe und Zusammenhänge des jeweiligen Teilsystems, aber auch des Gesundheitssystems insgesamt. Auch eine kompetente Berichterstattung über aktuelle gesundheitspolitische Debatten und Entscheidungen kommt ohne Hintergrundwissen über das Gesundheitssystem nicht aus. Sowohl Politiker als auch Journalisten stehen aber häufig vor dem Problem, dass es schwierig ist, interessenunabhängige Informationen zu erhalten. Nicht nur der Rückgriff auf Verbandsinformationen ist problematisch, in der Berichterstattung über gesundheitspolitische Debatten können auch Informationen von Ministerien und Politikern interessengeleitet sein. Zudem steht der interessierte Nicht-Experte häufig vor dem Problem, dass, wenn Informationen gefunden wurden, diese häufig Kenntnisse voraussetzen und Fachbegriffe enthalten, die für Laien letztlich nur begrenzt verständlich sind.

Auch verschiedene Wissenschaftsdisziplinen, die sich mit dem Gegenstand «Gesundheitssystem» beschäftigen, sind auf eine systematische und fundierte Darstellung des Gegenstandes und seiner Teilaspekte angewiesen – nicht nur, um sie für die Lehre zu nutzen, sondern auch um darauf aufbauend empirische Forschungsprojekte richtig konzipieren und Theorien dem Gegenstand angemessen entwickeln zu können. Dies betrifft insbesondere die Gesundheitswissenschaften, Gesundheitsökonomie, Politikwissenschaft und Soziologie.

Es bedarf also für zahlreiche Akteure in diesem Feld einer unabhängigen und zuverlässigen Quelle, die zudem möglichst schnell und ohne größeren Suchaufwand in allgemeinverständlicher Sprache und auch ohne Vorwissen, Grundkenntnisse über die Struktur und Funktionsweise des deutschen Gesundheitssystems und seiner Teilsysteme bietet. Das vorliegende Buch versucht diesen Bedarf zu decken. Es ist in erster Linie als systematische Einführung in das deutsche Gesundheitssystem konzipiert, soll aber auch als Nachschlagewerk nutzbar sein.

Das Buch beginnt mit einem historischen Rückblick auf die Entstehungsgeschichte des deutschen Gesundheitswesens, dessen Wurzeln bis zu den mittelalterlichen Handwerkerzünften und Hospitälern zurückverfolgt werden. Für die Zeit zwischen 1945 und 1989 erfolgt eine getrennte Darstellung des Gesundheitssystems der alten BRD und der DDR. Darin unterscheidet sich diese Einführung von den übrigen gängigen Einführungen und Lehrbüchern zum Gesundheitswesen, die sich leider in der Regel auf eine Darstellung der alten BRD beschränken.

An die Darstellung der historischen Entwicklung schließt sich je ein Kapitel zu den Grundprinzipien der sozialen Sicherung im Krankheitsfall sowie den Grundstrukturen und Basisdaten des deutschen Gesundheitssystems an. Das deutsche Gesundheitssystem wird getragen von grundlegenden Überzeugungen, die über Jahrhunderte entstanden sind und auch die zahlreichen Gesundheitsreformen bislang weitgehend unbeschadet überstanden haben. Diese Grundprinzipien bilden das normative Fundament sowohl des deutschen Gesundheitswesens als auch weiter Teile der deutschen Gesundheitspolitik. Ähnlich wie die Grundprinzipien das normative Fundament bilden, geben die Grundstrukturen eine Art Grundgerüst oder Bauplan für die verschiedenen Teilsysteme vor. Natürlich ist nicht jedes Teilsystem identisch strukturiert, allein schon aufgrund der unterschiedlichen Aufgabenstellungen und Ressourcen, wohl aber lassen sich allgemeine Konstruktionselemente zum Teil in allen, zumindest aber in den meisten Teilsystemen finden.

Die Darstellung der Teilsysteme des deutschen Gesundheitssystems beschränkt sich auf die wichtigsten Bereiche: die Kranken- und Pflegeversicherung, die ambulante ärztliche Versorgung, die Arzneimittelversorgung, die Krankenhausversorgung sowie die ambulante und die stationäre Pflege. Der Aufbau der einzelnen Kapitel folgt einer weitgehend einheitlichen Systematik, vor allem um Komplexität zu reduzieren und gemeinsame Grundstrukturen der Teilsysteme deutlicher werden zu lassen. Am Schluss der Kapitel erfolgt jeweils eine kurze Zusammenfassung. Die Zusammenfassungen wiederholen das Vorhergehende in geraffter Form und ermöglichen Lesern, die das Buch selektiv nutzen wollen und nur an einem kurzen Einblick interessiert sind, sich kurz und schnell einen Einblick in das jeweilige Teilsystem zu verschaffen. Wer also nur ein Teilsystem vertiefend studieren will und von den anderen nur ungefähres Wissen braucht, kann hierzu die jeweiligen Zusammenfassungen nutzen.

Zwar ist das vorliegende Buch primär als systematische Einführung konzipiert, es kann aber auch als Nachschlagewerk zur schnellen und selektiven Recherche einzelner Themen oder Begriffe genutzt werden. Hierzu befindet sich am Ende des Buches ein umfangreiches Schlagwortverzeichnis, in das alle zentralen Begriffe aufgenommen wurden. Zum schnellen Auffinden der Begriffe und besseren Orientierung beim selektiven Nachlesen sind die Schlagworte sowie alle zentralen Begriffe im laufenden Text durch Fettdruck hervorgehoben. Gegenüber einem typischen Schlagwörterbuch bietet dieser Aufbau den Vorteil, dass der System- und Sinnzusammenhang der recherchierten Schlagwörter durch die Einbettung in den laufenden Text erkennbar wird.

Ein zentrales Anliegen des vorliegenden Buches ist es, eine allgemeinverständliche Einführung in das deutsche Gesundheitssystem zu bieten, die keine Vorkenntnisse erfordert. Zugleich soll die Einführung aber natürlich sachlich richtig sein und nicht durch zu starke Vereinfachung in die Irre führen. Das setzt einer vereinfachenden Darstellung gelegentlich Grenzen, da die Nichterwähnung von Ausnahmen, Besonderheiten oder Einschränkungen einer Rechtsvorschrift leicht zu einem falschen Bild führen kann. Da der Gegenstand «Gesundheitssystem» mittlerweile außerordentlich komplex ist, kann und darf die Sprache das eine oder andere Mal nicht in dem Maße vereinfachen, wie dies für eine Einführung wünschenswert wäre, die sich vor allem an Nichteingeweihte und Nichtexperten richtet. Es bleibt in diesen Fällen nur die Bitte um Verständnis, dass im Zweifelsfall der sachlichen Richtigkeit Vorrang eingeräumt werden muss.

Die Beschreibung des Gesundheitssystems erfolgt auf dem Stand der Gesetzgebung von Juli 2009. Dabei handelt es sich um ein grundsätzliches Problem der Beschreibung des deutschen Gesundheitswesens, vor dem jede Darstellung steht. Wohl kaum ein gesellschaftlicher Teilbereich wurde in den letzten Jahrzehnten so vielen Reformen unterzogen wie das Gesundheitssystem. Wer sich vergewissern will, ob der in diesem Buch beschriebene Stand noch dem geltenden Stand der einschlägigen Rechtsvorschriften für einen Teilbereich entspricht, kann sich auf einer speziell zu den Inhalten der neueren Gesundheitsreformen eingerichteten Internetseite des Bundesministeriums für Gesundheit informieren[1] sowie auf einer Internetseite des Justizministeriums, das auf dieser Seite den jeweils aktuellen Stand aller Gesetze veröffentlicht.[2]

Zum Schluss sei noch darauf hingewiesen, dass das Buch lediglich eine Einführung in Strukturen und Funktionsweisen geben soll und keine fundierten Analysen zu Problembereichen oder eine Bewertung des deutschen Gesundheitssystems beziehungsweise einzelner Teilsysteme. Das soll aber keineswegs bedeuten, dass es nicht zahlreiche und auch grundlegende Probleme, Mängel und Defizite des deutschen Gesundheitssystems gibt. Zu diesen gibt es mittlerweile eine Fülle an Literatur und Diskussionsbeiträgen. Es mangelt meines Erachtens darum nicht an Kritik und Bewertungen, wohl aber an fundierten und zugleich allgemeinverständlichen Einführungen in die Struktur und Funktionsweise des Gesundheitssystems.

Auf ein resümierendes und abschließendes Kapitel wurde auch deshalb verzichtet, weil es unvermeidlich mit einer Diskussion und Bewertung des Gesundheitssystems und seiner Teilsysteme verbunden wäre. Dies in der gleichen Gründlichkeit vorzunehmen wie die Beschreibung des Systems, würde den Rahmen eines Kapitels sprengen. Ich überlasse es darum den Lesern, sich ihr Urteil über das deutsche Gesundheitssystem zu bilden, und hoffe, die dazu erforderlichen Grundkenntnisse durch das vorliegende Buch beitragen zu können.

Über positive oder kritische Rückmeldungen, Hinweise auf sachliche Fehler und Anregungen zur Verbesserung des Buches würde ich mich freuen (E-Mail: michael.simon@fh-hannover.de). Für hilfreiche Informationen und Hinweise möchte ich an dieser Stelle Ulrich Czeczelski, Ursula Ebel, Arthur Illchmann, Gerd Landauer, Elke Meyer, Brigitte Strahwald und Sami Wogschin danken.

Hannover, im Sommer 2009　　　　　　　　　　　　　　　　　Michael Simon

1　http://www.die-gesundheitsreform.de
2　http://bundesrecht.juris.de

2 Die historische Entwicklung des deutschen Gesundheitssystems

Das deutsche Gesundheitssystem ist in seinen Grundzügen das Ergebnis einer über viele Jahrhunderte andauernden Entwicklung. Die Geschichte zentraler Institutionen wie beispielsweise der gesetzlichen Krankenversicherung (GKV) oder der Kassenärztlichen Vereinigung (KV) reicht nicht nur bis zu deren formaler Gründung als Körperschaften des öffentlichen Rechts im Jahr 1883 (GKV) beziehungsweise 1931 (KV), sondern weit darüber hinaus. Will man die gegenwärtigen Strukturen des deutschen Gesundheitssystems verstehen, ist man darauf angewiesen, sich auch mit ihrer bis weit in die vorhergehenden Jahrhunderte zurückreichenden Entstehung und Entwicklung zu beschäftigen. Erst die Beschäftigung mit seiner Geschichte macht nachvollziehbar, «daß die Grundzüge und Eigenarten des deutschen Systems – wie immer man diese auswählt und gewichtet – in starkem Maße eine historische Bedingtheit aufweisen. Fast immer wird man auf die Frage «Warum» historisch rekurrieren müssen» (Zöllner 1981: 56). Die Betrachtung der Entwicklung nicht nur der letzten Jahrzehnte, sondern über mehrere Jahrhunderte, zeigt die sukzessive Entwicklung und Entstehung eines Systems der sozialen Sicherung im Krankheitsfall, die getragen wurde und wird von tief in der Geschichte und Kultur verwurzelten sozialpolitischen Grundüberzeugungen.

Die Beschäftigung mit der historischen Entwicklung des deutschen Gesundheitssystems kann auch das Verständnis dafür fördern, dass grundlegende Strukturveränderungen offensichtlich nur sehr schwer durchzusetzen sind.

Auch heute noch gilt für die alte Bundesrepublik und das vereinte Deutschland: «Herausragendes Charakteristikum des deutschen Gesundheitswesens in historischer Perspektive ist die hohe Strukturkontinuität über politische Regimewechsel hinweg» (Alber 1992: 19). Die vielfache Klage über eine Reformresistenz des bundesdeutschen Gesundheitswesens basiert jedoch in der Regel auf einer Betrachtung lediglich der letzten zwei bis drei Jahrzehnte. Was sind aber 20 bis 30 Jahre angesichts einer Strukturentwicklung, die mindestens 500 bis 1000 Jahre zurückreicht?

Der Befund einer hohen Strukturkontinuität kann allerdings – wie bereits angedeutet – nur Geltung für die alte Bundesrepublik Deutschland beanspruchen, nicht jedoch für das ostdeutsche Gesundheitswesen. Es wurde innerhalb von vier Jahrzehnten zwei radikalen und grundlegenden Systemumwandlungen unterworfen. Nach dem Zusammenbruch des nationalsozialistischen Deutschlands wurde in der ehemaligen DDR das bisherige Gesundheitssystem auf ein rein staatliches System nach sowjetischem Vorbild umgestellt und nach der deutschen Einheit im Jahr 1990 wurde dieses staatliche Gesundheitssystem erneut radikal umgestaltet, um es dem westdeutschen System anzupassen. Da das westdeutsche Gesundheitssystem in seinen Strukturen den traditionellen Weg weiterverfolgt hat, könnte man diese zweite Umgestaltung als eine Art «Rücktransformation» in den alten Zustand betrachten, wenn auch auf einem anderen medizinisch-technischen und Wissensniveau.

Die folgenden Ausführungen zur historischen Entwicklung können und sollen nur einen kursorischen Überblick bieten. Sie konzentrieren sich vor allem auf die Entwicklung grundlegender Systemelemente und sozialpolitischer Grundüberzeugungen. Für eine vertiefende Beschäftigung mit der historischen Entwicklung sei auf Standardwerke zur deutschen Sozialgeschichte verwiesen (u. a. Frerich/Frey 1996a, 1996b, 1996c; Sachße/Tennstedt 1988, 1992, 1998).

2.1
Mittelalterliche und frühkapitalistische Wurzeln

Die Hauptstränge der Wurzeln des deutschen Gesundheitssystems lassen sich mindestens bis zum Mittelalter zurückverfolgen. Mehrere der für das deutsche System auch heute noch typischen Merkmale waren bereits in der mittelalterlichen Gesellschaft angelegt. In erster Linie war dies die Verwurzelung grundlegender Überzeugungen in der christlichen Religion, die den Gläubigen soziale Solidarität mit Kranken und Bedürftigen als Gebot auferlegt. Allerdings spielte bei der Mildtätigkeit und Pflege der Armen der Gedanke an das eigene Seelenheil als Investition auf das Leben im Jenseits eine bedeutende Rolle.

2.1 Mittelalterliche und frühkapitalistische Wurzeln

Tragende Institutionen der Krankenversorgung waren im Mittelalter zunächst **kirchliche Hospitäler**, deren Entstehung bis in die Frühphase des Christentums zurückgeht. Sie zeichneten sich unter anderem dadurch aus, dass fremden und nicht ortsansässigen Armen und Kranken Unterkunft und Pflege gewährt wurde. Im Jahr 398 n. Chr. hatte das Konzil zu Karthago bereits die Bischöfe zur Errichtung entsprechender Herbergen in ihren Diözesen verpflichtet (Rohde 1974: 64). Bis ins hohe Mittelalter hinein entwickelten sich dann auch viele Häuser für Hilfebedürftige im Schatten der Kathedralen beim Sitz des Bischofs (Jetter 1973: 7). Darüber hinaus gehörte im Mittelalter ein Armenhaus (Hospitale Pauperum) oder eine Pflegeabteilung (Infirmarium) zur üblichen Ausstattung vieler Klöster.

Christliche Hospitäler waren in ihren Anfängen keineswegs Krankenhäuser in unserem heutigen Sinn, sondern in erster Linie Armenpflegehäuser, die primär der Unterkunft, Verpflegung und vor allem seelischen Betreuung Kranker dienten (Jetter 1973). Da Gesundheit und Krankheit als im Wesentlichen außerhalb des menschlichen Verfügungsbereiches angesehen wurden, stand die Gewährung geistlichen Beistands bis zum Ausgang des Mittelalters im Mittelpunkt. Welche Bedeutung diesem beigemessen wurde, kann unter anderem daran abgelesen werden, dass Hospitäler noch bis weit ins späte Mittelalter hinein in der Regel große Hallen waren, die so gebaut wurden, dass möglichst alle Kranken von ihrem Lager aus einen zentral gelegenen Altar sehen und den mehrmals täglich durchgeführten Messen folgen konnten.

Auch wenn die mittelalterlichen Hospitäler vor allem der Versorgung Armer gewidmet waren, so gab es dort doch auch Bereiche, die der Betreuung Wohlhabender vorbehalten waren. Der Plan des Klosters St. Gallen (um 820), der als Plan eines idealen Hospitals der damaligen Zeit gelten kann, sah beispielsweise neben der Abteilung für Arme, Pilger und Kranke (Hospitale Pauperum) auch ein Haus für vornehme Reisende wie Fürsten und kirchliche Würdenträger vor (Domus Hospitum) (Jetter 1973: 9). Waren sie nicht auf Reisen, so ließen sich Wohlhabende von Ärzten zu Hause versorgen, denn Hospitäler waren überwiegend «trostlose Stätten, zu deren Inanspruchnahme wirklich nur die äußerste Not und Hilflosigkeit oder (im Falle der Aussätzigen) der Isolierzwang veranlassen konnte» (Rohde 1974: 73).

Neben der Kirche nahmen sich auch **weltliche Orden** der Krankenversorgung an, so beispielsweise der Johanniterorden. Anlässlich der Kreuzzüge gegründet, um erkrankte Pilger und Kreuzritter im «Heiligen Land» zu pflegen, verlagerten die Johanniter ihre Aktivitäten nach der Vertreibung aus Palästina nach Europa und unterhielten zeitweilig bis zu insgesamt 4000 Ordensniederlassungen.

Mitte des 15. Jahrhunderts nahmen die kirchlichen Fürsorgeaktivitäten – bedingt durch den gesellschaftlichen Wandel, die Reformation und der damit vielfach verbundenen Schließung katholischer Einrichtungen – allerdings deutlich ab. Die Krankenversorgung verlagerte sich in den folgenden Jahrhunderten zunehmend auf **städtische Versorgungsinstitutionen** (Frerich/Frey 1996a; Jetter 1973, 1986). Bereits ab dem 13. und 14. Jahrhundert hatten sich die Städte zunehmend zu eigenständigen politischen Akteuren entwickelt, die sich der Macht der Könige und Fürsten entzogen und in ihren Mauern eine neue, bürgerliche Gesellschaft aufbauten, zu der nach ihrem Selbstverständnis auch eine öffentliche Verantwortung für die Versorgung Kranker gehörte. Im Zentrum des öffentlichen, städtischen Gesundheitswesens standen städtische Spitäler, teilweise auch von einzelnen Bürgern gestiftet, und in einigen Städten auch mit von der Stadt angestellten Stadtärzten (Jetter 1973).

Damit hatten sich bereits im ausgehenden Mittelalter in Bezug auf die Trägerschaft von Einrichtungen Grundstrukturen herausgebildet, die auch heute noch das deutsche Gesundheitssystem prägen. Vor allem Kirchen und Wohlfahrtsverbände – zusammengefasst als «freigemeinnützige Träger» – sowie öffentliche Träger betreiben den überwiegenden Teil der Krankenhäuser.

Zwei weitere wesentliche Strukturmerkmale des deutschen Gesundheitswesens haben ihre Wurzeln in der mittelalterlichen Gesellschaft: Zum einen die auch heute noch in wichtigen Bereichen anzutreffende zunftmäßige Organisation und zum anderen die Institution der gesetzlichen Krankenversicherung.

Die gesetzliche Krankenversicherung, wie wir sie heute kennen, hat ihre Vorläufer in den mittelalterlichen **Zünften** und **Gesellenbruderschaften** und der aus ihnen entstandenen genossenschaftlichen Selbsthilfe (Frerich/Frey 1996a; Schewe 2000). In Gilden und Zünften schlossen sich die Kaufleute und selbständigen Handwerker mittelalterlicher Städte zusammen, zum einen um ihre politischen Interessen wirkungsvoller vertreten zu können, zum anderen aber auch, um die Konkurrenz untereinander einzudämmen und den Zunftmitgliedern eine ausreichende wirtschaftliche Existenz zu sichern. Die Zünfte erhielten häufig einen rechtlichen Status, der denen heutiger Körperschaften des öffentlichen Rechts vergleichbar ist. Sie nahmen auch hoheitliche Funktionen der Regulierung ihres Berufsstandes und der Qualitätskontrolle wahr. Zu den Merkmalen des Zunftwesens gehörte auch die Zwangsmitgliedschaft, da ohne Mitgliedschaft in der Zunft eine Ausübung des entsprechenden Handwerks in der jeweiligen Stadt nicht erlaubt war. Neben diesen Funktionen waren sie aber auch Institutionen der sozialen Sicherung, die sich zumeist jedoch auf die gegenseitige Unterstützung der in ihnen zusammengeschlossenen Kaufleute oder Handwerksmeister beschränkte (Schewe 2000). Neben diese Art von Zünften traten in einigen Berufszweigen aber auch solche, die für Lohnabhängige geöffnet waren oder einen zweistufigen Mitgliedsstatus vorsahen, bei dem von den

Mitgliedern eines minderen Status' ein geringerer Beitrag verlangt, ihnen aber auch nicht die vollen Rechte eingeräumt wurden (Sachße/Tennstedt 1998: 26).

All diese Merkmale des Zunftwesens prägen auch heute noch das deutsche Gesundheitswesen, da zentrale Institutionen nach dem Modell der Handwerkerzunft organisiert sind. Bedeutendstes Beispiel hierfür sind die Kassenärztlichen Vereinigungen, die sowohl Körperschaft des öffentlichen Rechts und mittelbare Staatsverwaltung sind, als auch zugleich berufständischer Interessenverband.

Auch in der Gliederung der gesetzlichen Krankenversicherung wirkt immer noch das mittelalterliche Zunftwesen nach. Mit Ausnahme der allgemeinen Ortskrankenkassen waren die übrigen Kassen bis 1996 in dem Sinne zunftmäßig organisiert, dass sie lediglich Arbeitnehmern bestimmter Wirtschaftszweige (z.B. Knappschaft, Seekrankenkasse, Innungskrankenkassen), Berufsgruppen (Angestellten-Krankenkassen) oder eines bestimmten Unternehmens (Betriebskrankenkassen) offen standen. Auch wenn die gesetzlich vorgegebene Öffnung der Ersatzkassen zum 1. Januar 1996 diese Grenzen durchlässiger gemacht hat – am Grundsatz einer zunftmäßig-berufsständischen Gliederung der gesetzlichen Krankenversicherung wurde festgehalten, wie dies auch weiterhin an den Namen zahlreicher Krankenkassen erkennbar ist (z.B. Innungskrankenkasse, Deutsche Angestellten Krankenkasse, Kaufmännische Krankenkasse Halle, Techniker Krankenkasse).

Die Institution der gesetzlichen Krankenversicherung in Deutschland hat ihre Wurzeln in erster Linie aber aus einem anderen Grund im mittelalterlichen Zunftwesen. War die Zeit der Gesellschaft im Handwerk bis ins 12./13. Jahrhundert hinein nur eine Durchgangsphase auf dem Weg zum Meistertitel und zur Übernahme eines eigenen Betriebes, so entwickelte sie sich mit dem Ausbau der Städte und der Entwicklung des Handwerks zunehmend zu einem lebenslangen Status (Schewe 2000). Im frühen und mittleren Mittelalter war es noch üblich und vielfach durch die Zunftordnungen vorgegeben, dass einzelne Lehrlinge und Gesellen im Haushalt des Meisters wohnten und versorgt werden mussten, auch und gerade im Falle von Krankheit. Durch die quantitative Entwicklung des Handwerks ergab sich die Notwendigkeit einer eigenständigen, von einzelnen Meistern unabhängigen sozialen Sicherung. Diese Funktion nahmen Gesellenbruderschaften wahr. Sie können als Ursprünge der gesetzlichen Krankenversicherung in Deutschland gelten (Frerich/Frey 1996a; Schewe 2000).

Die Gesellen eines Handwerkszweiges zahlten einen Teil ihres Lohnes («Büchsenpfennig» o.ä.) in eine gemeinsame Kasse («Büchse» oder «Gesellenlade» o.ä.) ein, und aus dieser Kasse erhielten die Mitglieder dieser Gesellenbruderschaft im Falle von Krankheit oder Pflegebedürftigkeit finanzielle Unterstützung. Dazu gehörte vor allem eine Lohnfortzahlung, die je nach Satzung über mehrere Wochen gewährt wurde. Die gegenseitige, genossenschaftliche Unterstützung bei Krankheit schloss oftmals aber auch unmittelbare Hilfestellung ein, beispielsweise eine in der Satzung als Pflicht auferlegte Betreuung bei Nacht (Schewe 2000: 89, 123 f.). Mit dem Ausbau des Spitalwesens ging zudem einher, dass Zünfte und Gesellenverbände Belegrechte für eine bestimmte Zahl Betten in Hospitälern kauften, damit ihre Mitglieder dort versorgt werden konnten. Diese Praxis hielt sich noch bis ins 19. Jahrhundert und lief erst nach Einführung der gesetzlichen Krankenversicherung aus (Labisch/Spree 2001).

Zusammenfassend kann festgehalten werden, dass im Mittelalter bereits die Grundlage gleich mehrerer **konstitutioneller Merkmale der gesetzlichen Krankenversicherung** in Deutschland gelegt wurde:

- **Anbindung an ein Arbeitsverhältnis:** Die soziale Sicherung für den Krankheitsfall erfolgte auf Basis eines Arbeitsverhältnisses.

- **Versicherungspflicht:** Da es einen Zunftzwang für die betreffenden Handwerker gab, existierte im Grund bereits eine Art Versicherungspflicht. Die Zusammenschlüsse der Gesellen erfolgten allerdings freiwillig, wenngleich wohl davon ausgegangen werden kann, dass aufgrund des Fehlens einer anderen sozialen Sicherung im Krankheitsfall der überwiegende Teil der Gesellen diesen Organisationen beitrat.

- **Beitragsfinanzierung:** Die Finanzierung der sozialen Leistungen erfolgte über Beiträge der Mitglieder einer Zunft oder Gesellenbruderschaft.

- **Solidarausgleich zwischen Gesunden und Kranken:** Die Beiträge richteten sich nicht nach dem Erkrankungsrisiko, sondern waren einkommensbezogen oder für alle Mitglieder gleich hoch.

- **Familienversicherung:** Zum Leistungskatalog der Zünfte gehörten häufig auch Leistungen für Ehefrauen und Kinder.

- **Selbstverwaltung:** Die Zünfte und Gesellenbruderschaften regelten ihre Angelegenheiten selbst, insbesondere die Ausgestaltung ihres Leistungskataloges und die Höhe der Beiträge.

Gegen Ende des Mittelalters setzte ein Zerfall der Zünfte ein und Gesellenbruderschaften entwickelten sich zunehmend zu gewerkschaftlichen Kampfverbänden, deren Hauptzweck sich auf die Durchsetzung von Lohnforderungen und tarifvertraglichen Kollektivvereinbarungen verlagerte (Frerich/Frey 1996a). Die Entwicklung fabrikmäßiger Produktionsweisen führte zur Entstehung einer neuen Schicht von Lohnabhängigen, den Manufakturarbeitern, die außerhalb jeglicher Zunftordnung standen und insofern auch nicht durch deren Sozialleistungen abgesichert wurden. Zwar entstanden in größeren Manufakturen zum Teil betriebliche Sterbe-, Witwen- und Waisenkassen, der weitaus größte Teil der Arbeiter war jedoch nicht oder nur vollkommen unzureichend sozial abgesichert.

Die Regulierung der sozialen Sicherung im Krankheitsfall wurde ab dem 17. und 18. Jahrhundert zunehmend von den Landesherren wahrgenommen, die die Autonomie der Zünfte einschränkten und in Zunft- und Handwerksordnungen unter anderem auch Vorschriften für Leistungen im Krankheitsfall erließen. Diese Regelungen schlossen zumeist auch die Manufakturen mit ein. Leitmodell war aber weiterhin die mittelalterliche Zunft und Gesellenlade mit ihren Leistungen der sozialen Sicherung für Meister und Gesellen.

Die bekannteste und umfassendste Regelung des Handwerkswesens und der Manufakturarbeit erfolgte durch das **Preußische Landrecht** von 1794 («Allgemeines Landrecht für die preußischen Staaten»). Von besonderer Bedeutung ist das Preußische Landrecht nicht nur wegen seiner für die damalige Zeit relativ weit gehenden Vorschriften über die Gewährung sozialer Leistungen, sondern vor allem auch wegen der darin enthaltenen grundsätzlichen Anerkennung einer staatlichen Verantwortung für die Versorgung Bedürftiger (Frerich/Frey 1996a; Zöllner 1981). Dieser Grundsatz findet seine Parallele im Sozialstaatsgebot der bundesrepublikanischen Verfassung und der vorherrschenden Rechtsauffassung von einer Verpflichtung des Staates zur Daseinsvorsorge für seine Bürger, was insbesondere auch die ausreichende Versorgung im Krankheitsfall einschließt.

In Bezug auf die soziale Sicherung im Krankheitsfall verpflichtete das Preußische Landrecht die Meister und Zünfte sowie Fabrikherren grundsätzlich zur Fürsorge für ihre Gesellen und Arbeiter, was im Krankheitsfall für Handwerksgesellen unter anderem die Gewährung von Kur und Verpflegung einschloss. Die Kosten hierfür hatte die Gesellenlade oder Gewerkekasse zu tragen. War sie dazu nicht in der Lage, hatte die Kommune für die Finanzierung aufzukommen. Natürlich waren die Leistungen insgesamt weit entfernt von dem, was heute Standard der sozialen Sicherung in Deutschland ist. In Teilbereichen wie dem Bergbau wurden allerdings bereits Leistungen gewährt, die über den damaligen Standard hinaus reichten und deutliche Parallelen zum heutigen Leistungsrecht erkennen lassen.

Bereits im Mittelalter war im **Bergbau** eine freie Arbeiterschaft entstanden, die sich in so genannten Knappschaften zusammenschloss. Deren Kassen für die soziale Sicherung wurden häufig aus Beiträgen sowohl der Knappen als auch der Bergwerkseigentümer finanziert und teilweise auch gemeinsam verwaltet

(Schewe 2000: 110 ff.). Im 17. Jahrhundert wurde der Bergbau insbesondere in Sachsen und Preußen zunehmend der direkten Regulierung und Kontrolle des Staates unterworfen, was auch Auswirkungen auf die soziale Sicherung im Krankheitsfall hatte. So wurde im sächsischen Erzbergbau teilweise bereits Mitte des 17. Jahrhunderts Bergarbeitern, die unter Tage verunglückt oder dauerhaft arbeitsunfähig geworden waren, ein Gnadenlohn und ihren Witwen und Waisen eine Art Rente (Almosen) gezahlt (Frerich/Frey 1996a: 21 ff.). Es gab eine Lohnfortzahlung bei Arbeitsunfällen für die Dauer von vier und teilweise auch acht Wochen, die auch die Zahlung der ärztlichen Behandlung einschloss. Finanziert wurden die Leistungen durch die Krankenkassen der Bergleute («Revierkassen»), in die sowohl Bergleute (Knappen) als auch Grubenbesitzer Beiträge zu entrichten hatten. Zu den Leistungen der knappschaftlichen Krankenversicherung zählte unter anderem auch die Finanzierung von Begräbniskosten, einem Vorläufer des Sterbegeldes der gesetzlichen Krankenversicherung.

Insgesamt galt die soziale Sicherung der Bergleute Sozialpolitikern des 19. Jahrhunderts als vorbildlich, und so gingen ihre wichtigsten Regelungen auch in die Grundzüge der späteren gesetzlichen Krankenversicherung ein. Beispielsweise gab das preußische Knappschaftsgesetz von 1854 für den Bergbau die obligatorische Errichtung von Knappschaften mit weitgehender Selbstverwaltung, eine Versicherungspflicht für alle Bergleute, Beitragspflicht für Bergleute und Arbeitgeber, freie Krankenbehandlung und Zahlung eines Krankenlohnes im Krankheitsfall vor.

Die Sonderstellung der sozialen Sicherung von Bergleuten findet sich noch im heutigen System der gesetzlichen Krankenversicherung wieder, wenn auch nicht mehr in Form gesonderter Leistungen, so doch in Form einer eigenständigen Krankenversicherung für den Bergbau, der knappschaftlichen Krankenversicherung. Ihre Sonderstellung zeigt sich unter anderem darin, dass noch bis in die 1980er-Jahre hinein der Bund einen gesonderten Zuschuss zur Subventionierung der Beiträge zahlte, die Knappschaft auch heute noch eigene Versorgungseinrichtungen wie beispielsweise Krankenhäuser betreibt und sie von der ab 1996 geltenden Öffnung der Mehrzahl der Krankenkassen für alle abhängig Beschäftigten zunächst ausdrücklich ausgenommen wurde.

Vor dem Hintergrund tief greifender gesellschaftlicher und wirtschaftlicher Veränderungen richtete sich das Augenmerk staatlicher Sozialpolitik im ausgehenden 18. und beginnenden 19. Jahrhundert verstärkt auf die Ausweitung des Krankenversicherungsschutzes insbesondere der Arbeiter, Dienstboten und wandernden Handwerksgesellen (Frerich/Frey 1996a; Sachße/Tennstedt 1998). In verschiedenen deutschen Ländern wurde in Handwerks- und Gewerbeordnungen die Gründung freiwilliger Unterstützungs- und Hilfskassen gestattet und teilweise auch den Gemeinden die Möglichkeit eingeräumt, durch Ortsstatut solche Kassen einzurichten und Gewerbetreibende und Lohnabhängige zum Beitritt und zur Zahlung von Beiträgen zu verpflichten (Lampert/Althammer 2004: 67). Die durch Verordnung der Gemeinden entstandenen **Zwangshilfskassen** waren häufig nicht nur für eine Berufsgruppe zuständig, sondern offen sowohl für Gesellen und Arbeiter wie auch für selbstständige kleinere Gewerbetreibende. Bei ihnen handelte es sich im Grunde um die Vorläufer der heute noch existierenden und größten Kassenart, der **Allgemeinen Ortskrankenkasse**. Diese Wurzeln der Ortskrankenkassen sind auch noch in der Gegenwart erkennbar. Bis zur gesetzlichen Öffnung der Ersatzkassen im Jahr 1996 waren die Ortskrankenkassen die einzige für alle Berufsgruppen zugängliche Kassenart. Noch bis vor kurzem waren sie zudem auch die Primärkasse, bei der die Kommunen unversicherte Sozialhilfeempfänger versicherten.

Einzelne Länder oder Städte, wie beispielsweise Hamburg, gingen im 19. Jahrhundert sogar so weit, dass sie für alle ortsansässigen Arbeiter eine Beitrittspflicht zu einer Krankenkasse verfügten und den Arbeitgebern die Verantwortung für die Einhaltung dieser **Versicherungs-** und **Beitragspflicht** übertrugen. Letzteres ist auch heute noch konstitutionelles Merkmal des Systems der gesetzlichen Krankenversicherung in Deutschland.

Neben den berufsgruppenbezogenen und kommunalen Hilfs- und Unterstützungskassen entstanden in der ersten Hälfte des 19. Jahrhunderts auch die ersten **Betriebskrankenkassen**. Teilweise waren Gemeinden von den Landesherren ermächtigt, größere Fabriken zur Errichtung einer betrieblichen Unterstützungskasse zu verpflichten, teilweise entstanden sie aber auch auf Eigeninitiative einzelner Unternehmer. Bekanntestes Beispiel hierfür dürfte die 1836 gegründete Betriebskrankenkasse der Firma Krupp sein. Erfolgte die Versicherung der Arbeiter zunächst noch auf freiwilliger Basis, so verpflichtete Krupp seine Arbeiter 1855 zum Beitritt und übernahm 50 % der Beitragszahlung.

Der **Arbeitgeberbeitrag** zur Krankenversicherung war aber keineswegs eine Errungenschaft des 19. Jahrhunderts. Hinter dieser Beteiligung, die bereits in früheren Zeiten von den Landesherren in Handwerks- und Gewerbeordnungen vorgegeben wurde, steht eine tief verwurzelte Grundüberzeugung, nach der es zu den Pflichten eines Handwerksmeisters, Dienstherrn, Manufaktur- oder Bergwerkseigentümers gehört, für seine kranken und in Not befindlichen Untergebenen und Anvertrauten zu sorgen (Zöllner 1981: 79). Schloss es in früheren Jahrhunderten auch die direkte Gewährung von Unterkunft und Verpflegung und Zahlung von Arztkosten ein, so verwandelte sich diese Verpflichtung im Laufe der Zeit in eine öffentlich-rechtlich konstituierte Zuschusspflicht des Arbeitgebers zur Krankenversicherung.

Auch die Hilfskassen des 19. Jahrhunderts wurden – ähnlich wie ihre Vorläufer im mittelalterlichen Zunftwesen – überwiegend in **Selbstverwaltung** geleitet. Handelte es sich um freiwillige, insbesondere berufsständisch organisierte Unterstützungskassen, lag die Selbstverwaltung zumeist allein in den Händen der Mitglieder, da sie auch allein für die Beiträge aufkamen. Handelte es sich um betriebliche Kassen, in die der Fabrikherr ebenfalls Beitragszahlungen entrichtete, war auch der Arbeitgeber an der Selbstverwaltung beteiligt. Dieser Grundsatz prägt auch heute noch die gesetzliche Krankenversicherung, und auch die Unterschiede im Umfang der Beteiligung der Arbeitgeber an der Selbstverwaltung lassen sich so historisch zurückverfolgen. Beispielsweise, dass in den Ersatzkassen, die auf die freiwilligen, berufsständisch organisierten Unterstützungskassen zurückgehen, die Arbeitgeber auch heute noch nicht an der Selbstverwaltung beteiligt sind, obwohl sie mittlerweile ihren Arbeitgeberbeitrag entrichten.

2.2
Kaiserreich und Bismarck'sche Sozialgesetzgebung

Die sozialpolitischen Interventionen in der ersten Hälfte des 19. Jahrhunderts brachten nur Teilen der abhängig Beschäftigten eine gewisse soziale Absicherung im Krankheitsfall, ohne das Verarmungsrisiko als Folge von schwerer oder andauernder Krankheit wirklich zu beseitigen. So war 1874 von den ca. 8 Mio. Arbeitern lediglich ein Viertel in einer der rund 10 000 Hilfskassen versichert, wobei es sich zumeist um Ortskrankenkassen oder Betriebskrankenkassen handelte (Zöllner 1981: 81).

Mitte des Jahrhunderts verschärften sich die sozialen Gegensätze und Spannungen, was in Deutschland zum Erstarken der politischen Arbeiterbewegung und schließlich zur Gründung des Allgemeinen Deutschen Arbeitervereins im Jahr 1863 und sechs Jahre später der Sozialdemokratischen Arbeiterpartei führte. In ihrer politischen Arbeit konnte sich die Sozialdemokratie insbesondere in Zeiten der Repression auch auf die Organisationen der Hilfskassen stützen, die – durchaus in der Tradition ihrer Vorläufer, der Gesellenladen – nicht selten zugleich auch politische Zusammenschlüsse waren, beziehungsweise sozialpolitische Zielsetzungen verfolgten (Deppe 1987; Zöllner 1981).

Auszug aus der kaiserlichen Botschaft

Verlesen zur Eröffnung der 5. Legislaturperiode des Reichstags am 17. November 1881:

«Schon im Februar d. J. haben Wir Unsere Überzeugung aussprechen lassen, dass die Heilung der sozialen Schäden nicht ausschließlich im Wege der Repression sozialdemokratischer Ausschreitungen, sondern gleichmäßig auf dem Wege der positiven Förderung des Wohles der Arbeiter zu suchen sein werde. Wir halten es für Unsere Kaiserliche Pflicht, dem Reichstag diese Aufgabe von Neuem ans Herz zu legen, und würden Wir mit umso größerer Befriedigung auf alle Erfolge, mit denen Gott unsere Regierung sichtlich gesegnet hat, zurückblicken, wenn es Uns gelänge, dereinst das Bewußtsein mitzunehmen, dem Vaterlande neue und dauernde Bürgschaften seines inneren Friedens und den Hilfebedürftigen größere Sicherheit und Ergiebigkeit des Beistandes, auf den sie Anspruch haben, zu hinterlassen. In Unseren darauf gerichteten Bestrebungen sind Wir der Zustimmung aller verbündeten Regierungen gewiß und vertrauen auf die Unterstützung des Reichstages ohne Unterschiede der Parteistellungen.

In diesem Sinne wird zunächst der von den verbündeten Regierungen in der vorigen Session vorgelegte Entwurf eines Gesetzes über die Versicherung der Arbeiter gegen Betriebsunfälle mit Rücksicht auf die im Reichstage stattgehabten Verhandlungen über denselben einer Umarbeitung unterzogen, um die erneute Berathung desselben vorzubereiten. Ergänzend wird ihm eine Vorlage zur Seite treten, welche sich eine gleichmäßige Organisation des gewerblichen Krankenkassenwesens zur Aufgabe stellt. Aber auch diejenigen, welche durch Alter oder Invalidität erwerbsunfähig werden, haben der Gesamtheit gegenüber begründeten Anspruch auf ein höheres Maß staatlicher Fürsorge, als ihnen bisher hat zu Theil werden können.

Für diese Fürsorge die rechten Mittel und Wege zu finden, ist eine schwierige, aber auch eine der höchsten Aufgaben jedes Gemeinwesens, welches auf den sittlichen Fundamenten des christlichen Volkslebens steht. Der engere Anschluß an die realen Kräfte dieses Volkslebens und das Zusammenfassen der letzten in der Form kooperativer Genossenschaften unter staatlichem Schutz und staatlicher Förderung werden, wie Wir hoffen, die Lösung auch Aufgaben möglich machen, denen die Staatsgewalt allein in gleichem Umfange nicht gewachsen sein würde. Immerhin aber wird auch auf diesem Wege das Ziel nicht ohne die Aufwendung erheblicher Mittel zu erreichen sein.»

(Zit. n. Frerich/Frey 1996a: 91–93)

Die Sozialpolitik des 1871 gegründeten Deutschen Kaiserreiches verfolgte darum zwei Ziele: Zum einen sollte die erstarkte politische Arbeiterbewegung unterdrückt werden, um der Umsturzgefahr zu begegnen, und zum anderen sollte die Arbeiterschaft durch Sozialreformen an das Kaiserreich gebunden werden (Frerich/Frey 1996a; Lampert/Althammer 2004; Zöllner 1981). In einem ersten Schritt wurden 1878 aus Anlass zweier missglückter Attentate auf den Kaiser durch das **Sozialistengesetz** («Gesetz gegen die gemeingefährlichen Bestrebungen der Sozialdemokratie») alle sozialdemokratischen und kommunistischen Vereine sowie Versammlungen und Zeitungen verboten. In einem zweiten Schritt kündigte Kaiser Wilhelm I 1881 in einer **kaiserlichen Botschaft** drei Gesetzesinitiativen zur Verbesserung der sozialen Lage der Arbeiterschaft an: ein Gesetz zur Absicherung bei Betriebsunfällen, eines zum Krankenkassenwesen und eines zur Sicherung im Alter und bei Invalidität. Begründet wurden die Initiativen in der kaiserlichen Botschaft mit der Überzeugung, «dass die Heilung der sozialen Schäden nicht ausschließlich im Wege der Repression sozialdemokratischer Ausschreitungen, sondern gleichmäßig auf dem Weg der positiven Förderung des Wohles der Arbeiter zu suchen sein werde».

Ziel der von Reichskanzler Bismarck konzipierten Sozialpolitik war (das bringt auch die kaiserliche Botschaft eindeutig zum Ausdruck) die Sicherung des inneren Friedens und die Erhaltung der Monarchie. Dennoch aber kann dies die überragende Bedeutung der Gesetzesinitiativen nicht schmälern. Mit der Bismarck'schen Sozialgesetzgebung wurde nicht nur der Grundstock des noch heute bestehenden Systems der sozialen Sicherung in Deutschland gelegt, sondern auch ein Modell geschaffen, an dem sich in den folgenden Jahrzehnten mehrere andere – und nicht nur europäische – Staaten orientierten. Nach teilweise heftigen Kontroversen innerhalb und außerhalb des Reichstages wurde 1883 das «Gesetz betr. die Krankenversicherung der Arbeiter» verabschiedet, 1884 das «Unfallversicherungsgesetz» und 1889 das «Gesetz betr. die Invaliditäts- und Alterssicherung».

Das **Krankenversicherungsgesetz von 1883**, Gründungsakt der gesetzlichen Krankenversicherung in Deutschland, verfügte eine allgemeine **Versicherungspflicht** für alle Arbeiter (Frerich/Frey 1996a: 97 ff.). Dem lag die Auffassung zu Grunde, dass andere besser gestellte und verdienende Berufe für ihre soziale Sicherung selbst sorgen könnten. Dementsprechend gab es auch keine Versicherungspflichtgrenze, bis zu der sich abhängig Beschäftigte versichern mussten, sondern eine Grenze für die «Versicherungsberechtigung». In den **Primärkassen** der gesetzlichen Krankenversicherung versichern konnte sich nur, wer diese Einkommensgrenze nicht überschritt. Zu den Primärkassen zählten die Orts-, Innungs- und Betriebskrankenkassen sowie die knappschaftliche Krankenversicherung und die See-Krankenkasse. Für die Arbeiter wurde eine Kassenzugehörigkeit aufgrund des Arbeitsplatzes bestimmt. Sofern Betriebs- oder Innungskrankenkassen oder eine Knappschaftskasse bestanden, wurden sie dieser zugewiesen. Existierte keine arbeitsplatzbezogene Kasse, so fungierte die von der Gemeinde gegründete Ortskrankenkasse als eine Art «Auffangkasse». Die nicht von der Versicherungspflicht der gesetzlichen Krankenversicherung erfassten Berufe, vor allem Angestelltenberufe, konnten sich in den weiter bestehenden freiwilligen Hilfskassen versichern, die den Status von **Ersatzkassen** erhielten, mussten dort allerdings für den Beitragssatz allein aufkommen.

Die **Beiträge** für die Primärkassen wurden zu zwei Dritteln von den versicherten Mitgliedern und zu einem Drittel von den Arbeitgebern getragen (Zöllner 1981: 94). Entsprechend ihres Beitragssatzanteils waren beide Gruppen auch in der **Selbstverwaltung** der Ortskassen vertreten: die Versicherten mit zwei Drittel der Stimmen und die Arbeitgeber mit einem Drittel.

Zu den wichtigsten **Leistungen** der gesetzlichen Krankenversicherung gehörten die freie ärztliche Behandlung, Arzneimittelversorgung und Krankenhausbehandlung, die Zahlung eines Krankengeldes ab dem vierten Tag der Arbeitsunfähigkeit in Höhe von 50 % des Arbeitsentgeltes, eine Wöchnerinnenunterstützung sowie ein gesetzlich festgelegtes Sterbegeld (Frerich/Frey 1996a: 99; Zöllner 19981: 93). Über die allen Kassen gesetzlich vorgegebenen Leistungen hinaus konnten Krankenkassen durch Satzungsbeschluss zusätzliche so genannte Satzungsleistungen gewähren, beispielsweise ein höheres Krankengeld oder Sterbegeld. Für die medizinischen Leistungen galt das **Sachleistungsprinzip**: Die Kassen übernahmen die gesamten Kosten und erstatteten sie den Leistungserbringern auf direktem Weg. Die Leistungsdauer war allerdings im Gesetz auf 13 Wochen begrenzt, konnte jedoch im Rahmen der Satzungsleistungen von der einzelnen Kasse verlängert werden.

Eine **Familienversicherung**, also die Einbeziehung der Familienangehörigen in den Versicherungsschutz, war noch nicht Teil des gesetzlichen Leistungskataloges, sondern musste als Satzungsleistung von der Selbstverwaltung der jeweiligen Kasse beschlossen werden. Von dieser Möglichkeit machten bis Ende des 19. Jahrhunderts zahlreiche Kassen Gebrauch, so dass zur Jahrhundertwende für rund die Hälfte aller versicherten Arbeitnehmer eine Familienversicherung bestand, weit überwiegend ohne Erhebung eines zusätzlichen Beitrages (Frerich/Frey 1996a: 108). Die Mehrkosten wurden im Rahmen eines Solidarausgleichs von allen Mitgliedern getragen.

Die zunächst nur auf die gewerblichen Arbeiter beschränkte **Versicherungspflicht** wurde schrittweise auch auf andere Wirtschaftszweige und Berufe ausgedehnt. So wurden 1885 das Transportgewerbe und die Staatsbetriebe einbezogen und 1892 die Handlungsgehilfen (die heutigen Angestellten). Zwar verdoppelte sich dadurch der Anteil der krankenversicherten Arbeitnehmer gegenüber den Anfängen der gesetzlichen Krankenversicherung, dennoch aber waren 1911 lediglich ca. 18 % der Bevölkerung in ca. 2000 Krankenkassen versichert.

Ein weiterer Schritt zur Ausweitung der Versicherungspflicht erfolgte im Rahmen der Zusammenfassung der Rechtsvorschriften von Kranken-, Unfall- und Rentenversicherung in der **Reichsversicherungsordnung** (RVO) von 1911. Nach der Ausweitung der Versicherungspflicht auf land- und forstwirtschaftliche Arbeiter, Dienstboten und unständige Arbeiter (Tagelöhner) sowie das Wander- und Hausgewerbe war im Jahr 1913 bereits ein Viertel der Bevölkerung in einer Krankenkasse versichert.

Die Gründung der gesetzlichen Krankenversicherung verbesserte nicht nur den Versicherungsschutz der Arbeitnehmer, sondern wirkte sich auch auf die Entwicklung des Gesundheitswesens positiv aus, vor allem weil sie die Einnahmen der Ärzte und Krankenhäuser auf eine breitere und verlässlichere Grundlage stellte.

Im Bereich der **Krankenhausversorgung** führte die Gründung der gesetzlichen Krankenversicherung und Ausweitung der Versicherungspflicht zu einem Ausbau der Versorgungskapazitäten (Jetter 1973; Labisch/Spree 2001). Da die Wurzeln der Krankenhäuser im mittelalterlichen Hospitalwesen und der Armenfürsorge lagen und Hospitäler, die vor allem Arme und Bedürftige versorgten, keine Chance hatten, ihre Kosten von diesen vergütet zu erhalten, mussten sie sich zumeist aus Spenden oder öffentlichen Zuwendungen finanzieren. Um dem Risiko der Kostenunterdeckung zu begegnen, waren in der ersten Hälfte des 19. Jahrhunderts bereits in einigen Regionen Krankenhäuser dazu übergegangen, so genannte Abonnementverträge oder Krankenhausversicherungen für Gesellen, Dienstboten und Arbeitsgehilfen anzubieten. Gegen die Entrichtung eines Beitrages erhielt die Gesellenvereinigung ein Belegrecht für eine bestimmte Zahl Betten oder der Dienstherr das Recht, seine Dienstboten im Krankheitsfall vom Krankenhaus versorgen und behandeln zu lassen. Für das Krankenhaus bot diese Konstruktion den Vorteil kontinuierlicher und halbwegs kalkulierbarer Einnahmen.

Insgesamt blieb die wirtschaftliche Situation der Krankenhäuser im 19. Jahrhundert jedoch ausgesprochen prekär, und sie waren weiterhin auf die Wohltätigkeit Einzelner und öffentliche Zuwendungen angewiesen. Erst die Einführung der gesetzlichen Krankenversicherung brachte die Wende, da nun ein vertraglich abgesicherter Kostenträger auch für die Behandlungskosten der unteren sozialen Schichten aufkam. In der Folge der Bismarck'schen Sozialgesetzgebung stieg dementsprechend die Zahl der Krankenhausbetten von 24,5 pro 10 000 Einwohner im Jahr 1877 auf 69,0 im Jahr 1913 (Frerich/Frey 1996a: 109).

Im Bereich der **ambulanten ärztlichen Versorgung** entwickelte sich Ende des 19. Jahrhunderts jedoch ein tief greifender Konflikt, dessen Ausgang auch noch die gegenwärtige Struktur des deutschen Gesundheitswesens prägt (Deppe 1987: 18 ff.; Zöllner 1981: 104 ff.). Die Krankenkassen hatten durch ein Gesetz von 1892 das Recht erhalten, in ihrer Satzung die Zahl der erforderlichen Ärzte für definierte Versorgungsbereiche festzulegen und mit diesen Ärzten Einzeldienstverträge über die Versorgung ihrer Versicherten abzuschließen. Dem jeweiligen Arzt sicherte die einzelne Kasse im Gegenzug für die Behandlung der Versicherten die Vergütung der erbrachten Leistungen zu. Dieses System verbesserte die Einnahmesituation der niedergelassenen Ärzte und führte zu einem deutlichen Anstieg der Niederlassungen. Innerhalb weniger Jahre verdoppelte sich die Zahl der Ärzte von knapp 16 000 im Jahr 1885 auf ca. 32 000 im Jahr 1909.

Da mit der Zeit aber die Nachfrage der Kassen geringer war als die Zahl der niedergelassenen Ärzte, blieben zunehmend mehr Ärzte von der Versorgung der GKV-Versicherten ausgeschlossen. Daraus resultierten Auseinandersetzungen, die schließlich zur Gründung des ersten gewerkschaftlichen Kampfverbandes von Ärzten im Jahr 1900 führten («Verband der Ärzte Deutschlands», heute: Hartmannbund). Vor dem Hintergrund der zunehmend schärfer werdenden Auseinandersetzungen mit den Krankenkassen stieg seine Mitgliederzahl innerhalb weniger Jahre steil an von knapp 700 im Jahr 1901 bis auf über 25 000 im Jahr 1913.

Zentrale Forderungen der Ärzteschaft waren die Zulassung aller Ärzte für die Behandlung von GKV-Versicherten und die Ersetzung des Systems der Einzeldienstverträge durch ein System von Kollektivverträgen zwischen der organisierten Ärzteschaft und den Krankenkassen. Wurden die Auseinandersetzungen zunächst regional geführt, beispielsweise mit einem Leipziger Ärztestreik im Jahr 1905, so verlagerten sie sich schließlich auf die nationale Ebene und erreichten mit der Ankündigung und Vorbereitung eines ärztlichen Generalstreiks ihren Höhepunkt. Unter Schirmherrschaft der Regierung wurde schließlich Ende 1913 zwischen Krankenkassen und Ärzten das «Berliner Abkommen» geschlossen. Darin erreichte die Ärzteschaft, dass die Kassen nicht mehr allein über die Zulassung von Ärzten für die Behandlung von GKV-Versicherten entscheiden konnten und die Auswahl unter gleichberechtigter Mitwirkung der Kassenärzte zu erfolgen hatte. Es wurde gemeinsam eine Verhältniszahl für die Zulassung von Ärzten festgelegt (1 Arzt je 1350 Versicherte) und der Abschluss von Einzelverträgen bedurfte zukünftig der Zustimmung eines paritätisch besetzten Vertragsausschusses. Mit dem Berliner Abkommen wurden wichtige Grundlagen des Systems der vertragsärztlichen Versorgung in Deutschland gelegt, die auch heute noch Gültigkeit haben (Verhältniszahlen für die Bedarfsplanung, gemeinsame Selbstverwaltung von Ärzten und Krankenkassen).

2.3
Weimarer Zeit und Nationalsozialismus

Nach dem Zusammenbruch der Monarchie und dem Ende des Ersten Weltkrieges folgte die Weimarer Republik bei der Ausgestaltung und Weiterentwicklung der sozialen Sicherung im Krankheitsfall dem durch die Bismarck'sche Sozialgesetzgebung vorgegebenen Weg (Deppe 1987: 21 ff.; Frerich/Frey 1996a: 171 ff.; Zöllner 1981: 112 ff.). In Artikel 161 der Weimarer Verfassung war die Gestaltung der Sozialversicherung ausdrücklich zur Aufgabe des neuen demokratisch verfassten Staates erklärt worden.

Als im Jahr 1923 das Berliner Abkommen auslief, wurden die wesentlichen Regelungen des Abkommens von der Regierung in eine Verordnung über Ärzte und Krankenkassen übernommen. Zugleich erfolgte ein weiterer Ausbau der gemeinsamen Selbstverwaltung von Ärzten und Krankenkassen, indem ein **Reichsausschuss für Ärzte und Krankenkassen** gebildet wurde, der mit einer Befugnis zur Rechtsetzung ausgestattet war und vor allem die Aufgabe hatte, Richtlinien für die Arztverträge und die Zulassung von Ärzten zu erarbeiten (Frerich/Frey 1996a: 209). Für die Schlichtung von Streitigkeiten waren paritätisch besetzte **Schiedsämter** zuständig. Damit waren zwei weitere charakteristische Merkmale des deutschen Gesundheitssystems entstanden. Aus dem Reichsausschuss entstand der Bundesausschuss für Ärzte und Krankenkassen, der 2004 durch die Einbeziehung weiterer Leistungserbringer in einen Gemeinsamen Bundesausschuss umgewandelt wurde. Der Gemeinsame Bundesausschuss nimmt eine zentrale Position im GKV-System ein, nicht zuletzt weil er über die Konkretisierung und Weiterentwicklung des Leistungsrechts unterhalb der Gesetzesebene entscheidet. Die Institution des Schiedsamtes lebt in den an zahlreichen Stellen des deutschen Gesundheitswesens arbeitenden Schiedsstellen weiter, die als zentrales Instrument der Konfliktregulierung und des Interessenausgleichs dienen.

Nach erneuten Auseinandersetzungen zwischen Ärzteschaft und Krankenkassen wurde 1931 über eine Notverordnung das bis dahin geltende System der Einzeldienstverträge durch ein **Kollektivvertragssystem** ersetzt und die Institution der auf Landesebene zu bildenden **Kassenärztlichen Vereinigung** eingeführt (Frerich/Frey 1996a: 209; Zöllner 1981: 121). Verhandlungspartner der Krankenkassen war nun nicht mehr der als zivilrechtlicher Verein organisierte Hartmannbund, sondern die als Körperschaft des öffentlichen Rechts verfasste Kassenärztliche Vereinigung. Sie hatte nicht nur die Aufgabe, die Interessen der Ärzte gegenüber den Krankenkassen zu vertreten, sondern auch nach innen in die Ärzteschaft hinein zu agieren und staatliche Aufsichtsfunktionen wahrzunehmen. Die Kassenärztlichen Vereinigungen wurden alleiniger Vertragspartner der Krankenkassen und schlossen mit ihnen **Gesamtverträge** für die Vergütung aller ärztlichen Leistungen ihres Bezirks ab. Die einzelne Kasse zahlte ihren Anteil in Form einer **Kopfpauschale** für jeden Versicherten an die Kassenärztliche Vereinigung; damit war sie von allen Vergütungsforderungen des einzelnen Arztes freigestellt.

Im Gegenzug für dieses Monopol wurde den Kassenärztlichen Vereinigungen der **Sicherstellungsauftrag** für die ambulante ärztliche Versorgung der Kassenpatienten übertragen. Sie sind seitdem für eine ausreichende ambulante ärztliche Versorgung verantwortlich und tragen den Kassen gegenüber die Gewähr für eine wirtschaftliche Verwendung der Mittel. Das Recht und die Regelung der **Zulassung** von Kassenärzten gingen auf die Kassenärztlichen Vereinigungen über und die Versicherten erhielten die **freie Arztwahl** unter allen zugelassenen Kassenärzten. Kassenärztliche Vereinigungen sind mit den 1931 geschaffenen Merkmalen und Aufgaben auch heute noch, über 70 Jahre nach ihrer Einführung, eine der zentralen Institutionen des deutschen Gesundheitswesens.

Sehr bald nach ihrer Machtergreifung am 30. Januar 1933 beseitigten die **Nationalsozialisten** die Selbstverwaltung in der gesamten Sozialversicherung (Deppe 1987: 27 ff.; Frerich/Frey 1996a: 245 ff.; Sachße/Tennstedt 1992). Diese Maßnahme diente der Ausschaltung politischer Gegner und der Gleichschaltung der Gesellschaft, da die Versichertenvertreter in der Selbstverwaltung traditionell mehrheitlich den Gewerkschaften und der SPD angehörten. Am 24. März 1933 unterstellte der Reichsarbeitsminister die Krankenkassen seiner Aufsicht und setzte Staatskommissare als Leiter ein. Wenige Wochen später wurden Tausende von Krankenkassen-Angestellten auf Grund ihrer Mitgliedschaft in der SPD oder KPD oder einer Gewerkschaft entlassen und durch Mitglieder der NSDAP ersetzt. Noch im gleichen Jahr erfolgte die Schließung der kasseneigenen Einrichtungen, darunter Selbstabgabestellen für Heilmittel, Ambulatorien, Krankenhäuser und Zahnkliniken (Deppe 1987: 28). Die Schließung kam vor allem den Interessen von Industrie und Ärzteschaft entgegen. Hier wie auch an anderen Punkten machte es sich – in durchaus wörtlichem Sinne – für die organisierte Ärzteschaft «bezahlt», bereits sehr früh die Ziele des Nationalsozialismus unterstützt zu haben und die ärztliche Selbstverwaltung freiwillig mit dem faschistischen Staat gleichzuschalten (ebd.).

Gesetzlich abgesichert wurde die **Abschaffung der Selbstverwaltung** 1934 durch das Gesetz über den Aufbau der Sozialversicherung. Die bisherigen Krankenkassen blieben bestehen, ihre Führung wurde aber einem «Leiter» übertragen, der vom Staat eingesetzt und allein diesem verantwortlich war. Das Leistungsrecht der GKV blieb während der Zeit des Nationalsozialismus in seinen Grundzügen erhalten und wurde in einigen Bereichen weiter ausgebaut (Frerich/Frey 1996a: 294 ff.; Sachße/Tennstedt 1992). So wurde die zeitliche Begrenzung der Leistungsgewährung bei Krankheit aufgehoben, die Mütterfürsorge erheblich verbessert und der Leistungsanspruch bei Zahnersatz ausgeweitet. Zudem wurde die Versicherungspflicht auf weitere Gruppen ausgeweitet, beispielsweise auf Artisten, niedergelassene Hebammen und Wochenpflegerinnen. 1941 wurde die Krankenversicherung der Rentner eingeführt, finanziert durch Beitragsüberweisungen der Rentenversicherungsträger an die Krankenkassen.

2.4
Das Gesundheitswesen der früheren BRD

Die beiden ersten Jahrzehnte der Bundesrepublik waren im Gesundheitswesen zunächst eine Phase der Wiederherstellung und des Wiederaufbaus. Daran schloss sich eine längere Phase der Konsolidierung, aber auch Stagnation und unterlassenen Modernisierung an. Erst ab Mitte der 1960er-Jahre und verstärkt in der ersten Hälfte der 1970er-Jahre erfolgte die überfällige Modernisierung, verbunden mit einem deutlichen Ausbau sozialstaatlicher Sicherung, der Einbeziehung neuer Bevölkerungsgruppen in die gesetzliche Krankenversicherung und einer Erhöhung der Gesundheitsausgaben. Die Phase des Ausbaus war jedoch relativ kurz und dauerte nur bis Mitte der 1970er-Jahre. Nach 1975 erfolgten keine wesentlichen Strukturveränderungen; auch die Höhe der Gesundheitsausgaben hielt sich ungefähr auf der gleichen Höhe.

2.4.1
Reorganisation und Wiederaufbau

Nach dem Ende des Zweiten Weltkrieges und der Gründung der Bundesrepublik Deutschland im Jahr 1949 wurden durch das Selbstverwaltungsgesetz[3] 1951 zunächst die Strukturen der **Selbstverwaltung** in der Sozialversicherung wieder hergestellt. Dabei erhielten die Verbände einen deutlich stärkeren Einfluss als sie vor 1933 hatten. Die Sozialversicherungswahlen erfolgten nun als Listenwahlen und die Vorschlagslisten wurden in erster Linie von den Arbeitgeberverbänden und Gewerkschaften aufgestellt.

Mit dem **Gesetz über das Kassenarztrecht** wurde 1955 die Institution der Kassenärztlichen Vereinigung (KV) auch in das Recht der Bundesrepublik Deutschland übernommen und den KVen eine zentrale Funktion im Gesundheitswesen zugewiesen. Die Grundkonstruktion lehnte sich an das zum Ende der Weimarer Republik entstandene Modell an und sah im Wesentlichen die gleichen Aufgaben vor, wie sie bereits die Notverordnung von 1931 enthalten hatte (Körperschaft des öffentlichen Rechts, Sicherstellungsauftrag, Gesamtvergütung, Selbstverwaltung etc.).

Nach anfänglichen Nachwuchsproblemen nahm das Interesse am Arztberuf gegen Ende der 1950er-Jahre wieder zu. Die Zahl der Medizinstudenten stieg ebenso wie die Zahl der niederlassungswilligen Ärzte, die jedoch aufgrund der bestehenden Beschränkung nicht alle eine Zulassung als Kassenarzt erhalten konnten. Ein daraufhin erwirktes Urteil des Bundesverfassungsgerichts hob 1961 die Zulassungsbeschränkungen auf und bewirkte eine allgemeine **Niederlassungsfreiheit**, begründet vor allem mit der in Art. 12 Grundgesetz verankerten Freiheit der Berufswahl.[4] Damit war die Grundlage für einen deutlichen Anstieg der Arztzahlen insbesondere in den 70er- und 80er-Jahren gelegt (s. **Tab. 2-1**). Ein weiterer wichtiger Eckpunkt in der Entwicklung der ambulanten ärztlichen Versorgung war die Umstellung von der Kopfpauschalenvergütung auf die **Einzelleistungsvergütung**, vollzogen in einer neuen Gebührenordnung von 1965.

Die **Krankenhausversorgung** war in den 1950er- und 1960er-Jahren geprägt durch Unterfinanzierung, unzureichende Modernisierung und erheblichen Personalmangel (Simon 2000a: 40 ff.). Eine erste Pflegesatzverordnung[5] aus dem Jahr 1954 verweigerte den Krankenhäusern die Deckung ihrer Selbstkosten, um die finanzschwache gesetzliche Krankenversicherung zu schonen.

---

3   GKV-Selbstverwaltungsgesetz vom 22. Februar 1951 (BGBl. I, S. 124)
4   das so genannte «Kassenarzturteil» vom 23. März 1961 (BVerfGE 11, S. 30 ff.)
5   Verordnung PR-Nr. 7/54 über Pflegesätze von Krankenanstalten vom 31. August 1954 (Bundesanzeiger Nr. 173 vom 9. September 1954, S. 1)

Da es aber auch keine gesetzliche Verpflichtung der Gemeinden und Länder zur Finanzierung der bedarfsnotwendigen Krankenhäuser gab und weder die Kommunen noch die Länder die Finanzierungslücke ausreichend durch öffentliche Zuschüsse deckten, konnten dringend erforderliche Baumaßnahmen und Modernisierungen der technischen Ausstattung nicht durchgeführt werden. Die unzureichende Selbstkostendeckung verschärfte zudem den ohnehin vorhandenen Personalmangel insbesondere im ärztlichen und pflegerischen Dienst. Eine vom Bundestag 1966 in Auftrag gegebene und 1969 vorgelegte Untersuchung[6] kam zu dem Ergebnis, dass ein erheblicher Teil der Krankenhauskosten nicht gedeckt wurde und ca. 40 % der Betten in Krankenhäusern standen, die älter als 50 Jahre und damit überaltert waren. Insgesamt sei das Krankenhauswesen in einem Zustand, der nicht dem international üblichen Standard entspräche.

Bei der sozialen Absicherung im Krankheitsfall sind für den Zeitraum bis Ende der 1960er-Jahre nur zwei bedeutende Veränderungen zu verzeichnen: Die vollständige Einbeziehung der Rentner in die gesetzliche Krankenversicherung und die Verbesserung der Lohnfortzahlung für Arbeiter. Eine 1959 in Angriff genommene Gesundheitsreform, die in erster Linie neue Zuzahlungen einführen und bestehende ausweiten sollte, scheiterte vor allem am gemeinsamen Widerstand von Gewerkschaften und Ärzteverbänden.

Durch das Gesetz über die **Krankenversicherung der Rentner**[7] von 1956 wurden die Rentner vollwertige Mitglieder der jeweiligen Krankenkasse und die Sicherung der Rentner im Krankheitsfall wurde zur originären Aufgabe der GKV gemacht. Die Finanzierung der Krankenversicherung der Rentner (KVdR) erfolgte durch Beitragsüberweisungen der Rentenversicherung an die Krankenversicherung.

Mit dem Lohnfortzahlungsgesetz[8] 1957 wurde die Gleichstellung von Arbeitern und Angestellten bei der **Lohnfortzahlung** im Krankheitsfall vollzogen. Bis dahin hatten Angestellte einen Anspruch auf Fortzahlung des Gehalts für sechs Wochen, Arbeiter erhielten dagegen nur ein Krankengeld in Höhe von 50 % des Grundlohns von ihrer Krankenkasse. Durch die Neuregelung wurden die Unternehmen zur Zahlung eines Zuschusses zu den Leistungen der GKV verpflichtet, damit eine Gesamtleistung in Höhe von 90 % des Nettoarbeitsent-

---

6   Bericht über die finanzielle Lage der Krankenanstalten (BT-Drs V/4230 vom 19. Mai 1969)
7   Drittes Gesetz über Änderungen und Ergänzungen von Vorschriften des Zweiten Buches der Reichsversicherungsordnung (Gesetz über Krankenversicherung der Rentner – KVdR) vom 12. Juni 1956 (BGBl. I, S. 500)
8   Gesetz zur Verbesserung der wirtschaftlichen Sicherung der Arbeiter im Krankheitsfalle vom 26. Juni 1957 (BGBl. I, S. 649)

Tabelle 2-1: Entwicklung der Arztzahlen und Arztdichte in der früheren BRD

	Ärzte	Ärzte je 10 000 Einw.	Zahnärzte	Zahnärzte je 10 000 Einw.
1960	79 350	14	32 509	6
1965	85 801	15	31 660	5
1970	99 654	16	31 175	5
1975	114 661	19	31 774	5
1980	139 431	23	33 240	5
1985	160 902	26	36 853	6
1990	195 254	31	43 167	7

Quelle: BMG

geltes erreicht wurde. Es hatte jedoch erst eines sechswöchigen Metallarbeiterstreiks in Schleswig-Holstein bedurft, bevor der Bundestag die bereits 1955 von der SPD eingebrachte Gesetzesvorlage verabschiedete.

2.4.2
Ausbau des Sozialstaates

Das Hauptaugenmerk der Sozialpolitik lag bis Ende der 1950er-Jahre nicht auf der Gesundheitspolitik, sondern vorrangig auf der Verbesserung der Alterssicherung (Zöllner 1981: 132 ff.). Das durchschnittliche Rentenniveau lag bei etwa 40 % des Nettoverdienstes und Altersarmut war eines der vorrangigsten sozialpolitischen Probleme. Mit einer großen parteiübergreifenden Rentenreform im Jahr 1957 wurde das Rentenniveau angehoben und die jährliche Anbindung an die Entwicklung der Löhne und Gehälter sollte sicherstellen, dass die Rentner an der Einkommensentwicklung der abhängig Beschäftigten teilhaben.

Erst Ende der 1960er-Jahre rückte die Gesundheitspolitik wieder stärker in den Mittelpunkt des politischen Interesses und eine Reihe von Veränderungen wurde vorgenommen. Nachdem die 1966 gebildete große Koalition aus CDU/CSU und SPD unter anderem auch an unterschiedlichen Vorstellungen zur Sozialpolitik gescheitert war, bildeten SPD und FDP 1969 eine «sozialliberale» Koalition und leiteten eine Phase des Ausbaus des Sozialstaates ein, die bis Mitte der 1970er-Jahre dauerte (Alber 1989: 232 ff.; Bethusy-Huc 1976: 151 ff.; Zöllner 1981: 157 ff.).

Durch die Anhebung der Grenzen und Eröffnung der Möglichkeit des freiwilligen Beitritts zur GKV wurden der gesetzlichen Krankenversicherung neue, gut verdienende Versichertengruppen und somit höhere Einnahmen zugeführt. Durch die Dynamisierung der Grenzen wurde die Einnahmeentwicklung der GKV zudem verstetigt und stabilisiert.

Wichtige Voraussetzungen für den Ausbau der gesetzlichen Krankenversicherung in den folgenden Jahren waren mehrere Maßnahmen zur Entlastung der GKV und Verbesserung ihrer Einnahmesituation. Noch von der großen Koalition war 1969 eine Novellierung des Lohnfortzahlungsgesetzes[9] verabschiedet worden. Dadurch wurde ab 1970 die Finanzierung der Lohnfortzahlung in den ersten sechs Wochen der Krankheit von der Krankenversicherung auf die Arbeitgeber übertragen, zugleich entfielen die zuvor geltende vierwöchige Wartezeit vor Anspruch auf Lohnfortzahlung und die drei Karenztage vor Beginn der Lohnfortzahlung. Erst nach Ablauf von sechs Wochen verlagerte sich die Finanzierungsverantwortung auf die Krankenkassen. Dies führte zu einer deutlichen Ausgabenentlastung der GKV. Entfielen 1965 noch ca. 25 % der GKV-Ausgaben auf das Krankengeld, so sank dieser Anteil bis 1975 auf unter 10 % (s. **Tab. 2-2**).

Eine der ersten gesundheitspolitischen Maßnahmen der sozialliberalen Koalition war die Verbesserung der Einnahmesituation der GKV. Im Zweiten Krankenversicherungsänderungsgesetz[10] von 1970 wurde die **Versicherungspflicht- und Beitragsbemessungsgrenze** der gesetzlichen Krankenversicherung auf 75 % der Grenzen der gesetzlichen Rentenversicherung angehoben und durch Anbindung an die jährlich erhöhten Bemessungsgrenzen der Rentenversicherung zugleich auch dynamisiert. In den 1950er und 1960er-Jahren war die Versicherungspflicht- und Beitragsbemessungsgrenze der GKV nur unregelmäßig und in mehrjährigem Abstand der Einkommensentwicklung angepasst worden (1952, 1957, 1965, 1969).

---

9 Gesetz über die Fortzahlung des Arbeitsentgelts im Krankheitsfalle und über Änderungen des Rechts der gesetzlichen Krankenversicherung vom 27. Juli 1969 (BGBl. I, S. 946)

10 Gesetz zur Weiterentwicklung des Rechts der gesetzlichen Krankenversicherung (Zweites Krankenversicherungsänderungsgesetz – 2. KVÄG) vom 21. Dezember 1970 (BGBl. I, S. 1770)

Tabelle 2-2: Leistungsausgaben der GKV 1960 bis 1990. Anteile der Leistungsarten in Prozent (frühere BRD)

	1960	1965	1970	1975	1980	1985	1990
Ambulante ärztliche Behandlung	20,9	21,4	22,9	19,4	17,9	18,1	18,2
Ambulante zahnärztliche Behandlung	5,2	6,4	7,2	7,1	6,4	6,0	6,1
Zahnersatz	3,0	2,7	3,5	7,2	8,6	7,1	3,6
Arzneien aus Apotheken	12,2	13,5	17,7	15,3	14,6	15,3	16,3
Heil- und Hilfsmittel	2,4	2,5	2,8	4,4	5,7	6,0	6,3
Krankenhausbehandlung	17,5	19,8	25,2	30,1	29,6	32,2	33,2
Krankengeld	30,0	24,8	10,3	8,0	7,7	5,9	6,5
Vorbeugung	0,9	1,0	1,0	1,8	1,0	0,9	0,9
Mutterschaft	4,4	4,6	4,6	2,9	3,5	2,5	2,5
Sonstige Leistungen	3,5	3,3	4,8	3,8	5,0	6,0	6,5

Quelle: BMG

Orientiert am Leitbild einer allgemeinen Staatsbürgerversicherung erfolgte Anfang der 1970er-Jahre eine **Ausweitung der Versicherungspflicht** auf weitere Schichten der Bevölkerung. So wurden 1972 Landwirte[11] und ihre Angehörigen und 1975 Behinderte[12] sowie Studenten[13] in die gesetzliche Krankenversicherung einbezogen. Zugleich erfolgte eine Ausweitung des Leistungskatalogs der GKV. Durch das Zweite Krankenversicherungsänderungsgesetz waren 1970 bereits Leistungen der Früherkennung von Krankheiten zur Regelleistung der GKV gemacht worden; 1973 führte das Leistungsverbesserungsgesetz[14] einen

---

11 Gesetz über die Krankenversicherung der Landwirte (KVLG) vom 10. August 1972 (BGBl. I, S. 1433)
12 Gesetz über die Sozialversicherung Behinderter (SVBG) vom 7. Mai 1975 (BGBl. I, S. 1061)
13 Gesetz über die Krankenversicherung der Studenten (KVSG) vom 24. Juni 1975 (BGBl. I, S. 1536)
14 Gesetz zur Verbesserung von Leistungen in der gesetzlichen Krankenversicherung (Leistungsverbesserungsgesetz – KLVG) vom 19. Dezember 1973 (BGBl. I, S. 1925)

Leistungsanspruch auf Haushaltshilfe bei Krankenhausaufenthalt sowie auf Arbeitsbefreiung und Krankengeld bei Erkrankung eines Kindes ein. Zudem wurde die bis dahin geltende zeitliche Begrenzung der Krankenhausbehandlung aufgehoben.[15]

Die neben dem Ausbau der GKV wichtigste Veränderung erfolgte im Krankenhausbereich (Simon 2000a: 69 ff.). Nachdem dringender Handlungsbedarf durch eine im Auftrag des Bundestages erstellte und 1969 vorgelegte Krankenhaus-Enquête dokumentiert worden war, wurde 1971 die überfällige Reform der Krankenhausfinanzierung eingeleitet. Das **Krankenhausfinanzierungsgesetz (KHG)**[16] von 1972 und die auf seiner Grundlage erlassene Bundespflegesatzverordnung (BPflV)[17] von 1973 gewährten den Krankenhäusern einen Anspruch auf Deckung ihrer Selbstkosten und führten die staatliche Krankenhausplanung, die duale Finanzierung sowie den allgemeinen tagesgleichen Pflegesatz ein.

- **Selbstkostendeckungsprinzip:** Die Pflegesätze waren gemäß KHG 1972 so zu berechnen, dass sie die Kosten eines wirtschaftlich arbeitenden Krankenhauses deckten. Zwar war damit nur der Anspruch auf Deckung fiktiver Normkosten eingeräumt, in der Praxis wurden jedoch in den folgenden Jahren in der Regel die nachgewiesenen Kosten erstattet.

- **Staatliche Krankenhausplanung**: Seit 1972 sind die Länder verpflichtet, den Bedarf an Krankenhausleistungen zu ermitteln und die zur Deckung des Bedarfs notwendigen Krankenhäuser und Betten in einem Landeskrankenhausplan aufzuführen.

- **Duale Finanzierung**: Die in den Plan aufgenommenen Krankenhäuser erhalten seit 1972 öffentliche Investitionsförderung des Landes und haben einen Anspruch auf leistungsgerechte Vergütung ihrer laufenden Betriebskosten durch die Krankenversicherung.

- **Allgemeiner Pflegesatz**: Das KHG 1972 schrieb als Vergütungsform einen allgemeinen, tagesbezogenen Pflegesatz vor, der für alle Patienten gleich zu berechnen war.

---

15 Zuvor wurde Krankenhausbehandlung nur bis zu 78 Wochen innerhalb von drei Jahren gewährt.
16 Gesetz zur wirtschaftlichen Sicherung der Krankenhäuser und zur Regelung der Krankenhauspflegesätze (Krankenhausfinanzierungsgesetz – KHG) vom 29. Juni 1972 (BGBl. I, S. 1009)
17 Verordnung zur Regelung der Krankenhauspflegesätze (Bundespflegesatzverordnung) vom 25.04.1973 (BGBl. I, S. 333)

- **Wahlleistungen**: Über die allgemeinen Krankenhausleistungen hinausgehende Leistungen für Privatpatienten (Chefarztbehandlung, Unterbringung in Ein- oder Zweibettzimmer) sind seitdem als Wahlleistungen zusätzlich zu berechnen.

Bereits ab Mitte der 1960er-Jahre waren Länder und Krankenkassen dazu übergegangen, Krankenhäusern mehr Mittel für bauliche Maßnahmen, Modernisierungen und eine Aufstockung des Personalbestandes zur Verfügung zu stellen. Die zwei Jahrzehnte dauernde Phase der Unterfinanzierung des Krankenhauswesens ging zu Ende und bis Mitte der 1970er-Jahre wurden Versorgungskapazitäten und Personalausstattung deutlich ausgeweitet (s. **Tab. 2-3**). Das KHG 1972 stellte diese von einem breiten gesellschaftlichen Konsens getragene Entwicklung auf eine gesetzliche Grundlage.

Tabelle 2-3: Entwicklung ausgewählter Leistungskennzahlen des Krankenhauswesens in der früheren BRD

	Krankenhäuser	Krankenhausbetten		Fallzahl		Durchschnittl. Bettenbelegung	Durchschnittl. Verw.-dauer	Pflegetage
	Anzahl	Anzahl	je 10 000 Einwohner	in 1 000	je 10 000 Einwohner	in %	in Tagen	in 1 000
1955	3 502	558 340	108,0	6 775	1 259,8	89,9	30,2	183 195
1960	3 604	583 513	104,6	7 350	1 326,0	93,2	28,7	198 595
1965	3 619	631 447	105,5	8 121	1 376,2	91,3	27,4	210 475
1970	3 527	683 254	112,0	9 338	1 539,6	88,5	24,9	220 826
1975	3 481	729 791	118,4	10 427	1 691,4	83,3	22,2	221 784
1980	3 234	707 710	114,8	11 596	1 880,6	84,9	19,7	219 885
1985	3 098	674 742	110,6	12 155	1 992,0	85,7	18,0	211 149
1989	3 046	669 750	106,9	13 372	2 154,6	86,0	16,2	210 151

Quelle: Statistisches Bundesamt

2.4.3
Die Phase der «Kostendämpfungspolitik»

Der Ausbau des Sozialstaates zwischen 1969 und 1975 war vor dem Hintergrund sehr optimistischer Annahmen und Prognosen über die weitere wirtschaftliche Entwicklung erfolgt, die auch eine deutliche Ausweitung der Ausgaben für das Gesundheitswesen finanzierbar erscheinen ließen. Als drastische Erhöhungen des Weltmarktpreises für Rohöl 1974/75 jedoch zu einer Wirtschaftskrise und steigender Arbeitslosigkeit führten, setzte Mitte der 1970er-Jahre ein grundlegender Wandel in der Gesundheitspolitik ein. Nicht mehr Ausbau der Kapazitäten und Verbesserung der Bedarfsdeckung standen im Mittelpunkt, sondern die Begrenzung der Ausgabenentwicklung in der gesetzlichen Krankenversicherung. Die erheblichen Ausgabensteigerungen der ersten Hälfte der 1970er-Jahre – noch wenige Jahre zuvor von einem breiten gesellschaftlichen Konsens getragen und als sozialpolitische Errungenschaft angesehen – wurden nun als bedrohliche «Kostenexplosion» empfunden. Es setzte eine Phase der «Kostendämpfungspolitik» ein, die im Grunde noch bis heute andauert (Berg 1986; Frerich/Frey 1996c: 262 ff.; Paffrath/Reiners 1987; Simon 2000a: 89 ff.; Zacher 1984).

Das erste «Kostendämpfungsgesetz», das Krankenversicherungs-Kostendämpfungsgesetz (KVKG),[18] wurde 1977 verabschiedet. Bis in die heutige Zeit folgten zahlreiche weitere **Kostendämpfungsgesetze**, die vor allem darauf zielten, die Leistungsausgaben der gesetzlichen Krankenversicherung zu begrenzen oder zu senken. Hauptansatzpunkte der Kostendämpfungspolitik in der alten BRD waren Veränderungen an den Vergütungssystemen der ambulanten ärztlichen Versorgung und Krankenhausversorgung sowie die Ausweitung und Erhöhung von Zuzahlungen der Versicherten. Auf das KVKG 1977 folgten das Krankenhaus-Kostendämpfungsgesetz[19] von 1981, die Haushaltsbegleitgesetze[20] 1983

---

18 Gesetz zur Dämpfung der Ausgabenentwicklung und zur Strukturverbesserung in der gesetzlichen Krankenversicherung (Krankenversicherungs-Kostendämpfungsgesetz – KVKG) vom 27. Juni 1977 (BGBl. I, S. 1069)
19 Gesetz zur Änderung des Gesetzes zur wirtschaftlichen Sicherung der Krankenhäuser und zur Regelung der Krankenhauspflegesätze (Krankenhaus-Kostendämpfungsgesetz – KHKG) vom 22. Dezember 1981 (BGBl. I, S. 1568)
20 Gesetz zur Wiederbelebung der Wirtschaft und Beschäftigung und zur Entlastung des Bundeshaushaltes (Haushaltsbegleitgesetz 1983) vom 20. Dezember 1982 (BGBl. I, S. 1857). Gesetz über Maßnahmen zur Entlastung der öffentlichen Haushalte und zur Stabilisierung der Finanzentwicklung in der Rentenversicherung sowie über die Verlängerung der Investitionshilfeabgabe (Haushaltsbegleitgesetz 1984) vom 22. Dezember 1983 (BGBl. I, S. 1532).

und 1984, das Krankenhaus-Neuordnungsgesetz[21] von 1984 und das Gesundheitsreformgesetz[22] von 1989, um nur die wichtigsten zu nennen.

Die Strukturen des Gesundheitssystems blieben in dieser Zeit im Wesentlichen unverändert, lediglich die Vergütungssysteme wurden reformiert. So wurde mit dem Krankenversicherungs-Kostendämpfungsgesetz die Anbindung der Kassenärztlichen Vergütungen an die Entwicklung der beitragspflichtigen Einnahmen der Krankenkassenmitglieder (Grundlohnsumme) eingeführt. Zwischen den Landesverbänden und der jeweiligen Kassenärztlichen Vereinigung ist seitdem (wieder) eine **Gesamtvergütung** für die Honorierung sämtlicher ambulanter ärztlicher Leistungen zu vereinbaren, deren Erhöhung sich an der Entwicklung der Grundlohnsumme orientieren muss.

Das Krankenhaus-Neuordnungsgesetz von 1984 reformierte die **Krankenhausfinanzierung,** indem es den Grundsatz der retrospektiven Selbstkostenerstattung abschaffte und die so genannte **prospektive Budgetierung** einführte. Budgets und Pflegesätze müssen seitdem für zukünftige Zeiträume vereinbart werden und nachträgliche Erhöhungen sind ausgeschlossen. Zudem wurden erstmals pauschalierte Vergütungen eingeführt. Für 16 in der Bundespflegesatzverordnung[23] von 1986 aufgelistete Behandlungen konnten Krankenhäuser auf freiwilliger Basis so genannte **Sonderentgelte** berechnen, mit denen die Behandlungskosten pauschal und unabhängig von der Verweildauer vergütet wurden. Grundlage der Kalkulation der Sonderentgelte waren die jeweiligen krankenhausspezifischen Selbstkosten.

Die wohl bedeutendste strukturelle Veränderung im Leistungsrecht der gesetzlichen Krankenversicherung war der Einstieg in die **soziale Absicherung des Pflegefallrisikos** durch das Gesundheitsreformgesetz von 1989. Seit Ende der 1960er-Jahre gab es in Westdeutschland eine Diskussion über die unzureichende Absicherung im Falle der Pflegebedürftigkeit. Da Leistungen der Langzeitpflege weder zum Leistungskatalog der gesetzlichen Krankenversicherung noch der Rentenversicherung gehörten, mussten Pflegebedürftige die Kosten ambulanter oder stationärer Langzeitpflege selbst tragen. Reichten die Mittel der Pflegebedürftigen und ihrer Angehörigen zur Finanzierung der notwendigen Leistungen nicht aus, trat die Sozialhilfe als letztes «Auffangnetz» der sozialen Sicherung ein. Vor allem im Falle einer Heimunterbringung führte diese Lücke im Netz der sozialen Sicherung häufig dazu, dass alte pflegebedürftige Menschen

---

21 Gesetz zur Neuordnung der Krankenhausfinanzierung Krankenhaus-Neuordnungsgesetz – KHNG) vom 20. Dezember 1984 (BGBl. I, S. 1716)
22 Gesetz zur Strukturreform im Gesundheitswesen (Gesundheits-Reformgesetz – GRG) vom 20. Dezember 1988 (BGBl. I, S. 2477)
23 Bundespflegesatzverordnung vom 21. August 1985 (BGBl. I, S. 1666)

zu Sozialhilfeempfängern wurden und ihnen im Alter lediglich ein Taschengeld zur Finanzierung des persönlichen Bedarfs blieb. Insbesondere die Gemeinden als Träger der Sozialhilfe drängten angesichts steigender Sozialhilfeausgaben für die Hilfe zur Pflege auf eine Reform. Nach langjährigen Diskussionen wurden 1989 in das Recht der gesetzlichen Krankenversicherung **Leistungen bei Schwerpflegebedürftigkeit** eingefügt. Die Leistungen wurden ab 1991 gewährt und waren als Vorgriff auf umfassendere Leistungen einer geplanten Pflegeversicherung gedacht. Sie sollten auslaufen, sobald dieser neue Zweig der Sozialversicherung geschaffen war. Nach Einführung der gesetzlichen Pflegeversicherung im Jahr 1995 wurden diese Leistungen von der Pflegeversicherung übernommen.

Das Gesundheitsreformgesetz 1989 war die letzte größere Gesundheitsreform in der alten Bundesrepublik vor der deutschen Einheit. Zusammenfassend kann zur alten Bundesrepublik festgehalten werden, dass die wesentlichen Strukturen des Gesundheitswesens über Jahrzehnte weitgehend gleich blieben. Die Bundesrepublik Deutschland hatte sich in der Weiterentwicklung ihres Gesundheitssystems an den traditionellen Strukturen orientiert, wie sie in den letzten Jahrhunderten und insbesondere durch die Bismarck'sche Sozialgesetzgebung entwickelt worden waren. Nach einer Phase der relativen Stagnation in den 1950er- und 1960er-Jahren erfolgte zwischen 1969 und 1975 ein Ausbau der sozialen Sicherung im Krankheitsfall vor allem durch die Einbeziehung weiterer Bevölkerungsgruppen in die gesetzliche Krankenversicherung und die Ausweitung des Leistungskataloges des GKV. Die 1977 begonnene Phase der Kostendämpfungspolitik zielte ebenso wie der ab 1982 von der Regierung Kohl angestrebte «Umbau des Sozialstaates» in erster Linie auf eine Umverteilung von Kosten, nicht aber auf grundlegende Strukturveränderungen. Trotz aller Kritik am Gesundheitswesen, die sich vor allem auf die Kostenentwicklung richtete (Stichwort «Kostenexplosion»), galten die Strukturen und Leistungen des Gesundheitswesens sowohl in der öffentlichen Meinung als auch in der Gesundheitspolitik überwiegend als gut und bewahrenswert. Kennzeichnend für die politische Grundstimmung kann angesehen werden, dass dem deutschen Gesundheitssystem in der Einleitung von Gesetzesentwürfen der Kostendämpfungsgesetze in der Regel eine im internationalen Vergleich hohe Leistungsfähigkeit und Qualität bescheinigt wurde.

Vor diesem Hintergrund war es bei der Wiedervereinigung 1990 aus westdeutscher Sicht keine Frage, dass diese als bewährt angesehenen Strukturen und Leistungen erhalten werden sollten. Ein Mischsystem aus dem vollkommen anders strukturierten Gesundheitswesen der ehemaligen DDR und dem westdeutschen System war zu keiner Zeit öffentliches Thema der Gesundheitspolitik. Betrachtet man jedoch die spätere gesundheitspolitische Entwicklung im vereinten Deutschland, so kann man in einigen Reformkonzepten aber durchaus Elemente erkennen, für die es in der ehemaligen DDR Parallelen gab. So existierte in der DDR eine Verzahnung von ambulanter und stationärer Behandlung. Die Krankenhäuser hatten die Funktion eines Gesundheitszentrums für eine definierte Versorgungsregion und die Dispensaire-Versorgung der DDR kann durchaus als eine Art Vorläufer der 2002 im vereinten Deutschland eingeführten Disease-Management-Programme betrachtet werden. Die durch das GKV-Modernisierungsgesetz 2004 in das Krankenversicherungsrecht eingeführten Medizinischen Versorgungszentren (MVZ) wurden vom BMG sogar ausdrücklich in die Tradition der Polikliniken der ehemaligen DDR gestellt, die dort eine tragende Rolle in der ambulanten Versorgung innehatten (BMG o. J.). Insofern ist die Beschäftigung mit den Strukturen des Gesundheitssystems der ehemaligen DDR nicht nur eine Frage der Vollständigkeit der historischen Darstellung, sondern auch der Würdigung konzeptioneller Ansätze, die teilweise heute – wenn auch unter anderer Bezeichnung – als innovativ diskutiert werden.

2.5
Das Gesundheitswesen der DDR

Nach der Kapitulation des nationalsozialistischen Deutschlands und seiner Aufteilung in verschiedene Besatzungszonen begann die sowjetische Besatzungsmacht, das Gesundheitswesen ihrer Besatzungszone zu einem sozialistischen Gesundheitssystem nach sowjetischem Vorbild zu organisieren. Auch wenn dies nicht in allen Details verwirklicht wurde, waren doch gewisse Grundprinzipien des sowjetischen Systems prägend für das Gesundheitssystem der DDR (zum Gesundheitssystem der DDR vgl. Frerich/Frey 1996b: 205–329; SVRKAiG 1991: 102–151).

Das Gesundheitssystem der DDR war ein zentralstaatliches System mit zentralstaatlicher Planung und zugleich auch staatlicher Leistungserbringung. Die zentrale Verwaltung der Einrichtungen des Gesundheitswesens lag in der Hand des 1951 gegründeten Ministeriums für Arbeit und Gesundheit. Die Leistungserbringung erfolgte weit überwiegend in staatlichen Einrichtungen. Die staatliche Aufsicht über das Gesundheitswesen lag nach Abschaffung der Länder und Aufteilung der DDR in 14 Bezirke im Jahr 1952 bei den zuständigen Abteilungen der Bezirke.

Insbesondere in Bezug auf die Versorgungsstrukturen unterschied sich das Gesundheitssystem der DDR grundlegend von dem der früheren BRD. Im Zentrum der medizinischen Versorgung standen Krankenhäuser sowie

Polikliniken und Ambulatorien, die oftmals von Krankenhäusern betrieben oder beaufsichtigt wurden (SVRKAiG 1991: 114–120). Die Einzelpraxis des niedergelassenen Arztes, in Westdeutschland zentrale und grundlegende Versorgungseinheit der ambulanten Versorgung, war in der DDR eine seltene Ausnahmeerscheinung. Die Einheit von ambulanter und stationärer Versorgung zählte ebenfalls zu den grundlegenden Prinzipien, dementsprechend weit entwickelt war die institutionelle und personelle Verzahnung von ambulanter und stationärer Behandlung.

Eine wesentliche Rolle bei der medizinischen Versorgung kam den Betrieben zu, insbesondere den volkseigenen Betrieben (VEB). Das Betriebsgesundheitswesen (BGW) hatte Aufgaben der Primärprävention und Unfallverhütung, aber auch der Ersten Hilfe und ambulanten medizinischen Versorgung durch Arztsanitätsstellen, Betriebsambulatorien und Betriebspolikliniken zu erfüllen (Frerich/Frey 1996b: 213, 241–245; SVRKAiG 1991: 120–124). Auch die Organisation der Sozialversicherung der Arbeiter und Angestellten war eng mit den Betrieben verbunden, insbesondere durch die in den Betrieben tätigen Sozialversicherungsbeauftragten der Gewerkschaft. Sie sollten ursprünglich die Interessen der Versicherten gegenüber der Betriebsleitung vertreten, übten später aber zunehmend Kontrollfunktionen gegenüber den Betriebsangehörigen aus. Die besondere Bedeutung des Betriebsgesundheitswesens stand in engem Zusammenhang mit der Überzeugung, dass das Gesundheitssystem vor allem zur Erhaltung der Arbeitskraft beitragen sollte, die als wichtigste Produktivkraft und Grundlage der wirtschaftlichen Entwicklung galt.

Schließlich wurde im Unterschied zum Gesundheitswesen der alten BRD, das fast rein kurativ orientiert war und ist, im DDR-Gesundheitswesen auf Prävention und Prophylaxe sowie Gesundheitserziehung der gesamten Bevölkerung als Teil sozialistischer Bewusstseinsbildung besonderer Wert gelegt. Dem lag die Auffassung zu Grunde, dass Krankheiten weitgehend vermeidbar seien und Prophylaxe einen wesentlichen Beitrag zur Entfaltung der Volkswirtschaft leisten könne.

2.5.1
Die Sozialversicherung

Bereits während der Besatzungszeit wurden die verschiedenen Zweige der Sozialversicherung zu einer **einheitlichen Sozialversicherung** zusammengefasst und schließlich 1951 auch zu einer einheitlich zentral gelenkten Sozialversicherung zusammengeschlossen (zur Entwicklung der Sozialversicherung vgl. Frerich/Frey 1996b: 265–364). Sie unterlag der Aufsicht des Staates, ihre Leitung wurde zunächst aber noch von Versichertenvertretern gewählt. In den 1950er-Jahren erfolgte eine schrittweise Verlagerung der Leitung, Verwaltung und Kontrolle der Sozialversicherung auf den Freien Deutschen Gewerkschaftsbund (FDGB). Seinen Abschluss fand dieser Prozess mit der vollständigen Übernahme der Leitung der Sozialversicherung durch den FDGB im Jahr 1956. Diese Übertragung war von der Vorstellung geleitet, dass die Gewerkschaften originäre Interessenvertreter der Werktätigen seien und die Übernahme der Sozialversicherung durch die Gewerkschaften am besten die Gewähr dafür biete, dass diese im Sinne der Werktätigen geführt wird. Im Grunde wurde damit aber die Selbstverwaltung der Sozialversicherung durch ihre Mitglieder abgeschafft. Zum einen waren nicht alle Sozialversicherten zugleich auch Mitglied einer Gewerkschaft und zum anderen hatten die Sozialversicherungsbevollmächtigten der Betriebe und Sozialversicherungsräte weniger die Funktion einer Interessenvertretung als vielmehr Kontroll- und Überwachungsfunktionen gegenüber den Sozialversicherten zu erfüllen (Frerich/Frey 1996b: 282).

Der **Versicherungspflicht** unterlagen ab 1947 alle unselbständig beschäftigten Arbeiter und Angestellten unabhängig von der Höhe ihres Einkommens. Darüber hinaus waren auch Selbstständige, Handwerker und Bauern versicherungspflichtig, die nicht mehr als fünf Arbeitskräfte beschäftigten. Lediglich Selbständige mit mehr als fünf Beschäftigten, Geistliche und Angehörige religiöser Orden sowie Gelegenheitsarbeiter waren von der Versicherungspflicht befreit. Zu den Leistungen der Sozialversicherung zählte auch die beitragsfreie Mitversicherung von Familienangehörigen, so dass fast 100 % der Wohnbevölkerung versichert war.

Die **Beiträge** zur Sozialversicherung wurden von den Mitgliedern und bei abhängig Beschäftigten auch von den Betrieben in gleicher Höhe entrichtet. Der Beitragseinzug erfolgte ab 1950 zusammen mit der Einkommens- und Lohnsteuer durch das Finanzamt. Dem Finanzamt kam auch die Aufgabe zu, das Vorliegen der Versicherungspflicht festzustellen und die Höhe der Beiträge festzusetzen. Das Beitragsverfahren unterlag dem Steuerrecht, so dass unter anderem auch Zahlungstermine einzuhalten waren, Säumniszuschläge erhoben oder Strafverfahren im Falle einer Beitragshinterziehung eingeleitet wurden.

Im Rahmen einer **Neuordnung der Sozialversicherung** im Jahr 1956 wurde die Sozialversicherung geteilt in eine Sozialversicherung der Arbeiter und Angestellten (SVAA) und eine für Versichertengruppen, die überwiegend nicht Mitglied des FDGB waren (Bauern, Handwerker, Selbständige und freiberuflich Tätige). Die Leitung und Kontrolle der SVAA wurde vollständig dem FDGB übertragen und die Versicherung der übrigen Versichertengruppen wurde zur Deutschen Versicherungsanstalt – später in Staatliche Versicherung der DDR umbenannt – verlagert. Die DVA hatte bis dahin das Monopol für Individualversicherungen und erhielt im Unterschied zur SVAA keine Staatszuschüsse. Als Folge der Reorganisation hatten die nun bei der DVA Versicherten höhere Beiträge zu zahlen.

Die **Leistungen** der Sozialversicherung der DDR folgten der Entwicklung der gesetzlichen Krankenversicherung in Deutschland und entsprachen im Wesentlichen auch denen der westdeutschen GKV (Frerich/Frey 1996b: 299–329). In einigen Bereichen unterschied sich das Leistungsrecht der DDR jedoch vom westdeutschen: Es kannte keine Zuzahlungen, Eigenbeteiligungen oder Rezeptgebühren, und der Ausbau des Leistungskataloges begann früher als in Westdeutschland. Grundsätzlich hatten alle Versicherten einen Anspruch auf freie und kostenlose Heilbehandlung, die insbesondere ärztliche und zahnärztliche Behandlung, Zahnersatz, Arznei-, Heil- und Hilfsmittel, Krankenhausbehandlung und häusliche Krankenpflege einschloss. Die Krankenhausbehandlung wurde zunächst nur für 26 und ab 1952 für maximal 52 Wochen gewährt. Ab 1959 bestand Anspruch auf zeitlich unbegrenzte Heilbehandlung in Krankenhäusern und Sanatorien. Alle abhängig Beschäftigten erhielten bereits Anfang der 1950er-Jahre für die Dauer von sechs Wochen Lohnfortzahlung, deren Höhe auf 90 % des Nettoverdienstes festgesetzt war. Das Krankengeld der Sozialversicherung in Höhe von 50 % des Nettolohns hatten die Betriebe durch einen Zuschuss entsprechend aufzustocken. Ebenfalls zu Beginn der 1950er-Jahre wurden die drei Karenztage aus dem vorherigen Leistungsrecht der GKV abgeschafft und ein Anspruch auf Lohnfortzahlung bei Erkrankung eines Kindes eingeführt. Die Lohnersatzleistungen im Krankheitsfall wurden sukzessive verbessert und die Lohnfortzahlung 1978 schließlich einheitlich für alle abhängig Beschäftigten auf 100 % des Nettoverdienstes angehoben. Zugleich wurde zur Entlastung der Betriebe die Finanzierung der Lohnfortzahlung vollständig auf die Sozialversicherung verlagert.

Die **Finanzierung der Sozialversicherung** erfolgte nicht nur aus Beiträgen der Mitglieder, sondern seit Gründung der DDR auch durch Zuschüsse des Staates. Da in den 1950er-Jahren die politische Grundsatzentscheidung getroffen wurde, dass weder die bei ca. 10 % liegenden Beiträge der Arbeiter und Angestellte noch die Beitragsbemessungsgrenze von 600 Mark erhöht werden sollte, musste zur Deckung steigender Ausgaben der Staatszuschuss in der Sozialversicherung der Arbeiter und Angestellten kontinuierlich angehoben werden (s. **Tab. 2-4**). Lag er Mitte der 1950er-Jahre noch bei ca. 2,5 %, so stieg er bis Ende der 1980er-Jahre auf fast 50 % des Sozialversicherungshaushaltes.

Tabelle 2-4: Einnahmen und Ausgaben der Sozialversicherung der Arbeiter und Angestellten in der DDR (Angaben in Mark)

	Einnahmen				Ausgaben	Staatszuschuss	
	insgesamt	darunter				in Mark	in % der Gesamtausgaben
		Pflichtbeiträge	Beiträge zur FZR*	übrige Einnahmen			
1949	3 778 500	–	–	–	3 776 000	–	–
1951	4 555 900	4 157 000	–	398 900	4 499 500	56 400	1,25
1955	5 845 400	5 726 000	–	119 400	5 993 000	147 600	2,46
1960	6 737 400	6 635 000	–	102 400	8 032 700	1 295 300	16,13
1965	7 015 561	6 949 046	–	66 515	9 546 730	2 531 169	26,51
1970	7 950 156	7 901 757	–	48 399	12 186 965	4 236 809	34,77
1975	10 147 408	9 177 768	931 927	37 713	17 617 292	7 469 884	42,40
1980	13 298 528	11 254 255	2 015 576	28 698	24 784 971	11 486 443	46,34
1985	15 164 557	12 091 889	3 046 018	26 650	27 732 808	12 668 252	45,68
1989	16 794 782	12 347 433	4 421 581	25 768	32 437 152	15 642 370	48,22

* freiwillige Zusatzrentenversicherung
Quelle: Frerich/Frey 1996b, S. 291

2.5.2
Ambulante Versorgung

In der Leitvorstellung eines rein staatlichen Gesundheitssystems nach sowjetischem Vorbild war für private ärztliche Einzelpraxen im Grunde kein Platz. So wurden denn auch in den ersten Jahren der DDR die Rahmenbedingungen der noch existierenden Privatpraxen systematisch verschlechtert, neue Niederlassungen erschwert und die Weitergabe von Praxen nach dem Tod des Praxisinhabers weitgehend unterbunden (Frerich/Frey 1996b: 210). Die nach dem Krieg noch bestehenden Ärztekammern und Kassenärztlichen Vereinigungen wurden aufgelöst (SVRKAiG 1991: 117). Die ambulante ärztliche Versorgung sollte nach Vorstellung der regierenden SED ausschließlich in Polikliniken und Ambulatorien erfolgen. Dementsprechend wurde insbesondere in den 1950er-Jahren der Auf- und Ausbau eines flächendeckenden Netzes von Polikliniken und

Tabelle 2-5: Ärzte und Arztdichte in der DDR

	Ärzte		Zahnärzte		Davon in eigener Praxis	
	insgesamt	je 10 000 Einw.	insgesamt	je 10 000 Einw.	Ärzte	Zahnärzte
1949	13 222	6,99	7 100	3,76	–	–
1952	13 740	7,51	7 290	3,98	–	–
1955	13 755	7,72	7 259	4,07	5 048	5 552
1960	14 555	8,47	8 381	3,70	3 253	4 010
1965	19 528	11,47	6 207	3,65	2 524	3 140
1970	27 255	15,97	7 349	4,32	1 888	2 391
1975	31 810	18,87	7 968	4,73	1 308	1 617
1980	33 894	20,24	9 709	5,80	863	1 064
1985	37 943	22,78	11 757	7,06	502	654
1989	40 143	24,15	12 011	7,23	341	447

Quelle: Frerich/Frey 1996b, S. 208, 211

Ambulatorien betrieben, die zumeist einem Krankenhaus angegliedert waren oder deren ärztliche Leitung von einem Krankenhausarzt wahrgenommen wurde (Frerich/Frey 1996b: 235). Als Folge dieser Politik nahm die Zahl der in privater Praxis tätigen Ärzte kontinuierlich ab. Waren es 1955 noch ca. 9 500 Ärzte und Zahnärzte bei insgesamt ca. 20 000 Ärzten und Zahnärzten, so lag ihre Zahl 1989 nur noch bei ca. 800 von insgesamt ca. 52 000 Ärzten und Zahnärzten (s. **Tab. 2-5**).

Als Folge dieser Politik wanderten in den 1950er-Jahren zunehmend mehr Ärzte in den Westen ab. Dies führte in der zweiten Hälfte der 50er-Jahre zu einem gravierenden Ärztemangel und Versorgungsengpässen in der ambulanten Versorgung (Frerich/Frey 1996b: 222 f.). Die bestehenden Polikliniken und Ambulatorien konnten diesen Mangel nicht ausgleichen, da auch ihre Ärzte aufgrund schlechter Arbeitsbedingungen und systematischer Benachteiligungen abwanderten. Zudem war das Netz der Ambulatorien keineswegs flächendeckend. Vor allem ländliche Regionen waren unterversorgt und auf die Leistungen der niedergelassenen Ärzte angewiesen, die aber zunehmend aufgaben und abwanderten. Der Versuch, die Versorgungsdefizite durch Gründung staatlicher Arztpraxen aufzufangen, verstärkte die Abwanderungstendenzen jedoch zusätzlich. Staatliche Arztpraxen wurden in der Regel nicht zusätzlich

Tabelle 2-6: Polikliniken und Ambulatorien in der DDR

	Polikliniken					Ambulatorien			
		darunter					Stadt-	Land-	Betriebs-
	insge-samt	selbst-ständig	ange-gliedert	Unipoli-kliniken	Betriebs-polikliniken	insge-samt	ambulatorien		
1950	184	76	20	52	36	575	–	136	109
1955	369	38	185	68	78	720	–	299	157
1960	403	43	201	70	89	766	881	373	177
1965	412	43	207	73	89	855	105	376	223
1970	452	88	182	88	94	828	133	378	243
1975	522	183	128	102	109	929	199	393	290
1980	561	208	122	107	124	969	197	414	324
1985	590	213	133	110	134	889	210	436	329
1989	626	227	138	110	151	1 020	199	433	364

Quelle: Frerich/Frey 1996b, S. 210

zu vorhandenen Praxen eingerichtet, sondern durch staatliche Übernahme vorhandener privater Praxen und Überführung ihrer Eigentümer in ein Angestelltenverhältnis geschaffen. Erst durch den Bau der Mauer und Schließung der Grenzen konnte unter anderem auch die Abwanderung von Ärzten in den Westen unterbunden werden.

Der weit überwiegende Teil der ambulanten medizinischen Versorgung wurde durch Polikliniken, Ambulatorien, staatliche Arztpraxen und Gemeindeschwesternstationen erbracht (Frerich/Frey 1996b: 248; SVRKAiG 1991: 115) (s. **Tab. 2-6**). **Polikliniken** waren ambulante Einrichtungen eines Krankenhauses, einer Universitätsklinik oder eines Betriebes und bestanden in der Regel aus mindestens sechs Fachabteilungen[24] sowie einer zahnärztlichen Abteilung, einem Labor, einer Apotheke und einer physikalischen Therapie. In einer Poliklinik arbeiteten durchschnittlich 30 bis 40 Ärzte und 100 bis 200 weitere Beschäftigte. Polikliniken waren nicht immer in einem Gebäude zusammen untergebracht, sondern durchaus auch auf mehrere Standorte verteilt. Sie hatten in erster Linie kurative Aufgaben, waren aber auch für die Mütter- und Schwangerenberatung sowie ambulante Langzeitbetreuung einzelner Personengruppen

---

[24] Allgemeinmedizin, Innere Medizin, Chirurgie, Gynäkologie und Kinderheilkunde

zuständig und führten Hausbesuche durch. **Ambulatorien** waren ähnlich wie Polikliniken aufgebaut, jedoch kleiner (fünf bis zwölf Ärzte) und vor allem in ländlichen Gebieten oder am Stadtrand angesiedelt. Ergänzt wurde die Arbeit der Ambulatorien insbesondere in ländlichen Regionen durch **staatliche Arztpraxen** und **Gemeindeschwesternstationen**. 1989 gab es in der DDR 626 Polikliniken, 1020 Ambulatorien (darunter 364 Betriebsambulatorien), 1635 staatliche Arztpraxen und 5585 Gemeindeschwesternstationen (SVRKAiG 1991: 114).

Ein wesentlicher Teil der ambulanten medizinischen Versorgung lag in den Händen des **Betriebsgesundheitswesens** (BGW), das als Teil des staatlichen Gesundheitswesens galt (Frerich/Frey 1996b: 241–245; SVRKAiG 1991: 120 f.). Seine Aufgaben beschränkten sich nicht darauf, bei Unfällen Erste Hilfe zu leisten, sondern lagen vor allem im Bereich der Unfallverhütung, der allgemeinen medizinischen Prävention und der Gesundheiterziehung sowie auch der allgemeinen ambulanten Behandlung. Das Betriebsgesundheitswesen bestand dementsprechend nicht nur aus Arzt- und Schwesternsanitätsstellen, sondern auch aus Betriebsambulanzen, Betriebspolikliniken und vereinzelt sogar Betriebskrankenhäusern. Die besondere Bedeutung des Betriebsgesundheitswesens für die ambulante Versorgung zeigt sich auch daran, dass Ende der 1980er-Jahre über 80 % der arbeitenden Bevölkerung von Einrichtungen des BGW ambulant medizinisch betreut wurden und ca. 10 % aller Ärzte beziehungsweise 25 % der ambulant tätigen Ärzte in Einrichtungen des Betriebsgesundheitswesens arbeiteten.

Auch die **Arzneimittelversorgung** unterlag staatlicher Planung und Steuerung. Die Produktion fand in wenigen staatseigenen pharmazeutischen Betrieben statt und die Verteilung an die Apotheken erfolgte zentralstaatlich gesteuert durch ein staatliches Versorgungskontor. Die Apotheken waren bereits Anfang der 1950er-Jahre schrittweise verstaatlicht worden und in der Regel Regiebetrieb unter Leitung eines Krankenhauses. Das Angebot insbesondere an neu entwickelten und über den internationalen Markt zu beziehenden Arzneimitteln wies aufgrund des Devisenmangels immer wieder erhebliche Lücken auf; für die selbst produzierten Arzneimittel mussten oft sehr lange Bestell- und Lieferzeiten in Kauf genommen werden.

2.5.3
Stationäre Krankenversorgung

Krankenhäusern kam im Gesundheitswesen der DDR eine zentrale Funktion zu, da sie nicht nur die stationäre Versorgung durchführten, sondern über

Polikliniken auch einen wesentlichen Teil der ambulanten medizinischen Versorgung übernahmen (Frerich/Frey 1996b: 214–255; SVRKAiG 1991: 124–135). Ihre Aufgaben und inneren Strukturen wurden durch eine Rahmen-Krankenhausordnung (RKO) festgelegt. Danach bildeten sie das medizinische Zentrum eines Versorgungsbereiches und sollten im Grunde Funktionen eines Gesundheitszentrums wahrnehmen, einschließlich der Gesundheitsförderung und Gesundheitserziehung in ihrem Versorgungsbereich. Sie waren nach Größe und Fachabteilungsstruktur in vier **Versorgungsgruppen** eingeteilt. Zur Gruppe I zählten kleinere Krankenhäuser auf dem Lande und in Kleinstädten, zur Gruppe II die Kreiskrankenhäuser, zur Gruppe III die Bezirkskrankenhäuser und zur Gruppe IV die Universitätskliniken sowie Spezialkrankenhäuser.

Die großen Kliniken befanden sich vollständig und die mittleren und kleineren Krankenhäuser weit überwiegend in staatlicher **Trägerschaft**. Ende der 1980er-Jahre waren lediglich 16 % der Krankenhäuser und ca. 7 % des Bettenbestandes in freigemeinnütziger Trägerschaft. Von den anfänglich ca. 200 privaten Krankenhäusern existierten lediglich noch zwei mit zusammen 280 Betten (s. **Tab. 2-7**).

Eines der zentralen Probleme des Krankenhauswesens der DDR war die unzureichende Modernisierung, Überalterung der Bausubstanz und mangelhafte

Tabelle 2-7: Krankenhäuser und Betten in der DDR nach Trägerschaft

	Krankenhäuser			Nach Trägerschaft					
	Anzahl	Betten	je 10 000 Einw.	staatlich		konfessionell		privat	
				KH	Betten	KH	Betten	KH	Betten
1950	1 063	187 219	101,97	764	167 790	98	13 288	201	6 141
1955	903	202 401	113,50	682	184 029	98	14 396	123	3 976
1960	822	204 787	118,77	679	189 260	88	13 523	55	1 984
1965	757	206 154	120,98	633	191 258	89	13 481	35	1 415
1970	626	190 025	111,33	523	176 536	82	12 540	21	949
1975	577	182 220	108,33	483	168 984	81	12 627	13	609
1980	549	171 895	102,69	464	159 828	80	11 711	5	356
1985	537	169 112	101,54	456	157 231	77	11 537	4	344
1989	539	163 305	99,37	462	151 969	75	11 076	2	280

Quelle: Frerich/Frey 1996b, S. 215

Sachmittelausstattung. Die unterlassenen Investitionen führten in den 1980er-Jahren zunehmend zu Ausfällen von Versorgungskapazitäten. Ende der 1980er-Jahre waren knapp zwei Drittel der Krankenhäuser älter als 50 Jahre und damit eindeutig überaltert. Fast 20 % der Krankenhäuser wiesen schwere bis schwerste bauliche Schäden auf, die umfangreiche Renovierungen oder andernfalls die Schließung erforderten (SVRKAiG 1991: 127 f.). Es gab noch Einrichtungen, die nur über eine Ofenheizung verfügten oder in denen Patienten aufgrund schwerer Bauschäden in Baracken untergebracht werden mussten. Von den ca. 7000 Krankenhausküchen hätte aus baulichen Gründen ein Drittel im Grunde sofort geschlossen werden müssen.

Rückblickend und im Zusammenhang einer längeren historischen Entwicklung des deutschen Gesundheitswesens betrachtet, stellen die ca. 40 Jahre Gesundheitswesen der DDR nur eine relativ kurze Phase dar, die jedoch erstmals in der deutschen Geschichte einen radikalen Systembruch mit sich brachte. Das traditionell durch staatliche Regulierung und überwiegend private Leistungserbringung gekennzeichnete deutsche Gesundheitssystem wurde in ein staatliches System nach sowjetischem Vorbild umgewandelt. Auch wenn dieser Systembruch eindeutig politisch-ideologisch motiviert und überformt war, so weist er doch eine Reihe von Systemmerkmalen auf, die keineswegs nur sozialistischen Gesundheitssystemen vorbehalten waren. Auch in nicht-sozialistischen Staaten finden sich staatliche Gesundheitssysteme oder zumindest Elemente eines staatlichen Systems. Bekanntestes Beispiel für ein staatliches Gesundheitssystem ist und bleibt der National Health Service Großbritanniens oder auch das schwedische Gesundheitswesen.

Befreit man das Gesundheitssystem der DDR vom ideologischen Überbau, so bleibt eine Reihe von durchaus weiterhin interessanten Konstruktionselementen und Versorgungskonzepten, deren Verwirklichung offenbar durch die Rahmensetzungen eines staatlichen Gesundheitswesens erleichtert wurde. Darunter befinden sich auch Systemelemente, die nach Herstellung der deutschen Einheit – wenn auch teilweise mit anderen Begriffen belegt – als Innovationen diskutiert und deren Einführung von Teilen der Gesundheitspolitik oder einzelnen gesundheitspolitischen Akteuren gefordert wurde beziehungsweise noch wird. An erster Stelle ist hier sicherlich die Forderung nach einer besseren Verzahnung und Integration von ambulanter und stationärer Versorgung zu nennen. Aber auch die seit Anfang der 1990er-Jahre diskutierte Vorstellung einer Entwicklung der Krankenhäuser zu Gesundheitszentren kann hierzu gezählt werden ebenso wie die Einführung von Disease-Management-Programmen, deren Grundkonzeption durchaus mit der Dispensaire-Versorgung der ehemaligen DDR verglichen werden kann.

Allerdings darf nicht vergessen werden, dass das «Experiment» eines staatlichen sozialistischen Gesundheitswesens mit politischer Unterdrückung, wirtschaftlicher Benachteiligung nicht-staatlicher Einrichtungen und vor allem teilweise erheblichen Versorgungsmängeln bezahlt wurde. Nicht von ungefähr wies die DDR bei einer Reihe von Indikatoren für den durchschnittlichen Gesundheitszustand, wie beispielsweise Lebenserwartung oder Kindersterblichkeit, im Vergleich zu anderen Ländern und auch zur früheren BRD relativ schlechte Werte auf (SVRKAiG 1991: 102–114).

2.6
Das Gesundheitswesen im vereinten Deutschland

Mit Wirkung vom 3. Oktober 1990 wurde die **deutsche Einheit** wieder hergestellt.[25] Die Vereinigung der beiden deutschen Staaten erfolgte jedoch nicht als Zusammenschluss zweier gleichberechtigter Staaten, sondern als Beitritt der DDR zur Bundesrepublik Deutschland. Die 1990 neu gegründeten fünf Länder der ehemaligen DDR – Brandenburg, Mecklenburg-Vorpommern, Sachsen, Sachsen-Anhalt und Thüringen – wurden mit Wirksamwerden des Beitritts **neue Bundesländer** der Bundesrepublik Deutschland und Ostberlin wurde Teil des Landes Berlin.[26] Daraus resultierte unter anderem, dass im Rahmen der **Rechtsangleichung** die Rechtsvorschriften für das westdeutsche Gesundheitssystem und damit auch seine Grundstrukturen auf das Beitrittsgebiet übertragen wurden. Da insbesondere das Krankenhauswesen der ehemaligen DDR als dringend modernisierungsbedürftig galt, wurde in Art. 33 des Einigungsvertrages eine zügige und nachhaltige Verbesserung des Niveaus der stationären Versorgung in Ostdeutschland ausdrücklich als Aufgabe des Gesetzgebers festgeschrieben. Die Finanzhaushalte der gesetzlichen Krankenversicherung wurden zunächst getrennt, vor allem um der besonderen Situation in Ostdeutschland Rechnung tragen und beispielsweise Sonderregelungen zur Entlastung ostdeutscher Kassen vornehmen zu können.[27]

---

25 Gesetz vom 23. September 1990 – Einigungsvertragsgesetz (BGBl. II, S. 885).
26 Dementsprechend finden sich in den Veröffentlichungen zum Gesundheitswesen sowie der amtlichen Statistik in den folgenden Jahren die Begriffe «alte» und «neue» Bundesländer oder «alte BRD» und «Beitrittsgebiet».
27 So sah beispielsweise Art. 33 Abs. 2 des Einigungsvertrages einen Abschlag auf den Herstellerabgabepreis für Arzneimittel vor, um die Belastung ostdeutscher Krankenkassen zu senken.

Auch im vereinten Deutschland wurde die Entwicklung des Gesundheitswesens weiterhin vor allem durch gesetzgeberische Eingriffe geprägt, die in erster Linie der «Kostendämpfung» dienen sollten. Allerdings erfolgten seit 1993 zunehmend auch politische Eingriffe, die auf strukturelle Veränderungen zielen. Den Einstieg bildete das zum 1. Januar 1993 in Kraft getretene **Gesundheitsstrukturgesetz**.[28] Dessen wichtigste Regelungen waren:

- **Sektorale Budgetierung**: Um weitere Beitragssatzerhöhungen zu vermeiden, wurden die Erhöhung der Gesamtvergütung für die ambulante ärztliche Versorgung, die Ausgaben für Arzneimittel, Heil- und Hilfsmittel und die Steigerungsraten der Krankenhausbudgets gesetzlich begrenzt. Sie durften nicht stärker steigen als die beitragspflichtigen Einnahmen der Mitglieder der gesetzlichen Krankenversicherung je Mitglied.

- **Reform der Krankenhausfinanzierung**: Das Bundesministerium für Gesundheit (BMG) wurde beauftragt, eine grundlegende Reform der Krankenhausfinanzierung vorzubereiten, die zur Umstellung vom allgemeinen Pflegesatz auf pauschalierte, verweildauerunabhängige Vergütungen führt. Das neue Entgeltsystem für Krankenhäuser sollte aus Basis- und Abteilungspflegesätzen und vor allem aus Sonderentgelten und Fallpauschalen bestehen. Die Umstellung wurde 1996 vollzogen.

- **Reform der gesetzlichen Krankenversicherung**: Um einen stärkeren Wettbewerb innerhalb der GKV und mehr Wahlfreiheit für Versicherte zu erreichen, wurde für mehrere Kassenarten die bisherige Beschränkung auf bestimmte Versichertengruppen zum 1. Januar 1996 abgeschafft. Sämtliche Ersatzkassen sind seitdem per Gesetz für alle Versicherten geöffnet, den Betriebs- und Innungskrankenkassen wurde es ermöglicht, sich durch Satzungsbeschluss für alle Versicherten zu öffnen. Um finanzielle Verwerfungen durch den Wechsel von Versicherten zu vermeiden, wurde ab 1994 ein so genannter Risikostrukturausgleich eingeführt. Mit diesem Finanzausgleich zwischen den verschiedenen Kassenarten sollen unterschiedliche Morbiditätsstrukturen der Versicherten und Einkommensstrukturen der Mitglieder ausgeglichen werden.

Die **Budgetierung** war zunächst nur als vorübergehende Maßnahme geplant, die Ende 1995 auslaufen sollte. Entgegen der ursprünglichen Planung wurde sie jedoch für alle wichtigen Leistungsbereiche fortgesetzt. Für die ambulante ver-

---

28 Gesetz zur Sicherung und Strukturverbesserung der gesetzlichen Krankenversicherung (Gesundheitsstrukturgesetz) vom 21. Dezember 1992 (BGBl. I, S. 2266)

tragsärztliche Versorgung galt sie bis Ende 2008, und im Krankenhausbereich soll sie erst frühestens ab 2011 durch einen neuen «Orientierungswert» abgelöst werden, der die Kostenentwicklung im Krankenhausbereich berücksichtigt.

Die sozialpolitisch bedeutendste Veränderung in den 1990er-Jahren war sicherlich die Einführung der **Pflegeversicherung**. Nach jahrzehntelanger Diskussion über die Notwendigkeit und organisatorische Struktur einer sozialen Sicherung im Falle von Pflegebedürftigkeit wurde 1994 das Pflegeversicherungsgesetz[29] verabschiedet. Seit dem 1. Januar 1995 gibt es in Deutschland eine gesetzliche Pflegeversicherung als neuen und eigenständigen Zweig der Sozialversicherung. Die gesetzliche Pflegeversicherung umfasst eine **soziale Pflegeversicherung** für die Versicherten der GKV und eine **private Pflegepflichtversicherung** für die Versicherten der PKV. Die soziale Pflegeversicherung ist rechtlich und finanziell eigenständig, führt ihre Geschäfte jedoch unter dem Dach der Krankenkassen. Die Unternehmen der privaten Krankenversicherung sind gesetzlich verpflichtet, ihren Versicherten vergleichbare Leistungen im Rahmen einer privaten Pflegepflichtversicherung anzubieten. Die Leistungen bei Pflegebedürftigkeit wurden in zwei Schritten eingeführt. Die erste Stufe – Leistungen der häuslichen Pflege – trat zum 1. April 1995 in Kraft, die zweite Stufe – Leistungen der stationären Pflege – zum 1. Juli 1996.

Mitte der 1990er-Jahre folgte in der Gesundheitspolitik eine turbulente Phase mit zahlreichen Gesetzesinitiativen, die unter dem Begriff der Dritten Stufe der Gesundheitsreform[30] zusammengefasst wurden. Ein Teil der Initiativen scheiterte am Widerstand der oppositionellen Mehrheit im Bundesrat, die übrigen zielten überwiegend auf die Erhöhung von Zuzahlungen und die Eröffnung von Möglichkeiten zum verstärkten Wettbewerb zwischen den Krankenkassen. Wesentliche strukturelle Veränderungen erfolgten bis Ende der 1990er-Jahre nicht mehr. Im Rahmen der Dritten Stufe beschlossene Leistungsausgrenzungen im Bereich der zahnärztlichen Versorgung wurden nach dem Regierungswechsel von der bisherigen CDU/CSU-FDP-Koalition zu einer Koalition

---

29 Gesetz zur sozialen Sicherung des Risikos der Pflegebedürftigkeit (Pflege-Versicherungsgesetz – PflegeVG) vom 26. Mai 1994 (BGBl. I, S. 1013)

30 Die wichtigsten Gesetze der Dritten Stufe: Gesetz zur Entlastung der Beiträge in der gesetzlichen Krankenversicherung (Beitragsentlastungsgesetz – BeitrEntlG) vom 1. November 1996 (BGBl. I, S. 1631); Gesetz zur Stabilisierung der Krankenhausausgaben 1996 vom 29. April 1997 (BGBl. I, S. 654); Erstes Gesetz zur Neuordnung von Selbstverwaltung und Eigenverantwortung in der gesetzlichen Krankenversicherung (1. GKV-Neuordnungsgesetz – 1. GKV-NOG) vom 23. Juni 1997 (BGBl. I, S. 1518); Zweites Gesetz zur Neuordnung von Selbstverwaltung und Eigenverantwortung in der gesetzlichen Krankenversicherung (2. GKV-Neuordnungsgesetz – 2. GKV-NOG) vom 23. Juni 1997 (BGBl. I, S. 1520).

aus SPD und Bündnis 90/DIE GRÜNEN im Jahr 1998 von der neuen Regierung umgehend rückgängig gemacht und die Zuzahlungen wieder reduziert.

Mit der **Gesundheitsreform 2000**[31] unternahm die neue rot-grüne Regierung den Versuch struktureller Veränderungen im Gesundheitswesen. Das Vorhaben, die starren sektoralen Budgetgrenzen zwischen ambulantem und stationärem Bereich durch ein sektorübergreifendes Globalbudget aufzulösen, scheiterte jedoch im Gesetzgebungsprozess. Der innovative Kern der Gesundheitsreform 2000, die Einführung so genannter integrierter Versorgungsformen überstand zwar den Gesetzgebungsprozess und gelangte weitgehend unverändert in das Gesetz, wurde aber in der Folgezeit so gut wie nicht in die Praxis umgesetzt.

Für die **ambulante ärztliche Versorgung** sah das Gesetz mehrere Maßnahmen zur Stärkung der hausärztlichen Versorgung vor. Geleitet waren diese wie auch spätere Neuregelungen der ambulanten ärztlichen Behandlung von dem Ziel, Hausärzten eine zentrale Funktion für die Lenkung der Patientenströme im Gesundheitswesen zu übertragen (Stichwort: Hausarzt als Lotse im System).

Zur Regelung der **Arzneimittelversorgung** erteilte das Gesetz dem Bundesministerium für Gesundheit die Ermächtigung, durch Rechtsverordnung eine Liste der auf Kosten der GKV verordnungsfähigen Arzneimittel zu erlassen (Positivliste).

Dem Krankenhausbereich brachte das Gesundheitsreformgesetz 2000 den Einstieg in eine grundlegende **Reform der Krankenhausfinanzierung**. Mit der Bundespflegesatzverordnung 1995 war zwar der Umstieg auf ein System pauschalierter Entgelte begonnen worden, die Entwicklung dieses neuen Vergütungssystems kam jedoch nur langsam voran. Ende der 1990er-Jahre wurden lediglich ca. 25 % der Krankenhausbudgets über Fallpauschalen und Sonderentgelte und der Rest immer noch über tagesgleiche Pflegesätze abgerechnet. Das Gesundheitsreformgesetz 2000 beendete den Versuch der Entwicklung eines vollkommen eigenständigen deutschen Fallpauschalensystems. Stattdessen sollte die Krankenhausfinanzierung ab 2003 auf ein international bereits eingesetztes DRG-System umgestellt werden.[32] Die Entscheidung darüber, welches der zahlreichen internationalen DRG-Systeme als Vorlage für das deutsche DRG-System dienen sollte, wurde den Spitzenverbänden der Krankenhausträger und Krankenkassen übertragen. Diese einigten sich Mitte 2000 auf das australische AR-DRG-System. Im Jahr 2002 wurden mit dem Fallpauscha-

---

31 Gesetz zur Reform der gesetzlichen Krankenversicherung ab dem Jahr 2000 (GKV-Gesundheitsreformgesetz 2000) vom 22. Dezember 1999 (BGBl. I, S. 2626)
32 DRG: Diagnosis Related Groups. Sammelbezeichnung für diagnosebezogene Fallpauschalensysteme. Grundmodell ist das 1983 erstmals in den USA eingeführte DRG-System der staatlichen Medicare-Versicherung für Rentner.

lengesetz[33] schließlich die Grundzüge eines vollkommen neu strukturierten Entgeltsystems für Krankenhäuser beschlossen (vgl. hierzu Kap. 8 «Die Krankenhausversorgung»).

Eine weitere wesentliche Veränderung brachte das Gesetz für die **private Krankenversicherung** (PKV). Da die PKV ihre Beiträge risikoäquivalent und für nach Eintrittsalter abgegrenzte Versichertengruppen berechnet, stiegen die Beiträge mit zunehmendem Lebensalter erheblich an. Das Gesundheitsreformgesetz 2000 verpflichtete die Unternehmen der privaten Krankenversicherung, für Versicherte über 65 Jahre einen branchenüblichen Standardtarif anzubieten, dessen Vertragsleistungen denen der gesetzlichen Krankenversicherung entsprechen und für den pro Einzelperson nicht mehr als das 1,5-Fache des Höchstbeitrages der GKV berechnet werden darf.

Die in den beiden folgenden Jahren beschlossenen gesetzlichen Änderungen hatten überwiegend rein finanzwirtschaftliche Bedeutung und sollten der kurzfristigen Entlastung der Krankenkassen dienen. Die 2001 vorgenommene Änderung des **Risikostrukturausgleichs** in der GKV kann jedoch durchaus auch als strukturelle Reform betrachtet werden, da sie mit der Einführung strukturierter Behandlungsprogramme für bestimmte Erkrankungen verbunden wurde. Seit dem 1. Januar 2002 erhalten Krankenkassen aus dem Ausgleichsfonds der GKV zusätzliche Mittel, wenn sie sich an **Disease-Management-Programmen** (DMP) für bestimmte Erkrankungen beteiligen und sich ihre Versicherten in solche Programme einschreiben. Von dieser Koppelung des Risikostrukturausgleichs mit Behandlungsprogrammen erwartete die Regierung eine Verbesserung der Versorgung chronisch Kranker. Da die Disease-Management-Programme sektorübergreifend angelegt sein müssen, könnte – so die Erwartung – eine Ausweitung der Programme langfristig auch Versorgungsstrukturen verändern, insbesondere die sektorale Aufspaltung und mangelnde berufsgruppenübergreifende Kooperation und Koordination überwinden helfen.

Nach ihrer Wiederwahl im Herbst 2002 setzte die Koalition aus SPD und Bündnis90/DIE GRÜNEN erneut eine größere Gesundheitsreform auf ihre Agenda. Nach langwierigen Verhandlungen mit der Opposition, die notwendig waren, da die CDU/CSU-geführten Länderregierungen über die Mehrheit im Bundesrat verfügten, wurde im Herbst 2003 das **GKV-Modernisierungsgesetz** (GMG)[34] verabschiedet. Zum 1. Januar 2004 – und damit gerade vier Jahre nach der letzten großen Gesundheitsreform – trat es in Kraft und brachte zahlreiche

---

33 Gesetz zur Einführung des diagnose-orientierten Fallpauschalensystems für Krankenhäuser (Fallpauschalengesetz – FPG) vom 23. April 2002 (BGBl. I, S. 1412).

34 Gesetz zur Modernisierung der gesetzlichen Krankenversicherung (GKV-Modernisierungsgesetz – GMG) vom 14. November 2003 (BGBl. I, S. 2190).

Veränderungen, davon auch einige, die von bisherigen Grundprinzipien der GKV abwichen (z. B. Aufgabe der paritätischen Beitragsfinanzierung durch Arbeitnehmer und Arbeitgeber). Der folgende Überblick beschränkt sich auf einige der wichtigsten Neuregelungen.

- **Zahnersatz:** Zahnersatz sollte ab dem 1. Januar 2005 aus dem gesetzlichen Leistungskatalog der GKV gestrichen und zu einer gesetzlich vorgeschriebenen obligatorischen Satzungsleistung gemacht werden, die von den Versicherten allein, ohne Beteiligung der Arbeitgeber, zu finanzieren ist (Streichung § 30; Änderung §§ 55 und 58 SGB V). Die Finanzierung sollte über einen gesonderten Beitragssatz erfolgen. Die Streichung des Zahnersatzes war auf Verlangen der oppositionellen Bundesratsmehrheit erfolgt und wurde wenige Monate nach Verabschiedung des Gesetzes von der Bundestagsmehrheit der Regierungskoalition aus SPD und Bündnis 90/DIE GRÜNEN wieder zurückgenommen. Zahnersatz blieb Teil des gesetzlichen Leistungskatalogs der GKV.

- **Streichung von Leistungen:** Mehrere bisherige Leistungen wurden aus dem Leistungskatalog vollständig oder weitgehend gestrichen, darunter unter anderem Brillen und Kontaktlinsen (§ 33 SGB V), Fahrtkosten bei ambulanter Behandlung (§ 60 Abs. 1 SGB V), Entbindungsgeld (Art. 8 GMG), Sterilisation (§ 24b SGB V) und Arzneimittel, die apothekenpflichtig, aber nicht verschreibungspflichtig sind (§ 34 SGB V).

- **Krankengeld**: Das Krankengeld blieb als Leistung der GKV erhalten, wird aber seit dem 1. Juli 2005 nicht mehr paritätisch von Arbeitnehmern und Arbeitgebern, sondern nur noch durch die Mitglieder über einen zusätzlichen Beitragssatz finanziert. Dazu wurde der allgemeine Beitragssatz um 0,9 % gesenkt und von den Mitgliedern ein zusätzlicher Beitragssatz in Höhe von 0,9 % erhoben. So wurden die Arbeitgeber in Höhe ihres Anteils an der allgemeinen Beitragssatzsenkung in Höhe von 0,45 % entlastet und der Beitragssatz der Mitglieder faktisch um 0,45 % erhöht.

- **Zuzahlungen:** Seit dem 1. Januar 2004 sind von den Versicherten bei zuzahlungspflichtigen Leistungen grundsätzlich 10 % der Kosten zu tragen, mindestens jedoch 5 Euro und höchstens 10 Euro (§ 61 Satz 1 SGB V). Bei Kosten unter 5 Euro ist der volle Preis zu zahlen. Versicherte unter 18 Jahren sind von Zuzahlungen befreit. Darüber hinaus ist pro Quartal bei der Erstinanspruchnahme ambulanter ärztlicher Leistungen eine so genannte Praxisgebühr in Höhe von 10 Euro zu zahlen (§ 28 Abs. 4 SGB V). Die Zuzahlung bei stationärer Krankenhausbehandlung beträgt 10 Euro je Tag und ist auf 28 Tage im Kalenderjahr begrenzt (§ 39 Abs. 4 SGB V).

- **Kostenerstattung, Selbstbehalte, Beitragsrückerstattungen:** Den Krankenkassen wurde die Möglichkeit eingeräumt, Elemente der privaten Krankenversicherung einzuführen wie Kostenerstattung (§ 13 Abs. 2 SGB V), Selbsthalttarife (§ 53 SGB V) und Beitragsrückerstattung (§ 54 SGB V). Selbstbehalttarife und Beitragsrückerstattungen durften allerdings nur für freiwillige Mitglieder angeboten werden.

- Das **Mutterschaftsgeld** wird seit dem 1. Januar 2004 nicht mehr nur über Beiträge, sondern auch aus den allgemeinen Steuermitteln finanziert. Der Bund verpflichtete sich, zu diesem Zweck im Jahr 2005 1 Mrd. Euro, 2006 2,5 Mrd. Euro und 2007 4,2 Mrd. Euro (§ 221 SGB V) an die GKV zu überweisen. Zur Gegenfinanzierung wurde die Tabaksteuer angehoben. Mit dem Haushaltsbegleitgesetz 2006 wurde der Bundeszuschuss für 2007 allerdings wieder auf 1,5 Mrd. Euro gesenkt. Diese Kürzung wurde im Rahmen der abschließenden Verhandlungen zum GKV-Wettbewerbsstärkungsgesetz 2007 dann wieder auf 2,5 Mrd. Euro abgeschwächt und zugleich beschlossen, den Zuschuss schrittweise und langfristig bis auf 14 Mrd. Euro anzuheben, im Wesentlichen zur Finanzierung der beitragsfreien Mitversicherung von Kindern in der GKV.

- Zur Förderung der **integrierten Versorgung** wurde eine Anschubfinanzierung in den Jahren 2004 bis 2006 eingeführt. Die Krankenkassen konnten bis zu 1 % der vertragsärztlichen Gesamtvergütungen und Krankenhausbudgets einbehalten und zur Finanzierung von Verträgen zur integrierten Versorgung einsetzen (§ 140d SGB V).

- Zum 1. Januar 2006 sollte eine **elektronische Gesundheitskarte** die bisherige Versichertenkarte ablösen. Auf der Gesundheitskarte sollen auch medizinische Daten wie Befunde, Diagnosen etc. und Angaben über in Anspruch genommene Leistungen und deren Kosten gespeichert werden (§ 291a SGB V). Der geplante Termin der flächendeckenden Einführung erwies sich jedoch als nicht realisierbar. Mittlerweile (Stand: Mitte 2009) wird kein fester Termin mehr genannt und eine schrittweise Einführung ohne festen Endtermin organisiert.[35]

---

35 Im November 2006 war mit einer ersten Testphase in einigen ausgewählten Regionen begonnen worden, und im Dezember 2008 starteten Feldtests unter Beteiligung von insgesamt ca. 63 000 Versicherten, 190 Ärzten, 115 Apotheken und 11 Krankenhäusern (Stand: April 2009). Zur elektronischen Gesundheitskarte und dem Stand der Vorbereitungen für die flächendeckende Einführung hat das BMG eine eigene Internetseite eingerichtet (http://www.die-gesundheitskarte.de).

- Seit dem 1. Januar 2004 nehmen Vertreter ausgewählter Organisationen (z. B. Verbraucherzentralen) als **Patientenvertreter** an den Sitzungen des **Gemeinsamen Bundesausschusses** mit beratender Stimme teil (§ 140f SGB V). Die Auswahl zugelassener Organisationen wird durch Rechtsverordnung des BMG vorgenommen.

Auch nach dieser Reform kehrte keine Ruhe in der Gesundheitspolitik ein. Nachdem die rot-grüne Bundesregierung unter Gerhard Schröder 2005 vor Ablauf der Legislaturperiode zurückgetreten war und Neuwahlen zu einer großen Koalition aus CDU/CSU und SPD geführt hatten, wurde Anfang November 2005 die nächste große Gesundheitsreform in Angriff genommen. Die Verhandlungen zogen sich aufgrund von Differenzen zwischen SPD und CDU/CSU sowie innerhalb der Unionsparteien bis Anfang 2007 hin. Am 2. Februar 2007 beschloss der Bundestag das **GKV-Wettbewerbsstärkungsgesetz (GKV-WSG)**,[36] am 16. Februar 2007 stimmte ihm der Bundesrat zu und zum 1. April 2007 konnte es in Kraft treten. Aus der Fülle an Neuregelungen sollen hier nur die wichtigsten kurz vorgestellt werden.[37]

- **Strukturreform der GKV**: Die bisherigen Bundesverbände der verschiedenen Krankenkassenarten wurden in ihrer Bedeutung herabgestuft und zu Gesellschaften bürgerlichen Rechts. Zum 1. Juli 2008 wurde ein «Spitzenverband Bund der Krankenkassen» als Körperschaft des öffentlichen Rechts geschaffen, der alle Krankenkassen in der gemeinsamen Selbstverwaltung vertritt (§ 217a–f SGB V). Seit dem 1. April 2007 können Krankenkassen kassenartenübergreifend fusionieren.

- Zum 1. Januar 2009 wurde die Finanzierung der GKV auf einen **Gesundheitsfonds** umgestellt, aus dem die einzelnen Krankenkassen Zuweisungen auf Grundlage eines standardisierten Leistungsbedarfs erhalten. Der Gesundheitsfonds wird gespeist aus einem für alle Krankenkassen einheitlichen und durch Verordnung des BMG festgesetzten allgemeinen Beitragssatz und einem Bundeszuschuss. Der allgemeine Beitragssatz wird anteilig von

---

[36] Gesetz zur Stärkung des Wettbewerbs in der gesetzlichen Krankenversicherung (GKV-Wettbewerbsstärkungsgesetz – GKV-WSG) vom 26. März 2007 (BGBl. I, S. 378).

[37] Weitere Informationen zu den Inhalten des GKV-WSG sowie Dokumente zum Gesetzgebungsprozess sind auf einer gesonderten Internetseite des BMG zu finden (http://www.die-gesundheitsreform.de). Eine tabellarische Übersicht über alle wichtigen Neuregelungen des GKV-WSG bietet die Zeitschrift der Betriebskrankenkassen «Die BKK» in Heft 3/2007: 98–101. Einen Überblick über die Inhalte des GKV-WSG bieten Orlowski/Wasem (2007); Diskussionsbeiträge zur Bedeutung der Reform bietet der Sammelband von Schroeder/Paquet (2008).

Arbeitgebern und Arbeitnehmern getragen. Sofern die einzelnen Krankenkassen mit den Zuweisungen aus dem Gesundheitsfonds nicht auskommen, können sie einen zusätzlichen Beitragssatz erheben, der jedoch nur von den Mitgliedern zu zahlen ist, nicht von den Arbeitgebern.

- Bis zum 1. Januar 2009 wurde schrittweise eine **allgemeine Krankenversicherungspflicht** für alle Einwohner eingeführt (§ 5 SGB V).
- Der **Wechsel von der GKV zur PKV** wurde erschwert. Seit dem 2. Februar 2007 ist er nur möglich, wenn das Einkommen die Versicherungspflichtgrenze in drei aufeinander folgenden Kalenderjahren überschritten hat (§ 6 Abs. 4 SGB V).
- Krankenkassen können ab dem 1. April 2007 allen Versicherten **Wahltarife** anbieten wie Kostenerstattung, Selbstbehalte oder Prämienzahlungen bei Nichtinanspruchnahme von Leistungen (Betragsrückerstattung) (§ 53 SGB V).
- Mehrere neue Leistungen wurden zum 1. April 2007 in den **Leistungskatalog der GKV** aufgenommen: Versicherte erhalten unter anderem Anspruch auf hausarztzentrierte Versorgung (§ 73b SGB V), Schutzimpfungen (§ 20d SGB V), individuelles Versorgungsmanagement (§ 11 Abs. 4 SGB V), geriatrische Rehabilitation (§ 40a SGB V) und Palliativversorgung (§ 37b SGB V).
- Die **private Krankenversicherung** wurde verpflichtet, zum 1. Januar 2009 einen Basistarif anzubieten, in den alle ohne Gesundheitsprüfung aufzunehmen sind, die nicht der Versicherungspflicht in der GKV unterliegen. Bisherige PKV-Versicherte können in der Zeit vom 1. Januar 2009 bis 30. Januar 2009 ebenfalls in den Basistarif wechseln. Der Leistungsumfang des Basistarifs hat dem der GKV zu entsprechen (§ 257 Abs. 2a SGB V). Die Alterungsrückstellungen sind bei einem Wechsel zwischen privaten Krankenversicherungen auf die neue Krankenversicherung zu übertragen (Portabilität), allerdings nur im Umfang der Leistungen des Basistarifs.
- Zum 1. Januar 2009 wurde das Vergütungssystem für die **ambulante vertragsärztliche Versorgung** grundlegend verändert. Kernelemente sind die Abschaffung der Budgetierung, Einführung regionaler Euro-Gebührenordnungen mit festen Preisen, eine morbiditätsorientierte Gesamtvergütung und arztbezogene Regelleistungsvolumina (§ 85a SGB V).
- Der Zugang der **Krankenhäuser** zur ambulanten Versorgung bei spezialisierten Leistungen und seltenen Erkrankungen wurde erleichtert (§ 116b Abs. 2 SGB V).

- Die gesonderte Finanzierung der **integrierten Versorgung** wurde bis zum 31. Dezember 2008 fortgeführt[38] und Pflegekassen sowie Pflegeeinrichtungen sind seit dem 1. April 2007 als Vertragspartner für die integrierte Versorgung zugelassen (§ 140b Abs. 1 SGB V; § 92b SGB XI).

Mitte 2008 trat das **Pflege-Weiterentwicklungsgesetz** (PfWG) in Kraft.[39] Es war nach mehreren kleineren Reformen die erste größere Reform dieses Sozialversicherungszweiges seit seiner Einführung im Jahr 1995. Zu den zentralen Inhalten des PfWG gehören:[40]

- **Beitragssatz:** Erhöhung des Beitragssatzes von 1,7 % auf 1,95 % (§ 55 SGB XI).
- **Leistungen:** Erhöhung und Dynamisierung der Leistungssätze für Sach- und Geldleistungen, gestaffelt über mehrere Jahre (§§ 36 bis 43 SGB XI), und verbesserte Leistungen für Menschen mit erheblichem allgemeinen Betreuungsbedarf (Demenz) (§§ 45a, 45b SGB XI).
- **Qualitätssicherung:** Ausweitung der externen Qualitätssicherung für ambulante und stationäre Pflegeeinrichtungen und Veröffentlichung der Ergebnisse von Qualitätsprüfungen im Internet (§ 115 SGB XI).
- **Pflegeberatung:** Einführung eines gesetzlichen Anspruchs der Versicherten auf Pflegeberatung durch ihre Pflegekasse (§ 7a SGB XI).
- **Pflegestützpunkte:** Aufforderung der Länder und Pflegekassen zur flächendeckenden Einrichtung von Pflegestützpunkten, in denen Pflegebedürftige und pflegende Angehörige Unterstützung und Beratung erhalten (§ 92c SGB XI).
- **Pflegezeit:** Einführung eines Anspruchs abhängig Beschäftigter auf Freistellung von der Arbeit für bis zu sechs Monate, um ihnen die Pflege Angehöriger zu ermöglichen (geregelt im «Pflegezeitgesetz», Art. 3 des Pflege-Weiterentwicklungsgesetzes).[41]

Kurz vor dem Start des Gesundheitsfonds erfolgte Ende 2008 mit dem **GKV-Organisationsweiterentwicklungsgesetz** (GKV-OrgWG) eine erneute Reform

---

38 Die Verlängerung der Anschubfinanzierung war bereits Ende 2006 im Vertragsarztrechtsänderungsgesetz beschlossen worden.
39 Gesetz zur strukturellen Weiterentwicklung der Pflegeversicherung (Pflege-Weiterentwicklungsgesetz – PfWG) vom 28.05.2008 (BGBl. I, S. 874).
40 Zur ausführlicheren Darstellung der Inhalte vgl. Kapitel 9 «Die Pflegeversicherung».
41 Gilt nur für Betriebe mit mehr als 15 Beschäftigten.

der gesetzlichen Krankenversicherung.[42] Das GKV-OrgWG sollte in seiner ersten Entwurfsversion primär zur Vorbereitung des Gesundheitsfonds dienen und enthielt vor allem Regelungen zur Insolvenzfähigkeit der Krankenkassen sowie die notwendige Anpassung der Risikostruktur-Ausgleichsverordnung, um die Durchführung des neuen, morbiditätsorientierten Risikostrukturausgleichs zu ermöglichen. Im Verlauf des Gesetzgebungsprozesses wurden jedoch im Rahmen eines so genannten «Omnibus-Verfahrens» weitere dringend erforderliche Neuregelungen verschiedener Bereiche mit aufgenommen.[43] In seiner am 17. Oktober 2008 vom Bundestag beschlossenen und am 7. November 2008 vom Bundesrat gebilligten Form enthielt das Gesetz die folgenden zentralen Inhalte:

- **Insolvenz von Krankenkassen:** Zuvor waren nur die bundesunmittelbaren Krankenkassen insolvenzfähig, die landesunmittelbaren – wie bspw. die Ortskrankenkassen – nicht. Da insolvenzfähige Kassen Umlagen für das Insolvenzgeld zahlen und Rücklagen für Altersversorgungsansprüche ihrer Beschäftigten bilden müssen, hätte die Beibehaltung dieses Unterschieds unter den Bedingungen des Gesundheitsfonds zu erheblichen Benachteiligungen der insolvenzfähigen Kassen geführt. Ab 2010 werden nun alle Krankenkassen insolvenzfähig (§ 171b SGB V). Im Zusammenhang mit dieser Grundsatzentscheidung war es erforderlich, auch Regelungen zur Vermeidung, Eröffnung und Durchführung von Insolvenzverfahren sowie zur Haftung im Insolvenzfall etc. zu schaffen.
- **Krankenkassen als öffentliche Auftraggeber:** Als Reaktion auf zahlreiche gerichtliche Auseinandersetzungen im Zusammenhang mit der Ausschreibung von Rabattverträgen vor allem für die Arznei- und Hilfsmittelversorgung wurde klargestellt, dass Krankenkassen öffentliche Auftraggeber sind. Für sie gelten insofern auch die Vorschriften für Ausschreibungen öffentlicher Auftraggeber, wie sie im Gesetz gegen Wettbewerbsbeschränkungen (GWB) enthalten sind. Die Vergabe von Aufträgen der Krankenkassen ist somit bei Beanstandungen von den zuständigen Vergabekammern der Länder oder des Bundes zu überprüfen. Im Falle von Rechtsstreitigkeiten sind allerdings nicht – wie sonst bei öffentlichen Auftraggebern üblich – die Oberverwal-

---

42 Gesetz zur Weiterentwicklung der Organisationsstrukturen in der gesetzlichen Krankenversicherung (GKV-OrgWG) vom 15. Dezember 2008 (BGBl. I, S. 2426).
43 In dem in der Parlamentspraxis gebräuchlichen bildhaften Begriff ist der Ausgangsgesetzentwurf der «Omnibus», in den nach und nach neue Regelungsbereiche als «Passagiere» aufgenommen werden.

tungsgerichte, sondern die Landessozialgerichte bzw. das Bundessozialgericht zuständig (§ 69 SGB V; § 207 Sozialgerichtsgesetz; § 116 GWB).

- **Gesundheitsfonds:** Zur Vorbereitung auf den Gesundheitsfonds waren noch wichtige Bereiche zu regeln, so unter anderem die Art und Höhe der Zuweisungen aus dem Gesundheitsfonds an die einzelnen Krankenkassen, die Durchführung des Zahlungsverkehrs und der nachträgliche Ausgleich zu hoher oder zu niedriger Zuweisungen (Art. 6 GKV-OrgWG: Änderung der Risikostruktur-Ausgleichsverordnung). Auf politischen Druck der süddeutschen Länder hin wurde zudem eine so genannte «Konvergenzphase» für den Gesundheitsfonds beschlossen. Vor allem um Bayern und Baden-Württemberg vor zu starken Einbußen bei der Neuverteilung der Beitragseinnahmen zu schützen, wurden die Verluste auf Grund der Umstellung auf einen bundesweit einheitlichen allgemeinen Beitragssatz und die bundesweit einheitlich geltenden Kriterien für die Zuweisungen aus dem Gesundheitsfonds auf jährlich 100 Mio. Euro begrenzt. Überschreiten die Mindereinnahmen diesen «Schwellenwert», erhalten die Kassen in den betroffenen Bundesländern zusätzliche Zuweisungen aus dem Gesundheitsfonds, bis die Belastung den Schwellenwert erreicht.

- **Hausarztverträge:** Durch das GKV-WSG war 2007 die Verpflichtung der Krankenkassen in das SGB V aufgenommen worden, ihren Versicherten eine «hausarztzentrierte Versorgung» anzubieten (§ 73b SGB V); allerdings ohne Nennung eines Termins für die Erfüllung dieser Pflicht. Mit dem GKV-OrgWG wurde für die Erfüllung dieser Pflicht ein fester Termin vorgegeben: Alle Krankenkassen haben spätestens bis zum 30. Juni 2009 mit Gemeinschaften von Hausärzten Verträge über eine flächendeckende hausarztzentrierte Versorgung abzuschließen (§ 73b Abs. 4 SGB V).

- **Altersgrenze für Vertragsärzte:** Ebenfalls durch das GKV-WSG war 2007 eine Altersgrenze für Vertragsärzte eingeführt worden. Die Zulassung endete im Regelfall zum Ende des Quartals, in dem der Vertragsarzt ein 68. Lebensjahr erreichte (§ 95 Abs. 7 SGB V). Unter dem Eindruck öffentlicher Diskussionen über einen drohenden Ärztemangel und bereits bestehende Probleme bei der Besetzung von frei werdenden Vertragsarztsitzen vor allem in ländlichen Gebieten und in ostdeutschen Bundesländern wurde diese Altersgrenze wieder gestrichen.

Ende 2008 beschloss der Bundestag mit dem Krankenhausfinanzierungsreformgesetz (KHRG) eine weitere Teilreform des Gesundheitssystems. Die

2003 begonnene Umstellung der Krankenhausfinanzierung auf ein DRG-Fallpauschalensystem war in Jahresschritten erfolgt und die so genannte «Konvergenzphase» endete am 31. Dezember 2008. Ab dem 1. Januar 2009 sollte die Umstellung abgeschlossen sein und in allen Bundesländern jeweils einheitliche Preise je Fallpauschale gezahlt werden. Das Krankenhausfinanzierungsrecht war auf dieses Datum ausgerichtet, und es war bereits bei Einführung des Fallpauschalensystems angekündigt worden, dass für die Zeit ab 2009 ein neuer «ordnungspolitischer Rahmen» geschaffen werden sollte. Entsprechend dieser Planung wurde Ende September 2008 der «Entwurf eines Gesetzes zum ordnungspolitischen Rahmen der Krankenhausfinanzierung ab dem Jahr 2009» (KHRG) vorgelegt. Auf Grund tief greifender Differenzen zwischen den Vorstellungen der Bundesregierung und der Mehrheit der Bundesländer musste die Regierung jedoch erhebliche Abstriche von ihren Reformplänen machen. Nach mehrmonatigen Verhandlungen wurde das KHRG schließlich am 18. Dezember 2008 vom Bundestag beschlossen und passierte am 13. Februar 2009 den Bundesrat. In seiner endgültigen Fassung enthielt das **Krankenhausfinanzierungsreformgesetz**[44] die folgenden zentralen Inhalte:

- **Verlängerung der Konvergenzphase:** Die Konvergenzphase wurde um ein Jahr verlängert, da die Krankenkassen bei einem regulären Ende der Konvergenz im Jahr 2009 mit Mehrbelastungen in Höhe von 600 bis 800 Mio. Euro rechneten. Um sie zu entlasten wurde der letzte Schritt der Anpassung der krankenhausindividuellen Basisfallwerte an den Landesbasisfallwert halbiert, so dass im Jahr 2009 nur 50 % des verbliebenen Differenzbetrages zu zahlen waren und die vollständige Anpassung erst zum 1. Januar 2010 erfolgt (§ 5 Abs. 6 KHEntG).

- **Anteilige Finanzierung der Tariferhöhungen:** Abweichend von der strikten Budgetdeckelung wurde den Krankenhäusern ein Anspruch auf anteilige Refinanzierung der Tariferhöhungen in den Jahren 2008 und 2009 eingeräumt. Personalkostensteigerungen auf Grund von Tariferhöhungen die über die Veränderungsrate der beitragspflichtigen Einnahmen der GKV-Mitglieder hinausgehen, werden zu 50 % bei der Vereinbarung der Landesbasisfallwerte berücksichtigt (§ 10 Abs. 5 KHEntG).

- **Ablösung der Veränderungsrate nach § 71 SGB V:** Die Anbindung der jährlichen Veränderungsrate der Krankenhausvergütungen an die Entwicklung

---

44 Gesetz zum ordnungspolitischen Rahmen der Krankenhausfinanzierung ab dem Jahr 2009 (Krankenhausfinanzierungsreformgesetz – KHRG) vom 17.03.2009 (BGBl. I, S. 534).

der beitragspflichtigen Einnahmen der Krankenkassenmitglieder soll ab 2011 entfallen. Statt der Veränderungsrate der beitragspflichtigen Einnahmen soll ein neuer «Orientierungswert» für die Vergütungsverhandlungen maßgeblich sein, der vom Statistischen Bundesamt auf Grundlage der Kostenentwicklung im Krankenhausbereich ermittelt wird (§ 10 Abs. 5 KHEntG).

- **Bundeskonvergenz:** Von 2010 bis 2014 sollen die Landesbasisfallwerte schrittweise in Richtung auf einen Bundesbasisfallwert angeglichen werden (§ 10 Abs. 8 KHEntG). Zunächst dient als Zielgröße nur ein Korridor zwischen +2,5 % und −1,25 % um den Bundesdurchschnitt, ab 2015 bis 2019 soll dieser Basisfallwertkorridor zu einem bundeseinheitlichen Basisfallwert weiterentwickelt werden (§ 10 Abs. 13 KHEntG).

- **Pauschaliertes Entgeltsystem für die Psychiatrie:** Die psychiatrischen Abteilungen und Krankenhäuser waren bislang vom DRG-System ausgenommen und rechneten weiterhin mit Abteilungspflegesätzen ab. Beginnend mit dem Jahr 2013 soll nun die Vergütung der allgemeinen Krankenhausleistungen der stationären Psychiatrie schrittweise auf ein System von bundesweit einheitlichen Tagespauschalen umgestellt werden (§ 17d Abs. 1 KHG). Die Einzelheiten der Umstellung sind in den nächsten Jahren in einem weiteren Gesetz zu regeln.

- **Investitionsförderung:** Die von den Ländern zu tragende öffentliche Investitionsförderung für Krankenhäuser soll ab 2012 auf «leistungsorientierte Investitionspauschalen» umgestellt werden (§ 10 KHG). Die Länder haben allerdings auch weiterhin die Letztentscheidung über die Art der Investitionsförderung. Die Anwendung der geplanten Pauschalen ist somit nicht für alle Länder verbindlich.

- **Förderprogramm zur Verbesserung der Situation im Pflegedienst:** Als Reaktion auf den Abbau von ca. 50 000 Vollzeitstellen im Pflegedienst der Krankenhäuser seit 1996 und stark gestiegene Arbeitsbelastungen wurde in das KHRG ein Förderprogramm zur Verbesserung der Situation der Pflege aufgenommen. Bis Ende 2011 soll die Schaffung von insgesamt ca. 17 000 zusätzlichen Stellen durch die Krankenkassen anteilig finanziert werden (§ 4 Abs. 10 KHEntG). Da die Kassen die Kosten der zusätzlichen Stellen nicht vollständig tragen, sondern nur zu 90 %, wurde der Bezeichnung «Förderprogramm» gewählt.

Um den Auswirkungen der internationalen Finanzmarktkrise auf die deutsche Realwirtschaft zu begegnen, ergriff die Bundesregierung ab Herbst 2008 mehrere Maßnahmen zur Stabilisierung der wirtschaftlichen Entwicklung, darunter im Rahmen des zweiten «Konjunkturpakets» auch drei, die für das Gesundheitswesen von besonderer Bedeutung sind:

- **Absenkung des allgemeinen Beitragssatzes:** Um die Wirtschaft von Lohnnebenkosten zu entlasten, wurde der allgemeine Beitragssatz zum 1. Juli 2009 von 14,6 % auf 14,0 % gesenkt (§ 1 GKV-Beitragssatzverordnung).

- **Erhöhung des Bundeszuschusses zum Gesundheitsfonds:** Damit die Krankenkassen in Folge der Absenkung des allgemeinen Beitragssatzes nicht zur Erhebung von Zusatzbeiträgen gezwungen sind, wurde der Bundeszuschuss angehoben. Für 2009 wurde er von 4 Mrd. Euro auf 7,2 Mrd. Euro erhöht, für 2010 von 5,5 Mrd. auf 11,8 Mrd. Euro (§ 221 SGB V). Die Frist für die Rückzahlung eines dennoch zur Vermeidung von Beitragssatzerhöhungen eventuell erforderlichen «Liquiditätsdarlehens» des Bundes für die Krankenkassen wurde um ein Jahr auf Ende 2011 verschoben (§ 271 Abs. 3 SGB V).

- **Förderung von Krankenhausinvestitionen:** Für die Förderung zusätzlicher Investitionen insbesondere der Kommunen stellte der Bund 10 Mrd. Euro zur Verfügung, unter der Bedingung, dass die Länder aus eigenen Mitteln weitere 25 % hinzugeben. In der Auflistung der Investitionsschwerpunkte sind im Gesetz unter anderem auch Krankenhäuser genannt (§ 3 Zukunftsinvestitionsgesetz).

Wenige Monate vor dem Ende der Legislaturperiode entwickelte sich eine lediglich als Aktualisierung des Arzneimittelgesetzes geplante 15. AMG-Novelle zu einer weiteren «mittelgroßen» Gesundheitsreform. Im Verlauf des Gesetzgebungsprozesses wurde der Entwurf um zahlreiche über das Arzneimittelrecht hinausgehende Regelungsbereiche erweitert. Darunter befanden sich unter anderem eine erneute Änderung der Risikostruktur-Ausgleichsverordnung, Änderungen des SGB V und des Krankenhausentgeltgesetzes. Alle drei Rechtsvorschriften waren erst wenige Monate oder Wochen zuvor im GKV-OrgWG und KHRG zum Teil umfangreichen Änderungen unterworfen worden.

Die folgende Zusammenfassung der 15. AMG-Novelle[45] beschränkt sich auf die für dieses Buch wichtigsten Änderungen:

- **Anpassungen des Arzneimittelgesetzes an europäische Verordnungen:** Dieser Regelungsbereich war der eigentliche Ausgangspunkt des Gesetzentwurfes. In einzelnen Bereichen des Arzneimittelrechts bestand die Notwen-

---

45 Gesetz zur Änderung arzneimittelrechtlicher und anderer Vorschriften vom 17. Juli 2009 (BGBl. I, S. 1990)

digkeit der Anpassung an mehrere, in den letzten Jahren in Kraft getretene europäische Verordnungen. Dies betraf insbesondere Vorschriften zur Zulassung von Kinderarzneimitteln und Arzneimitteln für neuartige Therapien (z.B. Gewebe und Gewebezubereitungen, Tissue Engineering) (Art. 1). Zudem wurden Regelungen in das AMG eingefügt, die die Bekämpfung der Einfuhr und des Verkaufs von gefälschten Arzneimitteln erleichtern sollen (§ 73 Abs. 1b sowie § 74 AMG).

- **Sicherstellungsauftrag für pharmazeutische Unternehmen und Arzneimittelgroßhändler:** Bislang hatten lediglich die öffentlichen Apotheken einen Sicherstellungsauftrag für die bedarfsgerechte Arzneimittelversorgung der Bevölkerung zu erfüllen. Da sie ihren Sicherstellungsauftrag jedoch nur erfüllen können, wenn sie mit allen erforderlichen Arzneimitteln angemessen und kontinuierlich von Großhändlern beliefert werden, und Großhändler zur Erfüllung dieser Aufgabe wiederum in ausreichendem Maße von pharmazeutischen Unternehmen beliefert werden müssen, werden alle drei Beteiligten in den öffentlichen Sicherstellungsauftrag einbezogen. Apotheken wird ein Anspruch auf angemessene und kontinuierliche Belieferung gegenüber Großhändlern eingeräumt und Großhändlern ein Anspruch gegenüber pharmazeutischen Unternehmen (§ 52b AMG). Die Neuregelung diente zum einen der Umsetzung einer EU-Richtlinie, reagierte zum anderen aber auch auf entsprechende Probleme in der Arzneimittelversorgung in Deutschland. So waren Pharmaunternehmen in der letzten Zeit dazu übergegangen, einzelne, besonders umsatzstarke Arzneimittel nicht mehr an den Großhandel auszuliefern, sondern am Großhandel vorbei direkt an Apotheken.

- **Sicherungsregelungen gegen «Upcoding» im Rahmen des Risikostrukturausgleichs:** Im Rahmen des Gesundheitsfonds sind die Einnahmen der einzelnen Krankenkassen insbesondere von der Zuordnung ihrer Versicherten zu einer der 80 Krankheitsartengruppen abhängig, die als Grundlage für die versichertenbezogenen Zuweisungen aus dem Gesundheitsfonds dienen. Die Zuordnung wiederum ist insbesondere von der Diagnosestellung durch die behandelnden Ärzte und vom Arzneimittelbedarf abhängig. In den ersten Monaten nach Inkrafttreten des Gesundheitsfonds zahlten einige Kassen für eine «Überprüfung» der Diagnosen ihrer Versicherten gesonderte Honorare an Hausärzte, offensichtlich, um zumindest bei einem Teil der Versicherten eine Höhergruppierung und dadurch auch höhere Zuwendungen aus dem Gesundheitsfonds zu erreichen. Als Reaktion auf diese Praxis wurde das Bundesversicherungsamt beauftragt, die Datenmeldungen der Krankenkassen für den Risikostrukturausgleich auf ihre Richtigkeit hin zu überprüfen (§ 273 SGB V). Es soll kassenübergreifende Vergleichsanalysen durchführen, um Auffälligkeiten festzustellen, und bei Feststellung von Auffälligkeiten einzelne Kassen einer Einzelfallprüfung unterziehen. Werden unzulässige Höhergruppierungen festgestellt, sind die Zuweisungen an die betreffende Kasse entsprechend zu kürzen.

- **Transparenz der Arzteinkommen in der vertragsärztlichen Versorgung:** Als im Frühjahr 2009 eine über Monate andauernde öffentliche Auseinandersetzung um die Honorarreform 2009 und ihre Auswirkungen auf die Ärzteeinkommen geführt wurde, offenbarte sich ein Mangel an verlässlichen und zeitnahen Daten über die Vergütung und das Einkommen niedergelassener Ärzte. Die verfügbaren Daten boten zudem zu wenig Differenzierung nach Arztgruppen und Regionen. Um diesen Mangel zu beheben, wurde der gemeinsam von Kassenärztlicher Bundesvereinigung und Krankenkassen besetzte Bewertungsausschuss verpflichtet, vierteljährlich Daten und Berichte über die aktuelle Entwicklung der Vergütungs- und Leistungsstruktur der vertragsärztlichen Versorgung an das BMG zu liefern (§ 87 Abs. 3a SGB V). Das BMG wiederum hat diese Berichte umgehend dem Bundestag vorzulegen.

- **Finanzierung ambulanter und stationärer Hospizdienste:** Die Höhe der Krankenkassenleistungen für stationäre Hospizdienste war zuvor als Satzungsleistung von den einzelnen Kassen festzulegen. Dies führte dazu, dass Versicherte die Kosten der Hospizversorgung in sehr unterschiedlichen Umfang selbst tragen mussten. Durch eine Neuregelung wurde den Kassen vorgegeben, dass sie zukünftig bei Erwachsenen 90 % der zuschussfähigen Kosten stationärer Hospizleistungen zu tragen haben, bei Kinderhospizen sind es 95 % (§§ 37b und 39a SGB V). Ambulante Hospizleistungen sind durch einen angemessenen Zuschuss zu den Personalkosten zu fördern.

- **Krankengeld für Selbständige:** Durch das GKV-WSG war zum 1. Januar 2009 für in der GKV versicherte Selbständige der Anspruch auf Krankengeld entfallen. Als Ersatz waren die Krankenkassen aufgefordert, den betroffenen Mitgliedern Krankengeld als Wahltarif anzubieten. Zahlreiche Krankenkassen boten daraufhin solche Wahltarife zu Beitragssätzen an, die nach Alter gestaffelt waren. Dies führte zu teilweise deutlichen Mehrbelastungen der betroffenen älteren Mitglieder.[46] Um dem entgegen zu wirken, wurde für

---

[46] Problematisch war an dieser Praxis von Krankenkassen nicht nur, dass daraus Mehrbelastungen älterer Mitglieder resultieren, sondern vor allem dass es sich bei der Staffelung von Beiträgen nach Alter um eine Form risikoäquivalenter Beitragssatzerhebung handelt, die dem sozialen Charakter der GKV widerspricht. In der GKV werden Beiträge – als Ausdruck des Solidarprinzips – einkommensabhängig erhoben. Risikoäquivalenz ist ein Grundprinzip der PKV.

Selbständige wieder ein gesetzlicher Anspruch auf Krankengeld als Teil des GKV-Leistungskatalogs eingeräumt (§ 44 Abs. 2 SGB V). Sie können seit dem 1. August 2009 wählen zwischen dem «gesetzlichen» Krankengeld und einem weiterhin möglichen Krankengeld-Wahltarif, der beispielsweise gegen Zahlung einer entsprechenden Prämie höhere Krankengeldzahlungen vorsieht. Zugleich wurde den Krankenkassen grundsätzlich untersagt, Beiträge gestaffelt nach Alter, Geschlecht oder Krankheitsrisiko zu erheben (§ 53 Abs. 6 SGB V).

- **Öffnung der Pflegeausbildung für Hauptschulabsolventen:** Zugangsvoraussetzung für die Gesundheits- und Krankenpflege sowie für die Altenpflege war bislang ein Realschulabschluss. Unter Verweis auf einen für die Zukunft befürchteten Fachkräftemangel wurde der Zugang auch für Bewerberinnen mit einem zehnjährigen Hauptschulabschluss geöffnet (§ 5 KrpflG).

Die am 16. März 2009 in den Bundestag eingebrachte 15. AMG-Novelle wurde am 18. Juni 2009, wenige Wochen vor dem Ende der Sitzungsperiode, im Bundestag beschlossen und passierte den Bundesrat am 10. Juli 2009. Damit dürften zumindest für einige Monate keine weiteren Änderungen an Rechtsvorschriften für das Gesundheitssystem erfolgen. Diese Phase relativer Ruhe wird allerdings nicht von Dauer sein. Sowohl CDU/CSU als auch SPD haben eine grundlegende Gesundheitsreform für den Fall ihres Wahlsiegs bei der anstehenden Bundeswahl angekündigt.

Die nachfolgende Darstellung kann somit nur eine Momentaufnahme eines durch politische Eingriffe ständig in Bewegung gehaltenen Systems sein. Die Grundzüge des Versorgungssystems erwiesen sich allerdings trotz der zahlreichen Reformen bislang – das dürfte durch den historischen Rückblick deutlich geworden sein – als sehr stabil. Diese Stabilität ist – um auf die Einleitung dieses Kapitels zurück zu kommen – vor allem auf die Stabilität grundlegender sozialpolitischer Überzeugungen zurück zu führen. Auf Grund dieser fundamentalen und zugleich überragenden Bedeutung sollen darum vor einer Systemdarstellung zunächst die tragenden Grundprinzipien des deutschen Gesundheitssystems erläutert werden.

Literatur

Historische Entwicklung der sozialen Sicherung bis 1945

Frerich, J.; Frey, M. (1996): Handbuch der Geschichte der Sozialpolitik in Deutschland. Band 1: Von der vorindustriellen Zeit bis zum Ende des Dritten Reiches. 2. Aufl. München/Wien: Oldenbourg.
Jetter, D. (1986): Das europäische Hospital. Von der Spätantike bis 1800. Stuttgart: Kohlhammer.
Labisch, A.; Spree, R. (Hrsg.) (2001): Krankenhaus-Report 19. Jahrhundert. Krankenhausträger, Krankenhausfinanzierung, Krankenhauspatienten. Frankfurt/Main: Campus.
Sachße, C.; Tennstedt, F. (1998): Geschichte der Armenfürsorge in Deutschland. Band 1. Vom Spätmittelalter bis zum 1. Weltkrieg. 2., erweiterte und verbesserte Auflage. Stuttgart: Kohlhammer.
Sachße, C.; Tennstedt, F. (1988): Geschichte der Armenfürsorge in Deutschland. Band 2. Fürsorge und Wohlfahrtspflege 1871 bis 1929. Stuttgart: Kohlhammer.
Sachße, C.; Tennstedt, F. (1992): Geschichte der Armenfürsorge in Deutschland. Band 3. Der Wohlfahrtsstaat im Nationalsozialismus. Stuttgart: Kohlhammer.
Zöllner, D. (1981): Landesbericht Deutschland. In: Köhler, P. A.; Zacher, H. F. (Hrsg.): Ein Jahrhundert Sozialversicherung in der Bundesrepublik Deutschland, Frankreich, Großbritannien, Österreich und der Schweiz. Berlin: Duncker & Humblot, S. 45–180.

Historische Entwicklung des Gesundheitswesens in der alten BRD

Alber, J. (1989): Der Sozialstaat in der Bundesrepublik 1950–1983. Frankfurt/New York: Campus.
Alber, J. (1992): Das Gesundheitswesen der Bundesrepublik Deutschland. Entwicklung, Struktur und Funktionsweise. Frankfurt/M.: Campus.
Bethusy-Huc, V. Gräfin von (1976): Das Sozialleistungssystem der Bundesrepublik Deutschland. Tübingen: Mohr.
Deppe, H.-U. (1987): Krankheit ist ohne Politik nicht heilbar. Frankfurt/Main: Suhrkamp.
Frerich, J.; Frey, M. (1996): Handbuch der Geschichte der Sozialpolitik in Deutschland. Band 3: Sozialpolitik in der Bundesrepublik Deutschland bis zur Herstellung der deutschen Einheit. 2. Aufl. München/Wien: Oldenbourg.
Simon, M. (2000): Krankenhauspolitik in der Bundesrepublik Deutschland. Historische Entwicklung und Probleme der politischen Steuerung stationärer Krankenversorgung. Wiesbaden: Westdeutscher Verlag.

Historische Entwicklung des Gesundheitswesens der DDR

Frerich, J.; Frey, M. (1996): Handbuch der Geschichte der Sozialpolitik in Deutschland. Band 2: Sozialpolitik in der Deutschen Demokratischen Republik. München/Wien: Oldenbourg.
Schmidt, M. G. (2004): Sozialpolitik der DDR. Wiesbaden: Verlag für Sozialwissenschaften.
SVRKAiG, Sachverständigenrat für die Konzertierte Aktion im Gesundheitswesen (1991): Das Gesundheitswesen im vereinten Deutschland. Jahresgutachten 1991. Baden-Baden: Nomos.

3 Grundprinzipien der sozialen Sicherung im Krankheitsfall

Das System der sozialen Sicherung im Krankheitsfall baut auf einer Reihe von Grundprinzipien auf, die im Folgenden erläutert werden. Wie bereits in Kapitel 2 «Die historische Entwicklung des deutschen Gesundheitssystems» herausgearbeitet, sind diese Prinzipien nicht erst mit Gründung der Bundesrepublik Deutschland entstanden, sondern tief in der Geschichte und Kultur Deutschlands verwurzelt. Auch wenn die nachfolgend erläuterten Grundprinzipien zumeist nicht oder nur sehr allgemein in der Verfassung oder im Sozialrecht ausformuliert wurden, so besitzen sie doch eine kaum zu unterschätzende Kraft und Bedeutung. Sie wurden und werden getragen von grundlegenden Werthaltungen und Überzeugungen in der Gesellschaft, die sowohl in der Sozial- und Gesundheitspolitik wirken als auch das Denken und Handeln der Beschäftigten des Gesundheitswesens mit prägen.

Zwar handelt es sich – abgesehen vom Sozialstaatsprinzip – bei den nachfolgend dargestellten Grundsätzen vor allem um Prinzipien, die für die gesetzliche Krankenversicherung konstitutiv sind. Aber dadurch, dass ca. 90 % der Wohnbevölkerung der Bundesrepublik Deutschland Versicherte der GKV sind, erlangen die Grundsätze der gesetzlichen Krankenversicherung eine zentrale und grundlegende Bedeutung für das gesamte System der sozialen Sicherung und Versorgung im Krankheitsfall. Für die Leistungserbringer im Gesundheitswesen sind die im Sozialrecht verankerten Prinzipien ebenfalls von besonderer Bedeutung, da auch sie bei der Behandlung von GKV-Versicherten den Vorschriften des Sozialrechts unterworfen sind. So gilt beispielsweise der Grundsatz, dass Leistungen bedarfsgerecht und dem Stand der medizinischen Erkenntnis entsprechend sein müssen, ausdrücklich sowohl für Krankenkassen als auch für Leistungserbringer (§ 70 Abs. 1 SGB V).

Die im folgenden Kapitel dargestellten Grundprinzipien sind allerdings keine auf alle Zeiten unveränderbaren Größen. Sie sind im Lauf von Jahrzehnten oder sogar Jahrhunderten gewachsen und waren immer auch Gegenstand sozialpolitischer Kontroversen. Die derzeit geltenden Grundprinzipien können mit einer entsprechenden Parlamentsmehrheit jederzeit modifiziert oder sogar vollständig abgeschafft werden, allerdings mit einer Einschränkung: Das Sozialstaatsprinzip ist als unveränderlich in der Verfassung der Bundesrepublik Deutschland verankert.

Ein Beispiel für die Abweichung von bisherigen Prinzipien in der neueren Zeit ist die Einführung der gesetzlichen Pflegeversicherung. Die Pflegeversicherung wurde zwar in deutlich erkennbarer Anlehnung an die gesetzliche Krankenversicherung konstruiert, jedoch ohne von dieser das Bedarfsdeckungsprinzip zu übernehmen. Im Unterschied zur GKV, in der die Versicherten einen Anspruch auf Gewährung aller medizinisch notwendigen Leistungen haben, finanziert die Pflegeversicherung nur eine Grundversorgung.

Bei der folgenden Darstellung wird an einigen Stellen bewusst einfach formuliert, um die in der Regel hinter einem dichten Netz von Sozialrechtsnormen verborgenen sozialen Beziehungen zwischen den Beteiligten deutlicher herausarbeiten zu können. Es sind letztlich immer Menschen, die handeln und das System bilden, es aufrechterhalten oder aber auch durch ihr Handeln destabilisieren. Am deutlichsten dürfte dies im Falle des Solidarprinzips in der gesetzlichen Krankenversicherung sein, das unauflöslich verbunden ist mit dem Handeln der Mitglieder und insbesondere mit ihrer Bereitschaft, die Kosten der Behandlung anderer solidarisch mit zu tragen.

3.1
Sozialstaatsgebot

Die Bundesrepublik Deutschland ist nach den Festlegungen des Grundgesetzes ein «demokratischer und sozialer Bundesstaat» (Art. 20 Abs. 1 GG), seine verfassungsmäßige Ordnung «muss den Grundsätzen des republikanischen, demokratischen und sozialen Rechtsstaates im Sinne dieses Grundgesetzes entsprechen» (Art. 28 Abs. 1 GG). Aus diesen beiden von der Verfassung als unveränderlich festgeschriebenen Vorgaben leitet sich das so genannte **Sozialstaatsprinzip** des Grundgesetzes ab. Das im Grundgesetz sehr allgemein gehaltene Sozialstaatsprinzip wurde insbesondere durch die Rechtsprechung des Bundesverfassungsgerichts konkretisiert.[47] Danach ist es Aufgabe des Staates, für

---

47 vgl. u. a. BVerfGE Bd. 5, S. 85; Bd. 22, S. 180 ff.; Bd. 35, S. 348 ff.; Bd. 59, S. 231 ff.

soziale Gerechtigkeit zu sorgen und die Voraussetzungen für ein menschenwürdiges Dasein und gleichberechtigte Teilhabe an der Gesellschaft sicherzustellen. Da allen Menschen die Würde im Sinne eines Eigenwertes zukommt, hat der Staat für einen Ausgleich sozialer Gegensätze und Ungleichheiten zu sorgen. Dies schließt für die gesundheitliche Versorgung im Grunde die Akzeptanz ungleicher Behandlung insbesondere aufgrund unterschiedlicher wirtschaftlicher Leistungsfähigkeit aus.

Aus der verfassungsrechtlichen Verankerung einer Sozialpflichtigkeit des Staates ergibt sich eine staatliche Verpflichtung zur **Daseinsvorsorge**, die auch die Versorgung im Krankheitsfall einschließt. Allerdings muss der Staat die dafür erforderlichen Kapazitäten nicht selbst vorhalten und Leistungen nicht selbst erbringen. Wie der Gesetzgeber das Sozialstaatsprinzip konkret verwirklicht, ist seiner Gestaltungsfreiheit überlassen.[48] Es bleibt aber eine grundsätzliche Verantwortung und Zuständigkeit des Staates festzuhalten, über die Rechtsetzung und Gestaltung von Rahmenbedingungen für eine ausreichende soziale Sicherung und Versorgung im Krankheitsfall zu sorgen.

Diese Grundsätze gingen in das Sozialrecht und somit auch das Recht der gesetzlichen Krankenversicherung ein. Laut § 1 SGB I hat die Sozialgesetzgebung zur «Verwirklichung sozialer Gerechtigkeit und sozialer Sicherheit» beizutragen. Das Sozialrecht soll insbesondere dazu beitragen, ein menschenwürdiges Dasein zu sichern, gleiche Voraussetzungen für die freie Entfaltung der Persönlichkeit zu schaffen, die Familie zu schützen und zu fördern und besondere Belastungen des Lebens abzuwenden oder auszugleichen.

Die besondere Bedeutung des Sozialstaatsprinzips für die soziale Sicherung und Versorgung im Krankheitsfall kann zusammenfassend darin gesehen werden, dass laut Grundgesetz der Staat die Letztverantwortung für die Ausgestaltung und Weiterentwicklung der Krankenversorgung trägt und diese nicht den freien Kräften des Marktes überlassen darf.

3.2
Solidarprinzip

Das wichtigste und zentrale Prinzip der sozialen Sicherung im Krankheitsfall ist das **Solidarprinzip**. Sein Sinngehalt kann dahingehend zusammengefasst werden, dass sich die Mitglieder einer definierten Solidargemeinschaft im Krankheitsfall gegenseitige Hilfe und Unterstützung gewähren. Diese Hilfe

---

48 BVerfGE Bd. 22. S. 180 ff.; Bd. 44, S. 70 ff.

und Unterstützung wird in der gesetzlichen Krankenversicherung nicht als Almosen oder Mildtätigkeit gewährt, sondern als Rechtsanspruch gegenüber der jeweiligen Krankenkasse, der gegebenenfalls auch gerichtlich eingeklagt werden kann. Diese Ansprüche sind als **soziale Rechte** in den §§ 3 bis 10 des SGB I sowie für den Bereich der gesetzlichen Krankenversicherung an verschiedenen Stellen des SGB V als Leistungsansprüche der Versicherten normiert (u. a. in den §§ 1, 2 und 11 SGB V).

Die Verwirklichung des Solidarprinzips innerhalb der gesetzlichen Krankenversicherung erfolgt nicht durch direkte und unmittelbare Hilfeleistungen zwischen einzelnen Personen, sondern als interpersonale Umverteilung der Ausgaben für Krankenversorgung und unterstützende Geldleistungen (Solidarausgleich). Die zentralen **Solidarausgleiche** in der GKV sind (s. **Abb. 3-1**):

- Solidarausgleich zwischen Gesunden und Kranken
- Solidarausgleich zwischen höheren und niedrigeren Einkommen.

Solidarausgleich zwischen Gesunden und Kranken: Im Rahmen der interpersonalen Umverteilung werden die Kosten der Krankenbehandlung des Einzelnen auf alle Beitrag zahlenden Mitglieder der Solidargemeinschaft umgelegt. Dadurch soll zum einen sichergestellt werden, dass alle Mitglieder der Solidargemeinschaft die medizinisch notwendigen Dienstleistungen und Sachleistungen erhalten, unabhängig von ihrer jeweiligen wirtschaftlichen Leistungsfähigkeit. Dem liegt eine in der deutschen Gesellschaft tief verwurzelte Überzeugung zu Grunde:

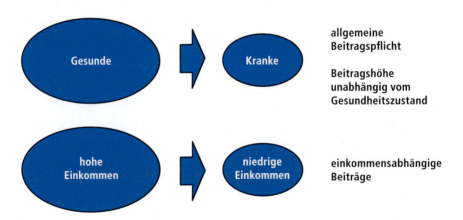

Abbildung 3-1: Solidarausgleich in der gesetzlichen Krankenversicherung

Jeder soll die notwendige Versorgung erhalten, unabhängig vom Einkommen; niemand soll wegen geringen Einkommens unbehandelt oder unterversorgt sein. Dies ist insbesondere in § 11 SGB V festgeschrieben, der allen Versicherten der GKV einen Rechtsanspruch auf alle medizinisch-notwendigen Leistungen einräumt.

Durch die Solidarausgleiche soll auch erreicht werden, dass Krankheit nicht zu einer gravierenden Verschlechterung des Lebensstandards oder gar Gefährdung der individuellen wirtschaftlichen Existenz führt. Hierzu sollen insbesondere der Anspruch auf Lohnfortzahlung im Krankheitsfall, das Krankengeld sowie sonstige Einkommensleistungen beitragen. Einschränkungen erfährt dieser Solidarausgleich durch Zuzahlungen wie beispielsweise für Arznei-, Heil- und Hilfsmittel, Zahnbehandlung, Zahnersatz oder Krankenhausbehandlung, die allein von den Betroffenen zu tragen sind. Hier greifen das an späterer Stelle erläuterte Subsidiaritätsprinzip und die Überzeugung, dass Krankheitskosten bis zu einem bestimmten Maß individuell getragen werden können und sollen, um die Solidargemeinschaft zu schonen.

Der Solidarausgleich zwischen Gesunden und Kranken ist der wichtigste und grundlegende in der gesetzlichen Krankenversicherung und er funktioniert nur, wenn er von einer ausreichend großen Zahl von Nettozahlern getragen wird. Nettozahler in der GKV sind vor allem gesunde und gut verdienende Mitglieder. Dies zeigt exemplarisch eine Analyse der Leistungsverteilung in der AOK Niedersachsen, die zu prinzipiell gleichen Ergebnissen führte wie frühere oder andere neuere Untersuchungen zur Leistungsverteilung in der GKV (Winkelhake/Miegel/Thormeier 2002). Eine Auswertung der Versichertendaten der Jahre 1998/99 ergab, dass der weit überwiegende Teil der Ausgaben durch die Versorgung einer nur geringen Zahl Kranker entstand (s. **Tab. 3-1**). Die Behandlung der 10 % Versicherten mit der höchsten Morbidität verursachte ca. 80 % der gesamten Ausgaben. Noch deutlicher wird die Ungleichverteilung der Leistungen, wenn man von den Versicherten mit den höchsten Ausgaben nur das teuerste Prozent betrachtet. Allein auf diese 1 % der Versicherten, die pro Jahr und Versichertem mehr als 15 000 Euro Behandlungskosten verursachten, entfielen ca. 30 % der Leistungsausgaben.

Damit die Behandlung relativ weniger Kranker finanziert werden kann, müssen relativ viele Gesunde einzahlen, die zudem relativ wenig Leistungen in Anspruch nehmen. Aus diesem Grund gefährdete vor Einführung des Gesundheitsfonds die Abwanderung relativ gesunder und noch dazu gut verdienender Mitglieder die finanzielle Balance einer Krankenkasse und konnte sie zu Beitragssatzerhöhungen zwingen. Auf der anderen Seite konnte eine Kasse ihre Ausgabensituation verbessern und den Beitragssatz reduzieren, wenn es ihr

Tabelle 3-1: Personelle Verteilung von Leistungsausgaben in der AOK Niedersachsen

	Anteil an Versicherten insgesamt	Anteil an Kosten insgesamt
Alle Versicherten	90,0 %	20,0 %
	10,0 %	80,0 %
	1,0 %	30,0 %
Chronisch Kranke	2,6 %	10,1 %
Stichtagskündiger	0,7 %	0,2 %

Quelle: Winkelhake/Miegel/Thormeier 2002

gelang, diese lediglich 1 % der Versicherten, die 30 % der Ausgaben verursachen, zum Wechsel zu bewegen. Um derartige Probleme und Beitragssatzunterschiede aufgrund unterschiedlicher Morbiditätsstrukturen zu verhindern, wurde im Zusammenhang mit der gesetzlich verfügten Öffnung zahlreicher Krankenkassen Mitte der 1990er-Jahre ein kassenartenübergreifender Risikostrukturausgleich eingeführt.[49]

Solidarausgleich zwischen höheren und niedrigeren Einkommen: Da der Beitrag in der Regel als Prozentsatz vom beitragspflichtigen Einkommen erhoben wird, zahlen Mitglieder mit höherem Einkommen auch höhere Beiträge als Mitglieder mit niedrigem Einkommen. Dadurch soll erreicht werden, dass die Mitglieder entsprechend ihrer wirtschaftlichen Leistungsfähigkeit zur Finanzierung der sozialen Sicherung im Krankheitsfall beitragen.[50] In der Literatur wird dieser Grundsatz auch als «Leistungsfähigkeitsprinzip» bezeichnet (u.a. SVRKAiG 2003: 45). Dieser Solidarausgleich ist allerdings begrenzt. Einbezogen werden nur Mitglieder der gesetzlichen Krankenversicherung und deren beitragspflichtiges Einkommen bis zur Beitragsbemessungsgrenze. Auf Einkommen oberhalb der Beitragsbemessungsgrenze werden keine Beiträge erhoben.

Solidarausgleich zwischen Beitrag zahlenden Mitgliedern und beitragsfrei mitversicherten Familienangehörigen: Ein weiterer bedeutender Solidarausgleich innerhalb der gesetzlichen Krankenversicherung erfolgt im Rahmen der

---

49 Näheres dazu in Kapitel 5.1 «Gesetzliche Krankenversicherung»
50 vgl. hierzu u.a. BVerfGE Bd. 79, S. 223 ff.

beitragsfreien Mitversicherung von Familienangehörigen (Familienversicherung). Sofern Familienangehörige keine eigenen beitragspflichtigen Einnahmen erzielen, sind sie über das GKV-Mitglied ebenfalls in den Versicherungsschutz der gesetzlichen Krankenversicherung einbezogen. Für diesen Versicherungsschutz muss das betreffende Mitglied keine zusätzlichen Beitragszahlungen entrichten. Die Mehrausgaben für die Behandlung von Familienangehörigen werden vielmehr von der gesamten Solidargemeinschaft über die allgemeinen Beitragsmittel getragen. Im Jahr 2008 waren 27,5 % der Versicherten beitragsfrei mitversicherte Familienangehörige. Ausgehend von der Überzeugung, dass es sich bei der beitragsfreien Mitversicherung von Kindern um eine gesamtgesellschaftliche Aufgabe handle, die dementsprechend auch gesamtgesellschaftlich – und das heißt über Steuern – finanziert werden müsse, wurde durch das GKV-WSG der bereits zuvor eingeführte Bundeszuschuss erhöht und soll in den nächsten Jahren schrittweise bis auf 14 Mrd. Euro steigen. Der Bundeszuschuss soll zur Entlastung der GKV beitragen, wird aber aufgrund seines Volumens die im Rahmen dieses Solidarausgleichs erfolgende Umverteilung nicht vollständig ersetzen.

Die private Krankenversicherung bietet keine beitragsfreie Mitversicherung von Familienangehörigen, dort muss für jedes einzelne Familienmitglied ein gesonderter Versicherungsvertrag mit jeweils eigener Prämienzahlung abgeschlossen werden.

Das Solidarprinzip kann als das zentrale und tragende Grundprinzip der gesetzlichen Krankenversicherung angesehen werden. Es genießt in der Bevölkerung sehr hohe Wertschätzung und wird auch von denen getragen, die zu den Nettozahlern der verschiedenen Solidarausgleiche zählen. Dies zeigen mehrere Befragungen, die in den letzten Jahren durchgeführt wurden.[51]

Kein Solidarausgleich zwischen Jungen und Alten: In der ersten Ausgabe dieses Buches wurde, ebenso wie in zahlreichen anderen wissenschaftlichen und gesundheitspolitischen Publikationen (vgl. u.a. SVRKAiG 2003: 47), auch ein Solidarausgleich zwischen Jungen und Alten aufgeführt. Dass er hier nicht mehr erscheint, ist Ergebnis zwischenzeitlicher Überlegungen und folgendermaßen begründet: Was als eigener Solidarausgleich zwischen alten und jungen Mitgliedern in der GKV erscheint, ist lediglich die Zusammenführung zuvor genannter Solidarausgleiche, aber kein eigenständiger, neben diese tretender Solidarausgleich.

---

51 Einen Überblick über die Ergebnisse neuerer Studien zur Akzeptanz des Solidarprinzips bietet der Sachverständigenrat für die Konzertierte Aktion im Gesundheitswesen im ersten Band seines Gutachtens 2003 (SVRKAiG 2003: 49–57).

So ergibt sich aus dem Solidarausgleich zwischen Gesunden und Kranken, dass gesunde Junge für kranke Alte zahlen. Es zahlen aber auch gesunde Alte für kranke Alte. Und da es unter den Alten auch Nettozahler gibt, könnte auch behauptet werden, diese würden für kranke Junge zahlen. Letztlich ist es aber vollkommen unangemessen und irreführend, anzunehmen, es könnten spezifische Umverteilungen zwischen einzelnen Gruppen von Nettozahlern und Nettoempfängern in der GKV differenziert werden. Die Beiträge werden in *einen* Haushalt der jeweiligen Krankenkasse eingezahlt – oder zukünftig in einen Gesundheitsfonds – und aus diesem werden *alle Leistungen* für *alle Versicherten* finanziert.

Letztlich entscheidendes Argument ist, dass es in der GKV kein Leistung auslösendes Merkmal «Alter» gibt. Ein Leistungsanspruch von Versicherten gegenüber ihrer Krankenkasse ergibt sich in erster Linie aus einer ärztlich festgestellten Erkrankung oder Verletzung. Deshalb sind auch gesunde Alte Nettozahler in der GKV. Gäbe es einen eigenständigen Solidarausgleich zwischen Jung und Alt, so müssten Alte allein aufgrund ihres Alters – ohne dass sie erkrankt sind – Leistungen erhalten. Dies ist – wie bereits festgestellt – nicht der Fall.

Auch der Umstand, dass Rentenempfänger in der Regel einen niedrigeren Beitrag zahlen als berufstätige Mitglieder, kann die Annahme nicht begründen, es gäbe deshalb einen gesonderten Solidarausgleich zwischen Jung und Alt in der GKV. Es gehört zu den zentralen Merkmalen der deutschen GKV, dass Beiträge nicht nach der Höhe des individuellen Gesundheitszustandes und Krankheitsrisikos (also risikoäquivalent) erhoben werden, sondern allein nach wirtschaftlicher Leistungsfähigkeit. Darum werden auch von Studenten, Geringverdienern etc. entsprechend niedrigere Beiträge verlangt, und darum zahlen Rentner mit hohen beitragspflichtigen Einnahmen entsprechend hohe Beiträge, auch wenn sie relativ gesund sind und keine oder nur geringe Ausgaben verursachen.

Das Gleiche gilt für die **beitragsfreie Familienversicherung.** Auch sie erweist sich bei genauerer Betrachtung nicht als eigenständiger Solidarausgleich neben den beiden genannten. Sie ist im Grunde nur eine Ausprägung oder Erscheinungsform der beiden genannten zentralen Solidarausgleiche. In der GKV sind Ehepartner ohne eigenes Einkommen und Kinder über das erwerbstätige Mitglied der GKV versichert, ohne dass hierfür zusätzliche Beitragszahlungen anfallen. Und dies entspricht der zentralen Konstruktionslogik der GKV. Denn aus dem Grundsatz, dass Mitgliedschaft und Beitragspflicht an Erwerbstätigkeit und eigenes Arbeitseinkommen gekoppelt sind, ergibt sich, dass für Ehepartner ohne eigenes Arbeitseinkommen und Kinder auch kein Beitrag zu erheben ist. Da Eltern für ihre Kinder fürsorgepflichtig und Ehepartner für ihre erwerbslose

Partnerin oder ihren Partner unterhaltspflichtig sind, ist es nur folgerichtig, dass erwerbstätige Ehepartner auch für die Kosten der Krankenbehandlung eines nicht erwerbstätigen Ehepartners und natürlich auch der eigenen Kinder aufkommen. Und für die daraus resultierenden Zahlungsverpflichtungen des Mitglieds steht die GKV ein.

Dennoch wird die beitragsfreie Familienversicherung in der GKV seit Mitte der 1990er Jahre immer wieder in Frage gestellt. Begründet wurde dies in der Regel damit, dass sie eine familienpolitische und damit versicherungsfremde Leistung sei, oder dass sie sozial ungerecht sei, da sie zur Alimentierung gutverdienender Ehepaare ohne Kinder führe (vgl. exemplarisch die ausführliche Diskussion in SVRKAiG 1994). Auch in dieser Diskussion zeigt sich eine Denkweise, die letztlich die PKV zur Norm erhebt und die GKV als «Abweichung» von dieser Norm begreift. Denn es gehört zum Geschäftsmodell der privaten Krankenversicherung, dass für jeden einzelnen «Versicherungsnehmer» ein eigener Versicherungsvertrag abgeschlossen werden muss, ähnlich wie beispielsweise in der Lebensversicherung. Die GKV jedoch, darauf wird an späterer Stelle ausführlicher eingegangen, ist keine Ansammlung von Versicherungsunternehmen, sondern eine besondere Organisationsform, die der Staat gewählt hat, um eine möglichst umfassende Absicherung seiner Bürger im Krankheitsfall zu gewährleisten. Krankenkassen sind Körperschaften des öffentlichen Rechts und «mittelbare Staatsverwaltung». Sie dienen der Verwirklichung sozialpolitischer Ziele des Staates, insofern sind auch familienpolitische Ziele darin eingeschlossen, ebenso wie bildungspolitische, wie sie sich beispielsweise in der Beitragsermäßigung für Studierende zeigen.

Die beitragsfreie Familienversicherung in der GKV abzuschaffen, würde den solidarischen Charakter der GKV beschädigen und die Krankenkassen einen erheblichen Schritt weiter in Richtung zu einer Umwandlung in private Versicherungsunternehmen bewegen. Schritte in diese Richtung sind in den letzten Gesundheitsreformen bereits gegangen worden, beispielsweise mit der Einführung von Wahltarifen, die eindeutig der PKV entlehnt sind (vgl. hierzu Kap. 5).

3.3
Subsidiaritätsprinzip

Die soziale Sicherung ist in Deutschland auch geprägt von der Vorstellung, dass soziale Solidarität und Unterstützung nicht die Eigenverantwortung und Selbsthilfe vollständig ersetzen soll und kann. Je nach sozialpolitischer Grundüberzeugung wird darum dem Solidarprinzip das **Subsidiaritätsprinzip** ergänzend

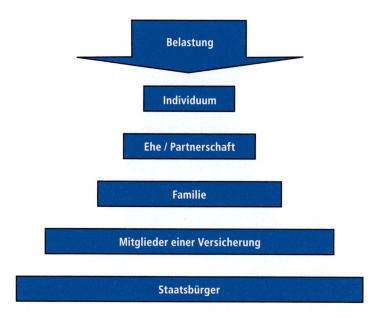

Abbildung 3-2: Die Subsidiaritätspyramide

zur Seite oder aber auch gegenüber gestellt. Das vor allem in der katholischen Soziallehre verwurzelte Subsidiaritätsprinzip fordert, dass Lasten, die vom Individuum und kleineren Solidargemeinschaften getragen werden können, auch von diesen übernommen werden und die jeweils größere Solidargemeinschaft erst eintritt, wenn die kleinere Gemeinschaft überfordert ist. Aus dem Subsidiaritätsprinzip lässt sich eine nach ihrer Leistungsfähigkeit gestufte Pyramide der Inanspruchnahme von Solidargemeinschaften ableiten (s. **Abb. 3-2**):

- Zunächst hat das betroffene Individuum die Lasten zu tragen, die seiner Leistungsfähigkeit entsprechen und ihm zumutbar sind.
- Danach haben Lebens- oder Ehepartner und die Familie ihre Unterstützungsleistungen zu erbringen.
- Wenn diese durch die notwendigen Unterstützungsleistungen überfordert wären, hat eine größere Solidargemeinschaft wie die gesetzliche Krankenversicherung mit Leistungen einzutreten.
- Erst als Letztes sollte schließlich die größte Solidargemeinschaft, die Gemeinschaft aller Staatsbürger, in Anspruch genommen werden.

Erscheinungsformen des Subsidiaritätsprinzips finden sich an zahlreichen Stellen des Sozialrechts. Am deutlichsten ausgeprägt ist es im Bereich der Sozialhilfe, beispielsweise mit seiner Anrechnung von Ersparnissen und Vermögenswerten auf Leistungsansprüche oder mit seinem Rückgriff auf Familienangehörige. In der gesetzlichen Krankenversicherung ist das Subsidiaritätsprinzip eher von untergeordneter Bedeutung, auch wenn es in § 1 SGB V gleichwertig neben das Solidarprinzip gestellt wird. Unter der Überschrift «Solidarität und Eigenverantwortung» wird darin ausdrücklich auf die Verantwortung der Versicherten für ihre Gesundheit hingewiesen. Der Grundsatz der Subsidiarität tritt in der gesetzlichen Krankenversicherung vor allem in der Ausgrenzung so genannter Bagatellarzneimittel und den Zuzahlungs-, Härtefall- und Überforderungsregelungen in Erscheinung. Als Ausdruck des Subsidiaritätsprinzips können Zuzahlungen insofern begriffen werden, als Versicherte über Zuzahlungen einen Teil ihrer Behandlungskosten selbst tragen und dadurch die Solidargemeinschaft entlastet wird.

Der Umfang der Belastungen des einzelnen Versicherten durch Zuzahlungen ist jedoch gesetzlich begrenzt. Bis Ende 2003 gab es eine so genannte **Härtefallregelung**. Danach waren Versicherte, deren Einkommen eine bestimmte, jährlich fortgeschriebene Einkommensgrenze nicht überschritt, grundsätzlich von Zuzahlungen zu befreien. Diese Regelung fand insbesondere bei Sozialhilfeempfängern, Empfängern von Arbeitslosenhilfe oder BAföG sowie bei Heimbewohnern Anwendung, deren Pflegesätze von der Sozialhilfe getragen wurden. Seit dem 1. Januar 2004 gibt es nur noch eine so genannte **Belastungsgrenze**, durch die Versicherte vor zu hohen Belastungen durch Zuzahlungen geschützt werden sollen. Danach soll die Summe sämtlicher Zuzahlungen pro Jahr die Höhe von 2 % der Bruttoeinnahmen zum Lebensunterhalt nicht überschreiten (§ 62 SGB V). Können Versicherte ihrer Krankenkasse nachweisen, dass sie diese Belastungsgrenze erreicht haben, sind sie von weiteren Zuzahlungen zu befreien. Für chronisch Kranke gilt eine Belastungsgrenze von 1 % des Bruttoeinkommens, sofern sie wegen derselben schwerwiegenden Krankheit in Dauerbehandlung sind.

3.4
Bedarfsdeckungsprinzip

Durch das Recht der gesetzlichen Krankenversicherung wird den Versicherten der GKV im Krankheitsfall ein Anspruch auf die medizinisch notwendigen Leistungen gewährt. Die Sach- und Dienstleistungen im Rahmen einer Krankenbehandlung müssen ausreichend und zweckmäßig sein, dürfen allerdings auch «das Maß des Notwendigen nicht überschreiten» (§ 12 Abs. 1 SGB V). Ausdrücklich verpflichtet das Sozialrecht sowohl die Krankenkassen als auch die Leistungserbringer darauf, «eine bedarfsgerechte und gleichmäßige, dem allgemein anerkannten Stand der medizinischen Erkenntnisse entsprechende Versorgung der Versicherten zu gewährleisten» (§ 70 Abs. 1 SGB V).

Dieser Grundsatz wird auch nicht durch den Grundsatz der Beitragssatzstabilität außer Kraft gesetzt. Der in § 71 Abs. 1 SGB V formulierte **Grundsatz der Beitragssatzstabilität** bezieht sich nur auf die Vergütungsvereinbarungen, die so zu gestalten sind, dass Beitragserhöhungen ausgeschlossen werden. Der Anspruch der Versicherten auf die im Einzelfall medizinisch notwendigen und bedarfsgerechten Leistungen wird dadurch nicht eingeschränkt. Der Vorrang des Bedarfsdeckungsprinzips vor dem der Beitragssatzstabilität wird auch in § 71 Abs. 1 SGB V deutlich herausgestellt, indem ausdrücklich darauf hingewiesen wird, dass – wenn die notwendige medizinische Versorgung der Versicherten nicht anders zu gewährleisten ist – sehr wohl Beitragssatzerhöhungen zulässig sind. Sie sind nicht nur zulässig, sondern sogar gesetzlich vorgeschrieben, wenn steigende Ausgaben anders nicht gedeckt werden können.

Anders verhält es sich mit der Bedarfsdeckung in der **sozialen Pflegeversicherung**. Sie wurde zwar weitgehend in Anlehnung an die gesetzliche Krankenversicherung konstruiert, gewährt den Pflegebedürftigen aber keinen Anspruch auf Bedarfsdeckung. Das SGB XI schreibt den Pflegekassen nicht vor, dass die von ihnen gewährten Leistungen bedarfsgerecht und ausreichend sein müssen. Die Pflegeversicherung soll vielmehr nur eine Grundversorgung gewährleisten, auch in Bezug auf die pflegerischen Leistungen.[52] Die darüber hinausgehenden Leistungen, insbesondere die Aufwendungen für Unterkunft und Verpflegung, aber auch für Pflege, sind von den Pflegebedürftigen oder ihren Angehörigen selbst zu finanzieren. Im Unterschied zum Recht der gesetzlichen Krankenversicherung ist in der Pflegeversicherung der Beitragssatzstabilität Vorrang vor dem Grundsatz der Bedarfsdeckung eingeräumt worden. Die Ausgaben und Leistungen sind so zu gestalten, dass sie mit dem gegebenen Beitragssatz finanzierbar sind. Die Höhe der Leistungen ist ausdrücklich der sich aus dem geltenden Beitragssatz ergebenden Einnahmeentwicklung anzupassen (§ 30 SGB XI).

---

52 In der Fachdiskussion wird sie darum häufig auch als «Teilkaskoversicherung» bezeichnet.

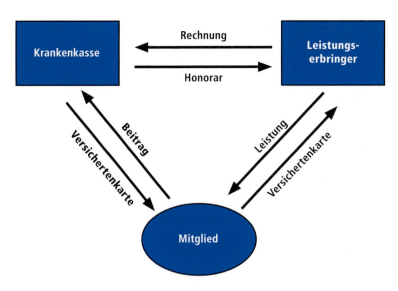

Abbildung 3-3: Das Sachleistungsprinzip

3.5 Sachleistungsprinzip

Die Leistungen der sozialen Sicherung im Krankheitsfall werden überwiegend als Sachleistungen gewährt. Hierzu schließen die Krankenkassen Verträge mit Leistungserbringern, in denen sich die Leistungserbringer zur Behandlung oder Versorgung der Versicherten und die Krankenkassen zur Zahlung vereinbarter Vergütungen verpflichten. Versicherte erhalten von ihrer Krankenkasse eine Versichertenkarte, gegen deren Vorlage sie Leistungen von Vertragsärzten, Krankenhäusern, Apotheken etc. kostenlos in Anspruch nehmen können. Die Leistungserbringer stellen die für die Versicherten erbrachten Leistungen der jeweiligen Krankenkasse in Rechnung (s. **Abb. 3-3**).

Gegenstück des Sachleistungsprinzips ist das **Kostenerstattungsprinzip**, das in der privaten Krankenversicherung vorherrschend ist.[53] Nach dem Kostenerstattungsprinzip zahlt der Empfänger medizinischer Leistungen die an ihn gerichtete Rechnung des Leistungserbringers und reicht sie danach bei seiner Versicherung ein. Die Versicherung erstattet ihm daraufhin den vollen Betrag

---

53 In neuerer Zeit sind private Krankenversicherungen bei der Krankenhausbehandlung allerdings zum Sachleistungsprinzip übergegangen, indem sie die Rechnung des Krankenhauses direkt begleichen.

oder einen zuvor festgesetzten Teilbetrag der Kosten. Auch in der gesetzlichen Krankenversicherung gibt es die Möglichkeit der Kostenerstattung als Wahloption, die durch Satzungsbeschluss der jeweiligen Krankenkasse geschaffen werden kann (§ 13 SGB V).

Das Sachleistungsprinzip hat für die Versicherten gegenüber dem Kostenerstattungsprinzip eine Reihe von Vorteilen:

- Die Versicherten müssen die zumeist relativ hohen Rechnungen nicht selbst begleichen und dafür folglich auch keine Rücklagen vorhalten.

- Bei absehbar sehr hohen Kosten, wie beispielsweise einer Krankenhausbehandlung, müssen sie nicht, wie vielfach von Privatpatienten gefordert, eine Vorauszahlung leisten.

- Die Versicherten sind von der Aufgabe entlastet, die sachliche und rechnerische Richtigkeit der Rechnungen sowie Angemessenheit der geforderten Vergütungen zu prüfen.

Als Nachteil des Sachleistungsprinzips wird die mangelnde Transparenz angesehen. Versicherte erfahren nicht, welche Kosten ihre Behandlung verursacht hat und ob auch nur die tatsächlich erbrachten Leistungen abgerechnet wurden. Gegen diese Kritik am Sachleistungsprinzip werden allerdings wiederum Zweifel angemeldet, ob denn Patienten überhaupt in der Lage sind, die sachliche Richtigkeit von Rechnungen zu überprüfen. Dies erfordert im Grunde eine genaue Kenntnis des jeweiligen Leistungs- und Abrechnungsrechts, beispielsweise des Einheitlichen Bewertungsmaßstabes für die vertragsärztliche Versorgung. Zudem ist Kostenerstattung in der Regel mit einer nur teilweisen Erstattung der in Rechnung gestellten Vergütungen verbunden. Die nicht von der Krankenversicherung übernommenen Kosten sind vom Versicherten zu tragen, er schuldet dem Arzt oder Krankenhaus die Bezahlung der erbrachten Leistungen.[54]

---

54 Allerdings wurde mit dem GKV-WSG interessanterweise bei Versicherten im Basistarif der PKV von diesem Grundsatz ausdrücklich abgewichen. Bei ihnen haften Versicherer und Versicherungsnehmer beide gesamtschuldnerisch für die Kosten (§ 178b Abs. 1a VVG). Zahlt der Versicherte die Rechnung nicht, muss die private Krankenversicherung für ihn eintreten.

Tabelle 3-2: Sozialversicherungsgrenzen 2009. Beitragspflichtige Einnahmen je Monat (Angaben in Euro)

	Gesetzliche Rentenversicherung		Arbeitslosen-versicherung		Gesetzliche Kranken- und Pflegeversicherung	
	West	Ost	West	Ost	West	Ost
Versicherungs-pflichtgrenze*	–	–	–	–	4 050,00	4 050,00
Beitragsbemessungs-grenze	5 400,00	4 550,00	5 400,00	4 550,00	3 675,00	3 675,00

* In der Renten- und Arbeitslosenversicherung existiert keine Versicherungspflichtgrenze, alle Arbeitnehmer unterliegen der Versicherungspflicht.

Quelle: BMG

3.6 Versicherungspflicht

Die gesetzliche Krankenversicherung in Deutschland ist im Kern eine Zwangsversicherung für alle Arbeiter und Angestellten mit einem Einkommen unterhalb einer gesetzlich festgelegten Einkommensgrenze, der **Versicherungspflichtgrenze** (vgl. **Tab. 3-2**). Sie sind durch Gesetz einem Versicherungszwang unterworfen und müssen mit dem Beginn eines Beschäftigungsverhältnisses Pflichtmitglied einer der gesetzlichen Krankenkassen werden. Darüber hinaus unterliegen auch die Bezieher von Arbeitslosenunterstützung, Künstler und Publizisten, Studenten der Versicherungspflicht ebenso wie Rentner, sofern sie 90 % der zweiten Hälfte ihrer Berufstätigkeit in der GKV versichert waren. Abhängig Beschäftigte mit einem Einkommen oberhalb der Versicherungspflichtgrenze sowie Selbständige unterlagen in der Vergangenheit keiner Versicherungspflicht. Sie konnten nach Überschreiten der Versicherungspflichtgrenze entweder als freiwillig Versicherte in ihrer bisherigen Krankenkasse bleiben oder zu einer privaten Krankenversicherung wechseln. Da es für sie bis vor kurzem keine Versicherungspflicht gab, konnten sie aber auch auf jeglichen Versicherungsschutz verzichten.

Durch das GKV-Wettbewerbsstärkungsgesetz wurde dies in den Jahren 2007 bis 2009 schrittweise geändert. Seit dem 1. Januar 2009 gilt nun eine allgemeine Versicherungspflicht für alle Personen mit Wohnsitz in Deutschland. Wer nicht der Versicherungspflicht in der GKV unterliegt oder über eine andere Absicherung für den Krankheitsfall verfügt (z. B. freie Heilfürsorge), ist nun gesetzlich verpflichtet, eine private Krankenversicherung abzuschließen.

Seit 1996 besteht **Wahlfreiheit** zwischen allen Krankenkassen, die durch Gesetz oder Satzungsbeschluss geöffnet sind. Durch Gesetz geöffnet sind außer den allgemeinen Ortskrankenkassen die Ersatzkassen der Arbeiter und Angestellten und seit dem 1. April 2007 auch die Knappschaft. Den Betriebs- und Innungskrankenkassen steht es offen, sich durch Satzungsbeschluss allgemein zu öffnen. Diese Option wurde durch das GKV-WSG auf den Zeitraum bis Ende 2008 begrenzt. Kassen, die sich bis dahin nicht geöffnet haben, sollen dann dauerhaft nur für Beschäftigte der Betriebe beziehungsweise Innungsbetriebe wählbar sein. Zum 1. Januar 2009 wurde als letzte der RVO-Kassen auch die See-Krankenkasse durch Gesetz geöffnet.

Korrespondierend zur Versicherungspflicht der Mitglieder sind die Krankenkassen durch Gesetz gezwungen, alle der Versicherungspflicht unterworfenen Personen aufzunehmen (**Kontrahierungszwang**). Bei nicht geöffneten Kassen gilt der Kontrahierungszwang nur für den ihnen durch Gesetz zugewiesenen Personenkreis.

Getragen wurde und wird diese so definierte Versicherungspflicht von der Leitvorstellung, dass alle, die die Kosten der Behandlung und Folgen von Krankheit nicht aus eigenem Einkommen und Vermögen tragen können, der solidarischen Unterstützung bedürfen. Es dürfe ihnen zudem auch nicht frei gestellt werden, ob sie sich versichern, da sonst das Risiko gegeben wäre, dass sie sich aufgrund wirtschaftlicher Not nicht versichern. Diese Leitvorstellung war bereits für die Bismarck'sche Sozialgesetzgebung prägend, die eine Versicherungspflicht zunächst im Wesentlichen nur für Arbeiter vorgab und beispielsweise Angestellte davon ausnahm, weil sie in der Lage seien, selbst für ihre Absicherung zu sorgen. Dementsprechend sah das Krankenversicherungsgesetz von 1883 eine «Versicherungsberechtigung» vor (Frerich/Frey 1996a: 97).

Mittlerweile hat sich in der sozialpolitischen Diskussion die Interpretation der Versicherungspflicht gewandelt. Zwar wird die Konstituierung einer gesetzlichen Versicherungspflicht immer noch als Schutzmaßnahme für die Betroffenen gedeutet, neben diesen Begründungsstrang ist jedoch in den letzten Jahren zunehmend der Aspekt getreten, dass durch die Versicherungspflicht und Versicherungspflichtgrenze auch definiert wird, wer nicht zur Finanzierung der oben dargestellten Solidarausgleiche in der gesetzlichen Krankenversicherung herangezogen wird. Angesichts der bestehenden Einnahmeprobleme der GKV und einer zunehmend ungleichen Verteilung von Einkommen und Vermögen in Deutschland wird seit Mitte der 1990er-Jahre die Frage verstärkt diskutiert, ob die Versicherungspflicht in der GKV nicht auf weitere Personengruppen, wie beispielsweise Selbständige und Beamte, ausgedehnt werden sollte, um die Finanzierung der GKV auf eine breitere Grundlage zu stellen (vgl. u.a. BMGS 2003; Herzog-Kommission 2003; Jacobs/Reschke/Bohm 1996; Pfaff/Rindsfüßer/Busch 1996).

Vor dem Hintergrund dieser Sicht auf die Versicherungspflicht wurde ab 1992 die Möglichkeit der Rückkehr in die GKV schrittweise immer weiter eingeschränkt. Damit sollte verhindert werden, dass GKV-Mitglieder mit hohem Einkommen in jungen Jahren zu einer für sie günstigeren PKV wechseln und im Alter von der dann erheblich teureren PKV wieder in die für sie dann günstigere GKV zurückkehren. Geleitet waren die entsprechenden Regelungen von der Überzeugung, dass jemand der sich in jungen Jahren nicht als Nettozahler an der solidarischen Finanzierung beteiligt hat, auch nicht im Alter als Nettoempfänger daraus Nutzen zielen sollte. Dies führte jedoch dazu, dass – politisch nicht intendiert – die Zahl der Nichtversicherten ab Mitte der 1990er-Jahre deutlich anstieg (von 105 000 im Jahr 1995 auf 188 000 im Jahr 2003). Betroffen waren insbesondere Selbständige mit geringem Einkommen, die die Prämien der PKV nicht oder nicht mehr zahlen konnten und denen die Rückkehr in die GKV verwehrt war (Greß/Walendzik/Wasem 2005).

Als Reaktion auf diese Entwicklung wurde durch das am 1. April 2007 in Kraft getretene GKV-Wettbewerbsstärkungsgesetz schrittweise bis zum 1. Januar 2009 eine **allgemeine Versicherungspflicht** für alle Einwohner der Bundesrepublik Deutschland eingeführt.[55]

Die Einführung erfolgte in folgenden Schritten:

- Ab dem 1. April 2007 wurden alle Nichtversicherten, die zuvor in einer gesetzlichen Krankenkasse versichert waren, wieder der GKV zugewiesen. Sie mussten beziehungsweise konnten sich wieder in einer gesetzlichen Krankenkasse versichern. Personen, die zuvor weder gesetzlich noch privat versichert waren, wurden ebenfalls der GKV zugewiesen. Um Selbständigen mit niedrigem Einkommen den Verbleib in der GKV zu ermöglichen, wurde den Krankenkassen die Möglichkeit eröffnet, von diesen Mitgliedern nur einen ermäßigten Beitragssatz zu verlangen.

- Ab dem 1. Juli 2007 mussten alle privaten Krankenversicherungen den bereits bisher gesetzlich vorgeschriebenen branchenüblichen Standardtarif auch für

---

55 Bereits im Koalitionsvertrag vom 11. November 2005 wurde diese Entwicklung als Problem thematisiert und in Ziff. 7.2.1 festgestellt: «Ein moderner Sozialstaat muss sicherstellen, dass niemand ohne Versicherungsschutz bleibt und solchen Versicherten, die den Schutz verloren haben, eine Rückkehrmöglichkeit zur jeweiligen Versicherung angeboten wird.»

Nichtversicherte anbieten. Der Beitrag hierfür durfte nicht höher sein als der Höchstbeitrag in der GKV.

- Seit dem 1. Januar 2009 gilt eine allgemeine Versicherungspflicht für die Krankenversicherung. Alle Einwohner der Bundesrepublik Deutschland müssen sich entweder in einer gesetzlichen Krankenkasse oder einem Unternehmen der PKV versichern. Bleiben sie dennoch unversichert, so werden sie im Leistungsfall entsprechend der Systematik des Sozialrechts einer Krankenkasse oder privaten Krankenversicherung zugewiesen und müssen den entsprechenden Beitrag zahlen, gegebenenfalls auch rückwirkend.

3.7
Selbstverwaltung

Ein ebenfalls tief in der Geschichte verwurzelter Grundsatz ist die Beschränkung staatlicher Aktivitäten auf die Rahmensetzung und Rechtsaufsicht sowie die weitgehende Übertragung der direkten Ausführung und Durchführung von Gesetzen im Bereich der sozialen Sicherung auf die Organe der so genannten Selbstverwaltung. Bereits die Vorläufer der gesetzlichen Krankenversicherung wie die Hilfskassen der Arbeiter sowie die Zünfte und Gilden des mittelalterlichen Handwerks wurden von ihren Mitgliedern genossenschaftlich selbst verwaltet. Die Bismarck'sche Sozialgesetzgebung machte sich diese Strukturen zunutze und unterstellte sie staatlicher Aufsicht. Die gesetzlichen Krankenkassen wurden zu Körperschaften des öffentlichen Rechts, die als mittelbare Staatsverwaltung für ihren Bereich ausgelagerte Staatsaufgaben übernehmen. Sie sind aber dennoch keine staatlichen Behörden, sondern selbständige Organisationen mit eigener Rechtsfähigkeit, die lediglich unter staatlicher Rechtsaufsicht stehen.

Selbstverwaltung als Organisationsprinzip der GKV meint, dass die jeweilige Krankenkasse ihre Belange im Rahmen der bestehenden Gesetze selbst regelt und in einem gewissen Rahmen über eigene Entscheidungskompetenzen verfügt. Die Organe der Selbstverwaltung bei den Krankenkassen sind der Verwaltungsrat und der Vorstand. Der **Verwaltungsrat**, als eine Art «Parlament» der Kasse, wird bei den Ersatzkassen allein von den Mitgliedern und bei den anderen Krankenkassen von den Mitgliedern und Arbeitgebern je zur Hälfte gewählt (Sozialwahlen). Wahlberechtigt sind nur die Mitglieder, nicht aber die mitversicherten Familienangehörigen. Der Verwaltungsrat wiederum wählt den **Vorstand**, der die laufenden Geschäfte führt.

3.7 Selbstverwaltung

Durch das GKV-WSG 2007 ist es zum 1. Juli 2008 zu einer grundlegenden Veränderung der Strukturen der Selbstverwaltung gekommen. Es wurde mit dem «Spitzenverband Bund der gesetzlichen Krankenversicherung» ein einheitlicher und gemeinsamer Dachverband der GKV geschaffen, und die bisherigen Spitzenverbände der einzelnen Krankenkassenarten wurden zu privatrechtlich organisierten Gesellschaften bürgerlichen Rechts.[56] Auch der neue Spitzenverband Bund ist Organ einer intern nach demokratischen Grundprinzipien organisierten Selbstverwaltung der gesetzlichen Krankenversicherung. Seine Mitgliederversammlung wird von den Vertretern der einzelnen Krankenkassenarten gebildet. Die Mitgliederversammlung wählt einen Verwaltungsrat, der wiederum einen dreiköpfigen Vorstand wählt.

Da sowohl der Leistungskatalog der GKV als auch die grundlegenden Organisationsstrukturen weitgehend durch das Sozialrecht festgelegt sind und dieses Netz von Rechtsvorschriften in den letzten Jahrzehnten zudem immer dichter geworden ist, verbleibt der Selbstverwaltung nur ein relativ kleiner Handlungsspielraum für eigenständige Entscheidungen. Die wichtigste Kompetenz der Selbstverwaltung war bis Ende 2008 die Festsetzung des Beitragssatzes. Nach Einführung des Gesundheitsfonds ist diese Kompetenz zum überwiegenden Teil auf das Gesundheitsministerium übergegangen, das einen für alle Krankenkassen einheitlichen allgemeinen Beitragssatz festlegt. Den einzelnen Kassen bleibt unter den Bedingungen des Gesundheitsfonds nur noch die Kompetenz zur Erhebung eines Zusatzbeitrages, sofern die Einnahmen aus dem Gesundheitsfonds für sie nicht ausreichend sind, und das Recht, eventuell angefallene Überschüsse in Form von Prämien an die Mitglieder auszuschütten.

Das Selbstverwaltungsprinzip ist keineswegs nur auf die GKV beschränkt, sondern findet sich auch in anderen Bereichen des Gesundheitswesens. Prominentestes Beispiel hierfür sind sicherlich die Kassenärztlichen Vereinigungen. Sie sind ebenfalls mittelbare Staatsverwaltung und Körperschaften des öffentlichen Rechts, zugleich aber auch genossenschaftliche Selbstorganisation und Interessenvertretung der niedergelassenen Ärzteschaft.[57]

Wesentlicher Vorteil der Selbstverwaltung aus Sicht des Staates ist die Entlastung von Verwaltungsaufgaben und die Nutzung von Fachkompetenzen der Organe der Selbstverwaltung für die Zwecke staatlicher Steuerung des Gesundheitswesens. Ohne derartige Organisationsformen müssten entsprechende personelle und sachliche Kapazitäten in Ministerien und Behörden vorgehalten

---

56 Zur Strukturreform der GKV durch das GKV-WSG 2007 vgl. das Kapitel zur gesetzlichen Krankenversicherung.
57 Zu den Aufgaben der Kassenärztlichen Vereinigungen vgl. das Kapitel 6 «Die ambulante ärztliche Versorgung».

werden. Dies ist insbesondere auch zu bedenken, wenn über die Verwaltungsausgaben der GKV diskutiert wird.

Literatur

Sozialstaat und Sozialpolitik

Allmendinger, J.; Ludwig-Meyerhofer, W. (Hrsg.) (2000): Soziologie des Sozialstaats. Gesellschaftliche Grundlagen, historische Zusammenhänge und aktuelle Entwicklungstendenzen. Weinheim/München: Juventa.
Lampert, H.; Althammer, J. (2004): Lehrbuch der Sozialpolitik. 3. Auflage. Berlin/Heidelberg/New York/Tokio: Springer.
Leibfried, S.; Wagschal, U. (Hrsg.) (2000): Der deutsche Sozialstaat. Bilanzen – Reformen – Perspektiven. Frankfurt/M./New York: Campus.
Neumann, L. F.; Schaper, K. (1998): Die Sozialordnung der Bundesrepublik Deutschland. 4., überarbeitete und aktualisierte Auflage. Frankfurt/M./New York: Campus.
Schmidt, M. G. (1998): Sozialpolitik in Deutschland. Historische Entwicklung und internationaler Vergleich. 2. Auflage. Opladen: Leske+Budrich.
Schmidt, M. G.; Ostheim, T.; Siegel, N. A.; Zohlnhöfer, R. (Hrsg.) (2007): Der Wohlfahrtsstaat. Eine Einführung in den historischen und internationalen Vergleich. Wiesbaden: VS Verlag.
Stein, E. (1995): Staatsrecht. 15., neu bearbeitete Auflage. Tübingen: Mohr.

Grundlagen und Grundprinzipien des Sozialrechts

Eichenhofer, E. (2007): Sozialrecht. 6. neu bearb. Auflage. Tübingen: Mohr/Siebeck.
Gitter, W.; Schmitt, J. (2001): Sozialrecht. Ein Studienbuch. München: C.H. Beck.
Igl, G.; Welti, F. (2006): Sozialrecht. Ein Studienbuch. Düsseldorf: Werner.

4 Grundstrukturen und Basisdaten des Gesundheitssystems

Im folgenden Kapitel werden zunächst die drei Grundmodelle vorgestellt, an denen sich Gesundheitssysteme international orientieren: das staatliche, das Sozialversicherungs- und das marktwirtschaftliche Modell. Das deutsche System zählt in dieser Systematik zu den Sozialversicherungsmodellen, allerdings mit einem hohem Maß an staatlicher Regulierung nicht nur der Finanzierung, sondern auch der Leistungserbringung. Dennoch aber bleibt es ein Sozialversicherungsmodell, weil die Finanzierung der Leistungen überwiegend durch Sozialversicherungsbeiträge erfolgt und die gesetzliche Krankenversicherung wichtigster Vertragspartner der Leistungserbringer ist. Anschließend werden die Grundstrukturen des deutschen Gesundheitssystems dargestellt. Das deutsche System ist zwar aus mehreren Teilsystemen zusammengesetzt, die zahlreiche Besonderheiten aufweisen, es lassen sich aber dennoch allgemeine Grundmuster erkennen, die auch die Strukturen der Teilsysteme maßgeblich prägen.

4.1 Grundmodelle von Gesundheitssystemen im internationalen Vergleich

Gesundheitssysteme können im internationalen Vergleich je nach Art der Regulierung, Leistungserbringung und Finanzierung in drei Grundmodelle unterschieden werden (s. **Tab. 4-1**):

- staatliches Gesundheitssystem

Tabelle 4-1: Klassifikationsraster für den internationalen Vergleich von Gesundheitssystemen

	staatliche Gesundheitssysteme	Sozialversicherungsmodelle	marktwirtschaftliche Gesundheitssysteme
Finanzierung	Staat Steuern	Sozialversicherung Beiträge	Private Prämien, Zuzahlungen, Selbstzahlungen
Leistungserbringung	öffentlich Zentralstaat, Region, Distrikt, Kommune	not for profit karitativ, freigemeinnützig	for profit privat

- Sozialversicherungsmodell
- marktwirtschaftliches Gesundheitssystem.

Betrachtet man die gegenwärtigen Gesundheitssysteme genauer, so wird man allerdings keines der genannten Grundmodelle in Reinform finden. Vorherrschend sind vielmehr Mischformen, in denen jedoch unterschiedliche Schwerpunktsetzungen erfolgen.

Ein **staatliches Gesundheitssystem** in idealtypischer Form würde sich dadurch auszeichnen, dass die Leistungserbringung weit überwiegend oder ausschließlich direkt durch staatliche oder öffentliche Einrichtungen erfolgt. Private Leistungserbringung würde lediglich eine marginale Rolle spielen, auch Ärzte wären weit überwiegend Angestellte des Staates oder anderer öffentlicher Einrichtungen. Die Finanzierung in einem rein staatlichen System erfolgt über allgemeine Steuermittel, die in der Regel von der Zentralregierung auf Grundlage zentralstaatlicher Planungsvorgaben an die verschiedenen Regionen verteilt werden. Die Leistungserbringung und Verwendung der Mittel unterliegt direkter staatlicher Steuerung und Kontrolle. Der Zugang zu den Einrichtungen und Leistungen des Gesundheitswesens ist in einem staatlichen Gesundheitssystem üblicherweise für alle Bürger frei.

Das Gesundheitswesen der DDR war diesem idealtypischen Modell sehr nahe gekommen. Von den gegenwärtigen europäischen Gesundheitssystemen gelten beispielsweise das britische, dänische und schwedische System als staatliche Gesundheitssysteme. Dem idealtypischen Modell am nächsten kommt sicherlich der britische National Health Service (NHS), aber auch er weist deutliche Abweichungen vom idealtypischen Modell auf. Zwar wird der NHS weit überwiegend aus allgemeinen Steuermitteln finanziert, die zentralstaatlich und auf Grundlage von Bedarfsindikatoren und Gesundheitsplänen verteilt werden. Die Leistungserbringung erfolgt in weiten Bereichen aber durch private Einrichtungen. So sind beispielsweise die Allgemeinärzte, die im britischen System eine zentrale Funktion innehaben, ebenso wie in Deutschland Selbständige, die auf eigene Rechnung tätig werden. Zudem wurden öffentliche Krankenhäuser in den 1990er-Jahren zu relativ eigenständigen NHS-Trusts umgewandelt, um ihnen mehr rechtliche und wirtschaftliche Selbständigkeit zu geben.

Das **Sozialversicherungsmodell** ist dadurch gekennzeichnet, dass der Staat zwar die Regulierung wahrnimmt, die Finanzierung aber weit überwiegend durch Sozialversicherungsbeiträge erfolgt. Die Versorgungsleistungen werden sowohl von öffentlichen als auch privaten Einrichtungen erbracht. Zu den privaten Leistungserbringern werden im internationalen Vergleich üblicherweise auch die karitativen und freigemeinnützigen Anbieter gerechnet. Um die Versorgung der Versicherten zu gewährleisten, schließen die Krankenversicherungen Versorgungsverträge mit Leistungserbringern und zahlen ihnen Vergütungen für die erbrachten Leistungen. Zum Sozialversicherungsmodell werden neben der Bundesrepublik Deutschland vor allem die Niederlande und Frankreich gezählt.

In einem **marktwirtschaftlichen Gesundheitssystem** würde sich der Staat idealtypisch auf die Vorgabe sehr allgemeiner Rahmenbedingungen beschränken und die soziale Absicherung des Krankheitsrisikos dem Einzelnen und dem freien Spiel von Angebot und Nachfrage überlassen. Die Leistungserbringung läge vor allem in den Händen privater Anbieter und die Finanzierung der Leistungen würde weit überwiegend durch Beiträge zu privaten Krankenversicherungen und Selbstzahlungen erfolgen. Diesem Modell kommt sicherlich das Gesundheitswesen der USA am nächsten. Allerdings sind auch dort deutliche

Abweichungen vom idealtypischen Modell zu verzeichnen. Da ein erheblicher Teil der Bevölkerung nicht in der Lage ist, die Prämien für eine ausreichende private Krankenversicherung zu zahlen, muss der amerikanische Staat seit vielen Jahren erhebliche Steuermittel für die Finanzierung gesonderter Sicherungssysteme für Arme und Bedürftige aufbringen.[58] So ist es auch zu erklären, dass das US-amerikanische Gesundheitssystem – trotz einer eindeutig marktwirtschaftlichen Grundorientierung – beispielsweise Mitte der 1990er-Jahre zu mehr als einem Drittel aus allgemeinen Steuermitteln finanziert wurde. Dennoch sind seit vielen Jahren über 40 Mio. Amerikaner ohne ausreichenden Krankenversicherungsschutz. Die Leistungserbringung erfolgt nicht nur durch For-Profit-Organisationen, sondern zu einem erheblichen Teil durch öffentliche und Not-For-Profit-Organisationen. Da aber der Versicherungsmarkt in hohem Maße von privaten Krankenversicherungen geprägt ist, kann das System insgesamt dennoch als marktwirtschaftliches Gesundheitssystem bezeichnet werden.

Zusammenfassend kann festgehalten werden, dass Gesundheitssysteme, die in der gegenwärtigen Diskussion als staatlich gelten, gekennzeichnet sind durch eine überwiegende Finanzierung aus allgemeinen Steuermitteln und einen überdurchschnittlich hohen Anteil öffentlicher Einrichtungen bei der Leistungserbringung. Sozialversicherungsmodelle sind dadurch charakterisiert, dass sie überwiegend aus Sozialversicherungsbeiträgen finanziert werden und die Leistungserbringung zumeist durch karitativ-gemeinnützige und private Einrichtungen und Leistungsanbieter erfolgt. Als marktwirtschaftlich kann ein Gesundheitssystem dann gelten, wenn es ein geringes Maß an staatlicher Regulierung und einen deutlich überproportionalen Anteil privater Finanzierung aufweist.

4.2
Grundmerkmale des deutschen Gesundheitssystems

Im Folgenden werden zunächst grundlegende Merkmale des deutschen Gesundheitssystems anhand der drei Bereiche Regulierung, Finanzierung und Leistungserbringung beschrieben. Daran anschließend wird die Grundstruktur des Systems erläutert, wie sie sich aus dem Zusammenspiel von Regulierung, Finanzierung und Leistungserbringung ergibt.

---

58   In den USA sind es die überwiegend von den Bundesstaaten finanzierten Medicaid-Programme.

4.2.1 Regulierung

Die grundlegende Philosophie der staatlichen Regulierung des Gesundheitssystems in Deutschland kann dahingehend beschrieben werden, dass der Staat die oberste und letztentscheidende Instanz für die Regulierung des Gesundheitssystems ist, sich aber weitgehend auf eine allgemeine Rahmensetzung beschränken sollte. Die nähere Ausgestaltung des Versorgungssystems wird darum in der Regel den Verhandlungen zwischen Kostenträgern und Leistungserbringern überlassen. Dementsprechend kommt den Verbänden und Körperschaften eine besondere Bedeutung zu. Dennoch aber behält der Staat die Letztentscheidung, von der er insbesondere dann Gebrauch macht, wenn die Verbände sich nicht einigen können oder die Vereinbarungen nicht den Vorgaben des Gesetzgebers entsprechen.

Das Ausmaß der **staatlichen Regulierung** kann im internationalen Vergleich als relativ hoch gelten. Sowohl die Leistungen der gesetzlichen Krankenversicherung als auch die wichtigsten Vergütungssysteme des Gesundheitswesens sind sehr detailliert geregelt. Zudem wird versucht, auch die Entwicklung der Leistungsstrukturen wichtiger Bereiche zu steuern, indem es bundesweit geltende gesetzliche Vorgaben für die vertragsärztliche Bedarfsplanung und Niederlassung sowie eine staatliche Krankenhausplanung der Länder gibt. Allerdings sind der staatlichen Steuerung in diesem Bereich verfassungsrechtliche Grenzen gesetzt, insbesondere durch das Grundrecht auf freie Berufswahl und den grundgesetzlichen Schutz des Eigentums. Der Staat kann keinen Bürger und somit auch keinen Leistungserbringer im Gesundheitswesen zu einer bestimmten Berufstätigkeit an einem bestimmten Ort in einer bestimmten Form zwingen. Staatliche Steuerung kann sich von daher im Wesentlichen nur auf das Setzen wirtschaftlicher Anreize beschränken, beispielsweise indem die Zulassung zur Behandlung von Versicherten der GKV gewährt oder verweigert wird oder zugelassene Krankenhäuser öffentliche Investitionsförderung erhalten.

Das hohe Maß an staatlicher Regulierung kann in engem Zusammenhang zum Sozialstaatsgebot des Grundgesetzes gesehen werden. Zwar hat der Staat nach gängigem Verständnis im Rahmen der von ihm zu gewährleistenden Daseinsvorsorge nicht die Pflicht, alle Leistungen selbst zu erbringen, wohl aber durch die Ausgestaltung des Rechts die Bedingungen für eine ausreichende soziale Sicherung und Versorgung seiner Bürger im Krankheitsfall zu schaffen.

Der **Staat** ist in der Bundesrepublik Deutschland allerdings kein einheitlicher Akteur mit einheitlichem Willen, sondern vielfältig untergliedert. Dementsprechend sind auch die Aufgaben der Regulierung auf verschiedene staatliche

Ebenen und Institutionen verteilt. Die wichtigste Differenzierung ergibt sich aus dem in Art. 20 und 28 des Grundgesetzes festgeschriebenen grundlegenden Organisationsprinzip des föderalen Bundesstaates. Die staatliche Macht ist im Rahmen einer vertikalen Gewaltenteilung aufgeteilt zwischen dem Bund und den Ländern. Die **Gesetzgebungskompetenz** ist dementsprechend unterteilt in eine ausschließliche Gesetzgebung des Bundes (Art. 71, 73 GG), eine konkurrierende Gesetzgebung (Art. 72, 74, 74a GG) und eine Rahmengesetzgebung des Bundes (Art. 75 GG). Gegenstände der ausschließlichen Gesetzgebung des Bundes, die nur der **Bund** regeln darf, sind beispielsweise Verteidigung, Staatsangehörigkeit, Einwanderung, Währung, Zoll oder Postwesen. Im Bereich der konkurrierenden Gesetzgebung haben sowohl der Bund als auch die Länder die Befugnis zur Gesetzgebung, die Länder allerdings nur so lange und so weit der Bund von seinem Gesetzgebungsrecht nicht Gebrauch gemacht hat (Art. 72 GG). Zu den Gegenständen der konkurrierenden Gesetzgebung gehört seit 1969 auch die Krankenhausfinanzierung (Art. 74 Nr. 19a GG). Im Bereich der Rahmengesetzgebung des Bundes hat dieser das Recht, Rahmenvorschriften zu erlassen, die für die Gesetzgebung der Länder bindend sind. Gegenstände der Rahmengesetzgebung sind beispielsweise das öffentliche Dienstrecht, das Hochschulwesen oder der Naturschutz.

Die **Länder** wirken an der Gesetzgebung des Bundes durch den **Bundesrat** mit, einer Art zweiten Kammer, die von Vertretern der Länderregierungen gebildet wird. Die Mitwirkungsrechte des Bundesrates sind jedoch abgestuft. Bei so genannten Einspruchsgesetzen kann der Bundesrat das Inkrafttreten eines vom Bundestag verabschiedeten Gesetzes durch seinen Einspruch lediglich verzögern, aber nicht verhindern. Zustimmungsgesetze hingegen bedürfen zu ihrem Inkrafttreten der ausdrücklichen Zustimmung der Mehrheit des Bundesrates. Diese vertikale Gewaltenteilung zwischen Bund und Ländern ist für das deutsche Gesundheitssystem insofern von besonderer Bedeutung, als ein Teil der Gesundheitsgesetzgebung zustimmungspflichtig ist und Differenzen zwischen Bundestag und Bundesrat in der Vergangenheit mehrfach zur Änderung von Gesetzesvorlagen oder sogar zum Scheitern von Reformen führten. Sofern der Bund von seiner Gesetzgebungskompetenz keinen Gebrauch gemacht hat oder es den Ländern ausdrücklich durch Bundesgesetz vorgegeben ist, regeln die Länder einzelne Bereiche im Rahmen ihrer eigenen Gesetzgebungskompetenz. Zu nennen sind hier vor allem die Landeskrankenhausgesetze und Landespflegegesetze, die zur Umsetzung und Konkretisierung der entsprechenden Bundesgesetze gefordert sind.

Auch die Aufgaben und Zuständigkeiten der **staatlichen Verwaltung** sind zwischen Bund und Ländern aufgeteilt. Oberste Verwaltungsbehörde des Bundes für das Gesundheitswesen ist das **Bundesministerium für Gesundheit** (BMG).[59] Primäre Aufgabe der für den Gesundheitsbereich zuständigen Abteilungen ist die Vorbereitung und Erarbeitung von Gesetzentwürfen, Rechtsverordnungen und Verwaltungsvorschriften des Bundes für das Gesundheitswesen sowie die Dienstaufsicht gegenüber nachgeordneten Bundesbehörden.

Entsprechend der ihm vom Grundgesetz übertragenen Zuständigkeiten unterhält der Bund eine Reihe von Instituten und Bundesämtern, die zum Geschäftsbereich des BMG gehören:

- **Robert-Koch-Institut**: Es ist zuständig für die Erkennung, Verhütung und Bekämpfung von Krankheiten, insbesondere solcher von hoher Gefährlichkeit oder weitem Verbreitungsgrad; es ist auch verantwortlich für die Gesundheitsberichterstattung des Bundes.[60]

- **Paul-Ehrlich-Institut**: Es ist zuständig für die Arzneimittelsicherheit sowie die Prüfung, Zulassung und Überwachung von Impfstoffen und Sera.[61]

- **Deutsches Institut für Medizinische Dokumentation und Information (DIMDI)**: Das DIMDI ist insbesondere zuständig für die Herausgabe der deutschen Versionen medizinischer Klassifikationen wie beispielsweise ICD, ICF, OPS und den Aufbau umfangreicher medizinischer Datenbanken zu verschiedenen Themen.[62]

- **Bundeszentrale für gesundheitliche Aufklärung**: Die Bundeszentrale ist zuständig für die Entwicklung von Strategien zur gesundheitlichen Aufklärung und Prävention.[63]

- **Bundesinstitut für Arzneimittel und Medizinprodukte (BfArM)**: Es ist zuständig für die Zulassung von Arzneimitteln, die Risikobewertung von Arzneimitteln und Medizinprodukten sowie die Überwachung des legalen Verkehrs mit Betäubungsmitteln.[64]

- **Bundesversicherungsamt**: Es ist verantwortlich für die Aufsicht über die bundesunmittelbaren Träger und Einrichtungen der Sozialverwaltung, folglich auch der gesetzlichen Krankenversicherung und Pflegeversicherung. In seinen

---

59 Nähere Informationen zu Aufgaben und innerer Organisation des BMG sind auf der Internetseite des Ministeriums zu finden (http://www.bmg.bund.de).
60 weitere Informationen unter http://www.rki.de
61 weitere Informationen unter http://www.pei.de
62 weitere Informationen unter http://www.dimdi.de
63 weitere Informationen unter http://www.bzga.de
64 weitere Informationen unter http://www.bfarm.de

Zuständigkeitsbereich fällt auch die Prüfung der Geschäfts- und Rechnungsergebnisse der bundesunmittelbaren Krankenkassen und Pflegekassen.[65]

Für die institutionalisierte Politikberatung beruft das Bundesministerium für Gesundheit einen **Sachverständigenrat zur Begutachtung der Entwicklung im Gesundheitswesen**,[66] der in zweijährigem Abstand ein Gutachten zur Entwicklung der gesundheitlichen Versorgung erstellt.[67] Über die regulären Gutachten hinaus können zu Einzelthemen auch Sondergutachten in Auftrag gegeben werden.

Die Behörden der **Länder** haben vor allem die Durchführung der Bundes- und Landesgesetze zu überwachen, im Rahmen der ihnen übertragenen gesetzlichen Aufgaben aber auch eigenständige Funktionen zu erfüllen. Oberste Landesbehörden sind in der Regel das jeweilige **Sozial- oder Gesundheitsministerium** beziehungsweise die zuständige Senatsbehörde.[68] Ihnen unterstellt sind die **Landesgesundheitsämter** und andere Landesbehörden für den Gesundheitsbereich. Die zuständigen Landesbehörden üben die Fachaufsicht über die Gesundheitsämter der Gemeinden und insbesondere auch über die landesunmittelbaren Krankenkassen und Pflegekassen sowie die jeweilige Kassenärztliche und Kassenzahnärztliche Vereinigung des Landes aus. Wichtigste Aufgabe im Bereich der Krankenhausversorgung ist die Aufstellung und Fortschreibung von Krankenhausplänen und Investitionsförderprogrammen für die in den Krankenhausplan aufgenommenen Krankenhäuser. Anders als der Bund sind die Länder auch Träger von Versorgungseinrichtungen des Gesundheitswesens. In eigener Trägerschaft unterhalten sie in der Regel Universitätskliniken und psychiatrische Landeskrankenhäuser.

Die Gemeinden und kreisfreien Städte sind nicht Teil des Staates, sondern von diesem relativ unabhängige Gebietskörperschaften mit einem vom Grundgesetz garantierten Recht auf kommunale Selbstverwaltung. Ihnen kommen von daher auch keine staatlichen Regulierungskompetenzen zu, sondern nur die Aufgabe der Überwachung der Einhaltung von Rechtsvorschriften, die im Wesentlichen von den kommunalen Gesundheitsämtern wahrgenommen wird. Zu den Aufgaben der Gesundheitsämter zählen insbesondere die Überwachung

---

65 weitere Informationen unter http://www.bva.de
66 Durch das GKV-Modernisierungsgesetz 2004 war er umbenannt worden, zuvor hieß er «Sachverständigenrat für die Konzertierte Aktion im Gesundheitswesen».
67 weitere Informationen unter http://www.svr-gesundheit.de
68 Zur inneren Organisation von Sozialministerien vgl. beispielhaft den Organisationsplan des Niedersächsischen Ministeriums für Soziales, Frauen, Familie und Gesundheit (http://www.mfas.niedersachsen.de).

der Gesundheitsberufe und Einrichtungen, des Verkehrs mit Lebensmitteln und Arzneimitteln, der Verhütung und Bekämpfung übertragbarer Krankheiten und die Gesundheitserziehung und Gesundheitsberatung. Insgesamt liegt der Aufgabenschwerpunkt der Kommunen aber eher im Bereich der Leistungserbringung. Sie sind Träger von Krankenhäusern und in geringem Umfang auch von Pflegeheimen und Sozialstationen.

Im deutschen Gesundheitssystem kommt den **Verbänden** traditionell eine bedeutende Rolle zu. Sie sind einerseits Organisationen der Interessenvertretung ihrer Mitglieder, andererseits werden sie aber auch für Zwecke staatlicher Regulierung eingesetzt. Diese Indienstnahme ist bei den Krankenkassen und Kassenärztlichen Vereinigungen Teil ihrer originären, vom Gesetz zugeschriebenen Aufgaben. Bei diesen Organisationen handelt es sich um **Körperschaften des öffentlichen Rechts** und mittelbare, ausgelagerte Staatsverwaltung. Sie haben in erster Linie Aufgaben zu erfüllen, die ihnen durch Gesetz aufgetragen wurden. Da sie nur mittelbare Staatsverwaltung sind, genießen sie jedoch ein gewisses Maß an Autonomie gegenüber der staatlichen Verwaltung, was insbesondere für verbandspolitische Aktivitäten von Bedeutung ist und auch genutzt wird. Sofern andere Verbände, wie beispielsweise die als privatrechtliche Vereine organisierten Krankenhausgesellschaften, ebenfalls wie Körperschaften mit Regulierungsfunktionen betraut werden, findet dies in der Regel mit Zustimmung der Verbände statt, deren Bedeutung und Macht als Verhandlungspartner dadurch gestärkt wird. Anders als Körperschaften haben die in der Regel als Vereine organisierten Verbände keine Überwachungsfunktion und Sanktionsgewalt gegenüber ihren Mitgliedern.

Primärer Vorteil der Auslagerung von Aufgaben der staatlichen Verwaltung auf öffentlich-rechtliche Körperschaften und privatrechtliche Verbände ist sicherlich die Entlastung des Staates von diesen Aufgaben. Entsprechende personelle und sachliche Kapazitäten müssen nicht aus Steuermitteln finanziert werden, sondern sind von den beauftragten Körperschaften und Verbänden vorzuhalten und aus den jeweiligen Mitgliedsbeiträgen und Vergütungen der Leistungserbringer zu finanzieren. Im Gegenzug dafür erhalten die beauftragten Körperschaften und Verbände Einfluss auf die Ausgestaltung des Gesundheitssystems und auch auf den Gang der Gesetzgebung. Dies wiederum wird aber auch als Problem angesehen, da Verbände in Deutschland einen relativ starken Einfluss auf gesundheitspolitische Entscheidungen haben.

Ein weiterer wichtiger Bestandteil der Regulierungsstruktur des deutschen Gesundheitssystems ist die so genannte **gemeinsame Selbstverwaltung**, in der Vertreter von Krankenkassen und Leistungserbringern gemeinsam zentrale Fragen der Leistungserbringung und Vergütung erörtern und entscheiden. Die gemeinsame Selbstverwaltung und ihre paritätische Zusammensetzung ist für mehrere Bereiche des Gesundheitswesens durch Gesetz vorgeschrieben, ebenso wie das Verfahren der Konfliktregulierung für den Fall der Nichteinigung. Für die ambulante ärztliche Versorgung beispielsweise sind mehrere Gremien auf Landes- und Bundesebene vorgesehen, so unter anderem Zulassungsausschüsse auf Landesebene, die über die Zulassung von Vertragsärzten entscheiden.

Bedeutendstes Gremium der gemeinsamen Selbstverwaltung ist der **Gemeinsame Bundesausschuss (G-BA)**.[69] Er trifft Grundsatzentscheidungen über die Konkretisierung und Ausgestaltung des Leistungskatalogs der GKV und vereinbart Empfehlungen zu Einzelthemen der Versorgung. Seine Beschlüsse sind sowohl für die Krankenkassen als auch die Leistungserbringer und Versicherten der GKV bindend. Der G-BA ist mit Vertretern der Leistungserbringer und Krankenkassen sowie einem unparteiischen Vorsitzenden und zwei weiteren unparteiischen Mitgliedern besetzt. Seit 2004 gehören dem G-BA auch Vertreter anerkannter Patientenorganisationen an, allerdings nur mit beratender Stimme sowie Antragsrecht.[70] Durch das GKV-WSG wurde eine Restrukturierung des G-BA eingeleitet (§ 91 SGB V). Seit dem 1. Juli 2008 finden die Sitzungen des Beschlussgremiums öffentlich statt und die Zusammensetzung des Gemeinsamen Bundesausschusses wurde geändert. Das Beschlussgremium besteht seither aus: Einem unparteiischen Vorsitzenden und zwei weiteren unparteiischen Mitgliedern sowie jeweils fünf Vertretern der Leistungserbringer und Krankenkassen, die jedoch nicht an Weisungen ihrer Verbände gebunden sind. Die unparteiischen Mitglieder sollen ihre Funktion hauptamtlich ausüben, die Vertreter der Verbände ehrenamtlich. Die Beteiligung ehrenamtlicher Patientenvertreter bleibt unverändert. Die Rechtsaufsicht über den G-BA führt weiterhin das BMG.

Zu seiner Unterstützung hat der Gemeinsame Bundesausschuss 2004 auf gesetzlichen Auftrag hin das **Institut für Qualität und Wirtschaftlichkeit im Gesundheitswesen (IQWiG)** gegründet (§ 139a SGB V).[71] Es ist ein fachlich unabhängiges wissenschaftliches Institut, das wissenschaftliche Recherchen, Gutachten und Stellungnahmen zu Fragen des Nutzens, der Qualität und

---

69 Weiterführende Informationen sind auf der Internetseite des G-BA zu finden (http://www.g-ba.de).
70 Welche Organisationen als legitime Vertretungen der Versicherten der GKV anerkannt werden, legt das BMG in einer Patientenbeteiligungsverordnung fest. Anfang 2007 waren dies der Deutsche Behindertenrat (DBR), die BundesArbeitsGemeinschaft der PatientInnenstellen (BAGP) und der Bundesverband der Verbraucherzentralen.
71 Weitere Informationen zu den Aufgaben sowie Rechercheergebnisse und Gutachten des IQWiG sind auf der Internetseite des Instituts zu finden (http://www.iqwig.de).

Wirtschaftlichkeit diagnostischer und therapeutischer Verfahren erstellen soll. Durch seine Arbeit soll es Entscheidungen des G-BA vorbereiten, beispielsweise, indem für bestimmte Verfahren oder Arzneimittel der gegenwärtige internationale Forschungsstand recherchiert und nach internationalen Standards aufbereitet und bewertet wird.

Können sich die Vertreter von Krankenkassen und Leistungserbringern in einem Gremium der gemeinsamen Selbstverwaltung oder in Vertragsverhandlungen nicht einigen, ist in der Regel die Einschaltung einer ebenfalls paritätisch besetzten Schiedsstelle vorgesehen (gilt nicht für den G-BA). Da die Schiedsämter oder Schiedsstellen in der Regel außer mit Vertretern der Krankenkassen und Leistungserbringer in gleicher Zahl auch mit mehreren unparteiischen Mitgliedern und einem unparteiischen Vorsitzenden besetzt sind und Entscheidungen mit einfacher Mehrheit getroffen werden, sind sie auch entscheidungsfähig. Können die Meinungsverschiedenheiten durch den Spruch der Schiedsstelle nicht ausgeräumt werden, bleibt beiden Seiten die Möglichkeit der Klage vor einem Sozial- oder Verwaltungsgericht. Dieses mehrstufige Verfahren der Entscheidungsfindung und Konfliktregulierung ist typisch für das deutsche Gesundheitswesen und entlastet insbesondere den Staat von Rechtsetzungs- und Konfliktregulierungsaufgaben.

4.2.2
Finanzierung

Das deutsche Gesundheitssystem wird überwiegend durch Sozialversicherungsbeiträge finanziert. Im Jahr 2004 entfielen ca. zwei Drittel der Ausgaben auf die verschiedenen Zweige der Sozialversicherung, der größte Teil davon mit ca. 57 % der Gesamtausgaben auf die gesetzliche Krankenversicherung (s. **Tab. 4-2**). Der Anstieg des Anteils der Sozialversicherungen an den Gesamtausgaben von 66,7 % im Jahr 1992 auf 69,6 % im Jahr 2000 ist fast ausschließlich auf die Einführung der gesetzlichen Pflegeversicherung zurückzuführen. Deren Einführung bewirkte zwar auch eine Entlastung der Krankenkassen, brachte insgesamt aber eine deutliche Steigerung der Aufwendungen, vor allem für die ambulante Pflege. Die gesetzliche Krankenversicherung wurde bei Einführung der sozialen Pflegeversicherung von den Leistungen bei Schwerpflegebedürftigkeit entlastet, die im Vorgriff auf die Einführung der Pflegeversicherung seit 1991 als Krankenkassenleistung gewährt worden waren. Mit der Einführung der Pflegeversicherung gingen diese Leistungen in den Leistungskatalog der Pflegeversicherung über.

Tabelle 4-2: Finanzierung des Gesundheitswesens in Deutschland, Anteile der Finanzierungsträger in Prozent der Gesamtausgaben

	1992	1995	2000	2007
Ausgaben insgesamt (in Mio. Euro)	157 584	186 474	212 335	252 751
davon in %				
• Öffentliche Haushalte	11,2	10,7	6,4	5,2
• Sozialversicherung	66,7	67,3	69,6	67,8
darunter				
– Gesetzliche Krankenversicherung	62,6	60,3	58,4	57,5
– Soziale Pflegeversicherung	0,0	2,8	7,9	7,3
– Gesetzliche Rentenversicherung	2,2	2,3	1,6	1,5
– Gesetzliche Unfallversicherung	1,8	1,8	1,7	1,6
• Private Kranken- und Pflegeversicherung	7,4	7,7	8,3	9,3
• Arbeitgeber	4,4	4,2	4,1	4,2
• Private Haushalte*	10,3	10,2	11,6	13,5

* einschl. privater Organisationen ohne Erwerbszweck (Wohlfahrtsverbände, DRK etc.)

Quelle: Statistisches Bundesamt; eigene Berechnungen

Gegenüber dem Anteil der Sozialversicherungen ist der Finanzierungsanteil der öffentlichen Haushalte deutlich geringer. Auch in der alten BRD bewegte sich der Anteil der öffentlichen Haushalte seit Jahrzehnten auf dem gleichen Niveau, wenngleich bei leicht sinkender Tendenz (1970: ca. 14 %, 1990: ca. 13 %). Der Anteil der Steuerfinanzierung im deutschen Gesundheitssystem liegt unter dem EU-Durchschnitt und insbesondere auch deutlich unter den USA, die ihr Gesundheitssystem immerhin zu ca. einem Drittel aus Steuermitteln finanzieren müssen, um eine Mindestversorgung für untere soziale Schichten sicherstellen zu können. Die Absenkung des Anteils der öffentlichen Haushalte ab 1995 ist ebenfalls auch auf die Einführung der Pflegeversicherung zurückzuführen, die den Sozialhilfeträgern eine erhebliche Entlastung bei den Ausgaben für die Sozialhilfeleistung «Hilfe zur Pflege» brachte.

Der Rückgang des Finanzierungsanteils der gesetzlichen Rentenversicherung ist vor allem auf die erheblichen Kürzungen im Bereich der Rehabilitation durch die so genannte «Dritte Stufe der Gesundheitsreform» in den Jahren 1996/97 zurückzuführen.

Die mehrfachen Erhöhungen von Zuzahlungen seit Mitte der 1990er-Jahre haben deutlich erkennbar zu einem wesentlichen Anstieg des Anteils der privaten Haushalte geführt. Dabei hat offenbar auch die von der rot-grünen Bundesregierung beschlossene Gesundheitsreform 2000 noch einmal zu einer spürbaren Verlagerung von Finanzierungslasten auf die Versicherten beigetragen.

Durch die Entlastung der öffentlichen Haushalte von den Kosten für die vollstationäre Pflege in Heimen und die deutliche Erhöhungen von Zuzahlungen hat sich die Rangfolge der Finanzierungsträger in den letzten 15 Jahren verschoben. Waren zu Beginn der 1990er-Jahre noch die öffentlichen Haushalte zweitwichtigster Finanzierungsträger, so sind es mittlerweile die privaten Haushalte. An dritter Stelle steht nun die private Krankenversicherung und die öffentlichen Haushalte folgen erst an vierter Stelle. Der Ausgabenanstieg in der PKV ist dabei weniger auf eine Ausweitung ihres Anteils an der Zahl der Krankenversicherten zurückzuführen, als vielmehr Folge von Leistungsausweitungen und Honorarerhöhungen in der ambulanten ärztlichen Versorgung. Zahlreiche niedergelassene Ärzte haben Einkommenseinbußen bei GKV-Patienten offensichtlich bei der Behandlung von Privatpatienten ausgeglichen.

Die unterschiedlich hohen Anteile der verschiedenen Finanzierungsträger stehen in einem engen Zusammenhang zu gesetzlich geregelten Finanzierungszuständigkeiten beziehungsweise Vorgaben zur Verwendung bestimmter Mittel. Aus den allgemeinen Steuermitteln der **öffentlichen Haushalte** werden vor allem finanziert:

- die Kosten der für den Gesundheitsbereich zuständigen öffentlichen Verwaltung (Ministerien, Behörden)

- die Kosten des öffentlichen Gesundheitsdienstes (z. B. Gesundheitsämter und staatliche Institute)

- Investitionsförderung für Gesundheitseinrichtungen, soweit dies gesetzlich vorgesehen ist (z. B. für Plankrankenhäuser, zugelassene ambulante Pflegedienste, Sozialstationen, Pflegeheime)

- die Kosten der medizinisch-pflegerischen Versorgung von Sozialhilfeempfängern («Hilfe zur Pflege», medizinische Behandlungskosten, Versicherungsbeiträge für Sozialhilfeempfänger)

- die Kosten der Ausbildung von Ärzten (medizinische Fakultäten).

Aus den Beiträgen der gesetzlichen und privaten **Kranken- und Pflegeversicherung** werden vor allem die Vergütungen der Leistungserbringer, Kosten der Arznei-, Heil- und Hilfsmittel und Geldleistungen für Versicherte finanziert. Aufgabe der Krankenversicherung ist somit vor allem die Finanzierung der unmittelbaren Versorgungsleistungen für Versicherte, während die öffentlichen Haushalte eher für die Finanzierung der staatlichen Beaufsichtigung und der grundlegenden Infrastruktur des Gesundheitssystems verantwortlich sind.

Der Anteil der **gesetzlichen Rentenversicherung** ergibt sich vor allem aus der Finanzierungszuständigkeit für Maßnahmen im Bereich der stationären Rehabilitation. Die **gesetzliche Unfallversicherung** ist zuständig für die Finanzierung der Behandlungskosten bei Arbeitsunfällen. Ihr Anteil an den Gesamtausgaben ist seit vielen Jahren konstant.

Der Finanzierungsanteil der **privaten Haushalte** ergibt sich vor allem aus der Summe der Zuzahlungen und zusätzlichen privaten Ausgaben für Gesundheit, beispielsweise für nicht rezeptpflichtige Arzneimittel oder zusätzliche nicht von der Krankenversicherung finanzierte Gesundheitsdienstleistungen.

4.2.3 Leistungserbringung

Die Leistungserbringung erfolgt im deutschen Gesundheitssystem durch öffentliche, freigemeinnützige und private Einrichtungen. Die Trägervielfalt zu erhalten und insbesondere freigemeinnützige und private Einrichtungen zu fördern, ist in mehreren Gesetzen der staatlichen Verwaltung als Auftrag vorgegeben, so beispielsweise für den Krankenhausbereich sowie für die ambulante und stationäre Pflege (vgl. § 1 Abs. 2 KHG; § 72 Abs. 3 SGB XI).

Als **öffentliche Träger** gelten Bund, Länder und Gemeinden sowie Sozialversicherungen, die in Teilbereichen wie der Rehabilitation oder gesetzlichen Unfallversicherung eigene Versorgungseinrichtungen betreiben. Der **Bund** unterhält außer den Bundeswehrkrankenhäusern keine Einrichtungen der Krankenversorgung oder Pflege. Die **Länder** hingegen betreiben Universitätskrankenhäuser und psychiatrische Landeskrankenhäuser. Da Hochschulkliniken vorrangig Leistungen der Maximalversorgung erbringen, befindet sich somit ein zentraler Versorgungsbereich in öffentlicher Trägerschaft. Die ca. 30 Universitätskliniken entsprechen zwar nur knapp 2 % aller Krankenhäuser, decken aber immerhin ca. 8 % des Bettenangebotes ab. Die **Gemeinden** erbringen in eigenen Einrichtungen vor allem Leistungen der stationären Krankenversorgung sowie in geringerem Umfang auch der ambulanten und stationären

Pflege. Der weit überwiegende Teil der öffentlichen Kliniken befindet sich in der Trägerschaft von Gemeinden, Städten oder Kreisen. Öffentliche Krankenhäuser stellten im Jahr 2007 ca. 50 % des Bettenangebotes. Die Leistungserbringung der Gemeinden im Bereich der ambulanten Pflege ist in den letzten Jahren deutlich zurückgegangen. Im Jahr 2007 befanden sich lediglich noch ca. 1,5 % der ambulanten Pflegeeinrichtungen in kommunaler Trägerschaft. Auch der Anteil der Pflegeheime in öffentlicher Trägerschaft ist seit Jahren rückläufig und lag im Jahr 2007 bei knapp 6 % aller stationären Pflegeeinrichtungen.

Eine wesentliche und tragende Rolle in der Krankenversorgung und Pflege spielen in Deutschland traditionell die **freigemeinnützigen Träger**. Sie betreiben vor allem Krankenhäuser, Sozialstationen und Pflegeheime. Als freigemeinnützig gelten kirchliche Träger sowie Wohlfahrtsverbände und gemeinnützige Stiftungen. Unter den freigemeinnützigen Einrichtungen genießen vor allem die Einrichtungen in kirchlicher Trägerschaft besonderen Schutz, da die in Art. 4 des Grundgesetzes garantierte Religionsfreiheit auch die karitative Tätigkeit und insbesondere kirchlich getragene Krankenpflege einschließt. Der Anteil freigemeinnütziger Krankenhäuser lag im Jahr 2007 bei knapp 40 %, die zusammen ca. 35 % des Bettenangebotes vorhielten. Von den ambulanten Pflegeeinrichtungen waren ca. 40 % und von den Pflegeheimen ca. 55 % in freigemeinnütziger Trägerschaft.

Der überwiegende Teil der Leistungen des Gesundheitssystems wird in **privater Trägerschaft** erbracht. Als Private gelten Unternehmen, Organisationen und Einzelpersonen, die Sach- und Dienstleistungen für die Krankenversorgung und Pflege zu erwerbswirtschaftlichen Zwecken erbringen. Zu den privaten Leistungserbringern im weiteren Sinn zählen sowohl die selbständig tätigen niedergelassenen Ärzte, die Praxen sonstiger Gesundheitsberufe, die Apotheken, das Gesundheitshandwerk als auch die privaten Krankenhäuser, Pflegedienste und Pflegeheime. In den letzten zehn bis 15 Jahren hat die Bedeutung privater Träger insbesondere im Krankenhausbereich und in der Pflege deutlich zugenommen. Im Jahr 2007 befanden sich ca. 30 % der Krankenhäuser in privater Trägerschaft, mit deutlich zunehmender Tendenz in den letzten Jahren. Dazu haben insbesondere Privatisierungen kommunaler Krankenhäuser beigetragen, durch die sich Gemeinden und Kreise von wirtschaftlichen Risiken entlasten wollten. Die Einführung von Leistungen bei Schwerpflegebedürftigkeit im Jahr 1991 und die Einführung der Pflegeversicherung im Jahr 1995 führten zur Gründung zahlreicher privater Pflegedienste in den 1990er-Jahren, so dass der Anteil der privaten ambulanten Pflegeeinrichtungen bis zum Jahr 2007 auf knapp 60 % stieg. Im Heimbereich sind private Träger traditionell stark vertreten und hatten 2007 einen Marktanteil von ca. 39 % der Einrichtungen.

4.2.4
Das Zusammenspiel von Regulierung, Finanzierung und Leistungserbringung

Das Zusammenspiel aus staatlicher Regulierung, Beitragsfinanzierung und überwiegend freigemeinnütziger und privater Leistungserbringung gibt dem deutschen Gesundheitssystem seine spezifische Grundstruktur, die trotz der Besonderheiten der verschiedenen Leistungsbereiche in allen Teilsystemen wieder zu finden ist (s. **Abb. 4-1**).

Über dem gesamten Gesundheitssystem und somit auch jedem einzelnen Teilsystem steht der Staat. Seine beiden zentralen Instrumente der Steuerung und Regulierung sind die Rechtsetzung und Rechts- beziehungsweise Fachaufsicht. Er erlässt als Gesetz- und Verordnungsgeber Rechtsvorschriften, die für alle Beteiligten bindend sind, und kontrolliert als staatliche Verwaltung ihre Einhaltung. Das Handeln der Kostenträger unterwirft er den Bestimmungen des öffentlichen Rechts, insbesondere des Sozialrechts, beziehungsweise – im Fall der privaten Krankenversicherung – des allgemeinen Versicherungsrechts. Der gesetzlichen Krankenversicherung erstattet er zudem für bestimmte Leistungen, die sie in seinem Auftrag den Versicherten gewährt, einen Teil ihrer Ausgaben (z. B. Mutterschaftsgeld und neuerdings auch Teile der Ausgaben für die beitragsfreie Mitversicherung von Kindern). Die Leistungserbringer unterwirft er den verschiedenen Rechtsvorschriften für die Behandlung und Versorgung von Kranken und Pflegebedürftigen, für die Abrechung und Vergütung von Leistungen gegenüber den Krankenkassen, aber auch für die Herstellung, den Vertrieb und Verkauf von Medizinprodukten. Zugleich räumt er den Leistungserbringern aber auch Ansprüche gegenüber dem Staat ein, so beispielsweise den als bedarfsgerecht anerkannten Krankenhäusern einen Anspruch auf pauschale Investitionsförderung nach KHG. Die Mitglieder und Versicherten der gesetzlichen Krankenversicherung sind ebenfalls den staatlichen Rechtsvorschriften unterworfen, insbesondere den Vorschriften des SGB V mit seinen Festlegungen des Leistungskataloges der GKV.

Innerhalb des Rahmens, den der Staat vorgibt, erfolgt die Leistungserbringung und Finanzierung in einem Dreiecksverhältnis zwischen Krankenversicherung, Leistungserbringern und Mitgliedern beziehungsweise Versicherten der GKV. Die Kostenträger schließen Verträge über die Behandlung ihrer Versicherten mit den Leistungserbringern. In diesen Verträgen verpflichten sich die Leistungserbringer zur Behandlung der Versicherten und die Kostenträger zur Zahlung vereinbarter Vergütungen für erbrachte Leistungen. Die Mitglieder entrichten Beiträge zur Krankenversicherung und erhalten dafür Versiche-

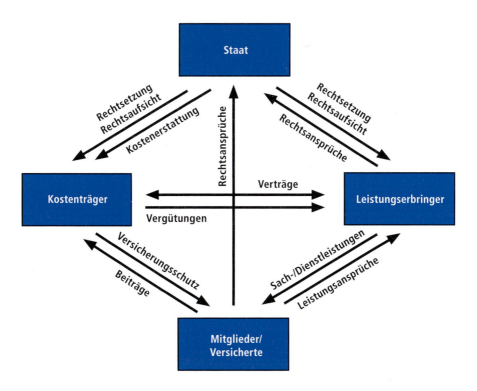

Abbildung 4-1: Die Grundstruktur des deutschen Gesundheitssystems

rungsschutz für sich und ihre Familienangehörigen. Gegen Vorlage ihrer Versichertenkarte erhalten die Versicherten von den Leistungserbringern die mit der Krankenversicherung vereinbarten oder gesetzlich vorgeschriebenen Sach- und Dienstleistungen. Sofern es sich um Versicherte der GKV handelt und der Leistungserbringer einen Versorgungsvertrag mit der betreffenden Krankenkasse abgeschlossen hat, haben die Versicherten gegenüber dem Leistungserbringer einen Anspruch auf die medizinisch notwendigen Leistungen. Anders verhält es sich bei Versicherten der privaten Krankenversicherung, da die Unternehmen der privaten Krankenversicherung keine Versorgungsverträge mit den Leistungserbringern abschließen. Hier sind die Versicherten der PKV Vertragspartner des jeweiligen Leistungserbringers, der ihnen die entsprechenden Dienstleistungen schuldet und sie ihm dafür eine angemessene Vergütung.

4.3
Basisdaten des deutschen Gesundheitssystems

Das Gesundheitssystem ist nicht nur Kostenfaktor, sondern auch bedeutender Wirtschaftsbereich. Was als Ausgaben bei den Finanzierungsträgern zu Buche schlägt, ist zugleich auch Umsatz und dient – da es sich um einen personalintensiven Bereich handelt – vor allem der Finanzierung von Arbeitsplätzen. Insofern ist das Gesundheitswesen in hohem Maße auch von wirtschafts- und arbeitsmarktpolitischer Bedeutung.

Im folgenden Kapitel werden zunächst einige Basisdaten vorgestellt und erläutert, die ein erstes, wenn auch noch sehr allgemeines Bild vom deutschen Gesundheitssystem geben. Der Höhe und Entwicklung der Gesundheitsausgaben wird gesonderte Aufmerksamkeit eingeräumt, da sie seit Jahrzehnten in der Öffentlichkeit immer wieder kritisch diskutiert werden.

4.3.1
Einrichtungen und Beschäftigte

Die zentralen und wichtigsten Institutionen des deutschen Gesundheitswesens sind die Krankenversicherung sowie die Einrichtungen der ambulanten und stationären Versorgung (s. **Tab. 4-3**).

Krankenversicherung: Die Abwicklung der Finanzierung von Leistungen sowie die Betreuung und Beratung der insgesamt ca. 78 Mio. Krankenversicherten erfolgte Anfang 2009 durch ca. 200 gesetzliche Krankenkassen und ca. 50 Unternehmen der privaten Krankenversicherung. Die Zahl der Krankenkassen hat seit 1991 erheblich abgenommen, vor allem durch Zusammenschlüsse zu größeren Einheiten. Die Zahl der privaten Krankenversicherungen blieb dagegen weitgehend konstant. Bei der Zahl der Versicherten zeigt sich eine Verlagerung von der GKV und zur PKV, vor allem bedingt durch den Wechsel zuvor gesetzlich Pflichtversicherter zur PKV. Dies dürfte überwiegend darauf zurückzuführen sein, dass im Rahmen der in Deutschland zu verzeichnenden Spreizung von Einkommen ein wachsender Teil der abhängig Beschäftigten mit ihrem Einkommen die Versicherungspflichtgrenze überschritten. Zu der Verschiebung haben aber sicherlich auch Wechsel von der abhängigen Beschäftigung in eine selbstständige Tätigkeit beigetragen. Vor allem für jüngere und gesunde GKV-Mitglieder kann ein Wechsel von der GKV zur PKV attraktiv sein, da sie in einer PKV zumeist niedrigere Beitragssätze zahlen müssen.

Tabelle 4-3: Basisdaten des Gesundheitswesens in Deutschland

	1991	1995	2000	2007
Krankenversicherung				
• Gesetzliche Krankenkassen	1 209	960	420	253[1]
• Versicherte in der GKV (in Tsd.) (01.07. d. J.)	71 281	71 886	71 252	70 314
• Private Krankenversicherungen[2]	50	54	50	49
• Vollversicherte in der PKV (in Tsd.) (2004)	6 846	6 994	7 522	8 249
Ambulante Versorgung				
• Vertragsärzte	–	119 939	126 832	134 172
• Apotheken	20 773	21 753	22 155	22 022
• Ambulante Pflegeeinrichtungen[1]	–	–	10 820[3]	11 529
Stationäre Versorgung				
• Krankenhäuser	2 411	2 325	2 242	2 087
• Betten in Krankenhäusern	665 565	609 123	559 651	506 954
• Vorsorge- und Rehabilitationseinrichtungen	1 181	1 373	1 393	1 239
• Stationäre Pflegeeinrichtungen	–	–	8 859[3]	11 029
• Plätze in stationären Pflegeeinrichtungen	–	–	645 456[3]	799 059

[1] Wert für 2006
[2] nur Mitgliedsunternehmen des PKV-Verbandes
[3] Angaben für 1999

Quelle: Statistisches Bundesamt

Ambulante Versorgung: Die ambulante ärztliche Versorgung erfolgt vor allem in den Praxen der ca. 130 000 niedergelassenen Vertragsärzte. Die ambulante Arzneimittelversorgung wird durch ca. 22 000 Apotheken sichergestellt. Häusliche Pflegeleistungen erbringen ca. 11 000 ambulante Pflegeeinrichtungen, überwiegend freigemeinnützige Sozialstationen und private Pflegedienste.

Stationäre Versorgung: Die stationäre Versorgung erfolgt in ca. 2 000 Krankenhäusern, 1 200 Vorsorge- und Rehabilitationseinrichtungen und 11 000 Pflegeheimen. Bemerkenswerte Entwicklungen im stationären Sektor sind ein deutlicher

Abbau von Krankenhausbetten und eine Ausweitung von Kapazitäten in Pflegeheimen. Während der Bettenabbau im Krankenhausbereich politisch gewollt war und ist, widerspricht die Ausweitung der stationären Langzeitpflege dem politischen Ziel eines Vorrangs der häuslichen Pflege gegenüber der stationären. Der Rückgang der Zahl der Krankenhäuser ist allerdings nicht nur auf Krankenhausschließungen zurückzuführen, sondern auch auf Zusammenschlüsse von Krankenhäusern. Genaue Zahlen hierzu sind allerdings nicht verfügbar.

Wie bereits angesprochen ist das Gesundheitswesen nicht nur Teil des Systems der sozialen Sicherung, sondern auch von erheblicher arbeitsmarktpolitischer Bedeutung. In den Einrichtungen des Gesundheitswesens arbeiteten im Jahr 2007 insgesamt 4,3 Mio. Personen, und damit ca. 7 % mehr als noch im Jahr 2000. Dies entsprach 2004 ca. 11 % aller abhängig Beschäftigten in Deutschland.

Die **Beschäftigten des Gesundheitswesens** waren zu jeweils ca. 42 % in der ambulanten und in der stationären Versorgung tätig (Tab. 4-4). Haupttätigkeitsbereiche waren Arzt- und Zahnarztpraxen mit ca. 23 % der Beschäftigten und Krankenhäuser mit ca. 25 % der Beschäftigten. Auf die Verwaltung entfielen insgesamt ca. 5 % und die Vorleistungsindustrien 7 % der Beschäftigten. Die auffälligsten Veränderungen zwischen 2000 und 2007 waren der Anstieg der Beschäftigtenzahl in den Praxen sonstiger medizinischer Berufe (v. a. Physiotherapie) um ca. 34 %, in ambulanten Pflegeeinrichtungen um ca. 26 % und in Pflegeheimen um ca. 23 %.

Die Leitprofessionen des Gesundheitswesens, Ärzte und Zahnärzte, stellten ca. 9 % aller Beschäftigten. Mit ca. 1,3 Mio. Beschäftigten ist die Pflege (Kranken- und Altenpflege) mit Abstand größte Berufsgruppe im Gesundheitswesen und stellt ca. 30 % aller Beschäftigten, gefolgt von den Arzt- und Zahnarzthelferinnen mit 12 % (Tab. 4-5).

Die Berufe des Gesundheitswesens werden überwiegend von Frauen ausgeübt. Von den 4,3 Mio. Beschäftigten des Gesundheitswesens im Jahr 2007 waren 3,2 Mio. oder ca. 73 % Frauen und 1,1 Mio. oder 27 % Männer. Dass die Krankenversorgung und professionelle Pflege in Deutschland vor allem von Frauen geleistet wird, zeigt sich insbesondere an den Geschlechterproportionen der «übrigen» Gesundheitsdienst- und sozialen Berufe. Während im Jahr 2004 der ärztliche Beruf zu 40 % von Frauen ausgeübt wurde, lag der Frauenanteil bei den Arzt- und Zahnarzthelferinnen bei 99 % und in der Pflege bei 85 %.

Eine weitere Besonderheit der Erwerbstätigkeit im Gesundheitswesen ist ein – im Vergleich zu anderen Bereichen – hoher Anteil an Teilzeitbeschäftigten. Dies wird auch daran erkennbar, dass die Zahl der Beschäftigten deutlich höher ist als die Zahl der Vollkräfte (Beschäftigungsverhältnisse auf Vollzeit-

Tabelle 4-4: Beschäftigte und Vollkräfte (Vollzeitäquivalente) im Gesundheitswesen nach Einrichtungen

	2000 in Tsd.		2007 in Tsd.		2000–2007 in %	
	Beschäftigte	Vollkräfte	Beschäftigte	Vollkräfte	Beschäftigte	Vollkräfte
Einrichtungen insgesamt	4 087	3 275	4 368	3 347	6,9	2,2
Gesundheitsschutz	42	35	40	32	−4,8	−8,6
Ambulante Einrichtungen	1 678	1 366	1 847	1 427	10,1	4,5
• Arztpraxen	644	530	662	519	2,8	−2,1
• Zahnarztpraxen	312	260	336	266	7,7	2,3
• Praxen sonstiger medizinischer Berufe	178	147	238	184	33,7	25,2
• Apotheken	164	130	173	133	5,5	2,3
• Gesundheitshandwerk/-einzelhandel	168	152	163	140	−3,0	−7,9
• Ambulante Pflege	187	125	236	155	26,2	24,0
• Sonstige ambulante Einrichtungen	26	22	39	30	50,0	36,4
Stationäre/teilstationäre Einrichtungen	1 730	1 320	1 808	1 338	4,5	1,4
• Krankenhäuser	1 109	835	1 075	792	−3,1	−5,1
• Vorsorge-/Rehabilitationseinrichtungen	153	129	159	126	3,9	−2,3
• Stationäre/teilstationäre Pflege	468	356	574	421	22,6	18,3
Rettungsdienste	44	39	48	39	9,1	0,0
Verwaltung	217	187	201	165	−7,4	−11,8
Sonstige Einrichtungen	93	81	114	91	22,6	12,3
Vorleistungsindustrien	283	247	311	254	9,9	2,8
• Pharmazeutische Industrie	113	97	115	92	1,8	−5,2
• Medizintechnische und augenoptische Industrie	102	90	118	99	15,7	10,0
• Medizinische Laboratorien und Großhandel	68	59	78	64	14,7	8,5

Quelle: Statistisches Bundesamt

äquivalente umgerechnet) (Tab. 4-4). Von den ca. 4,3 Mio. Beschäftigten im Jahr 2007 waren 1,3 Mio. oder 30 % teilzeitbeschäftigt. In einzelnen Bereichen lag die Quote der Teilzeitbeschäftigung noch deutlich höher, beispielsweise in der ambulanten Pflege (2007: 48,3 %) oder in Pflegeheimen (2007: 46.8 %). Der Beschäftigungszuwachs im Gesundheitswesen zwischen 2000 und 2007 (+ 6,9 %) geht weit überwiegend auf einen Zuwachs an Teilzeitbeschäftigungen zurück (2000 bis 2007: + 24,7 %). Was auch daran erkennbar ist, dass die Zahl der Vollkräfte im gleichen Zeitraum lediglich um 2,2 % anstieg. Die in den letzten Jahren im Rahmen der gesundheitspolitischen und vor allem gesundheitsökonomischen Diskussion zunehmend anzutreffende Einschätzung des Gesundheitswesens als «Jobmotor» ist vor diesen Hintergrund sicherlich zu relativieren.

Tabelle 4-5: Beschäftigte im Gesundheitswesen nach Berufen

	2000	2007	2000–2007 in %
Beschäftigte im Gesundheitswesen	4 087	4 368	6,9
darunter			
• Ärzte	295	315	6,8
• Zahnärzte	63	66	4,8
• Apotheker	55	58	5,5
• Arzthelferinnen	489	522	6,7
• Medizinisch-technische Assistenten	86	86	0,0
• Pharmazeutisch-technische Assistenten	47	59	25,5
• Physiotherapeuten, Masseure, med. Bademeister	116	152	31,0
• Gesundheits- und Krankenpfleger	699	731	4,6
• Gesundheits- und Krankenpflegehelfer	208	224	7,7
• Altenpfleger	242	348	43,8
• Gesundheitshandwerker	137	134	−2,2

Quelle: Statistisches Bundesamt; eigene Berechnungen

4.3 Basisdaten des deutschen Gesundheitssystems

Tabelle 4-6: Gesundheitsausgaben nach Einrichtungen

	1992		2000		2007		2000–2007
	Mio. €	Anteil in %	Mio. €	Anteil in %	Mio. €	Anteil in %	Veränd. in %
Ausgaben insgesamt	157 603	100,0	212 455	100,0	252 751	100,0	19,0
davon							
Gesundheitsschutz	1 854	1,2	1 806	0,9	1 883	0,7	4,3
Ambulante Einrichtungen	77 349	49,1	100 762	47,4	124 440	49,2	23,5
• Arztpraxen	22 774	14,5	30 752	14,5	38 438	15,2	25,0
• Zahnarztpraxen	13 254	8,4	14 748	6,9	16 375	6,5	11,0
• Praxen sonstiger med. Berufe	3 826	2,4	5 809	2,7	7 494	3,0	29,0
• Apotheken	22 533	14,3	28 218	13,3	36 359	14,4	28,9
• Gesundheitshandwerk/-einzelhandel	11 430	7,3	14 127	6,6	16 199	6,4	14,7
• Ambulante Pflege	2 758	1,7	5 766	2,7	7 935	3,1	37,6
• Sonstige ambulante Einrichtungen	774	0,5	1 343	0,6	1 640	0,6	22,1
Stationäre/teilstationäre Einrichtungen	58 085	36,9	78 806	37,1	91 772	36,3	16,5
• Krankenhäuser	42 625	27,0	56 407	26,6	64 646	25,6	14,6
• Vorsorge-/Rehabilitationseinrichtungen	5 740	3,6	7 511	3,5	7 731	3,1	2,9
• Stationäre/teilstationäre Pflege	9 719	6,2	14 887	7,0	19 396	7,7	30,3
Rettungsdienste	1 241	0,8	2 056	1,0	2 676	1,1	30,2
Verwaltung	8 691	5,5	12 671	6,0	14 673	5,8	15,8
Sonstige Einrichtungen und private Haushalte	3 243	2,1	7 427	3,5	7 424	2,9	0,0
Ausland	535	0,3	634	0,3	1 112	0,4	75,4
Investitionen	6 605	4,2	8 292	3,9	8 771	3,5	5,8

Quelle: Statistisches Bundesamt; eigene Berechnungen

Gesundheitsausgaben

Im Jahr 2007 wurden für das Gesundheitswesen insgesamt ca. 253 Mrd. Euro ausgegeben (s. **Tab. 4-6**). Davon entfielen auf die ambulante Versorgung 49,2 % und die stationäre Versorgung 36,3 %. Innerhalb der **ambulanten Versorgung** entfiel der größte Teil der Ausgaben auf die ambulante Behandlung in Arzt- und Zahnarztpraxen mit zusammen ca. 22 % der Gesamtausgaben für das Gesundheitswesen. Für die Arzneimittelversorgung durch öffentliche Apotheken[72] wurden 36,3 Mrd. Euro ausgegeben, was einem Anteil von 14,4 % der Gesamtausgaben entspricht.

Die **stationäre** und **teilstationäre Versorgung** wurde mit ca. 92 Mrd. Euro oder 36,3 % der Gesamtausgaben finanziert. Davon wurde mit ca. 65 Mrd. Euro oder 26 % der Gesamtausgaben der überwiegende Teil für die Krankenhausbehandlung ausgegeben. Für die stationäre Versorgung Pflegebedürftiger in Heimen wurden 20 Mrd. Euro oder 7,7 % der Gesamtausgaben aufgewendet und für die stationäre Rehabilitation 7,7 Mrd. Euro oder 3,1 %.

Der Anteil für **Investitionen** lag 2004 mit knapp 3,5 % weit unter der volkswirtschaftlichen Investitionsquote von ca. 20 %. Dies hängt sicherlich nicht nur damit zusammen, dass es sich beim Gesundheitswesen um eine personalintensive Branche handelt, sondern es dürfte auch die Folge einer über Jahrzehnte anhaltenden Unterfinanzierung von Investitionen im öffentlichen Bereich sein. So erfüllt beispielsweise die überwiegende Mehrheit der Bundesländer die ihnen durch das Krankenhausfinanzierungsrecht auferlegte Pflicht zur Finanzierung von Investitionen im Krankenhausbereich seit mehr als zwanzig Jahren nur unzureichend (DKG 2006; Steiner/Mörsch 2005).

4.3.3
Die Ausgabenentwicklung

Seit mittlerweile fast drei Jahrzehnten ist in der Bundesrepublik Deutschland die Entwicklung der Ausgaben für das Gesundheitswesen immer wieder Thema öffentlicher Debatten und teilweise auch scharfer Kritik. Auch heute noch wird gelegentlich der Mitte der 1970er-Jahre geprägte Begriff der «Kostenexplosion» benutzt, wenn die Ausgabenentwicklung als zu hoch und überproportional kritisiert wird. Die Kritik zielt darauf, dass es vor allem die Ausgabensteigerungen gewesen seien, die die gesetzliche Krankenversicherung immer wieder in finan-

---

72 ohne Krankenhausapotheken

Wichtige Unterscheidung: GKV-Ausgaben und Gesamtausgaben für Gesundheit

Bei den vorstehenden Angaben handelt es sich um die Ausgaben für das Gesundheitswesen insgesamt, also die Ausgaben aller Ausgabenträger und nicht nur die der gesetzlichen Krankenversicherung. Beides wird leider häufig in der öffentlichen Diskussion, teilweise aber auch in wissenschaftlichen Veröffentlichungen, verwechselt beziehungsweise nicht sauber getrennt. Wie bereits dargestellt, ist die gesetzliche Krankenversicherung ein Kostenträger unter mehreren und finanziert lediglich ca. 60 % der Gesamtausgaben. Dies ist unter anderem deshalb relevant, weil die Größe der Ausgabenanteile einzelner Leistungsbereiche unterschiedlich ausfällt, je nachdem ob man die Gesamtausgaben betrachtet oder nur die GKV-Ausgaben.

Änderung von Datenreihen durch Revisionen des Statistischen Bundesamtes

Das Statistische Bundesamt führt in unregelmäßigen Abständen Revisionen seiner Datenreihen durch, beispielsweise um Daten aus neuen Datenquellen aufnehmen zu können oder um die Abgrenzungen der einzelnen Datenpositionen an international übliche Regeln anzupassen und dadurch die internationale Vergleichbarkeit der Daten zu verbessern. Solche Revisionen führen dazu, dass die Daten der entsprechenden Datenreihe rückwirkend geändert werden. Für das vorliegende Buch wurde auf die zum Erscheinungsdatum verfügbaren neuesten Daten zurückgegriffen einschließlich der revidierten Daten früherer Jahre. Dies kann dazu führen, dass die Datenangaben der jeweils neuesten Auflage dieses Buches von der vorhergehenden Auflage abweichen können. Diese Abweichungen sind – und darauf soll mit dieser Anmerkung hingewiesen werden – nicht Folge von Übertragungsfehlern des Autors, sondern Folge einer Revision der Gesundheitsausgabenrechnung des Statistischen Bundesamtes.

zielle Schwierigkeiten brachten und zu Beitragssatzerhöhungen zwangen. Da diese Kritik auch heute noch starken Einfluss auf die öffentlichen Diskussionen hat, soll im Folgenden näher auf dieses Thema eingegangen werden. In der Experten- und gesundheitspolitischen Fachdiskussion hat sich mittlerweile weitgehend die Erkenntnis durchgesetzt, dass es in den letzten drei Jahrzehnten weder eine «Kostenexplosion» noch ein überproportionales Ausgabenwachstum gegeben hat.

Entscheidend für die Beurteilung der Ausgabenentwicklung und ihrer Angemessenheit gegenüber der allgemeinen Wirtschafts- und Preisentwicklung ist der prozentuale Anteil der Ausgaben am Bruttoinlandsprodukt (früher: Bruttosozialprodukt). Absolute Angaben über die Ausgabenentwicklung in DM oder Euro sind insofern wenig hilfreich, als sie die Relation zur Entwicklung der Wirtschaftskraft und der allgemeinen Preisentwicklung nicht erkennen lassen. Darum wird sowohl in der nationalen als auch in der internationalen Diskussion seit langem der Anteil der Gesundheitsausgaben in Prozent des Bruttoinlandsprodukts (BIP) ausgedrückt und als maßgeblicher Indikator für die Beurteilung der Ausgabenhöhe und -entwicklung verwendet.

Betrachtet man die Entwicklung der Ausgaben in der alten BRD ab 1970 bis zum Jahr 1998, so zeigen sich bei den Gesamtausgaben bis Anfang der 1990er-Jahre zwar leichte Schwankungen innerhalb von zwei bis drei Jahren, über einen längeren Zeitraum ergibt sich jedoch von 1975 bis 1991 ein konstantes Ausgabenniveau in Höhe von ca. 9 % des Bruttoinlandsproduktes (s. **Abb. 4-2**). Auch die Ausgaben der gesetzlichen Krankenversicherung waren über den gesamten Zeitraum relativ konstant und lagen bei ca. 6 % des Bruttoinlandsproduktes. Der Anstieg Mitte der 1990er-Jahre ist fast ausschließlich durch einen Ausgabenanstieg bei der Arzneimittelversorgung durch Apotheken und die Einführung der Pflegeversicherung verursacht, erkennbar an dem Anstieg der Ausgaben für die Pflege (**Tab. 4-7**).

Bruttoinlandsprodukt und Bruttosozialprodukt

Das Bruttoinlandsprodukt (BIP) ist ein Maß für den gesamtwirtschaftlichen Output einer Volkswirtschaft. Es umfasst alle wirtschaftlichen Leistungen, die innerhalb eines Jahres im Inland erbracht wurden, sowohl Leistungen von Inländern als auch Leistungen von Ausländern und die dafür an sie gezahlten Einkommen und Vergütungen. Nicht eingeschlossen sind Einkommen, die Inländer aus dem Ausland beziehen. Im Unterschied dazu erfasst das Bruttosozialprodukt (BSP) alle Leistungen von Inländern, gleich ob sie im Inland oder im Ausland erbracht wurden, nicht aber die Leistungen von Ausländern im Inland.

War früher in der Sozial- und Gesundheitspolitik das Bruttosozialprodukt übliche Maßeinheit, so wird heute in der Regel das Bruttoinlandsprodukt verwendet, da es als Maß für die Leistungen einer Volkswirtschaft besser geeignet ist. Für die Bundesrepublik Deutschland unterscheiden sich beide Maßeinheiten aber nur geringfügig.

Tabelle 4-7: Gesundheitsausgaben nach Ausgabenträgern
(Ausgaben in Prozent des Bruttoinlandsprodukts)

	1992	1995	2000	2004
Ausgaben insgesamt*	9,8	10,4	10,5	10,7
davon				
• Öffentliche Haushalte	1,1	1,1	0,7	0,7
• Sozialversicherung	6,5	7,0	7,3	7,2
davon				
– Gesetzliche Krankenversicherung	6,1	6,2	6,1	6,0
– Gesetzliche Pflegeversicherung	–	0,3	0,8	0,8
– Gesetzliche Rentenversicherung	0,2	0,3	0,2	0,2
– Gesetzliche Unfallversicherung	0,2	0,2	0,2	0,2
• Private Kranken- und Pflegeversicherung	0,7	0,8	0,9	1,0
• Arbeitgeber	0,4	0,4	0,4	0,4
• Private Haushalte**	1,1	1,1	1,2	1,5

* ohne Einkommensleistungen

** einschl. privater Organisationen ohne Erwerbszweck (Wohlfahrtsverbände, DRK etc.)

Quelle: Statistisches Bundesamt; eigene Berechnungen

Alte und neue Gesundheitsausgabenrechnung

Wichtigste Quelle für die Daten des Gesundheitswesens in der Bundesrepublik Deutschland ist die Gesundheitsstatistik des Statistischen Bundesamtes. Die Daten über Ausgaben für das Gesundheitswesen in der alten BRD und im vereinten Deutschland erschienen bis einschließlich 1998 als Fachserie 12, Reihe S. 2. Diese Reihe lief 1998 aus, da auf eine neue Gesundheitsausgabenrechnung umgestellt wurde. Die neue Gesundheitsausgabenrechnung (GAR) orientiert sich in ihrer Systematik am «System of Health Accounts» der OECD, um so eine bessere internationale Vergleichbarkeit der Angaben zu erreichen.

Die Umstellung der Systematik hat unter anderem zur Folge, dass Zeitreihen über mehrere zurückliegende Jahrzehnte für die alte Bundesrepublik nur noch bis 1998 möglich sind. Für das vereinte Deutschland wurden die vorliegenden Basisdaten vom Statistischen Bundesamt rückwirkend ab dem Jahr 1992 neu zugeordnet und zugleich in Euro umgerechnet, so dass die Angaben der neuen Gesundheitsausgabenrechnung ab 1992 fortlaufend vorliegen.

Wegen der unterschiedlichen Systematik der Ausgabenzuordnung sind die Daten der alten und der neuen GAR nicht kompatibel und werden darum in diesem Buch auch getrennt verarbeitet. Ein wesentlicher Unterschied zwischen alter und neue GAR ist beispielsweise die Einbeziehung von Einkommensleistungen. Sie wurden in der alten GAR den Ausgaben insgesamt zugerechnet und werden in der neuen nur noch nachrichtlich ausgewiesen, nicht aber eingerechnet. Dadurch ergeben sich unter anderem Abweichungen bei den Gesamtausgaben der GKV gegenüber anderen Quellen. In der neuen GAR des Statistischen Bundesamtes erscheinen die GKV-Ausgaben ohne Einkommensleistungen (also insbesondere ohne Krankengeldzahlungen), in der GKV-Statistik des BMG jedoch einschließlich Einkommensleistungen. Die Ausgabensumme wie auch der BIP-Anteil der GKV ist nach der GKV-Statistik somit etwas höher als nach der neuen GAR des Statistischen Bundesamtes.

Darstellung von Datenreihen vor und nach der deutschen Einheit

Bei der Darstellung von Entwicklungen im Gesundheitswesen, insbesondere der Ausgabenentwicklung, ist zu beachten, dass nach Herstellung der deutschen Einheit Zeitreihen der früheren BRD nicht als Zeitreihen für Deutschland fortgeschrieben werden dürfen. Entweder wird eine Zeitreihe nur für die frühere BRD (alte Bundesländer) weitergeführt oder es wird ausdrücklich darauf hingewiesen, dass es sich ab 1991 nicht mehr nur um Daten für die alten Bundesländer handelt, sondern für das vereinte Deutschland (alte und neue Bundesländer). In Grafiken sollten Entwicklungslinien der alten BRD und des vereinten Deutschland für den Betrachter leicht erkennbar unterschieden werden, beispielsweise indem 1991 als Bruch der Datenreihe kenntlich gemacht wird. Diese Regeln einer «sauberen» grafischen Aufbereitung statistischer Daten werden jedoch nicht immer eingehalten.

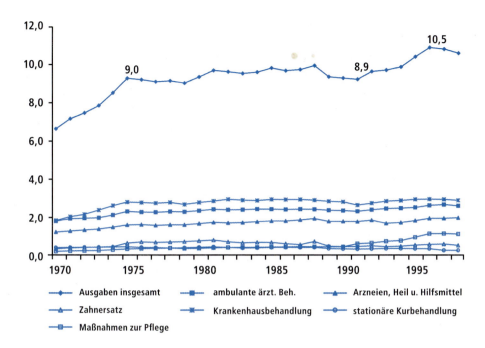

Abbildung 4-2: Ausgaben für das Gesundheitswesen in Prozent des Bruttoinlandsprodukts in der «alten» BRD

Quelle: Statistisches Bundesamt; eigene Berechnungen

Nach der deutschen Einheit entwickelten sich die Ausgaben auch im vereinten Deutschland relativ proportional zur Entwicklung des Bruttoinlandsprodukts, allerdings auf einem etwas höheren Niveau als in der früheren Bundesrepublik. Das höhere Ausgabenniveau ist vor allem darauf zurückzuführen, dass die Wirtschaftskraft Ostdeutschlands in den 1990er-Jahren deutlich niedriger war als die Westdeutschlands. Ablesbar ist dieser Unterschied beispielsweise am Bruttoinlandsprodukt je Einwohner. Es lag im Jahr 2000 in den alten Bundesländern (einschl. Berlin) bei ca. 52 000 DM, in den neuen Bundesländern dagegen nur bei ca. 31 000 DM. Um dennoch ein gleiches Niveau der medizinisch-pflegerischen Versorgung in den neuen Bundesländern gewährleisten zu können, musste folglich in Ostdeutschland ein deutlich höherer Teil des Bruttoinlandsproduktes für das Gesundheitswesen aufgewendet werden. Bei einer Gesamtbetrachtung Deutschlands wirkt dies leicht erhöhend auf den Anteil der Gesundheitsausgaben am Bruttoinlandsprodukt. So lag der Anteil der Gesundheitsausgaben am Bruttoinlandsprodukt in den alten Bundesländern 1992 bei 9,3 %, in Deutschland insgesamt aber bei 10,1 %.

Der Ausgabenanstieg Mitte der 1990er-Jahre ist vor allem auf die Einführung der Pflegeversicherung zurückzuführen. Zwar wurden parallel zur Einführung der ambulanten Leistungen der Pflegeversicherung die entsprechenden Leistungen der Krankenkassen gestrichen und die Sozialhilfeträger zogen sich aus der Finanzierung vor allem der stationären Pflege zurück; dennoch aber brachte die Pflegeversicherung eine deutliche Ausweitung der finanziellen Ressourcen für Pflege. Diese Entwicklung kann jedoch nicht den Leistungserbringern als «Kostenexplosion» angelastet werden und bietet natürlich auch keinerlei Erklärungsansatz für die Entstehung von Defiziten der gesetzlichen Krankenversicherung. Im Gegenteil: Die GKV wurde durch die Einführung der Pflegeversicherung sogar entlastet. Dies wird auch daran deutlich, dass im Betrachtungszeitraum die Ausgaben der gesetzlichen Krankenversicherung relativ zum Bruttoinlandsprodukt weitgehend konstant blieben.

Es kann somit festgehalten werden, dass es weder in der früheren Bundesrepublik noch im vereinten Deutschland eine relativ zur allgemeinen wirtschaftlichen Entwicklung überproportionale Entwicklung der Gesundheitsausgaben oder gar eine «Kostenexplosion» gab. Die finanziellen Probleme der gesetzlichen Krankenversicherung müssen folglich andere Ursachen haben, auf die an späterer Stelle in Kapitel 5.1 «Gesetzliche Krankenversicherung» näher eingegangen wird. So viel sei an dieser Stelle aber bereits angemerkt: Als Hauptproblem der GKV wird mittlerweile die unterproportionale Entwicklung der Einnahmegrundlage der GKV angesehen, verursacht durch die anhaltend hohe Arbeitslosigkeit, eine unterproportionale Entwicklung der Löhne und Gehälter, die Zunahme der Teilzeitbeschäftigung und des Niedriglohnsektors sowie sozialpolitische Entscheidungen zu Lasten der GKV (Politik der Verschiebebahnhöfe) etc.

4.3.4
Gesundheitsausgaben im internationalen Vergleich

In den letzten Jahren wird der Blick zunehmend auch über die nationalen Grenzen hinaus auf die Gesundheitssysteme und Entwicklungen in anderen Ländern gerichtet. Dabei steht vielfach auch die Höhe und Entwicklung der Gesundheitsausgaben im Mittelpunkt des Interesses. Ein Vergleich der Gesundheitsausgaben der EU-Staaten, der Schweiz und der USA zeigt, dass die Bundesrepublik Deutschland mittlerweile nach den USA und der Schweiz die dritthöchste Ausgabenquote hat (s. **Tab. 4-8**).

Dabei ist allerdings zu bedenken, dass dies – wie bereits angesprochen – wesentlich durch die Folgekosten der deutschen Einheit bedingt ist. Im Jahr 1990, vor Herstellung der Einheit, lag die frühere Bundesrepublik mit 8,7 % des BIP zwar auch bereits im oberen Feld der EU-Staaten, aber durchaus in der Nähe anderer europäischer Staaten wie Frankreich, Dänemark oder Schweden. Erst nach der Wiedervereinigung setzte sich das vereinte Deutschland von den anderen europäischen Ländern ab. Wie bereits erwähnt, ist dies vor allem dadurchbedingt, dass die Wirtschaftskraft der neuen Bundesländer deutlich niedriger war und immer noch ist als die der alten Bundesländer.

Tabelle 4-8: Gesundheitsausgaben im internationalen Vergleich (Angaben in Prozent des Bruttoinlandsprodukts)

	1991	1995	2000	2005
EU-Staaten (EU-15)				
Belgien	7,6	8,2	8,6	10,3
Dänemark	8,2	8,1	8,3	9,1
Deutschland	9,9	10,1	10,3	10,7
Finnland	8,8	7,5	6,6	7,5
Frankreich	8,6	9,9	9,6	11,1
Griechenland	5,6	7,5	9,3	10,1
Großbritannien	6,4	7,0	7,3	8,3
Irland	6,5	6,7	6,3	7,5
Italien	7,9	7,3	8,1	8,9
Luxemburg	5,1	5,6	5,8	7,9
Niederlande	8,2	8,3	8,0	9,2
Österreich	7,0	9,8	10,0	10,2
Portugal	6,4	7,8	8,8	10,2
Schweden	8,1	8,1	8,4	9,1
Spanien	6,7	7,4	7,2	8,3
andere				
Schweiz	8,9	9,7	10,4	11,6
USA	12,6	13,3	13,2	15,3

Quelle: OECD

Die Verfassung verlangt jedoch aus gutem Grund die Herstellung und Gewährleistung gleichwertiger Lebensverhältnisse im gesamten Deutschland, und hierzu gehört insbesondere auch ein in der Leistungsfähigkeit gleichwertiges Gesundheitswesen. Dies war beispielsweise ein zentraler Begründungszusammenhang dafür, dass 1992 in das Gesundheitsstrukturgesetz ein gesondertes Investitionsprogramm für die Modernisierung ostdeutscher Krankenhäuser aufgenommen wurde, die zu einem erheblichen Teil dringend sanierungsbedürftig waren. Die Auswirkung der unterschiedlichen Wirtschaftskraft zwischen West- und Ostdeutschland zeigte ein im Auftrag der Bundesregierung durchgeführter internationaler Vergleich von Gesundheitssystemen. Danach lag die Ausgabenquote in den alten Bundesländern im Jahr 1994 bei 8,8 % und in den neuen Bundesländern bei 13,3 % (BASYS 1998: 135).

Der Verweis auf die internationale Spitzenposition bei den Gesundheitsausgaben für Deutschland wird seit einigen Jahren immer wieder auch mit der Kritik verbunden, die hohe Ausgabenquote gehe nicht einher mit Spitzenwerten bei den Wirkungen und Ergebnissen der gesundheitlichen Versorgung wie beispielsweise der durchschnittlichen Lebenserwartung (s. **Abb. 4-3**). Daraus wird in den letzten Jahren zunehmend die Kritik abgeleitet, dass das deutsche Gesundheitssystem relativ zu den erzielten Leistungen im internationalen Vergleich zu teuer sei (vgl. u. a. SVRKAiG 2002: Kap. 1). Mängel in der Effizienz oder Kosten-Effektivität des deutschen Gesundheitssystems sind jedoch nicht ohne Weiteres an einzelnen Indikatoren wie der durchschnittlichen Lebenserwartung abzulesen. Dies würde voraussetzen, dass die Entwicklung dieser Indikatoren ausschließlich oder weit überwiegend nur durch die Leistungen des Gesundheitssystems beeinflusst ist. Insbesondere die Lebenserwartung ist aber von zahlreichen verschiedenen Einflussfaktoren abhängig, wie beispielsweise der Ernährung, dem Lebensstil, den Arbeitsbedingungen, den Wohnverhältnissen etc. Es würde die Bedeutung und den Einfluss des Gesundheitssystems überschätzen, wenn man versuchte, einen direkten Zusammenhang zwischen der Gesundheitsausgabenquote und beispielsweise der Lebenserwartung herzustellen.

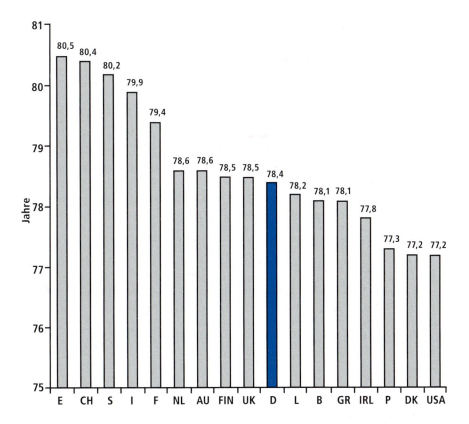

Abbildung 4-3: Internationaler Vergleich der Lebenserwartung bei Geburt (2003)

Quelle: OECD

Literatur

Daten des deutschen Gesundheitssystems

Daten über das deutsche Gesundheitssystem können von verschiedenen Quellen bezogen werden. Grundlegend sind jedoch die Daten des Statistischen Bundesamtes, auf die in der Regel auch andere Veröffentlichungen zurückgreifen. Mittlerweile veröffentlicht das Statistisches Bundesamt auf seiner Internetseite zur Gesundheitsberichterstattung nationale und auch internationale Daten als so genannte Ad-hoc-Tabellen, die man sich entsprechend der eigenen Erkenntnisinteressen zusammenstellen und zur weiteren Bearbeitung kopieren kann (http://www.gbe-bund.de).

Zum schnellen Nachschlagen eignet sich das in regelmäßigen Abständen vom BMG herausgegebene und kostenlos erhältliche Statistische Taschenbuch Gesundheit:
Bundesministerium für Gesundheit (lfd. Jge.): Statistisches Taschenbuch Gesundheit. Bonn:
    Bundesministerium für Gesundheit (per Email zu bestellen unter: dvg@dsb.net).

RKI, Robert-Koch-Institut; StBA, Statistisches Bundesamt (2009): Ausgaben und Finanzierung des Gesundheitswesens. Gesundheitsberichterstattung des Bundes, Heft 45. Berlin: Robert-Koch-Institut.

RKI, Robert-Koch-Institut; StBA, Statistisches Bundesamt (2009): Beschäftigte im Gesundheitswesen. Gesundheitsberichterstattung des Bundes, Heft 46. Berlin: Robert-Koch-Institut.

Internationaler Vergleich von Gesundheitssystemen

Das WHO-Regionalbüro für Europa bietet auf seiner Internetseite umfangreiche Informationen zu zahlreichen Gesundheitssystemen (http://www.euro.who.int). Besonders zu empfehlen ist die vom **European Observatory on Health Care Systems** herausgegebene Veröffentlichungsreihe «Health care systems in transition». In dieser Reihe sind Länderberichte erschienen, die relativ aktuell das jeweilige Gesundheitssystem beschreiben und als PDF-Dateien von der WHO-Internetseite herunter geladen werden können.

Die wichtigste Quelle für Daten des internationalen Vergleichs sind die Veröffentlichungen der **Organisation for Economic Cooperation and Development (OECD)**. Die Daten über Gesundheitssysteme werden regelmäßig auf CD veröffentlicht, für die auch Online-Updates auf der Internetseite der OECD angeboten werden (http://www.oecd.org). Ausgewählte Daten der OECD stellt zudem das Statistische Bundesamt auf seiner Internetseite zur Verfügung (http://www.gbe-bund.de).

5 Die Krankenversicherung

Die soziale Sicherung im Krankheitsfall erfolgt in Deutschland für knapp 90 % der Bevölkerung durch eine der gesetzlichen Krankenkassen, die zusammen die gesetzliche Krankenversicherung (GKV) bilden. Weitere 9 % sind durch eine private Krankenversicherungen abgesichert und ca. 2 % durch eine andere Institution. Lediglich weniger als 1 % verfügen über keinen Versicherungsschutz. Ihre Zahl ist zudem seit Inkrafttreten der allgemeinen Versicherungspflicht deutlich rückläufig. Laut einer Pressemitteilung des BMG vom 7. April 2009 waren seit Juli 2007 bis März 2009 insgesamt ca. 160 000 zuvor Unversicherte in eine der Krankenversicherungen zurückgekehrt, davon 136 000 in die GKV und 24 000 in die PKV.

Wichtigste Institution für die soziale Sicherung im Krankheitsfall sind die gesetzlichen Krankenkassen, die zusammen die **gesetzliche Krankenversicherung** (GKV) bilden. Sie sind mittelbare Staatsverwaltung, dienen zur Erfüllung staatlicher Aufgaben und einer umfassenden staatlichen Aufsicht unterstellt. Durch die schrittweise Ausweitung der gesetzlichen Versicherungspflicht stieg der Anteil der gesetzlich Versicherten an der Gesamtbevölkerung von ca. 18 % im Jahr 1911 auf mittlerweile fast 90 % (s. **Tab. 5-1**). Seit Mitte der 1990er-Jahre ist allerdings ein leichter Rückgang des Anteils der GKV-Versicherten von 88,5 % (1995) auf 87,8 % (2003) zu verzeichnen.

Spiegelbildlich dazu stieg der Anteil der privaten Krankenversicherungen von 9,0 % (1995) auf 9,7 % (2003). **Private Krankenversicherungen** sind privatrechtlich verfasste Wirtschaftsunternehmen und verfolgen in unterschiedlichem Umfang – je nachdem, ob es sich um Aktiengesellschaften oder Versicherungsvereine auf Gegenseitigkeit handelt – erwerbswirtschaftliche Ziele.

In **sonstigen Versicherungsformen** sind ca. 2,0 % der Bevölkerung abgesichert. Dabei handelt es sich überwiegend um Sozialhilfeempfänger, für deren Behand-

Tabelle 5-1: Bevölkerung nach Art des Krankenversicherungsschutzes, Ergebnisse des Mikrozensus*

	1993		1995		1999		2003	
	Anzahl	in %	Anzahl	in %	Anzahl	in %	Anzahl	in %
Bevölkerung	81 100		81 570		82 024		82 502	
Gesetzliche Krankenversicherung	71 880	88,6	72 156	88,5	72 570	88,5	72 466	87,8
davon								
• Ortskrankenkasse	32 627	45,4	32 763	45,4	30 635	42,2	29 754	41,1
• Innungskrankenkasse	3 702	5,2	4 281	5,9	4 877	6,7	4 419	6,1
• Betriebskrankenkasse	8 574	11,9	7 413	10,3	9 116	12,6	13 213	18,2
• Bundesknappschaft	1 736	2,4	1 633	2,3	1 499	2,1	1 477	2,0
• Landwirtschaftliche Krankenkasse	1 328	1,8	1 298	1,8	1 228	1,7	1 164	1,6
• Ersatzkasse	23 913	33,3	24 768	34,3	25 215	34,7	22 439	31,0
darunter (GKV insgesamt)								
• Pflichtversicherte	30 658	42,7	29 819	41,3	29 764	41,0	31 544	43,5
• Freiwillig Versicherte	10 709	14,9	10 604	14,7	10 176	14,0	10 328	14,3
• Rentnerinnen/Rentner	14 319	19,9	14 929	20,7	15 625	21,5	16 964	23,4
• Beitragsfrei mitversicherte Familienangehörige	23 474	32,7	24 184	33,5	24 310	33,5	20 970	28,9
Private Krankenversicherung	7 279	9,0	7 382	9,0	7 309	8,9	7 981	9,7
Sonstiger Versicherungsschutz	1 788	2,2	1 929	2,4	1 970	2,4	815	2,2
davon								
• Freie Heilfürsorge (Polizei, Bundeswehr, Zivildienstleistende)	664	0,8	605	0,7	630	0,8	527	0,6
• Anspruchsberechtigt als Sozialhilfeempfänger(in)	1 124	1,4	1 324	1,6	1 341	1,6	1 113	1,3
Nicht krankenversichert	152	0,2	105	0,1	150	0,2	188	0,2
Ohne Angabe zur Krankenversicherung	–		–		28	0,0	50	0,1

* Die Zahlenangaben unterscheiden sich teilweise von den Angaben der GKV und PKV, da es sich um Hochrechnungen auf Grundlage einer repräsentativen Stichprobe von Bürgern handelt [Mikrozensus]

Quelle: Statistisches Bundesamt; eigene Berechnungen

Tabelle 5-2: Zahl der gesetzlichen Krankenkassen nach Kassenart

	1991	1995	2000	2006
Gesetzliche Krankenkassen insgesamt	1 209	960	420	392
davon				
Ortskrankenkassen (AOK)	276	92	17	17
Betriebskrankenkassen (BKK)	721	690	337	318
Innungskrankenkassen (IKK)	174	140	32	25
Landwirtschaftliche Krankenkassen (LKK)	21	21	20	9
See-Krankenkasse (SeeKK)	1	1	1	2
Bundesknappschaft (BKn)	1	1	1	2
Ersatzkassen für Arbeiter (EKArb)	8	8	5	6
Ersatzkassen für Angestellte (EKAng)	7	7	7	13

Quelle: Statistisches Bundesamt

lungskosten die Sozialhilfe aufkommt, und Angehörige der Polizei, Bundeswehr und Zivildienstleistende mit freier Heilfürsorge durch den Dienstherren.

5.1
Gesetzliche Krankenversicherung

Der Begriff «gesetzliche Krankenversicherung» (GKV) dient als Sammelbegriff für die Gesamtheit der durch Gesetz geschaffenen Krankenkassen. Gemäß § 4 SGB V zählen zur gesetzlichen Krankenversicherung (Zahlenangaben: Stand 2006) (s. **Tab. 5-2**):

- 17 allgemeine Ortskrankenkassen (AOK)
- 318 Betriebskrankenkassen (BKK)
- 25 Innungskrankenkassen (IKK)
- 2 See-Krankenkassen (SeeKK)
- 9 landwirtschaftliche Krankenkassen (LKK)

- 2 knappschaftliche Krankenversicherungen der Bundes-Knappschaft (BuKn)
- 19 Ersatzkassen für Arbeiter und Angestellte (z. B. BEK, DAK, GEK etc.).

GKV als mittelbare Staatsverwaltung

Den besonderen Charakter der GKV als mittelbarer Staatsverwaltung und Instrument des Staates hat das Bundesverfassungsgericht 1975 in einer Grundsatzentscheidung sehr deutlich herausgearbeitet (BVerfGE Bd. 39: 302 ff.). Anlass der Entscheidung war eine Klage von acht Ortskrankenkassen in Baden-Württemberg, die mit einer Verfassungsbeschwerde eine durch das Land verfügte Zusammenlegung verhindern wollten. Das Verfassungsgericht lehnte die Beschwerde unter Hinweis auf den besonderen Charakter der GKV ab. In seiner Urteilsbegründung führte das Gericht unter anderem aus:

Die Ortskrankenkassen seien «dem Staat eingegliederte Körperschaften des öffentlichen Rechts, die Aufgaben der mittelbaren Staatsverwaltung wahrnehmen» (ebd.: 313).

Die Hauptaufgabe der GKV bestehe «in dem Vollzug einer detaillierten Sozialgesetzgebung, gleichsam nach Art einer übertragenen Staatsaufgabe» (ebd.).

Die Sozialversicherungsträger seien keine Träger von gegen den Staat gerichteten Grundrechten und hätten insofern auch keinen Anspruch auf Fortbestand. «Sie sind nur organisatorisch verselbständigte Teile der Staatsgewalt, üben der Sache nach mittelbare Staatsverwaltung aus» (ebd.: 314).

Aus dem Sozialstaatsgebot des Grundgesetzes sei auch kein Anspruch auf ein «so und nicht anders aufgebautes Sozialversicherungssystem» (ebd.: 315) abzuleiten. Der Staat könne diesen Bereich auch anders organisieren, beispielsweise als bundesunmittelbare Staatsverwaltung in der Form eines Bundesamtes für Krankenversicherung (ebd.).

Die gesetzliche Krankenversicherung ist keine Versicherung im üblichen Sinn, sondern eine spezifische Organisationsform, derer sich der Staat bedient, um die ihm vom Grundgesetz übergetragene Aufgabe der Daseinsvorsorge für seine Bürger zu organisieren. Die Besonderheit der GKV wird auch im Begriff der «**Krankenkasse**» deutlich, der die historischen Wurzeln der deutschen GKV aufbewahrt. Die Vorläufer der deutschen Krankenkassen, die mittelalterlichen

Zunftkassen und Gesellenladen sowie die Hilfskassen des 19. Jahrhunderts, waren genossenschaftliche Zusammenschlüsse und dienten der Umverteilung von Einkommensanteilen zum Zweck der solidarischen Absicherung für den Fall von Krankheit und Tod.

Krankenkassen sind – auch wenn dies angesichts der öffentlichen Debatten beispielsweise über das Thema «Wettbewerb» nicht so erscheinen mag – **mittelbare Staatsverwaltung**. Sie haben staatliche Aufgaben zu erfüllen und ihre Hauptaufgabe besteht im Vollzug der Sozialgesetzgebung. Folgerichtig werden sie auch «verwaltet» und eine Gewinnerzielungsabsicht ist ihnen ausdrücklich untersagt (z. B. §§ 35a und 36 SGB IV).

Krankenkassen unterliegen einer umfassenden **Staatsaufsicht**. So bedarf beispielsweise die Gründung oder Vereinigung von Krankenkassen der Genehmigung durch die zuständige Aufsichtsbehörde, die auch über die Auflösung oder Schließung einer Kasse entscheidet (§§ 143–172 SGB V). Auch die Satzung sowie der Haushalt müssen der zuständigen Aufsichtsbehörde zur Genehmigung vorgelegt werden. Darüber hinaus haben die Aufsichtsbehörden mindestens alle fünf Jahre die Geschäfts-, Rechnungs- und Betriebsführung aller Krankenkassen auf ihre Gesetzmäßigkeit und Wirtschaftlichkeit hin zu überprüfen (§ 274 SGB V). Den Aufsichtsbehörden sind dabei alle erforderlichen Unterlagen vorzulegen und Auskünfte zu erteilen.

Aufsichtsbehörde für die **landesunmittelbaren Krankenkassen** – das sind Krankenkassen, deren Zuständigkeitsbereich sich nicht über das Gebiet eines Bundeslandes hinaus erstreckt, wie zum Beispiel Ortskrankenkassen, Betriebskrankenkassen und Innungskrankenkassen – ist in der Regel das zuständige Sozialministerium oder – in Stadtstaaten – die entsprechende Senatsbehörde. **Bundesunmittelbare Krankenkassen**, deren Zuständigkeit sich über das Gebiet eines Landes hinaus erstreckt, wie die Ersatzkassen, die Knappschaft oder die See-Krankenkasse, unterstehen der Rechtsaufsicht des Bundesversicherungsamtes (§ 90 SGB IV).

In der umfassenden Staatsaufsicht kommt zum Ausdruck, dass die gesetzliche Krankenversicherung letztlich nur ein Instrument ist, das der Sozialstaat einsetzt, um seinem Verfassungsauftrag zur Daseinsvorsorge für die Bürger nachzukommen. Er könnte auch andere Organisationsformen wählen, hält aber aufgrund eines breiten parteiübergreifenden Konsenses in der Sozialpolitik bislang noch an dieser Organisationsform fest.[73] Allerdings können die tief greifenden Veränderungen durch das GKV-Wettbewerbsstärkungsgesetz

---

73 Eine andere Organisationsform könnte beispielsweise ein staatlicher Gesundheitsdienst nach britischem oder schwedischem Vorbild sein.

2007 durchaus als Bereitschaft zu einer solchen grundlegenden Veränderung der Organisationsform gedeutet werden. Gegen diese Eingriffe in ihre innere Organisation, beispielsweise die Umwandlung der bisherigen Spitzenverbände in Gesellschaften bürgerlichen Rechts und die Schaffung eines einheitlichen Spitzenverbandes Bund für die gesamte GKV, steht den Krankenkassen keine rechtliche Abwehr zur Verfügung. Anders verhält es sich dagegen bei der PKV, die im Rahmen des Gesetzgebungsprozesses dementsprechend auch Verfassungsklagen gegen einzelne Regelungen des GKV-WSG ankündigt hatte.

Für Versicherte und Leistungserbringer ist der besondere Charakter der GKV als mittelbarer Staatsverwaltung insofern von Bedeutung, als die Krankenkassen in ihren Entscheidungen den gleichen Grundsätzen unterworfen sind, wie sie für staatliches Verwaltungshandeln insgesamt gelten. Entscheidungen einer Krankenkasse sind Verwaltungsakte, gegen die Widerspruch eingelegt und vor Sozial- und Verwaltungsgerichten geklagt werden kann. Damit gewährt der Staat den Versicherten gegenüber den Entscheidungen der Krankenkassen den gleichen Schutz wie er ihn als Rechtsstaat den Bürgern gegenüber staatlichen Entscheidungen einräumt.

5.1.1
Organisationsstruktur

Die gesetzlichen Krankenkassen sind selbstverwaltete Körperschaften des öffentlichen Rechts. Selbstverwaltung bedeutet im Wesentlichen, dass die Mitglieder der jeweiligen Krankenkasse in so genannten Sozialwahlen alle sechs Jahre den Verwaltungsrat wählen und dieser wiederum den Vorstand (§§ 29–66 SGB IV). Der Verwaltungsrat entscheidet über die Satzung, über Satzungsleistungen (soweit durch Gesetz zugelassen), den Haushalt sowie den Zusatzbeitrag der Krankenkasse und wählt und überwacht den Vorstand. Er ist je nach Kassenart unterschiedlich zusammengesetzt. In den Orts-, Betriebs- und Innungskrankenkassen besteht er je zur Hälfte aus Vertretern der Versicherten und der Arbeitgeber, in den Ersatzkassen ausschließlich aus Vertretern der Versicherten. Die Vertreterversammlung der Bundesknappschaft setzt sich zu zwei Dritteln aus Vertretern der Versicherten und zu einem Drittel aus Vertretern der Arbeitgeber zusammen. Der **Vorstand** besteht aus bis zu drei hauptamtlichen Mitgliedern. Er verwaltet die Krankenkasse und vertritt sie nach außen (s. **Abb. 5-1**).

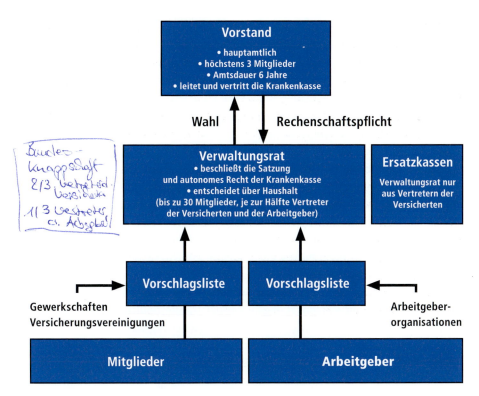

Abbildung 5-1: Organisation der Selbstverwaltung in der GKV

Durch die zunehmend enger gefassten Vorschriften des Sozialrechts sind mittlerweile sowohl die Grundzüge der inneren Organisation als auch der Leistungskatalog und die Vertragsbeziehungen zu den Leistungserbringern weitgehend festgelegt, so dass der Gestaltungsspielraum der Selbstverwaltung sehr begrenzt ist.

Zur Erfüllung ihrer gesetzlichen Aufgaben unterhalten die Krankenkassen in der Regel ein Netz von **örtlichen Geschäftsstellen**. Dieses Netz ist je nach Kassenart unterschiedlich dicht. Ein flächendeckendes Geschäftsstellennetz über die gesamte Bundesrepublik halten nur die allgemeinen Ortskrankenkassen und bundesweit agierenden Ersatzkassen vor. Bei Kassenarten, deren Zuständigkeit sich auf ein Bundesland oder nur einen Betrieb beschränkt, stellt sich die Notwendigkeit eines solchen flächendeckenden Netzes in der Regel nicht. Die Aufgabe der örtlichen Geschäftsstellen besteht vor allem in der Erhebung und Verwaltung der versichertenbezogenen Daten, der Betreuung der Versicherten und Entscheidung über Leistungsanträge.

Auf Landesebene sind die Orts-, Betriebs- und Innungskrankenkassen zu **Landesverbänden** zusammen geschlossen. Bei den Ersatzkassen nehmen die Bundesverbände die Aufgaben von Landesverbänden mittels Landesvertretungen wahr. Die Landesverbände vertreten die Interessen der Krankenkassen gegenüber den Leistungserbringern und der Politik sowie in der Öffentlichkeit. Sie führen Vergütungsverhandlungen mit den Kassenärztlichen Vereinigungen, Krankenhäusern und Verbänden der übrigen Leistungserbringer und schließen Verträge mit ihnen über Art und Umfang der Versorgung ihrer Versicherten (Versorgungsverträge). Sie besetzen die den Krankenkassen zustehenden Positionen in der gemeinsamen Selbstverwaltung, beispielsweise in den gemeinsam mit den Kassenärztlichen Vereinigungen zu besetzenden Zulassungsausschüssen für die ambulante ärztliche Behandlung. Sie entsenden Vertreter in die auf Landesebene gebildeten Ausschüsse für die Krankenhausplanung und die verschiedenen Landesschiedsstellen zur Klärung von Streitfragen beispielsweise bei Vergütungsverhandlungen.

Jede Kassenart verfügt auf Bundesebene über einen eigenen **Bundesverband**, der die Interessen der Kassenart gegenüber der Bundespolitik, dem Bundesministerium für Gesundheit sowie dem Bundesversicherungsamt vertritt. Eine der bedeutendsten Aufgaben der Bundesverbände ist in diesem Zusammenhang die Beobachtung gesundheitspolitischer Entwicklungen, Beteiligung an der gesundheitspolitischen Diskussion mit eigenen Stellungnahmen sowie Mitwirkung an der Vorbereitung und Ausarbeitung von Gesundheitsreformen.

Die Bedeutung der Bundesverbände der Kassenarten wurde – wie bereits an früherer Stelle angesprochen – durch das GKV-WSG deutlich herabgestuft. Waren sie früher Vertragspartner in der gemeinsamen Selbstverwaltung auf Bundesebene und entsandten Vertreter in die entsprechenden Gremien, beispielsweise den Gemeinsamen Bundesausschuss, so sind sie nun nur noch Interessenverband ohne direktes Mandat in der gemeinsamen Selbstverwaltung. Statt ihrer nimmt seit dem 1. Juli 2008 der neu gebildete **Spitzenverband Bund der GKV**[74] die Vertretung aller Krankenkassen in der gemeinsamen Selbstverwaltung wahr und schließt Vereinbarungen mit den Bundesverbänden der Leistungserbringer. Zu den Aufgaben des neu gebildeten Spitzenverbandes Bund gehört insbesondere (§ 217a – g SGB V):

- Unterstützung der Krankenkassen und ihrer Landesverbände
- Entscheidungen zum Beitrags- und Meldeverfahren und zur Erhebung der Beiträge

---

74 www.gkv-spitzenverband.de

- Entscheidungen zur Organisation des Wettbewerbs der Krankenkassen
- Vertretung der Krankenkassen in den Organen der gemeinsamen Selbstverwaltung auf Bundesebene.

Zur Erfüllung der ihnen vom Gesetzgeber übertragenen Aufgaben benötigen die Krankenkassen sachliche und personelle Ressourcen. Die **Zahl der Beschäftigten** in der gesetzlichen Krankenversicherung lag im Jahr 2007 bei ca. 135 000 (s. **Tab. 5-3**). Dies entsprach einem Anteil von 3,2 % der Gesamtzahl aller Beschäftigten im Gesundheitswesen. Entgegen dem allgemeinen Trend im Gesundheitswesen ist die Zahl der Beschäftigten in der GKV seit mehreren Jahren rückläufig. Im Jahr 2000 lag ihr Anteil an den Beschäftigten im Gesundheitswesen insgesamt noch bei ca. 3,6 %. Der Anteil der **Verwaltungsausgaben** der GKV, Personalkosten und Sachkosten lag im Jahr 2007 bei ca. 5,3 % der Gesamtausgaben der GKV und damit unter dem Durchschnitt des Gesundheitswesens insgesamt (Anteil der Verwaltungsausgaben an den Ausgaben für Gesundheit insgesamt 2007: 5,8 %).

Zur Unterstützung bei Einzelfallentscheidungen, die medizinische Fragen aufwerfen, sind die Krankenkassen verpflichtet, Stellungnahmen des **Medizinischen Dienstes der Krankenversicherung** (MDK) einzuholen (§§ 275–283 SGB V).[75] Der MDK ist eine Gemeinschaftseinrichtung der Landesverbände der GKV, die sich in jedem Bundesland zu einer «Arbeitsgemeinschaft Medizinischer Dienst der Krankenversicherung» zusammengeschlossen haben.[76] Die Medizinischen Dienste sind in den alten Bundesländern als Körperschaft des öffentlichen Rechts und in den neuen Bundesländern als eingetragener Verein organisiert. Organe des MDK sind der Verwaltungsrat und der Geschäftsführer. Der Verwaltungsrat wird von den Verwaltungsräten der Mitgliedskrankenkassen gewählt und wählt seinerseits wiederum den Geschäftsführer.

Die Finanzierung des MDK erfolgt aus einer Umlage der Mitgliedskassen, die sich nach der jeweiligen Zahl der Krankenkassenmitglieder bemisst. Da die Begutachtung zur Feststellung der Pflegebedürftigkeit einen erheblichen Teil der Kapazitäten des MDK beansprucht, tragen die Pflegekassen die Hälfte der Kosten des MDK.

---

75 Die Internetseiten der einzelnen Medizinischen Dienste sind über die gemeinsame Internetseite der MDKs zu erreichen (http://www.mdk.de).
76 Abweichend davon gibt es in Nordrhein-Westfalen zwei MDKs (Nordrhein und Westfalen-Lippe), Berlin und Brandenburg haben einen gemeinsamen MDK, und die MDKS Hamburg und Schleswig-Holstein haben sich zum MDK Nord zusammengeschlossen..

Tabelle 5-3: Beschäftigte der gesetzlichen Krankenkassen

	1995	2000	2005	2007
Beschäftigte der GKV	156 504	154 314	140 747	135 378
davon				
• Beamte	1 417	1 153	849	862
• Dienstordnungs-Angestellte*	20 130	15 848	13 016	11 889
• Tarifangestellte	130 780	134 697	125 904	122 627
• Arbeiter	4 177	2 616	978	–
• Sonstige	265	211	128	16

* Dienstordnungs-Angestellte sind den Beamten weitgehend gleichgestellte Beschäftigte und erhalten bspw. auch wie Beamte Beihilfe vom Dienstherren im Krankheitsfall.

Quelle: Statistisches Bundesamt

Der MDK unterliegt der Aufsicht durch die für die Krankenkassen zuständigen Landesbehörden. Für sein Haushalts- und Rechnungswesen gelten die gleichen Vorschriften wie für die Krankenkassen.

Mitarbeiter des MDK sind Ärzte, Pflegekräfte und Angehörige anderer Heilberufe. Sie geben auf Antrag einer Krankenkasse gutachtliche Stellungnahmen ab oder führen Überprüfungen von Leistungserbringern durch. Ende 2008 waren bei den Medizinischen Diensten insgesamt ca. 6 800 Mitarbeiter beschäftigt, darunter ca. 2 000 Ärztinnen und Ärzte, ca. 1 100 Pflegefachkräfte sowie ca. 2 600 Assistenzkräfte (MDK 2009).

Vorläufer des MDK war der vertrauensärztliche Dienst, der hauptsächlich zweifelhafte Arbeitsunfähigkeitsfälle prüfte. Mittlerweile ist das Aufgabenspektrum des MDK jedoch erheblich erweitert worden. So prüft er zwar auch weiterhin in Einzelfällen das Vorhandensein von Arbeitsunfähigkeit, darüber hinaus aber auch die Notwendigkeit einzelner medizinischer Leistungen, Anträge auf Verlängerung häuslicher Krankenpflege, die Angemessenheit von Abrechnungen der Krankenhäuser etc. Insbesondere im Krankenhausbereich sowie in der ambulanten und stationären Pflege sind die Aufgaben und Kompetenzen des MDK in den letzen Jahren deutlich ausgeweitet worden. So ist er beispielsweise befugt, zur Prüfung der Notwendigkeit und Dauer einer Krankenhausbehandlung die Räume eines Krankenhauses zu betreten und Krankenunterlagen von Versicherten einzusehen oder Versicherte zu untersuchen (§ 276 Abs. 4 SGB V).

Die Mitarbeiter des MDK sind allerdings nicht berechtigt, in die ärztliche Behandlung einzugreifen.

Mit Einführung der Pflegeversicherung wurde dem MDK auch die sehr umfangreiche Aufgabe der Begutachtung zur Feststellung von Pflegebedürftigkeit übertragen. Darüber hinaus führen einzelne MDKs auch Qualitätsprüfungen in ambulanten und stationären Pflegeeinrichtungen durch und beraten auf Wunsch Pflegeeinrichtungen bei der Entwicklung von Konzepten und dem Aufbau eines internen Qualitätsmanagements.

Über die Einzelfallbegutachtung hinaus gehört auch die Beratung der Kranken- und Pflegekassen in Grundsatzfragen zu den Aufgaben des MDK, so beispielsweise zu Fragen der Qualitätssicherung, Krankenhausplanung oder Wirksamkeit neuer Untersuchungs- und Behandlungsmethoden.

Auf Bundesebene haben sich, einem entsprechenden gesetzlichen Auftrag folgend, auch die Bundesverbände der Krankenkassen zu einer Arbeitsgemeinschaft zusammengeschlossen und einen **Medizinischen Dienst der Spitzenverbände der Krankenkassen** (MDS) e. V. gebildet.[77] Der MDS hat die Zusammenarbeit der verschiedenen MDKs zu fördern und erarbeitet Richtlinien und Empfehlungen für die MDKs, die von den Spitzenverbänden der GKV beschlossen werden.

5.1.2
Aufgaben

Die Aufgaben der gesetzlichen Krankenversicherung haben sich seit ihrer Gründung im Jahr 1883 deutlich gewandelt. Ende des 19. Jahrhunderts beschränkten sich die Aufgaben der Krankenkassen im Wesentlichen auf die Zahlung von Lohnersatzleistungen und Sterbegeld sowie die Übernahme der Behandlungskosten. In den letzten Jahrzehnten wurden der GKV vom Gesetzgeber jedoch zunehmend mehr und weiter gefasste Aufgaben zugewiesen. In seiner gegenwärtig geltenden Fassung nennt § 1 SGB V als **Aufgaben** der gesetzlichen Krankenversicherung:

- die Gesundheit der Versicherten zu erhalten und wiederherzustellen oder ihren Gesundheitszustand zu bessern und

- die Versicherten aufzuklären, zu beraten und auf gesunde Lebensverhältnisse hinzuwirken.

---

[77] Weitere Informationen zum MDS sind auf dessen Internetseite zu finden (http://www.mds-ev.de).

Um diese Aufgaben zu erfüllen, hat die GKV gemäß § 11 SGB V **Leistungen** zu gewähren:

- zur Verhütung von Krankheiten
- zur Früherkennung von Krankheiten
- zur Behandlung von Krankheiten
- zur medizinischen Rehabilitation
- zur Empfängnisverhütung, Sterilisation und bei Schwangerschaftsabbruch sowie
- Krankengeld zu zahlen.

Somit hat die gesetzliche Krankenversicherung einen umfassenden Auftrag zu erfüllen, der von der Gesundheitsförderung und Prävention über die Krankenbehandlung bis zur Rehabilitation reicht.

Die in den letzten Jahrzehnten gestiegene Bedeutung der GKV zeigt sich aber nicht nur in dem erweiterten Aufgabenkatalog, sondern auch in der gewachsenen gesundheitspolitischen Bedeutung und Zuweisung zentraler **Steuerungs- und Kontrollfunktionen**. Als Teil der gemeinsamen Selbstverwaltung des Gesundheitssystems reguliert die GKV zusammen mit den Kassenärztlichen Vereinigungen und Krankenhausgesellschaften zentrale Bereiche der Leistungserbringung und nimmt gesetzlich abgesichert Einfluss auf die Angebotsplanung im ambulanten und stationären Bereich. Über den Abschluss von Verträgen und die jährlichen Vergütungsverhandlungen beeinflussen die Krankenkassen zudem die Leistungserbringung der einzelnen Einrichtungen.[78]

---

78 Die Steuerungs- und Kontrollfunktion der GKV wird im Rahmen der Darstellung der jeweiligen Leistungsbereiche des Gesundheitssystems erläutert.

Sozialgesetzbuch (SGB)

Die wichtigsten Rechtsvorschriften für die gesetzliche Krankenversicherung finden sich im Sozialgesetzbuch, vor allem in Buch IV und V. Die Zusammenführung (Kodifizierung) des Sozialrechts zu einem einheitlichen Gesetzbuch wurde in den 1970er-Jahren begonnen. Gegenwärtig enthält das SGB die folgenden einzelnen Bücher:

- SGB I: Allgemeiner Teil
- SGB II: Grundsicherung für Arbeitssuchende
- SGB III: Arbeitsförderung
- SGB IV: Gemeinsame Vorschriften für die Sozialversicherung
- SGB V: Gesetzliche Krankenversicherung
- SGB VI: Gesetzliche Rentenversicherung
- SGB VII: Gesetzliche Unfallversicherung
- SGB VIII: Kinder- und Jugendhilfe
- SGB IX: Rehabilitation und Teilhabe behinderter Menschen
- SGB X: Sozialverwaltungsverfahren und Sozialdatenschutz
- SGB XI: Soziale Pflegeversicherung
- SGB XII: Sozialhilfe.

Die Kodifizierung erfolgte nicht nummerisch-chronologisch, sondern zumeist in Verbindung mit einer größeren Reform des jeweiligen Leistungsbereiches. So diente beispielsweise das Gesundheitsreformgesetz von 1989 (GRG) nicht nur der Verabschiedung von Maßnahmen der Kostendämpfung, sondern auch der Überführung des GKV-Rechts in ein Fünftes Buch des SGB. Vor Inkrafttreten des SGB V befanden sich die wichtigsten Rechtsvorschriften für die GKV in der 1911 geschaffenen Reichsversicherungsordnung (RVO).

Das SGB V regelt nicht nur die Belange der GKV, sondern auch die Beziehungen zu den Leistungserbringern und enthält zahlreiche Vorschriften für die Organisation des Gesundheitswesens. Es ist daher von zentraler Bedeutung für das gesamte Gesundheitswesens.

> Die aktuellen Versionen des SGB sind auf einer gesonderten Internetseite des Bundesministeriums der Justiz über Volltextsuche zu finden und einzusehen (http://bundesrecht.juris.de).

5.1.3
Versicherte

Der in der gesetzlichen Krankenversicherung versicherte Personenkreis wird unterschieden in Mitglieder und Versicherte. Während alle Mitglieder auch Versicherte sind, sind aber nicht alle Versicherten auch Mitglieder der GKV. **Mitglieder** der GKV sind Personen, die aufgrund einer eigenen abhängigen Beschäftigung pflichtversichert oder freiwillig versichert sind und Beiträge zahlen. Die beitragsfrei mitversicherten Familienangehörigen eines GKV-Mitglieds sind dagegen «nur» Versicherte. **Versicherte** haben denselben Anspruch auf Leistungen der GKV wie Mitglieder, sind aber nicht wahlberechtigt für die Wahlen zu den Selbstverwaltungsorganen der GKV. Die Versicherten werden unterschieden in:

- **Pflichtversicherte**
- **freiwillig Versicherte** und
- beitragsfrei **mitversicherte Familienangehörige**.

Pflichtversicherte sind Personen, die durch Gesetz der Versicherungspflicht in einer der gesetzlichen Krankenkassen unterliegen. Dies sind im Einzelnen:

- Arbeiter und Angestellte sowie Auszubildende, die gegen Arbeitsentgelt beschäftigt sind.
- Arbeitslose, sofern sie Arbeitslosengeld, Unterhaltsgeld oder Eingliederungshilfe erhalten sowie Teilnehmer an beruflichen Fortbildungs- und Umschulungsmaßnahmen
- Empfänger von Arbeitslosengeld II
- Landwirte und ihre mitarbeitenden Familienangehörigen
- Künstler und Publizisten
- Behinderte, die in Werkstätten für Behinderte, Heimen oder gleichartigen Einrichtungen tätig sind.

- Studenten an staatlichen oder staatlich anerkannten Hochschulen bis zum Abschluss des 14. Fachsemesters und höchsten jedoch bis zur Vollendung des 30. Lebensjahres
- Rentner und Rentenantragsteller, die mindestens neun Zehntel der zweiten Hälfte ihrer Erwerbstätigkeit pflichtversichert waren.

Pflichtversicherte haben die **Wahlfreiheit** zwischen verschiedenen Krankenkassen, sofern diese für alle Versicherten geöffnet oder für den entsprechenden Betrieb beziehungsweise Wirtschaftszweig zuständig sind. Die Krankenkassen hingegen unterliegen einem **Kontrahierungszwang**: Allgemein geöffnete Kassen müssen alle Versicherten aufnehmen und die für einen bestimmten Betrieb oder Wirtschaftszweig zuständigen Kassen müssen alle Versicherten ihres Zuständigkeitsbereiches aufnehmen. Krankenkassen dürfen folglich niemanden aufgrund seines Gesundheitszustandes ablehnen, wie dies der privaten Krankenversicherung möglich ist.

Vor 1996 standen lediglich die allgemeinen Ortskrankenkassen allen Versicherten offen, seit 1996 sind auch die Ersatzkassen durch Gesetz für alle Versicherten geöffnet. Betriebs- und Innungskrankenkassen steht es frei, sich durch Satzungsbeschluss für alle Versicherten zu öffnen. Von dieser Möglichkeit machten in der Zeit von 1996 bis 2003 zahlreiche vor allem Betriebskrankenkassen Gebrauch. Aufgrund ihrer besonderen Versichertenstruktur kamen einige Betriebskrankenkassen mit deutlich unterdurchschnittlichen Beitragssätzen aus und zogen vor allem junge und gut verdienende Mitglieder (s. **Abb. 5-2**). Zu den Wanderungsbewegungen trugen aber auch zahlreiche Beitragssatzvergleiche in den Medien bei, die den Wechsel zu einer Krankenkasse mit niedrigem Beitragssatz nahe legten oder sogar ausdrücklich empfahlen. Da diese Entwicklung den großen Krankenkassen die für ihren internen Solidarausgleich wichtigen Nettozahler entzog, reagierte die Gesundheitspolitik und erließ im Rahmen des GKV-Modernisierungsgesetzes ab Mitte 2003 bis Ende 2006 ein Moratorium für die Öffnung neu errichteter Betriebskrankenkassen.

Mit dem GKV-Wettbewerbsstärkungsgesetz 2007 wurde dieses Moratorium beendet und allen Krankenkassen die Möglichkeit gegeben, sich bis Ende 2008 durch Satzungsbeschluss allgemein zu öffnen (§ 173 SGB V). Krankenkassen, die sich bis dahin nicht geöffnet haben, sollen dauerhaft geschlossen bleiben. Zugleich wurden durch Gesetz die Knappschaft zum 1. April 2007 und die See-Krankenkasse zum 1. Januar 2009 geöffnet.

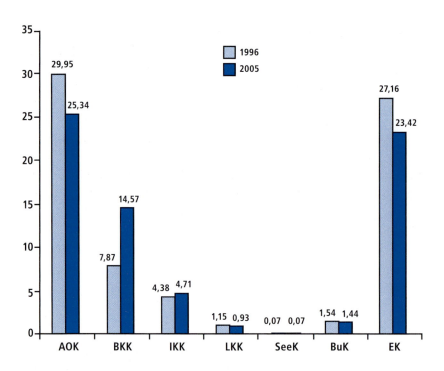

Abbildung 5-2: Versicherte der GKV nach Kassenart (1996 und 2005). Angaben in Mio.

Quelle: BMG

Für Mitglieder, die durch Überschreiten der Versicherungspflichtgrenze nicht mehr versicherungspflichtig sind, aber dennoch in der GKV bleiben wollen, bietet das Gesetz die Möglichkeit der **freiwilligen Versicherung**. Hierzu bedarf es keines gesonderten Antrages, beim Überschreiten der Versicherungspflichtgrenze bleibt ein Mitglied weiterhin in der GKV und wird automatisch vom Pflicht- zum **freiwilligen Mitglied**. Auch Berufsanfänger, deren Arbeitseinkommen über der Versicherungspflichtgrenze liegt, können sich freiwillig versichern, ebenso wie beispielsweise auch Arbeitnehmer, die aus dem Ausland zurückkehren und innerhalb von zwei Monaten eine versicherungspflichtige Beschäftigung aufnehmen.

Ehegatte und Kinder eines GKV-Mitgliedes sind im Rahmen der **Familienversicherung** beitragsfrei mitversichert, sofern sie nicht über ein eigenes Einkommen verfügen, das eine gesetzlich definierte Höhe überschreitet,[79] oder hauptberuflich selbständig tätig sind (§ 10 SGB V). Kinder eines GKV-Mitgliedes sind in der Regel bis zur Vollendung des 18. Lebensjahres mitversichert. Darüber hinaus sind sie weiterhin mitversichert, wenn sie nicht erwerbstätig sind (bis zum 23. Lebensjahr), sich in einer Schul- oder Berufsausbildung befinden (bis zum 25. Lebensjahr) oder wegen einer Behinderung nicht in der Lage sind, selbst für ihren Unterhalt aufzukommen (ohne Altersgrenze). Wenn jedoch das Gesamteinkommen des nicht in der GKV versicherten Elternteils oberhalb der Versicherungspflichtgrenze liegt und regelmäßig höher ist als das Einkommen des Mitglieds, sind Kinder nicht über das GKV-Mitglied mitversichert. Damit soll verhindert werden, dass privat Versicherte mit hohem Einkommen, die beitragsfreie Familienversicherung der GKV ausnutzen, um nicht für jedes einzelne Kind eine gesonderte private Krankenversicherung mit eigenen Beiträgen abschließen zu müssen.

Die **Versichertenstrukturen** der verschiedenen Kassenarten unterscheiden sich zum Teil sehr deutlich (s. **Tab. 5-4**). So lag im Jahr 2005 der Anteil der Pflichtmitglieder im GKV-Durchschnitt bei 40,5 %, in der Bundesknappschaft (BuKn) aber nur bei 16,4 %. Die Betriebskrankenkassen wiesen dagegen einen Anteil von 46,1 % Pflichtmitgliedern auf und die Innungskrankenkassen sogar 48,4 %. Der weit unterdurchschnittliche Anteil der Pflichtmitglieder und überdurchschnittliche Anteil der Rentner in der Knappschaft ist vor allem darauf zurückzuführen, dass der Bergbau als Wirtschaftszweig in den letzten Jahrzehnten erheblich an Bedeutung verloren hat und massiv Arbeitsplätze abgebaut wurden. Dadurch versiegte der Neuzugang von Mitgliedern im erwerbsfähigen Alter und die knappschaftliche Krankenversicherung wurde zu einer überwiegenden Rentner-Krankenversicherung. Da eine solche Versichertenstruktur zwangsläufig zu weit überdurchschnittlichen Beitragssätzen der Pflichtmitglieder führen würde, erhielt die Bundesknappschaft einen Bundeszuschuss zur Subventionierung des Beitragssatzes, um die Folgen des wirtschaftlichen Strukturwandels nicht den verbliebenen Beschäftigten aufzubürden.

Von besonderem Interesse für die gegenwärtige Diskussion ist der Anteil der freiwilligen Mitglieder, da der jeweiligen Krankenkasse durch einen überdurchschnittlichen Anteil gut verdienender Mitglieder auch überdurchschnittliche Beitragseinnahmen zufließen. Trotz der Abwanderung eines Teils ihrer freiwilligen Mitglieder zu den Betriebskrankenkassen weisen die Ersatzkassen mit 10,4 % immer noch einen hohen Anteil an freiwilligen Mitgliedern auf.

---

79 ein Siebtel der monatlichen Bezugsgröße nach § 18 SGB IV (§ 10 Abs. 1 Nr. 5 SGB V)

Tabelle 5-4: Versichertenstrukturen der GKV (Juli 2005)

	GKV insg.	AOK	BKK	IKK	LKK	SeeK	BuKn	EKK
Versicherte insgesamt (in Tsd.)	70 477	25 338	14 567	4 709	928	72	1 444	23 416
davon in %								
• Pflichtmitglieder	40,5	38,4	46,1	48,4	24,1	27,5	16,4	39,7
• Freiwillige Mitglieder	6,8	3,7	7,5	5,7	3,6	12,3	2,7	10,4
• Rentner	24,0	30,1	15,7	15,0	37,9	35,7	60,4	21,5
• Mitversicherte • Familienangehörige	28,7	27,8	30,7	30,9	34,4	24,5	20,5	28,4

SeeKK: See-Krankenkasse, BuKn: Bundesknappschaft, EKK: Ersatzkassen der Arbeiter und Angestellten

Quelle: BMG

Die allgemeinen Ortskrankenkassen als größte Kassenart haben dagegen eine in finanzieller Hinsicht deutlich ungünstigere Versichertenstruktur. Bei ihnen sind relativ wenige freiwillige Mitglieder (3,7 %), aber überdurchschnittlich viele Rentner (30,1 %) versichert.

Nicht versicherungspflichtig in der GKV sind:

- Arbeitnehmer, deren regelmäßiges Arbeitsentgelt über der Versicherungspflichtgrenze liegt.
- Beamte, Richter, Soldaten, Geistliche, Lehrer in Privatschulen, Personen in einer beamtenähnlichen Stellung und Pensionäre sowie
- Selbständige (Ausnahme: Landwirte und Künstler, die in landwirtschaftlichen Krankenkassen und der Künstlersozialversicherung versichert sind).

Beamte unterliegen nicht der Versicherungspflicht in der GKV, da sie über ein eigenständiges beamtenrechtliches Krankenfürsorgesystem abgesichert sind. Sie erhalten für sich und ihre nicht erwerbstätigen Familienangehörigen von ihrem Dienstherrn so genannte **Beihilfe** zu den Kosten der Krankenbehandlung. Die Beihilfe stellt eine Art Äquivalent für den Arbeitgeberbeitrag in der GKV dar, wird aber als Zuschuss zu den tatsächlich entstandenen Behandlungskosten gezahlt. Sie deckt üblicherweise die Hälfte der entstandenen Kosten. Für die restlichen Kosten wird in der Regel eine private Krankenversicherung abgeschlossen.

Der Wechsel von der privaten Krankenversicherung in die gesetzliche Krankenversicherung wurde in den letzten Jahren zunehmend erschwert, vor allem um zu verhindern, dass gut verdienende Arbeitnehmer in jüngeren Jahren die günstigen Tarife der PKV für diese Altersgruppe nutzen und erst im Alter, wenn die Prämien der PKV deutlich ansteigen, in die GKV wechseln. Da sie sich als Jüngere und somit in der Regel als Nettozahler nicht am Solidarausgleich der GKV beteiligt haben, sollen sie auch nicht im Alter den Solidarausgleich als Nettoempfänger nutzen dürfen. Wer also die GKV verlässt, muss damit rechnen, dass eine Rückkehr in der Regel nicht mehr möglich ist. So ist seit dem 1. Januar 2000 der Wechsel zur GKV nach Vollendung des 55. Lebensjahres auch bei Eintritt der Versicherungspflicht nicht mehr möglich, wenn der Antragsteller in den letzten fünf Jahren vor Eintritt der Versicherungspflicht zu keinem Zeitpunkt gesetzlich krankenversichert und die Hälfte dieser Zeit nicht versicherungspflichtig war (§ 6 Abs. 3a SGB V). Diese Regelung gilt auch für die Ehegatten von Beamten, Selbständigen und versicherungsfreien Arbeitnehmern.

Um zu verhindern, dass zuvor in der GKV versicherte Personen nach ihrem Ausscheiden ohne Versicherungsschutz sind, beispielsweise weil sie sich nicht weiter versichern oder die Prämien einer privaten Krankenversicherung nicht zahlen können, wurden diese Personen durch das GKV-Wettbewerbsstärkungsgesetz wieder in die GKV aufgenommen, da sie seit dem 1. April 2007 der Versicherungspflicht in der GKV unterworfen sind. Seit dem 1. April 2007 wird zudem die Kündigung eines freiwillig versicherten Mitgliedes erst dann wirksam, wenn eine nahtlose Fortsetzung des Krankenversicherungsschutzes erfolgt (§ 175 Abs. 4 SGB V). Ohne diese Fortsetzung besteht das bisherige Versicherungsverhältnis weiter und die Beiträge müssen entrichtet werden.

Um das Ziel eines lückenlosen allgemeinen Krankenversicherungsschutzes für die Bevölkerung zu erreichen, wurde auch die bisherige Regelung gestrichen, dass die Mitgliedschaft bei freiwilliger Versicherung erlischt, wenn die Beiträge zweimal nicht entrichtet wurden. Im Falle von **Beitragsrückständen** sollen zukünftig die Leistungsansprüche des Betreffenden bis zur Begleichung der Beitragsrückstände ruhen, allerdings sind davon die Behandlung akuter Erkrankungen, von Schmerzzuständen sowie Leistungen bei Schwangerschaft und Mutterschaft ausdrücklich ausgenommen (§ 16 Abs. 3a SGB V). In diesen Fällen wird die Krankenkasse verpflichtet, die notwendigen Leistungen weiter zu gewähren beziehungsweise zu finanzieren. Die ausstehenden Beiträge sollen gegebenenfalls auch auf dem Wege der Vollstreckung eingetrieben werden.

5.1.4
Leistungen

Die gesetzliche Krankenversicherung ist von ihren Grundsätzen her so angelegt, dass sie einen umfassenden Versicherungsschutz im Krankheitsfall bieten soll. Es gilt das **Bedarfsdeckungsprinzip**, nach dem die Versicherten einen gesetzlichen Anspruch auf alle medizinisch notwendigen Leistungen haben. Die Leistungen müssen ausreichend und zweckmäßig sein, haben dem allgemeinen Stand der medizinischen Erkenntnisse zu entsprechen und den medizinischen Fortschritt zu berücksichtigen, dürfen aber das Maß des Notwendigen nicht überschreiten und müssen wirtschaftlich erbracht werden (§§ 2, 11 und 12 SGB V). Die Versicherten sind ausdrücklich nicht von der Eigenverantwortung für ihre Gesundheit entlastet und müssen sich in den einzelnen Leistungsbereichen in unterschiedlichem Umfang über Zuzahlungen an den Kosten der Versorgung beteiligen.

Die ihnen vom Gesetz aufgetragene umfassende Aufgabe, «die Gesundheit der Versicherten zu erhalten, wiederherzustellen oder ihren Gesundheitszustand zu bessern» (§ 1 SGB V), erfüllen die Krankenkassen nicht durch eigene Sach- und Dienstleistungen. Sie schließen vielmehr Verträge mit Leistungserbringern, die gegen Zahlung vereinbarter Vergütungen durch die jeweilige Krankenkasse den Versicherten dieser Kasse die notwendigen Sach- und Dienstleistungen gewähren (**Sachleistungsprinzip**). Die Leistungserbringer sind ihrerseits durch Gesetz oder Vertrag verpflichtet, im Bedarfsfall alle für einen Versicherten medizinisch notwendigen Leistungen zu erbringen.

Anstelle von Sachleistungen können Versicherte auch **Kostenerstattung** wählen, sofern ihre Krankenkasse dies anbietet (§ 13 SGB V). Wie die Kostenerstattung ausgestaltet wird, liegt in der Entscheidung der jeweiligen Krankenkasse. Das Gesetz eröffnet aber die Option, dass im Falle von Kostenerstattung auch Beitragsermäßigungen gewährt werden oder eine Prämie gezahlt wird. Dies wird sicherlich dann der Fall sein, wenn die Krankenkasse im Falle von Kostenerstattung nicht die gesamten Kosten übernimmt, sondern nur einen Teil, wie dies in der privaten Krankenversicherung bereits seit langem üblich und seit dem 1. April 2007 auch den Krankenkassen erlaubt ist (§ 53 Abs. 4 SGB V).

Die Leistungen der gesetzlichen Krankenversicherung sind im SGB V als **gesetzlicher Leistungskatalog** für alle Krankenkassen gleich und verbindlich vorgeschrieben. Über die gesetzlich vorgeschriebenen Leistungen hinaus können Krankenkassen in einem relativ engen Bereich so genannte **Satzungsleistungen** anbieten. Art und Umfang von Satzungsleistungen haben die Selbstverwaltungsorgane der jeweiligen Krankenkasse zu beschließen. Leistungsbereiche, für die Krankenkassen Satzungsleistungen anbieten können, sind im SGB V ausgewiesen.

Der gesetzliche Leistungskatalog sieht Sachleistungen und Geldleistungen vor (§§ 11–68 SGB V). Als **Sachleistungen** werden Leistungen zur Verhütung, Früherkennung und Behandlung von Krankheiten gewährt. Um einer drohenden Pflegebedürftigkeit vorzubeugen, sie nach Eintritt zu beseitigen, zu bessern oder eine Verschlimmerung zu verhüten, sind Krankenkassen auch verpflichtet, Leistungen der Rehabilitation zu gewähren. Zu den **Geldleistungen** der gesetzlichen Krankenversicherung zählen Krankengeld und Mutterschaftsgeld. Das Krankengeld beträgt 70 % des regelmäßigen beitragspflichtigen Arbeitsentgelts und darf 90 % des Nettoarbeitsentgelts nicht übersteigen (§§ 44–51 SGB V). Ein Anspruch auf Krankengeld für bis zu zehn Arbeitstagen pro Jahr und Kind besteht auch bei Erkrankung eines Kindes bis zur Vollendung des zwölften Lebensjahres. Alleinerziehende haben Anspruch auf bis zu 20 Arbeitstage.

Zur **Verhütung von Krankheiten** gewähren die Krankenkassen Leistungen zur Verbesserung des Gesundheitszustandes (primäre Prävention), der betrieblichen Gesundheitsförderung, der zahnmedizinischen Gruppen- und Individualprophylaxe sowie der medizinischen Vorsorge (§§ 20–24 SGB V). Zur **Früherkennung von Krankheiten** finanzieren die Krankenkassen unter Beachtung gesetzlich vorgegebener Altersgrenzen regelmäßige Gesundheitsuntersuchungen (§§ 25–26 SGB V).

Durch das GKV-Wettbewerbsstärkungsgesetz 2007 wurde die betriebliche Gesundheitsförderung von einer Soll- zu einer Pflichtleistung und die Prävention arbeitsbedingter Gesundheitsgefahren sowie die Primärprävention durch Schutzimpfungen als neue Pflichtleistungen eingeführt (§§ 20a, 20b, 20d SGB V). Darüber hinaus haben Krankenkassen seit dem 1. April 2007 Selbsthilfegruppen und -organisationen finanziell zu fördern (§ 20c SGB V).

Der Schwerpunkt des gesetzlichen Leistungskataloges liegt auf den Leistungen der **Krankenbehandlung** (§§ 27–43 SGB V). Zu ihnen zählen:

- ärztliche Behandlung einschließlich psychotherapeutischer Behandlung (§ 28 SGB V)

- zahnärztliche Behandlung einschließlich Zahnersatz (§§ 28–30 SGB V)

- Versorgung mit Arznei-, Heil-[80] und Hilfsmitteln[81] (§§ 32–33 SGB V)

---

80 zu den Heilmitteln zählen u. a. Massagen, Bäder, Krankengymnastik etc.
81 zu den Hilfsmitteln zählen u. a. Brillen, Hörgeräte, Prothesen, orthopädische Schuhe etc.

- häusliche Krankenpflege und Haushaltshilfe (§§ 37–38 SGB V)
- Krankenhausbehandlung (§ 39 SGB V)
- ambulante und stationäre Palliativversorgung (§§ 37b, 39a SGB V)
- Leistungen zur Rehabilitation, Belastungserprobung und Arbeitstherapie (§§ 40–43 SGB V) sowie
- Fahrkosten, sofern sie im Zusammenhang mit einer anderen durch die Krankenkasse gewährten Leistung stehen; allerdings seit 2004 nur noch, wenn sie aus zwingenden Gründen erforderlich sind (§ 60 Abs. 1 SGB V). Fahrkosten zur ambulanten Behandlung werden seit dem 1. Januar 2004 nur noch in Ausnahmefällen und nach vorheriger Genehmigung durch die Krankenkasse übernommen.

Seit dem 1. Januar 2005 ist **Zahnersatz** als Sachleistung aus dem gesetzlichen Leistungskatalog gestrichen, Versicherte haben aber gegenüber ihrer Krankenkasse einen Anspruch auf befundorientierte Festzuschüsse bei einer medizinisch notwendigen Versorgung mit Zahnersatz in Höhe von 50 % der Kosten (§§ 55–59 SGB V). Der Zuschuss kann sich durch regelmäßige Zahnpflege und nachgewiesene jährliche zahnärztliche Untersuchungen in den letzten zehn Jahren um weitere 20 % erhöhen.

Krankenkassen gewähren auch Leistungen bei **Schwangerschaft und Mutterschaft** sowie Leistungen zur künstlichen Befruchtung, allerdings nur in bestimmten medizinisch begründeten Fällen (§§ 195–200b RVO). Zum gesetzlichen Leistungskatalog zählen auch Leistungen bei nicht rechtswidrigem Schwangerschaftsabbruch und medizinisch indizierte Sterilisationen. Versicherte bis zum vollendeten 20. Lebensjahr haben zudem Anspruch auf Versorgung mit Empfängnis regelnden Mitteln (§§ 24a, 24b, 27a SGB V).

Seit 1977 wurden im Rahmen der zahlreichen Gesundheitsreformen schrittweise zunehmend mehr **Zuzahlungen** für Versicherte eingeführt. Mittlerweile werden Zuzahlungen in unterschiedlicher Höhe für alle wichtigen Leistungsbereiche verlangt wie beispielsweise ambulante ärztliche Behandlung, Arzneimittel, Heil- und Hilfsmittel, Fahrkosten, Krankenhausbehandlung und medizinische Rehabilitation. Seit dem 1. Januar 2004 gilt als allgemeine Regel, dass Versicherte 10 % der Kosten, höchstens jedoch 10 Euro und mindestens 5 Euro selbst zu tragen haben. Leistungen, die weniger als 5 Euro kosten, sind in voller Höhe zu zahlen. Für die Krankenhausbehandlung, häusliche Krankenpflege und Rehabilitation ist eine Obergrenze von 28 Tagen pro Kalenderjahr vorgesehen und für die häusliche Krankenpflege zusätzlich noch eine Gebühr von 10 Euro für jede

Verordnung. Erstmalig in der Geschichte der Bundesrepublik wurde durch das GKV-Modernisierungsgesetz zum 1. Januar 2004 auch eine Zuzahlung für ambulante ärztliche Behandlung eingeführt. Für die erste Inanspruchnahme in einem Kalendervierteljahr sind als so genannte «Praxisgebühr» 10 Euro an den Arzt zu entrichten. Die Inanspruchnahme weiterer Ärzte ist zuzahlungsfrei, sofern sie auf eine Überweisung hin erfolgen. Liegt keine Überweisung vor, sind für jeden weiteren Besuch eines anderen Arztes 10 Euro zu zahlen. Alle Zuzahlungen müssen die Versicherten an die jeweiligen Leistungserbringer zahlen, sie reduzieren den Vergütungsanspruch des Leistungserbringers gegenüber der Krankenkasse.

Um unzumutbare Belastungen für Versicherte mit geringem Einkommen und chronisch Kranke zu vermeiden, enthält das SGB V eine **Belastungsgrenze** für die Gesamtsumme der zu entrichtenden Zuzahlungen pro Jahr (§ 62 SGB V). Die Summe der Zuzahlungen eines Versicherten einschließlich seiner im gemeinsamen Haushalt lebenden Angehörigen soll 2 % der jährlichen Bruttoeinnahmen zum Lebensunterhalt (Familienbruttoeinkommen) nicht übersteigen. Wird diese Belastungsgrenze erreicht, stellt die Krankenkasse eine Bescheinigung aus, durch die der Versicherte von allen weiteren Zuzahlungen befreit ist.

Für chronisch Kranke, die wegen derselben schwerwiegenden Erkrankung in Dauerbehandlung sind, gilt eine Belastungsgrenze von 1 % der jährlichen Bruttoeinnahmen. Durch das GKV-Wettbewerbsstärkungsgesetz wurde die Gewährung der niedrigeren Belastungsgrenze allerdings an die Voraussetzung geknüpft, dass die betroffenen chronisch Kranken jährlich eine ärztliche Bescheinigung über «therapiegerechtes Verhalten» vorlegen (§ 62 Abs. 1 SGB V). Ausnahmen davon sollen beispielsweise im Falle von schwerer Pflegebedürftigkeit oder bei schwerer Behinderung gemacht werden.

5.1.5
Finanzierung

Die Leistungen der gesetzlichen Krankenversicherung werden durch Beiträge der Mitglieder und zu einem sehr geringen Teil durch sonstige Einnahmen finanziert (s. **Tab. 5-5**). Die sonstigen Einnahmen lagen bis Ende 2004 deutlich unter 1 % der Gesamteinnahmen und bestanden vor allem aus Bundeszuschüssen für bestimmte Leistungsbereiche (z. B. Mutterschaftsgeld, Ausgaben der Altenteiler in der Landwirtschaft). Mit dem GKV-Wettbewerbsstärkungsgesetz erfolgte eine schrittweise Anhebung des Bundeszuschusses (§ 221 Abs. 1 SGB V). In den Jahren 2007 und 2008 wurden jeweils 2,5 Mrd. Euro überwiesen und danach sollte der Zuschuss um jährlich 1,5 Mrd. Euro steigen, bis der Zielwert von

Tabelle 5-5: Einnahmen der gesetzlichen Krankenversicherung (Angaben in Mrd. Euro)

	1995	2000	2001	2002	2003	2004	2005
Einnahmen insgesamt	120,35	133,81	135,79	139,71	141,65	144,27	145,74
Beiträge insgesamt	115,85	130,05	131,89	136,21	138,38	140,11	140,25
Sonst. Einnahmen ohne RSA	4,49	3,76	3,90	3,50	3,27	4,16	5,49
darunter							
• Bundeszuschuss	–	–	–	–	–	1,00	2,50

Quelle: Statistisches Bundesamt

14 Mrd. Euro erreicht ist. Im Jahr 2005 entsprach der Bundeszuschuss einem Anteil von ca. 1,7 % der Gesamteinnahmen der GKV und nach Erreichen der Zielmarke dürften die angestrebten 14 Mrd. Euro voraussichtlich ca. 8 % der Gesamteinnahmen entsprechen.

Wie bereits an früherer Stelle erwähnt, wurde der Bundeszuschuss im Rahmen des zweiten «Konjunkturpaketes» für die Jahre 2009 und 2010 deutlich erhöht. Die Zielmarke 14 Mrd. Euro blieb allerdings unverändert. Die GKV wird folglich trotz Erhöhung des Bundeszuschusses eine weit überwiegend beitragsfinanzierte Sozialversicherung bleiben.

Die **Beiträge** werden als Prozentsatz der beitragspflichtigen Einnahmen erhoben und richten sich somit nur nach der wirtschaftlichen Leistungsfähigkeit, nicht aber nach dem individuellen Krankheitsrisiko oder der Anzahl mitversicherter Familienangehöriger. Der **Beitragspflicht** unterliegen:

- Arbeitsentgelte aus einer versicherungspflichtigen Beschäftigung
- Rentenzahlbeträge und andere Alterseinnahmen aus früheren Beschäftigungsverhältnissen (Versorgungsbezüge) und
- Arbeitseinkommen von Rentnern aus einer versicherungspflichtigen Beschäftigung oder selbständigen Tätigkeit.

Die Tragung der Beiträge auf Arbeitsentgelte erfolgte bis Ende 2003 nach dem in der deutschen Sozialversicherung vorherrschenden Grundsatz der **paritätischen Beitragsfinanzierung** durch Arbeitgeber und Beschäftigte. Mit dem GKV-Modernisierungsgesetz 2004 wurde dieser Grundsatz jedoch durchbrochen. Um die Arbeitgeber von Lohnkosten zu entlasten, zahlen nur die Mitglieder seit dem 1. Juli 2005 einen **zusätzlichen Beitrag** in Höhe von 0,9 %.

Die übrigen Beitragssätze werden um diesen Beitragssatz reduziert. Der verbleibende Beitragssatz wird zur Hälfte vom Arbeitgeber und dem Beschäftigten getragen. Im Falle der Rentner tritt der Rentenversicherungsträger an die Stelle des Arbeitgebers und trägt die Hälfte des verbleibenden allgemeinen Beitrages.

Beiträge werden nur bis zur **Beitragsbemessungsgrenze** erhoben, die wie die Versicherungspflichtgrenze jährlich der allgemeinen Einkommensentwicklung angepasst wird. Auf Einkommensanteile oberhalb der Beitragsbemessungsgrenze sind keine Beiträge zu entrichten, so dass mit dieser Grenze zugleich eine Art Höchstbeitrag festgelegt wird. Bis zum 31. Dezember 2002 waren die Versicherungspflicht- und Beitragsbemessungsgrenze in der GKV identisch und lagen bei 75 % der Versicherungspflichtgrenze der gesetzlichen Rentenversicherung. Zum 1. Januar 2003 wurden die Grenzen der Rentenversicherung deutlich stärker angehoben als sich dies aus der Einkommensentwicklung ergeben hätte, um der Rentenversicherung höhere Beitragseinnahmen zu verschaffen. Die Versicherungspflichtgrenze der GKV wurde parallel dazu angehoben, die Beitragsbemessungsgrenze jedoch geringer, so dass seitdem die Beitragsbemessungsgrenze unter der Versicherungspflichtgrenze liegt (s. **Tab. 5-6**).

In der GKV werden seit dem 1. Januar 2009 die folgenden Beitragssatzarten unterschieden (§§ 241 bis 248 SGB V):

- **Allgemeiner Beitragssatz:** Der allgemeine Beitragssatz ist regulärer Beitragssatz für alle Mitglieder, die bei Arbeitsunfähigkeit einen Anspruch auf Lohnfortzahlung haben. Er wird von der Bundesregierung durch Verordnung festgesetzt (§ 241 SGB V). Bei seiner erstmaligen Festsetzung zum 1. Januar 2009 wurde er auf 15,5 % festgesetzt und im Rahmen des Konjunkturpakets II zum 1. Juli 2009 auf 14,9 % abgesenkt (§ 1 GKV-BSV).

- **Paritätisch finanzierter Beitragssatz:** Der paritätisch, zur Hälfte vom Arbeitgeber zu tragende Beitragssatz ist der um 0,9 %-Punkte verminderte allgemeine Beitragssatz (§ 249 SGB V; § 2 GKV-BSV). Er wurde zum 1. Januar 2009 auf 14,6 % festgesetzt und zum 1. Juli 2009 auf 14,0 % gesenkt.

Tabelle 5-6: Sozialversicherungsgrenzen der GKV 2009 (Angaben in Euro)

	West	Ost
Versicherungspflichtgrenze	4 050,00	4 050,00
Beitragsbemessungsgrenze	3 675,00	3 675,00

Quelle: BMG

- **Zusatzbeitrag:** Sofern eine Krankenkasse ihren Finanzbedarf mit den Zuweisungen aus dem Gesundheitsfonds nicht decken kann, hat sie einen Zusatzbeitrag zu erheben, der nur von ihren Mitgliedern zu tragen ist (ohne Beteiligung der Arbeitgeber) (§ 242 SGB V). Er ist auf 1 % der betragspflichtigen Einnahmen des Mitglieds begrenzt. Bis zu einem Betrag von 8 Euro monatlich kann der Zusatzbeitrag ohne Prüfung der Einnahmen des Mitglieds erhoben werden.

- **Ermäßigter Beitragssatz:** Ein ermäßigter Beitragssatz wird von erwerbstätigen Mitgliedern erhoben, die keinen Anspruch auf Krankengeld haben (§ 243 SGB V).

- **Pauschaler ermäßigter Beitragssatz bei geringfügiger Beschäftigung:** Für geringfügig Beschäftigte mit einem Verdienst von bis zu 400 Euro im Monat gilt ein pauschaler Beitragssatz von 13 %, der vom Arbeitgeber allein zu tragen ist, und für Beschäftigte in Privathaushalten ein Beitragssatz von 5 % des Arbeitsentgelt, der ebenfalls allein vom Arbeitgeber zu zahlen ist (§ 249b SGB V).

- **Gesonderter ermäßigter Beitragssatz:** Er gilt für Wehr- und Zivildienstleistende und wird vom Bund getragen (§ 244 SGB V).

- **Beitragssatz für Studenten und Praktikanten:** Er ist gesetzlich auf sieben Zehntel des allgemeinen Beitragssatzes der Krankenkassen festgelegt und von den Studenten zu tragen (§ 245 SGB V).

- **Beitragssatz aus Renten:** Für Bezieher einer Rente der gesetzlichen Rentenversicherung gilt der allgemeine Beitragssatz. Die Rentenversicherung trägt – analog zum Arbeitgeberanteil für abhängig Beschäftigte – die Hälfte des paritätisch zu finanzierenden Beitragssatzes (§ 249a SGB V).

Im Unterschied zu Pflichtmitgliedern haben **freiwillige Mitglieder** den allgemeinen Beitragssatz ihrer Krankenkasse in voller Höhe zu zahlen. Sie haben jedoch einen sozialrechtlichen Anspruch gegenüber ihrem Arbeitgeber auf einen **Beitragszuschuss** in Höhe der Hälfte des Beitrags für Pflichtversicherte der jeweiligen Kasse, höchstens jedoch der Hälfte des tatsächlich gezahlten Beitrags.

Über die Höhe des allgemeinen Beitragssatzes entschied bis Ende 2008 die Selbstverwaltung der jeweiligen Krankenkasse. Bei der Festsetzung der Beitragssatzhöhe waren die Krankenkassen gesetzlich verpflichtet, sie so zu bemessen, dass die Beitragseinnahmen «zusammen mit den sonstigen Einnahmen die im Haushaltsplan vorgesehenen Ausgaben und die vorgeschriebene Auffüllung der Rücklage decken» (§ 220 Abs. 1 SGB V i. d. F. bis zum 31. Dezember 2008). Die

Krankenkassen waren somit verpflichtet, einen ausgeglichenen Haushalt vorzulegen. Sie durften dauerhaft weder Gewinne noch Verluste erzielen. Beitragsüberschüsse waren als Beitragssatzsenkungen an die Beitragszahler zurück zu geben und Verluste mussten über Beitragssatzerhöhungen ausgeglichen werden.

Die finanzielle Grundkonstruktion der gesetzlichen Krankenversicherung ist letztlich darauf ausgerichtet, dass die Versicherten einen Anspruch auf alle medizinisch notwendigen Leistungen haben (Bedarfsdeckungsprinzip) und diese Leistungen von der GKV zu finanzieren sind, sofern sie wirtschaftlich erbracht werden. Reichten die Einnahmen einer Krankenkasse nicht aus, um die medizinisch notwendigen Leistungen über angemessene Vergütungen zu finanzieren, war eine Krankenkasse gesetzlich verpflichtet, ihren Beitragssatz zu erhöhen. Sie musste schließlich einen ausgeglichenen Haushalt vorlegen. Der auch nach Einführung des Gesundheitsfonds weiterhin geltende Grundsatz der Beitragssatzstabilität hebt diese Logik nicht auf, da er sich nur auf die Vergütungsvereinbarungen mit den Leistungserbringern bezieht. Die Vergütungsvereinbarungen sind so zu gestalten, dass Beitragssatzerhöhungen ausgeschlossen sind, «es sei denn die notwendige medizinische Versorgung ist auch nach Ausschöpfung von Wirtschaftlichkeitsreserven ohne Beitragssatzerhöhung nicht zu gewährleisten (Grundsatz der Beitragssatzstabilität)» (§ 71 SGB V). Durch den Grundsatz der Beitragssatzstabilität wird somit weder das Bedarfsdeckungsprinzip noch die Verpflichtung zur Vorlage eines ausgeglichenen Haushaltes aufgehoben.

An dem Grundsatz, dass die GKV einen ausgeglichenen Haushalt vorzulegen hat, keine Gewinne erwirtschaften darf und Defizite verpflichtend über Beitragserhöhungen auszugleichen hat, wurde auch bei der Umstellung der GKV-Finanzierung auf einen Gesundheitsfonds und die Festsetzung des allgemeinen Beitragssatzes durch die Bundesregierung festgehalten. Unter den neuen Bedingungen tritt dieser Grundsatz insbesondere darin in Erscheinung, dass die Bundesregierung verpflichtet war, den allgemeinen Beitragssatz bei der erstmaligen Festsetzung so zu bemessen, dass er zusammen mit dem Bundeszuschuss und den sonstigen Einnahmen des Gesundheitsfonds zur Deckung der voraussichtlichen Ausgaben und dem Aufbau einer Liquiditätsreserve ausreicht (§ 220 Abs. 1 SGB V). Sollten die Einnahmen im Jahr 2009 oder in den Folgejahren zur Deckung der Ausgaben nicht ausreichen, sind die einzelnen Krankenkassen gesetzlich verpflichtet, einen Zusatzbeitrag zu erheben. Der Zusatzbeitrag ist so zu bemessen, dass er zusammen mit den Einnahmen aus dem Gesundheitsfonds die voraussichtlichen Ausgaben der jeweiligen Krankenkasse deckt (§ 242 Abs. 3 SGB V). Kommt die Krankenkassen dieser Verpflichtung nicht nach, hat die zuständige Aufsichtsbehörde die notwendige Erhöhung des Zusatzbeitrags anzuordnen (ebd.).

Der allgemeine Beitragssatz ist nach der erstmaligen Festsetzung erst dann zu erhöhen, wenn mit ihm eine mindestens 95 %ige Deckung der voraussichtlichen Ausgaben nicht mehr zu erreichen ist (§ 220 Abs. 2 SGB V). Der allgemeine Beitragssatz ist zu ermäßigen, wenn er mehr als 100 % der Ausgaben des Gesundheitsfonds deckt. Der Grundsatz eines ausgeglichenen Haushalts gilt auch in diesen Fällen, da die Kassen verpflichtet sind, eventuelle Deckungslücken über einen Zusatzbeitrag zu schließen und Überschüsse in Form von «Prämien» an ihre Mitglieder zurückzuzahlen (§ 242 Abs. 2 und 3 SGB V).

Durch das GKV-Wettbewerbsstärkungsgesetz wurde zum 1. April 2007 eine Reihe neuer Beitragssatzmodelle eingeführt beziehungsweise vorhandene Modelle für freiwillige Mitglieder auf alle Mitglieder ausgeweitet. Diese **Wahltarife** sind für die Krankenkassen nicht verpflichtend, sondern können als Satzungsleistungen angeboten werden. Die Mindestbindungsfrist für Wahltarife beträgt drei Jahre, in besonderen Härtefällen kann die Satzung ein Sonderkündigungsrecht vorsehen. Folgende Wahltarife sind möglich (§ 53 SGB V):

- **Selbstbehalte (§ 53 Abs. 1 SGB V):** Dieses aus der privaten Krankenversicherung bekannte Modell sieht vor, dass bis zu einem zuvor vereinbarten jährlichen Betrag die anfallenden Rechnungen selbst bezahlt werden und die Versicherung erst für die darüber hinaus gehenden Kosten aufkommt. Selbstbehalte können in verschiedenen Stufen angeboten werden, beispielsweise in Höhe von 300, 600 oder 900 Euro. Bis zu dieser Summe sind die Kosten folglich selbst zu tragen. Als Ausgleich dafür wird in der Regel der Beitragssatz ermäßigt. Da unter den Bedingungen des Gesundheitsfonds die Krankenkassen den allgemeinen Beitragssatz nicht mehr selbst festsetzen und somit auch nicht ermäßigen können, sieht das Gesetz Prämienzahlungen an die betreffenden Mitglieder vor. Die jeweilige Kasse hat Versicherten, die einen solchen Wahltarif wählen, einen Teil des gezahlten allgemeinen Beitragssatzes als Prämie zurückzuzahlen. Die Höhe der Prämie ist im Falle des Selbstbehalttarifes abhängig von der Höhe des gewählten Selbstbehalts. Selbstbehalte konnten Krankenkassen bereits seit 2004 ihren freiwilligen Mitgliedern anbieten, die Kostenerstattung gewählt hatten, und dafür deren Beitragssatz ermäßigen. Diese Möglichkeit wurde nun auf alle Mitglieder ausgeweitet.

- **Prämien für Nichtinanspruchnahme (§ 53 Abs. 2 SGB V):** Nehmen Mitglieder und ihre mitversicherten Angehörigen in einem Kalenderjahr keine Leistungen in Anspruch, kann die Krankenkasse bis zu einem Zwölftel des Jahresbeitrages als Prämie an das Mitglied zahlen. Auch dieses Modell ist der PKV entlehnt und wird dort Beitragsrückerstattung genannt. Beitragsrückerstattung war bereits vor dem 1. April 2007 in der GKV möglich, allerdings nur als Satzungsleistung für freiwillige Mitglieder.

- **Prämien für die Teilnahme an besonderen Versorgungsformen (§ 53 Abs. 3 SGB V):** Krankenkassen können Versicherten, die an besonderen Versorgungsformen wie beispielsweise Disease Management Programmen, integrierter Versorgung oder Hausarztversorgung teilnehmen, Prämien zahlen oder Zuzahlungen ermäßigen (§ 53 Abs. 3 SGB V).

- **Kostenerstattung (§ 53 Abs. 4 SGB V):** Verschiedene nach der Höhe der Kostenerstattung differenzierte Wahltarife können allen Versicherten angeboten werden. Wählt ein Versicherter einen Kostenerstattungstarif, sind je nach Höhe der Kostenerstattung Prämienzahlungen der Kasse vorzusehen.

- **Besondere Therapierichtungen (§ 53 Abs. 5 SGB V):** Die Kostenübernahme für Arzneimittel besonderer Therapieformen (z. B. Homöopathie), die regulär nicht zum Leistungskatalog der GKV zählen, kann im Rahmen eines entsprechenden Wahltarifes gegen Zahlung einer zusätzlichen Prämie des Versicherten als Wahltarif angeboten werden.

- **Krankengeld (§ 53 Abs. 6 SGB V):** Alternativ zum gesetzlich vorgeschriebenen Anspruch auf Krankengeld können Krankenkassen für Selbständige und abhängig Beschäftigte, die keinen Anspruch auf Entgeltfortzahlung haben, einen Wahltarif Krankengeld anbieten. Der kann beispielsweise gegen Zahlung eines entsprechend höheren Beitrags die Gewährung eines höheren Krankengelds vorsehen.

- **Eingeschränkter Leistungsumfang (§ 53 Abs. 7 SGB V):** Für bestimmte Mitgliedergruppen kann als Wahltarif ein eingeschränkter Leistungsanspruch angeboten werden. Diese Neuregelung zielt insbesondere auf Beamte, die von ihrem Dienstherrn so genannte «Beihilfe» zu den entstandenen Behandlungskosten erhalten, in der Regel in Höhe von 50 % der Kosten. Die GKV kann – analog zu den entsprechenden Angeboten der PKV – für diese Gruppen einen Wahltarif für die Erstattung der nicht durch die Beihilfe gedeckten Behandlungskosten anbieten.

5.1.6
Der Gesundheitsfonds

Mit der Gesundheitsreform 2007 (GKV-WSG) war die Einführung eines Gesundheitsfonds zum 1. Januar 2009 beschlossen worden. Trotz sehr kontroverser Diskussionen, heftiger Kritik und der von mehreren Seiten erhobenen

5. Die Krankenversicherung

Forderung nach einer Aussetzung oder Verschiebung des Gesundheitsfonds hielt die Bundesregierung an dem beschlossenen Datum der Einführung fest. Seit dem 1. Januar 2009 erfolgt die Finanzierung der GKV somit über das Regelwerk des Gesundheitsfonds und eines neuen, morbiditätsorientierten Risikostrukturausgleichs (Morbi-RSA).

Allerdings verstummte die Kritik auch nach Inkrafttreten des Fonds nicht, und selbst Politiker der Regierungskoalition diskutierten in der Öffentlichkeit darüber, dass der Fonds nur eine Übergangslösung bis zur Bundestagswahl 2009 sei. Es somit ist damit zu rechnen, dass nach der Bundestagswahl 2009 in der dann neu zu bildenden Regierungskoalition entweder über eine Abschaffung des Gesundheitsfonds oder eine «Weiterentwicklung» zu einem der beiden seit längerem geplanten alternativen Zukunftsmodelle entschieden wird. Sollte die SPD in der neuen Regierung die Führung übernehmen, will sie den Fonds zu einer «Bürgerversicherung» weiterentwickeln, sollte die CDU/CSU die Regierung übernehmen, wird sie den Gesundheitsfonds höchstwahrscheinlich als Element für das von ihr geplante Finanzierungsmodell einkommensunabhängiger «Kopfpauschalen» bzw. «Gesundheitsprämien» nutzen und umbauen.

So oder so ist eine weitere Änderung des Finanzierungssystems der GKV nach der Bundestagswahl 2009 zu erwarten. Wie diese aussehen wird, ist zum Zeitpunkt der Drucklegung dieses Buches nicht zu erkennen. Wie auch immer eine weitere Änderung aussehen wird, wenn sie im Rahmen einer größeren Gesundheitsreform erfolgen soll, wird sie sicherlich vor Mitte 2010 kaum in Kraft treten können. Wahrscheinlicher ist vielmehr ein Inkrafttreten zum 1. Januar 2011. Bis dahin wird der Gesundheitsfonds mit sehr hoher Wahrscheinlichkeit in seiner zum 1. Januar 2009 in Kraft getretenen Form Bestand haben.

Der **Gesundheitsfonds** ist der institutionelle Ort, an den die Beitragseinnahmen aller Krankenkassen sowie der Bundeszuschuss überwiesen werden, eine Art Gemeinschaftskonto der Krankenkassen bei der Bundesbank.[82] Die Mittel des Gesundheitsfonds werden als Sondervermögen vom Bundesversicherungsamt (BVA) verwaltet. Die Krankenkassen erheben zwar weiterhin von ihren Mitgliedern bzw. den jeweiligen Arbeitgebern die Beiträge, die Einnahmen aus dem allgemeinen Beitragssatz sind für sie aber nur ein durchlaufender Posten, da sie diese Mittel direkt an den Gesundheitsfonds weiterzuleiten haben **(Abb.5-3)**. Lediglich die Einnahmen aus Zusatzbeiträgen verbleiben ihnen.

Aus dem Gesundheitsfonds erhalten die Krankenkassen nach festgelegten Regeln und Kriterien verschiedene Zuweisungen je Versicherten zur Deckung

---

[82] Weitergehende Informationen und zentrale Dokumente zum Gesundheitsfonds sind auf den Internetseiten des Bundesgesundheitsministeriums (http://www.bmg.bund.de) und des Bundesversicherungsamtes zu finden (http://www.bundesversicherungsamt.de).

der laufenden Ausgaben. Diese Regeln und Kriterien bilden in ihrer Gesamtheit den neuen, morbiditätsorientierten Risikostrukturausgleich. Zentrale Rechtsvorschriften für die Ausgestaltung des RSA sind die §§ 266-272 SGB V und die Risikostruktur-Ausgleichsverordnung (RSAV).

Die wichtigsten Zuweisungen aus dem Gesundheitsfonds sind:

- eine für alle Versicherten einheitliche monatliche Grundpauschale (2009: 185 Euro),
- eine einheitliche Pauschale je Versicherten für Verwaltungsausgaben (2009: 5 Euro),
- je Versicherten, der an einem strukturierten Behandlungsprogramm (DMP) teilnimmt, eine Pauschale für die Entwicklung und Durchführung dieser Programme (2009: 15 Euro) sowie
- unterschiedlich hohe Zuweisungen, Zu- und Abschläge je nach Alter, Geschlecht und Erkrankung der Versicherten.[83]

Im Zentrum des morbiditätsorientierten Risikostrukturausgleichs stehen 80 Krankheiten (Morbiditätsgruppen), für die auf Grundlage der durchschnittlichen Leistungsausgaben der GKV für diese Gruppen Zu- und Abschläge je Versicherten ermittelt werden. Für jeden Versicherten mit einer in der Liste genannten Erkrankung erhält die betreffende Krankenkasse die im Katalog des BVA aufgeführten Zuweisungen. So weist der Katalog des Jahres 2009 beispielsweise für die Morbiditätsgruppe «Hypertonie» (Bluthochdruck) den Jahresbetrag von 461 Euro aus, für «Multiple Sklerose» 7 280 Euro und für «Hämophilie» 60 776 Euro.

Die Höhe der Zuweisungen wird vom BVA jeweils bis November des Vorjahres auf Grundlage der vorliegenden Ausgabendaten und Versichertenzahlen eines vergangenen Jahres vorläufig festgestellt. Die endgültigen Zuweisungen können vom BVA erst nach Ablauf des betreffenden Kalenderjahres auf Grundlage der Geschäfts- und Rechnungsergebnisse der Krankenkassen ermittelt werden. Gegebenenfalls zu viel oder zu wenig gezahlte Zuweisungen sind vom BVA über zukünftige Zuweisungen auszugleichen. Die Zuweisungen gelten insofern nur als Abschlagszahlungen auf eine erst nach Ablauf des Kalenderjahres feststellbare endgültige Höhe der Zuweisungen (§ 266 Abs. 6 SGB V).

---

83 Die im Folgenden genannte Höhe der Zuweisungen erfolgt zur Vereinfachung ohne Nachkommastellen. In der entsprechenden Bekanntmachung des Bundesversicherungsamtes werden sie mit vier Nachkommastellen ausgewiesen, was angesichts der zu verteilenden Gesamtsumme von ca. 160 Mrd. Euro ohne Zweifel notwendig ist.

Vereinfacht kann das neue System so beschrieben werden, dass die Kassen den allgemeinen Beitragssatz für das Bundesversicherungsamt einziehen und an das BVA weiterleiten. Das Bundesversicherungsamt überweist jeder einzelnen Krankenkasse dann aus dem Gesundheitsfonds den ihr zustehenden Anteil am Gesundheitsfonds.

Diese neue Konstruktion kann durchaus so gedeutet werden, dass in ihr der besondere Charakter der GKV zum Ausdruck kommt. Die GKV ist – wie an früherer Stelle bereits dargelegt – mittelbare Staatsverwaltung. Auch im früheren System waren die Krankenkassen nicht Eigentümer der Beitragseinnahmen, wie dies private Unternehmen sind, sondern laut Sozialrecht «verwalteten» die Kassen die Beitragseinnahmen nur. Bei den Beitragszahlungen handelte und handelt es sich um eine staatliche Zwangsabgabe, die vom Staat – früher mittelbar, nun unmittelbar – festgesetzt wird.

In den ersten Entwürfen der Gesundheitsreform 2007 war sogar vorgesehen, dass die Krankenkassen auch die Funktion der Beitragseinziehung an unabhängige Beitragseinzugsstellen verlieren. Dies konnten sie zunächst verhindern. Ab 2011 können aber auch andere Stellen als die Krankenkassen den Einzug und die Weiterleitung der Sozialversicherungsbeiträge übernehmen (Art. 5 GKV-WSG).

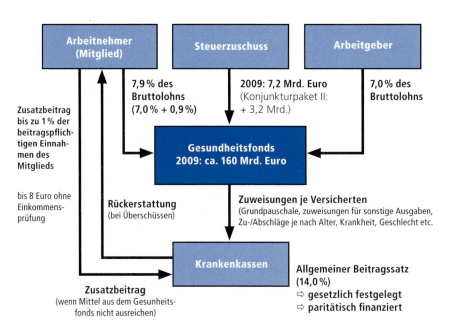

Abbildung 5-3: Der Gesundheitsfonds

5.1.7
Ausgaben

Die Ausgaben der GKV beliefen sich im Jahr 2007 auf insgesamt 153 Mrd. Euro. Damit trug die GKV als wichtigster Finanzierungsträger ca. 57 % der Gesamtausgaben für das Gesundheitswesen. Von den GKV-Ausgaben entfielen auf:

- ambulante ärztliche Behandlung 23,1 Mrd. Euro oder 15,1 %
- Arzneimittel aus öffentlichen Apotheken 27,7 Mrd. Euro oder 18,1 %
- Heil- und Hilfsmittel 8,6 Mrd. Euro oder 5,6 %
- ambulante zahnärztliche Behandlung 7,9 Mrd. Euro oder 5,1 %
- Zahnersatz 2,8 Mrd. Euro oder 1,8 %
- häusliche Krankenpflege 2,3 Mrd. Euro oder 1,5 %
- Krankenhausbehandlung 50,9 Mrd. Euro oder 33,2 %
- Krankengeld 6,0 Mrd. Euro oder 3,9 %
- Leistungen bei Schwangerschaft und Mutterschaft 1,4 Mrd. Euro oder 0,9 %
- Vorsorge- und Rehabilitationsleistungen 2,4 Mrd. Euro oder 1,6 % und
- Verwaltungsausgaben 8,1 Mrd. Euro oder 5,3 %.

Fasst man die Leistungen nach Versorgungssektoren zusammen, so entfielen auf die ambulante Versorgung[84] insgesamt 48,7 % und auf die stationäre Krankenversorgung 33,2 %. Die beiden klassischen, ursprünglichen Krankenkassenleistungen, das Krankengeld und Sterbegeld, spielten 2005 nur noch eine geringe Rolle.

Die Ausgaben der gesetzlichen Krankenversicherung entsprachen im Jahr 2005 ca. 6,4 % des Bruttoinlandsprodukts. Legt man das Bruttoinlandsprodukt als Referenzgröße zu Grunde, so zeigt sich, dass die Ausgabenentwicklung der GKV auch nach Herstellung der deutschen Einheit im vereinten Deutschland relativ konstant verlief (s. **Abb. 5-4**). Von einer überproportionalen Ausgabenentwicklung oder gar «Kostenexplosion» kann folglich auch nach 1991 nicht die Rede sein. Der kurzzeitige Anstieg 1995/96 ist vor allem auf eine vorübergehende gesamtwirtschaftliche Wachstumsschwäche zurückzuführen. Auch die Darstellung der wichtigsten Ausgabenbereiche der GKV zeigt eine weitgehend

---

84 Dazu werden an dieser Stelle die ersten sechs Positionen der vorstehenden Aufzählung gerechnet.

konstante Entwicklung, lediglich die Ausgaben für Arzneimittel weisen einen Anstieg bis zum Jahr 2003 auf.

> **Ausgaben der GKV: unterschiedliche Angaben durch unterschiedliche Abgrenzungen**
>
> Bei Veröffentlichungen, Tabellen und Grafiken zu Ausgaben der GKV ist zu beachten als was sie ausgewiesen werden. Werden sie als «Ausgaben» oder «Ausgaben insgesamt» ausgewiesen, so schließen sie auch die Verwaltungsausgaben der GKV mit ein. «Leistungsausgaben» der GKV beziehen sich dagegen nur auf die Ausgaben für die einzelnen Leistungsarten ohne Verwaltungsausgaben der GKV. Dies ist insbesondere auch für die Betrachtung und Analyse von Ausgabenanteilen von Bedeutung, da es zu unterschiedlichen Prozentangaben führt.

Obwohl sich die Ausgaben der GKV über einen langen Zeitraum weitgehend konstant zum Bruttoinlandsprodukt entwickelten, geriet die gesetzliche Krankenversicherung in der Vergangenheit mehrfach in ernste finanzielle Probleme und hatte Defizite in Milliardenhöhe zu verzeichnen (s. **Tab. 5-7**). Dass die GKV mittlerweile seit mehr als zwei Jahrzehnten immer wieder in Finanzprobleme gerät, ist weniger in kurzfristigen Ausgabensteigerungen begründet, sondern vor allem in einer grundlegenden Einnahmeproblematik der GKV. Die gesetzliche Krankenversicherung finanziert sich weit überwiegend aus Beiträgen, die auf Arbeitseinkommen erhoben werden. Diese Finanzierungsgrundlage der GKV wächst aber durch mehrere Faktoren bedingt seit mittlerweile mehr als zwei Jahrzehnten geringer als das Bruttoinlandsprodukt. Entsprachen die beitragspflichtigen Einnahmen der GKV-Mitglieder 1982 in der alten BRD noch 41,1 % des Bruttoinlandsproduktes, so lag ihr Anteil 1991 nur noch bei 36,6 %. Dieser Trend hat sich nach Herstellung der deutschen Einheit im gesamten Deutschland fortgesetzt (s. **Abb. 5-5**).

Allerdings sind die entsprechenden Daten für die 1990er-Jahre nicht nur wegen der durch die deutsche Einheit erweiterten Berechnungsgrundlage nicht mehr mit den Daten der alten BRD vergleichbar. Mitte der 1990er-Jahre wurde auch die Definition der «beitragspflichtigen Einnahmen» verändert. Bis 1995 gingen in die Berechnung der statistischen Größe «beitragspflichtige Einnahmen der GKV insgesamt» die Einnahmen der Rentner nicht ein, seit 1996 werden sie einbezogen. Vor allem durch diese zuvor nicht berücksichtigte Einbeziehung liegt der Anteil der beitragspflichtigen Einnahmen nun deutlich

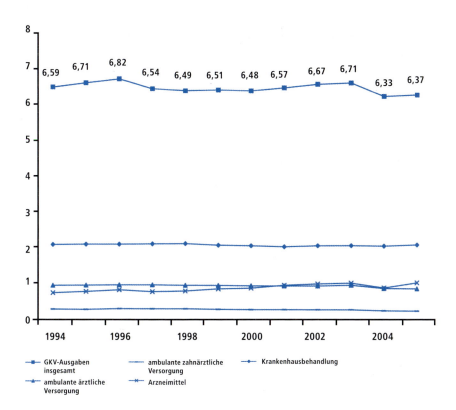

Abbildung 5-4: Ausgaben der gesetzlichen Krankenversicherung in Prozent des Bruttoinlandsprodukts (Deutschland)

Quelle: Statistisches Bundesamt; eigene Berechnungen

höher, was aber nicht als Anzeichen einer Besserung der Einnahmesituation gedeutet werden darf, denn die Rentner zahlten auch zuvor Krankenkassenbeiträge auf ihre Renten. Entscheidend ist, dass auch in der zweiten Hälfte der 1990er-Jahre im vereinten Deutschland die Einnahmegrundlage der Krankenkassen weiter schrumpfte. Entsprachen die beitragspflichtigen Einnahmen der GKV nach der neuen Abgrenzung 1996 47,4 % des Bruttoinlandsproduktes, so fiel ihr Anteil kontinuierlich weiter bis auf 43,5 % im Jahr 2004.

Nicht nur in der Wissenschaft, sondern auch in der Gesundheitspolitik wird mittlerweile weitgehend anerkannt, dass die gesetzliche Krankenversicherung in Deutschland seit ca. zwei Jahrzehnten nicht in erster Linie an der Kosten-

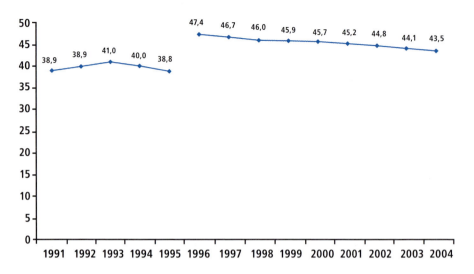

Abbildung 5-5: Beitragspflichtige Einnahmen der GKV-Mitglieder (bis 1995 ohne Rentner, ab 1996 mit Rentnern). Angaben in Prozent des Bruttoinlandsprodukts

Quelle: Statistisches Bundesamt; eigene Berechnungen

entwicklung im Gesundheitswesen leidet, sondern vor allem ein Einnahmeproblem hat (vgl. u. a. Sitte 2001; SVRKAiG 2003; Wille 2003). Als Ursachen der Einnahmeproblematik der GKV werden verschiedene Faktoren diskutiert, die in zwei Gruppen zusammengefasst werden können:

- **Unterproportionales Wachstum der Löhne und Gehälter:** Vor allem niedrige Tarifabschlüsse und eine anhaltend hohe Arbeitslosigkeit schmälern die Einnahmebasis der GKV. Darüber hinaus trägt auch eine Erosion des Normalarbeitsverhältnisses zur Verschärfung der Finanzprobleme der Krankenkassen bei. Wenn Vollzeitbeschäftigungen in Teilzeit- und geringfügige Beschäftigungen umgewandelt werden, verringert sich die Beitragszahlung, die Leistungen der Krankenkasse für die betreffenden Versicherten bleiben jedoch gleich (abgesehen vom Krankengeld).

- **«Politik der Verschiebebahnhöfe»:** Seit 1977 hat es zahlreiche größere und kleinere politische Eingriffe gegeben, durch die der GKV zu Gunsten anderer Sozialversicherungszweige oder des Bundeshaushaltes Einnahmen entzogen wurden. So diente beispielsweise das erste Kostendämpfungsgesetz 1977 dazu, ein Defizit der Rentenversicherung vor allem dadurch zu beseitigen, dass die Beitragsüberweisungen der Rentenversicherung für die Kranken-

Tabelle 5-7: Ausgaben der gesetzlichen Krankenversicherung (Angaben in Mrd. Euro)

	1995	2000	2005	2007
Einnahmen insgesamt	120,35	133,81	145,74	155,68
• Beiträge insgesamt	115,85	130,05	140,25	149,97
• Sonstige Einnahmen ohne RSA	4,49	3,76	5,49	5,71
nachrichtlich: Bundeszuschuss	–	–	2,5	2,5
Ausgaben insgesamt	124	133,70	143,81	153,52
Leistungsausgaben	116,99	125,94	134,85	144,32
darunter				
• Ambulante ärztliche Behandlung	19,67	21,50	21,55	23,11
• Zahnärztliche Behandlung (ohne Zahnersatz)	7,05	7,71	7,49	7,88
• Zahnersatz	3,79	3,52	2,43	2,83
• Arzneimittel	16,38	20,12	25,36	27,76
• Hilfsmittel	4,31	4,82	4,46	4,74
• Heilmittel	2,76	3,06	3,73	3,89
• Krankenhausbehandlung	40,75	44,54	48,96	50,95
• Krankengeld	9,41	7,06	5,87	6,01
• Fahrtkosten	1,96	2,46	2,84	3,02
• Vorsorge- u. Rehabilitationsleistungen	2,60	2,70	2,38	2,44
• Soziale Dienste, Krankheitsverhütung	0,98	0,86	1,21	2,06
• Früherkennungsmaßnahmen und Modellvorhaben	0,73	0,73	0,89	1,02
• Leistungen bei Schwangerschaft und Mutterschaft	1,22	1,36	1,31	1,4
• Häusliche Krankenpflege	1,70	1,59	1,95	2,34
Netto-Verwaltungskosten	6,14	7,30	8,16	8,13
Überschuss der Einnahmen	–3,55	0,10	1,67	1,8

Quelle: Statistisches Bundesamt

versicherung der Rentner um ein Drittel gekürzt wurden. Mitte der 1990er-Jahre wurde beispielsweise die Arbeitslosenversicherung zu Lasten der GKV entlastet, indem die Bemessungsgrundlage für Beitragsüberweisungen der Arbeitslosenversicherung an die Krankenversicherung um 20% reduziert wurde. Das Gesamtvolumen der durch die zahlreichen neueren «Verschiebebahnhöfe» verursachten Belastungen der GKV wurde allein für die Jahre 1995 bis 2003 auf ca. 30 Mrd. Euro geschätzt (Beske et al. 2002).

Die Einnahmeprobleme der Krankenkassen sind für die Einrichtungen des Gesundheitswesens insofern von außerordentlicher Bedeutung, weil die Entwicklung der Vergütungen seit dem Gesundheitsstrukturgesetz 1993 in vielen Bereichen an die Entwicklung der beitragspflichtigen Einnahmen der GKV gebunden ist. Der Grundsatz der Beitragssatzstabilität verpflichtet sowohl Krankenkassen als auch Leistungserbringer dazu, die Vergütungsvereinbarungen so zu gestalten, «dass Beitragssatzerhöhungen ausgeschlossen werden» (§ 71 Abs. 1 SGB V). Damit Beitragssatzerhöhungen vermieden werden können, haben sich die Vergütungsvereinbarungen an der Veränderungsrate der beitragspflichtigen Einnahmen aller Krankenkassenmitglieder je Mitglied zu orientieren. Ziel dieser Anbindung ist die Vermeidung von Beitragssatzerhöhungen in der gesetzlichen Krankenversicherung. Dass dies dennoch in den letzten Jahren nicht gelungen ist, ist zum einen darauf zurückzuführen, dass die Einnahmeentwicklung häufig noch hinter den ohnehin bereits niedrigen Vorausschätzungen zurückgeblieben ist und zum anderen auf sozialpolitische Eingriffe im Rahmen einer «Politik der Verschiebebahnhöfe», durch die den Kassen mehrfach weitere Einnahmen entzogen und zusätzliche Ausgaben aufgebürdet worden sind.

Aus Sicht der Einrichtungen des Gesundheitswesens ist die Anbindung an die Entwicklung der beitragspflichtigen Einnahmen der GKV-Mitglieder aus mehreren Gründen problematisch: Zum einen nimmt eine solche Anbindung keine Rücksicht auf die Entwicklung der Morbidität und verlagert damit – so eine häufig formulierte Kritik – das Morbiditätsrisiko, für dessen Absicherung die GKV gegründet wurde, auf die Leistungserbringer. Zum anderen sind jährliche Steigerungsraten von unter 2 Prozent und in den letzten Jahren teilweise sogar unter 1 Prozent nicht ausreichend, um Steigerungen der Personalkosten selbst bei moderaten Tarifabschlüssen zu decken. Dieser Aspekt ist für Einrichtungen des Gesundheitswesens insofern von besonderer Bedeutung, als sie im Vergleich zu anderen Wirtschaftsbereichen überproportional personalintensiv sind. Der Personalkostenanteil in Krankenhäusern liegt beispielsweise bei ca. zwei Drittel der Gesamtkosten.

Beitragspflichtige Einnahmen

Die beitragspflichtigen Einnahmen der GKV-Mitglieder sind nicht identisch mit der Lohnsumme oder dem Bruttoeinkommen aus unselbständiger Arbeit. Die Lohnsumme umfasst die Gesamtsumme der ausgezahlten Bruttolöhne und -gehälter und ihr werden auch die Sozialbeiträge der Arbeitgeber hinzugerechnet, sowohl die tatsächlich gezahlten Arbeitgeberanteile zur Sozialversicherung als auch unterstellte Sozialbeiträge der Arbeitgeber wie beispielsweise Arbeitgeberzahlungen für Betriebsrenten, Rückstellungen der öffentlichen Hand für Pensionszahlungen etc. Der Bruttolohn- und der Gehaltssumme nicht zugerechnet werden beispielsweise Lohnersatzleistungen und Rentenzahlungen, die aber in die Berechnung der beitragspflichtigen Einnahmen der GKV-Mitglieder eingehen.

Die beitragspflichtigen Einnahmen der GKV-Mitglieder weichen somit bereits aus definitorischen Gründen von den Bruttoeinkommen aus unselbständiger Arbeit ab. Bei dem Begriff «beitragspflichtige Einnahmen» handelt es sich um einen im Sozialrecht definierten feststehenden Begriff. Für die gesetzliche Krankenversicherung ist in den §§ 226–240 SGB V festgelegt, was alles zu den beitragspflichtigen Einnahmen der GKV-Mitglieder zählt. Es sind vor allem Arbeitseinkommen aus einer versicherungspflichtigen Beschäftigung, Renten und Versorgungsbezüge sowie Ausbildungsvergütungen. Arbeitseinkommen unterliegen allerdings nur bis zur Beitragsbemessungsgrenze der Beitragspflicht. Darüber hinausgehende Einkommen sind folglich keine beitragspflichtigen Einnahmen und gehen nicht in die Berechnung entsprechender Summen ein. Eine überproportionale Steigerung höherer Löhne und Gehälter führt somit zwar zu einer Erhöhung der Bruttolohn- und Gehaltssumme, nicht aber der Summe beitragspflichtiger Einnahmen der GKV-Mitglieder.

Der Gesetzgeber hat auf das Problem der schrumpfenden Einnahmegrundlage der GKV in den letzten Jahren bereits mehrfach reagiert, um den Krankenkassen neue und zusätzliche Einnahmequellen zu eröffnen. So wurde beispielsweise die Pflichtversicherungsgrenze zum 1. Januar 2003 deutlich heraufgesetzt, um GKV-Mitglieder mit hohem Einkommen in der GKV zu halten. Im Rahmen des GKV-Modernisierungsgesetz 2004 wurde als weiterer Schritt beschlossen, die Tabaksteuer zur Finanzierung von Krankenkassenausgaben in den Jahren 2004 und 2005 schrittweise zu erhöhen. Allerdings wurde dieser Beschluss zum Zweck der Konsolidierung des Bundeshaushalts wenig später wieder revidiert; der Bundeszuschuss sollte sogar vollständig entfallen. Im Rahmen der Beratungen zum GKV-WSG wurde schließlich die bereits an früherer Stelle erwähnte schrittweise Steigerung des Bundeszuschusses auf bis zu 14 Mrd. Euro beschlossen.

Unabhängig davon wird die Verbreiterung und Stabilisierung der GKV-Einnahmen aber auch zukünftig eine der zentralen Herausforderungen der Gesundheitspolitik bleiben, da zur Lösung dieses Problems weitere und vor allem grundlegende Reformen notwendig sein werden.

5.2
Private Krankenversicherung

Private Krankenversicherungen wurden im Jahr 2007 von insgesamt 82 Versicherungsunternehmen angeboten. Die größten 47 dieser Unternehmen sind im Verband der privaten Krankenversicherung e.V. zusammengeschlossen (PKV 2008).[85] Bei den nicht im PKV-Verband zusammengeschlossenen Versicherungen handelt es sich zumeist um Unterstützungskassen, die keine Vollversicherung, sondern nur Zusatzleistungen anbieten. Die PKV-Unternehmen gliedern sich in Versicherungsvereine auf Gegenseitigkeit und Aktiengesellschaften. Die Versicherungsvereine auf Gegenseitigkeit stellen eine Besonderheit der PKV dar. Während die Aktiengesellschaften im Auftrag der Anteilseigner geleitet werden und Gewinne an die Aktionäre ausschütten, zeichnen sich Versicherungsvereine auf Gegenseitigkeit dadurch aus, dass sie – ähnlich der GKV – durch Vertreter der Versicherungsnehmer selbst verwaltet werden und die Überschüsse entweder in die Rücklage oder an die Versicherungsnehmer zurück fließen.

In der privaten Krankenversicherung sind in Deutschland ca. 9 % der Bevölkerung versichert. Die Versicherungshäufigkeit weist zwischen West- und Ostdeutschland allerdings deutliche Unterschiede auf. Während in Westdeutschland ca. 10 % privat versichert sind, liegt der Anteil in Ostdeutschland bei knapp unter 5 %. **Versicherungsnehmer** der PKV sind vor allem Arbeiter und Angestellte mit einem Verdienst oberhalb der Versicherungspflichtgrenze der GKV, Selbständige und Freiberufler sowie Beamte. Der Wechsel eines freiwilligen Mitglieds der GKV zur PKV ist erst nach einer gesetzlich vorgegebenen

---

85 Die 47 Unternehmen des PKV-Verbandes erzielten zusammen ca. 99 % der gesamten Beitragseinnahmen der PKV, so dass sich die Darstellung dieses Themenbereiches auf die Daten dieser Unternehmen beschränken kann. Informationen und Daten zu den Unternehmen der PKV sind auf der Internetseite des PKV-Verbandes zu finden (http://www.pkv.de).

Frist möglich. Seit dem 2. Februar 2007 muss das Arbeitsentgelt die Versicherungspflichtgrenze in drei aufeinander folgenden Kalenderjahren überschritten haben, bevor nach Ablauf des dritten Jahres ein Wechsel zur PKV möglich ist (§ 6 Abs. 4 SGB V).

Beamte haben insofern einen Sonderstatus in der PKV, als sie in der Regel für die Hälfte ihrer Behandlungskosten «Beihilfe» vom Dienstherrn erhalten und sich nur für die nicht von der Beihilfe gedeckten Kosten versichern müssen. Für die PKV sind Beamte und ihre Angehörigen von besonderer wirtschaftlicher Bedeutung, da sie die Hälfte aller Versicherten in der Krankheitsvollversicherung stellen. Im Jahr 2007 waren 48,5 % der Vollversicherten beihilfeberechtigt (PKV 2007: 26) (s. **Tab. 5-8 bis Tab. 5-10**).

Das Jahresergebnis der im PKV-Verband zusammengeschlossenen Unternehmen wies für 2007 Gesamteinnahmen in Höhe von 37,2 Mrd. Euro und Gesamtaufwendungen in Höhe von 36,8 Mrd. Euro aus (s. **Tab. 5-11**). Ein direkter Vergleich mit dem Haushalt der GKV ist nicht möglich. Zum einen wird im Rahmen des Kapitaldeckungsverfahrens ein Teil der Beitragszahlungen auf dem Kapitalmarkt angelegt, um aus den daraus zu erzielenden Erträgen die im Alter zu erwartenden höheren Behandlungskosten decken zu können (Alterungsrückstellungen). Zum anderen unterscheidet sich die PKV im Leistungs- und Tarifangebot von der GKV. So finanziert die GKV beispielsweise keine Wahlleistungen im Krankenhaus wie die Unterbringung in Ein- oder Zweibettzimmern oder Chefarztbehandlung.

Das **Leistungsspektrum** der privaten Krankenversicherungen umfasst sowohl Vollversicherungen als auch Zusatzversicherungen für einzelne Leistungsarten. Der Schwerpunkt der PKV liegt auf der Krankheitsvollversicherung und Pflegepflichtversicherung, die zusammen ca. 80 % der Beitragseinnahmen ausmachen. Auf die Zusatzversicherungen entfallen ca. 20 % der gesamten Beitragseinnahmen (Stand: 2007). Die **Krankheitsvollversicherung** wird von den einzelnen Versicherungsunternehmen in verschiedenen Modellen mit unterschiedlichem Leistungsumfang angeboten. Der Versicherungsnehmer muss sich aus diesem Gesamtangebot ein Leistungspaket zusammenstellen, über das er mit dem Unternehmen einen individuellen Versicherungsvertrag abschließt. Das Gesamtleistungspaket kann sich dementsprechend aus einer Grundkomponente und verschiedenen zusätzlichen Leistungskomponenten zusammensetzen. Es kann beispielsweise zusätzlich zur Regelversorgung im Krankenhaus auch die Wahlleistung «Unterkunft» und «Chefarztbehandlung» sowie eine Krankentagegeldversicherung enthalten.

Tabelle 5-8: Versicherte der privaten Krankenversicherung nach Art ihrer Versicherung

	2000	2005	2007
Vollversicherte insgesamt	7 493 800	8 373 000	8 549 000
darunter			
• Vollversicherte mit Versicherungsschutz für Wahlleistungen im Krankenhaus	6 516 300	7 205 900	7 214 900
• Vollversicherte mit Krankentagegeldversicherung	1 702 700	2 011 700	2 029 400
• Vollversicherte Personen mit Beihilfe	–	–	4 148 900
• Vollversicherte Personen ohne Beihilfe	–	–	4 400 100
• Versicherte Personen im Standardtarif	3 024	19 864	31 046
• Versicherte Personen im Standardtarif mit Beihilfe	2 990	4 568	5 160
• Versicherte Personen im Standardtarif ohne Beihilfe	2 837	15 296	25 886
• Vollversicherte Arbeitnehmer in Prozent	–	63,9	64,27
• Vollversicherte Selbstständige in Prozent	–	36,1	35,73
Zusatzversicherungen insgesamt	13 824 700	17 087 800	20 009 400
darunter			
• Krankentagegeldversicherung	920 300	1 297 300	3 371 300
• Krankenhaustagegeldversicherung	8 935 600	8 841 700	8 648 100
• Pflegezusatzversicherung	605 100	832 900	1 174 000
davon mit			
• Pflegetagegeldversicherung	–	667 800	993 300
• Pflegekostenversicherung	–	173 200	201 900
• Zusatzversicherungen zum GKV-Schutz insgesamt	–	11 692 800	14 381 600
darunter			
– ambulante Tarife	4 416 100	5 037 600	6 347 100
– Tarife für Wahlleistungen im Krankenhaus	4 394 400	5 040 000	5 167 600
– Zahntarife	–	7 794 200	10 974 300
Personen mit Pflegeversicherung	8 303 400	9 164 300	9 320 000

Quelle: Statistisches Bundesamt

Tabelle 5-9: Beitragseinnahmen der privaten Krankenversicherung (in Mio. Euro)

	2000	2005	2007
Beitragseinnahmen insgesamt	20 712,10	27 347,70	29 461,30
davon			
• Krankheitsvollversicherung	13 721,50	19 665,20	21 209,30
• Pflegeversicherung	2 008,60	1 867,50	1 882,90
• Zusatzversicherungen	4 533,10	5 253,10	5 722,80
– Zusatzversicherungen zum GKV-Schutz	2 858,40	3 284,50	3 724,00
– Krankentagegeldversicherung	896,2	1 047,30	1 039,80
– Krankenhaustagegeldversicherung	778,5	751,3	698,8
– Pflegezusatzversicherung	-	170	260,2
• Besondere Versicherungsformen	448,9	561,9	646,3
– Auslandsreisekrankenversicherung	244,4	302,5	349,8
– Spezielle Ausschnittsversicherungen	-	27,5	65,7
– Beihilfeablöseversicherung	176,6	214,8	211,5
– Restschuld-/Lohnfortzahlungsversicherung	27,9	17,1	19,3

Quelle: Statistisches Bundesamt

Tabelle 5-10: Ausgaben der privaten Krankenversicherung (in Mio. Euro)

	2000	2005	2007
Ausgaben insgesamt	**16 719,00**	**20 368,30**	**21 951,30**
• Versicherungsleistungen	13 614,50	17 300,20	18 897,60
– Krankenversicherung	13 143,40	16 750,40	18 319,50
Ambulante Leistungen	5 265,60	7 382,80	8 273,90
Arztkosten ambulant	3 162,90	4 164,00	4 591,40
Heilpraktikerbehandlung	-	151,5	186,8
Arzneien und Verbandmittel	1 260,40	1 798,00	2 047,40
Heilmittel	411,8	596,2	676
Hilfsmittel	430,5	590,1	674,5
Sonstiges	-	83	97,8
Stationäre Leistungen	4 662,20	5 203,80	5 556,00
Pflegekosten	2 073,40	2 628,50	2 809,50
Wahlleistungen (ohne Arzt)	760,3	506,9	519,6
Arzthonorare	1 828,50	1 942,20	2 092,80
Ersatz-Krankenhaustagegeld	-	58,7	56,7
Sonstiges	-	67,5	77,4
Zahnleistungen	1 852,50	2 436,90	2 716,60
Zahnbehandlung	791,5	937,9	1 029,50
Zahnersatz	944,1	1 321,40	1 491,80
Kieferorthopädie	116,9	166,1	186,5
Sonstiges	-	11,5	8,8
Krankenhaustagegeld	545,9	508,9	500,6
Krankentagegeld	684,9	717,9	705,4
Pflegezusatzversicherung	-	14,6	20,3
Sonstige Leistungen	128,6	52,7	47,7
Besondere Versicherungsarten	-	432,8	499
Zusatzleistung im Todesfall	3,7	-	-
– Pflegepflichtversicherung	471,1	549,8	578,1
• Beitragsrückerstattung	2 062,10	2 097,70	2 085,40
– Barausschüttung	652,9	911,8	1 035,60
– Beiträge zur Beitragslimitierung	1 409,20	1 185,90	1 049,80
• Zuführung zur Alterungsrückstellung	1 042,40	970,4	968,3

Quelle: Statistisches Bundesamt

Tabelle 5-11: Jahresergebnis der privaten Krankenversicherung 2005 (in Mio. Euro)

	2007	in %
Erträge	37 254,6	100,0
darunter		
• Beitragseinnahmen	26 465,7	79,1
• Einmalbeiträge aus den Rückstellungen für Beitragsrückerstattung	1 306,2	3,5
• Kapitalerträge (Erträge aus Kapitalanlagen)	6 428,7	17,3
Aufwendungen	36 862,6	100,0
darunter		
• Versicherungsfälle	19 107,5	51,8
• Beitragsrückerstattungen	3 686,0	10,0
• Zuführungen zu den Alterungsrückstellungen	10 212,6	27,7
• Aufwendungen für den Versicherungsbetrieb	3 165,5	8,6
darunter		
– Abschlussaufwendungen	2 383,4	6,5
– Verwaltungsaufwendungen	783,1	2,1
• Steuern	317,0	0,9
• Sonstige Aufwendungen und Erträge	373,0	1,0
• Mittel zur Bildung gesetzlich vorgeschriebener und freier Rücklagen	392,0	100,0
Alterungsrückstellungen	123 645,3	100,0
davon		
• Krankenversicherung	106 494,8	86,1
• Pflegepflichtversicherung	17 150,5	13,9

Quelle: Verband der privaten Krankenversicherung

> **Verwaltungsausgaben der PKV**
>
> Angesichts der immer wieder aufkommenden und häufig auch vergleichenden Diskussion über die Höhe von Verwaltungsausgaben im Gesundheitswesen soll an dieser Stelle kurz darauf eingegangen werden. Nach dem Jahresabschluss der PKV betrugen die reinen Verwaltungsausgaben der PKV im Jahr 2007 lediglich 2,1 % der Gesamtausgaben (GKV 2007: 5,3 %). Bezieht man aber auch die Aufwendungen für Vertragsabschlüsse mit ein, und das sind vor allem Vermittlungsprämien für Versicherungsagenten, so beliefen sich die Verwaltungsausgaben 2007 auf 8,6 %. Die Einbeziehung der Aufwendungen für externe Versicherungsagenten ist insofern sachlich angemessen als die Kosten der Vertragsanbahnung und des Vertragsabschlusses von den Versicherten zu tragen sind.

Für die privaten Krankenversicherungen gilt – bis auf zwei Ausnahmen – grundsätzlich kein Kontrahierungszwang, wie er für die Krankenkassen vorgeschrieben ist. Während geöffnete Krankenkassen jeden Antragsteller aufnehmen müssen, steht es den privaten Krankenversicherungen frei, Antragsteller auch abzulehnen. Für zwei Gruppen von Antragstellern ist die PKV allerdings doch einem Kontrahierungszwang unterworfen und muss sie ohne Risikoprüfung und Risikozuschläge aufnehmen. Im Rahmen einer Kindernachversicherung sind die Unternehmen der privaten Krankenversicherung bereits seit langem verpflichtet, ein Neugeborenes zu versichern, wenn am Tag der Geburt für mindestens einen Elternteil bereits eine Versicherung bei dem Unternehmen besteht und die Anmeldung zur Versicherung spätesten zwei Monate nach dem Tag der Geburt rückwirkend erfolgt (§ 198 VVG). Die andere Ausnahme ist die Verpflichtung zur Aufnahme von Antragstellern in den Basistarif, sofern der Antrag entsprechend der gesetzlichen Vorgaben berechtigt ist.[86] Bei allen anderen Antragstellern wird zunächst eine Risikoprüfung durchgeführt, um zu klären, ob der Antragsteller Vorerkrankungen hat und wenn ja, welche. Hierzu muss der Antragsteller die betreffende private Krankenversicherung ermächtigen, alle aus Sicht der Krankenversicherung erforderlichen Informationen über seinen Gesundheitszustand sowie Erkrankungen und Behandlungen der letzten Jahre einzuholen. Zu diesem Zweck muss er alle Ärzte, Zahnärzte, Pflegekräfte, Krankenhäuser etc. von der Schweigepflicht entbinden, die ihn in dem zu untersuchenden Zeitraum (bspw. die letzten 10 Jahre) behandelt oder gepflegt haben. Erklärt er sich dazu nicht bereit, wird er in der Regel keinen Versicherungsschutz erhalten.

---

86   zum Basistarif vgl. die Erläuterungen auf S. 174.

Ergibt die Risikoprüfung erhebliche Vorerkrankungen und damit ein erhöhtes Versicherungsrisiko, kann die PKV vom Antragsteller Risikozuschläge verlangen oder im Versicherungsvertrag bestimmte Leistungen ausschließen. Sie kann den Antragsteller aber auch ganz ablehnen.

Neben der Vollversicherung bietet die private Krankenversicherung **Zusatzversicherungen** für einzelne Leistungsarten an. Zu den am stärksten nachgefragten Zusatzversicherungen zählen Wahlleistungen im Krankenhaus sowie die Krankentagegeldversicherung. Auch GKV-Versicherten steht die Möglichkeit offen, zusätzlich zu den allgemeinen Krankenhausleistungen die Wahlleistung «Unterkunft» (Unterbringung im Ein- oder Zweibettzimmer) und Wahlleistung «Arzt» (Chefarztbehandlung) privat zu versichern. Zusatzversicherungen für den Bereich der ambulanten Versorgungsleistungen werden beispielsweise zur Finanzierung von Zahnersatz angeboten, der über das in der GKV übliche Maß hinausgeht, oder aber um Zuzahlungen in der zahnärztlichen Versorgung zu finanzieren. Die Krankentagegeldversicherung dient Freiberuflern und Selbständigen zur Absicherung gegen Einkommensausfälle, ähnlich der Lohnfortzahlung und der Krankengeldzahlung bei abhängig Beschäftigten. Bei Angestellten mit Einkommen oberhalb der Beitragsbemessungsgrenze in der GKV kann eine Krankentagegeldversicherung beispielsweise die Differenz zwischen Krankengeld, das nur auf Grundlage des Einkommens bis zur Beitragsbemessungsgrenze gezahlt wird, und dem Nettogehalt auffüllen.

Die Anbahnung und die Beratung über die verschiedenen Leistungspakete sowie der **Vertragsabschluss** erfolgen in der Regel durch angestellte Außendienstmitarbeiter der Versicherungen oder freie Versicherungsmakler. Bei Abschluss eines neuen Versicherungsvertrages erhalten die Vermittler eine Provision vom Versicherungsunternehmen, die in die Kalkulation der Beiträge eingerechnet wird.

Die **Beitragskalkulation** folgt dem so genannten Äquivalenzprinzip. Der Beitrag wird entsprechend des individuellen zu versichernden Risikos kalkuliert und richtet sich nach dem Lebensalter bei Eintritt, Gesundheitszustand bei Antragstellung, Geschlecht sowie Art und Umfang der versicherten Leistungen. Damit der Beitrag möglichst über die gesamte Versicherungslaufzeit gleich bleibt und nicht bei steigendem Erkrankungsrisiko im Alter erhöht werden muss, werden in jüngeren Jahren höhere Beiträge als für die Deckung der laufenden Ausgaben erforderlich erhoben und einer so genannten Alterungsrückstellung zugeführt. Sie soll zur Finanzierung der im Alter anfallenden höheren Ausgaben dienen.

Auf Grund von Leistungs- und Preisentwicklungen im Gesundheitswesen oder Änderungen von Rechtsvorschriften kann es erforderlich werden, die

Beiträge anzuheben. Bei der Kalkulation und Festsetzung solcher Beitragserhöhungen ist die PKV keineswegs frei in der Gestaltung, sondern unterliegt rechtlichen Vorgaben und der Überprüfung durch staatliche Aufsicht. Eine Beitragsanhebung ist erst nach Überprüfung der Prämienkalkulation durch einen unabhängigen, von der staatlichen Versicherungsaufsicht ernannten Treuhänder und seiner Zustimmung zulässig (§ 203 VVG).

Abhängig Beschäftigte haben Anspruch auf einen **Beitragszuschuss des Arbeitgebers** zu den Kosten der privaten Krankenversicherung in Höhe der Hälfte des allgemeinen Beitragssatzes aller Krankenkassen vom 1. Januar des jeweiligen Vorjahres, höchstens jedoch des tatsächlich gezahlten Beitrags (§ 257 SGB V).

Um erhebliche Beitragssteigerungen im Alter zu vermeiden, werden **Alterungsrückstellungen** vorgenommen. Dazu wird der Beitrag der jeweiligen Versichertenkohorte in jüngeren Jahren höher angesetzt als zur Deckung der tatsächlichen Leistungsausgaben notwendig wäre. Die daraus resultierenden Rücklagen werden auf dem Kapitalmarkt angelegt und sollen später zur Finanzierung steigender Behandlungskosten im Alter dienen. Die Summe der Alterungsrückstellungen aller PKV-Unternehmen betrug im Jahr 2007 in der Krankenversicherung 106,5 Mrd. Euro und in der Pflegeversicherung 17,1 Mrd. Euro (PKV 2008).

Die Leistungen der PKV werden als Geldleistungen und in der Regel auf dem Wege der **Kostenerstattung** gewährt. Die Höhe der jeweiligen Kostenerstattung ist abhängig von dem im jeweiligen Versicherungsvertrag gewählten Versicherungstarif (Faustregel: Je höher die vereinbarte Kostenerstattung, desto höher ist der Versicherungsbeitrag). Die privaten Krankenversicherungen schließen keine Versorgungsverträge mit Ärzten oder Krankenhäusern, es gibt in diesem Sinne folglich auch keine für die PKV insgesamt oder einzelne Krankenversicherungen zugelassenen Leistungserbringer. Die Versicherten der PKV haben die freie Wahl der Leistungserbringer und sind deren direkte Vertragspartner.

Portabilität von Alterungsrückstellungen

Die Alterungsrückstellungen konnten bis Ende 2008 beim Wechsel zu einem anderen Versicherungsunternehmen oder zur GKV nicht mitgenommen werden, sondern gingen dem Versicherten verloren. Sofern ein Versicherungsnehmer zu einem anderen PKV-Unternehmen wechselte, wurde er dort mit seinem aktuellen Lebensalter und damit einer entsprechend höheren Beitragsklasse eingestuft. Da die angesparten Rückstellungen nicht in die neue Versicherung mitgenommen werden konnten, mussten dort die fehlenden Beträge anteilig in den noch verbleibenden Lebensjahren zusätzlich aufgebracht werden. Dies machte bereits nach wenigen Jahren einen Wechsel faktisch unmöglich. Ein Wettbewerb um Bestandskunden fand darum in der PKV nicht statt, sondern nur einer um Neukunden, die überwiegend aus der GKV kamen. Obwohl dies bereits seit vielen Jahren auch parteiübergreifend kritisiert wurde, war eine grundsätzliche Portabilität der Alterungsrückstellungen der PKV lange Zeit nicht durchsetzbar.

Das 2007 in Kraft getretene GKV-Wettbewerbsstärkungsgesetz brachte allerdings einen Einstieg in die Portabilität der Alterungsrückstellungen zum 1. Januar 2009, jedoch nicht für alle PKV-Versicherten und auch nur in begrenztem Umfang. Grundsätzlich können Alterungsrückstellungen nur in dem Umfang mitgenommen werden, wie sie für den Basistarif aufgebaut werden (§ 12 VAG).

Ab dem 1. Januar 2009 gilt für alle neu abgeschlossenen Verträge, dass die Neukunden ihre Alterungsrückstellungen bei einem Wechsel zu einem anderen Versicherungsunternehmen mitnehmen können, allerdings nur – wie bereits erwähnt – im Umfang des Basistarifs. Die so genannten «Bestandskunden» der PKV erhielten die Möglichkeit, in einem begrenzten Zeitfenster vom 1. Januar bis 30. Juni 2009 in den Basistarif eines anderen PKV-Unternehmens zu wechseln und dabei auch ihre Alterungsrückstellungen mitzunehmen, allerdings auch nur im Umfang des Basistarifs (§ 12 Abs. 1b VAG). Die darüber hinausgehend angesparten Alterungsrückstellungen gingen auch ihnen bei einem Wechsel verloren.

Der einzelne Arzt oder das einzelne Krankenhaus behandeln den Versicherten und stellen ihm dafür eine Rechnung aus. Schuldner dieser Rechnung ist der jeweilige behandelte Versicherte beziehungsweise dessen gesetzlicher Vertreter (bei Kindern). Der Versicherungsnehmer hat die Rechung zu begleichen und kann sie seiner Krankenversicherung zur Erstattung einreichen. Die Versicherung erstattet dem Versicherungsnehmer daraufhin den vertraglich vereinbarten Prozentsatz des Rechnungsbetrages. Da bei einer Krankenhausbehandlung in der Regel hohe Rechnungsbeträge anfallen, fordern Krankenhäuser von Privatpatienten häufig Vorauszahlungen, zumindest für einen Teil der zu erwartenden Behandlungskosten. Ein Teil der PKV-Unternehmen hat darum für ihre Versicherten eine Vereinbarung mit zahlreichen Krankenhäusern getroffen, die eine direkte Begleichung der Krankenhausrechnung durch die Krankenversicherung vorsieht, so dass auch Vorauszahlungen entfallen können (KlinikCard-Verträge). Die Abrechnung der Wahlleistung «Arzt» erfolgt jedoch auch weiterhin zwischen Patient und behandelndem Arzt.

Grundlage der **Rechnung der Leistungserbringer** ist in der Regel die jeweilige Gebührenordnung des Leistungsbereiches, beispielsweise die Gebührenordnung für Ärzte (GOÄ) für die ambulante ärztliche Behandlung. Je nach Schwierigkeitsgrad der Leistung und des Zeitaufwandes kann bis zum 2,3-Fachen des GOÄ-Satzes in Rechnung gestellt werden, für überdurchschnittlich aufwendige Behandlungen sogar bis zum 3,5-Fachen. Da die private Krankenversicherung ihre Kostenerstattungen in der Regel auf bestimmte Steigerungssätze begrenzt, werden bei größeren Eingriffen häufig die Kostenvoranschläge oder Kostenschätzungen von den Versicherungsnehmern vor Beginn der Behandlung der jeweiligen Versicherung vorgelegt, um abzuklären, ob und wie weit die Versicherung die voraussichtlich entstehenden Kosten erstattet. Liegt das vom behandelnden Arzt verlangte Honorar über dem Erstattungssatz der Versicherung, kann der Versicherte mit dem Arzt über eine Minderung des Honorarsatzes verhandeln oder muss die Differenz aus eigener Tasche zahlen.

Private Krankenversicherungen bieten auch die Vereinbarung von Selbstbehalten, ähnlich der Kfz-Versicherung, an. Als **Selbstbehalt** wird der Teil der Behandlungskosten bezeichnet, den ein Versicherter selbst zu zahlen hat, bevor die Versicherung eintritt. Die Höhe des Selbstbehalts wird im Voraus vereinbart. Die Vereinbarung ist verbunden mit einer Reduzierung der Versicherungsprämie: Je höher der Selbstbehalt, desto geringer die Versicherungsprämie (fiktives Beispiel: Selbstbehalt 960 Euro, Beitragsreduzierung auf 47 %). Ist ein Selbstbehalt vereinbart worden, erstattet die Versicherung die angefallenen Rechnungen erst nach Überschreiten des vereinbarten Selbstbehaltes. Beträgt der vereinbarte jährliche Selbstbehalt beispielsweise 1000 Euro, so hat der Versicherungsnehmer alle anfallenden Rechnungen bis zum Betrag von 1000 Euro im Jahr selbst zu tragen und erst für darüber hinausgehende Auslagen einen Anspruch auf Kostenerstattung.

Wurden in einem Kalenderjahr keine und oder nur sehr geringe Leistungen in Anspruch genommen, gewähren private Krankenversicherungen in der Regel **Beitragsrückerstattungen** bis zur Höhe von mehreren Monatsbeiträgen.

Um zu verhindern, dass privat Versicherte insbesondere durch die im Alter steigenden Krankenversicherungsbeiträge zu stark belastet werden, hatte die Politik bereits in den 1990er Jahren damit begonnen, den Unternehmen der PKV bestimmte Mindestleistungen vorzuschreiben, für die nicht mehr als der GKV-Höchstbeitrag verlangt werden durfte. Der entscheidende Hebel hierzu war und ist, dass der Arbeitgeberzuschuss nur für private Krankenversicherungen gezahlt werden darf, die bestimmte Bedingungen erfüllen, die in § 257 Abs. 2a SGB V definiert wurden. In Anbetracht einer steigenden Anzahl Nichtversicherter wurde diese Linie im GKV-WSG 2007 weitergeführt und verstärkt. Bereits zuvor war den PKV-Unternehmen vorgeschrieben worden, dass sie für Versicherte, die das 65. Lebensjahr vollendet hatten und bereits zehn Jahre privat versichert waren, sowie für Versicherte, die das 55. Lebensjahr vollendet hatten und deren Gesamteinkommen die Versicherungspflichtgrenze nicht überstieg, einen branchenüblichen **Standardtarif** anbieten mussten. Dessen Leistungsumfang musste den Leistungen der GKV entsprechen und als Beitragssatz für Einzelpersonen durfte nicht mehr als der durchschnittliche Höchstbeitrag der GKV und für Ehegatten oder Lebenspartner zusammen nicht mehr als das Anderthalbfache des durchschnittlichen Höchstbeitrages der GKV verlangt werden. Eine weitere Bedingung war, dass die Versicherung diesen Standardtarif auch Personen anbietet, die wegen erheblicher Vorerkrankungen sonst überhaupt nicht oder nur zu ungünstigen Konditionen versichert würden. Außerdem musste das Versicherungsunternehmen vertraglich auf sein ordentliches Kündigungsrecht verzichten.

Durch das GKV-WSG 2007 wurde diese Entwicklung weitergeführt, gekoppelt mit der Einführung einer allgemeinen Versicherungspflicht für alle Personen mit Wohnsitz in Deutschland und einem Kontrahierungszwang der PKV für einen neu eingeführten Basistarif. Seit dem 1. Januar 2009 sind die Unternehmen der privaten Krankenversicherung gesetzlich verpflichtet, allen Neuversicherten Zugang zu einem brancheneinheitlichen **Basistarif** zu gewähren (§ 193 Abs. 5 VVG). Die wichtigsten Kennzeichen des Basistarifs sind:

- Er hat in seinem Leistungsumfang den Leistungen der GKV zu entsprechen (§ 12 Abs. 1a VAG).

- Er hat brancheneinheitlich zu sein. Dem PKV-Verband wurde zur Erreichung dieses Ziels das Recht eingeräumt, Art, Umfang und Höhe der Leistungen sowie die Kalkulationsgrundlagen des Basistarifs für alle PKV-Unternehmen einheitlich und verbindlich festzulegen (§ 12 Abs. 1d VAG).

- Alle Unternehmen der PKV unterliegen für den Basistarif einem Kontrahierungszwang und müssen alle berechtigten Anträge auf Aufnahme in den Tarif bewilligen (§ 193 Abs. 5 VVG).

- Die übliche Risikoprüfung zur Einschätzung der Krankheitsrisiken vor Vertragsabschluss ist nicht erlaubt, sie darf lediglich für Zwecke eines unternehmensübergreifenden Risikoausgleichs erfolgen, nicht aber um Versicherte in Beitragsklassen einzustufen oder gar abzulehnen (§ 203 Abs. 1 VVG).

- Der für den Basistarif verlangte Beitrag darf den Höchstbeitrag der GKV nicht übersteigen (§ 12 Abs. 1c VAG).

- Der Beitrag für den Basistarif ist auf gemeinsamer Grundlage für alle beteiligten Unternehmen einheitlich zu kalkulieren (§ 12 Abs. 4b VAG).
- Analog zum Risikostrukturausgleich in der GKV erfolgt für die Versicherten des Basistarifs ein Ausgleich der Belastungen zwischen allen Unternehmen der PKV («Risikoausgleich» nach § 12g VAG).

Personen, die bereits Ende 2008 bei einer PKV versichert waren, erhielten die Möglichkeit innerhalb eines Zeitfensters vom 1. Januar bis 30. Juni 2009 in den Basistarif einer anderen Versicherung zu wechseln. Bestandskunden, die 55 Jahre oder älter sind, die eine Rente oder Beamtenpension beziehen oder die hilfebedürftig sind, haben auch weiterhin die Möglichkeit in den Basistarif zu wechseln, allerdings nur den des Unternehmens, bei dem sie bereits versichert sind.

Im Zusammenhang mit der Einführung der allgemeinen Versicherungspflicht und des Basistarifs wurde der PKV die Kündigung von Krankheitskostenversicherungen, die zur Erfüllung der allgemeinen Versicherungspflicht dienen, grundsätzlich untersagt (§ 206 Abs. 1 VVG). Komplementär dazu darf ein Versicherungsnehmer seinen Versicherungsvertrag nur kündigen, wenn er bei einem anderen Versicherungsunternehmen einen neuen Vertrag abschließt (§ 205 Abs. 6 VVG). Die Kündigung wird erst wirksam, wenn er eine unmittelbar anschließende neue Versicherung nachweist.

Betrachtet man die Entwicklungen der letzten Jahre, so drängt sich der Eindruck einer politisch gewollten Annäherung von GKV und PKV auf. Durch verschiedene Reformen der letzten Jahre wurden in die GKV Elemente der PKV eingefügt und in die PKV Elemente der GKV. Ob diese Entwicklung zu einer Umwandlung der GKV in private Versicherungsunternehmen oder der PKV zu einer Art GKV oder der Zusammenführung beider in einem «gemeinsamen Versicherungsmarkt», in dem beide sowohl Pflicht- wie auch Zusatzversicherungen anbieten dürfen, wird eine der zentralen Fragen sein, die nach der Bundestagswahl 2009 von der neu gewählten Bundesregierung zu entscheiden ist.

Literatur

Daten der gesetzlichen Krankenversicherung

Daten zur GKV werden auf der Internetseite des Statistischen Bundesamtes (http://www.gbe-bund.de) sowie auf der Internetseite des BMG veröffentlicht (http://www.bmg.bund.de).

Einführungen in das Recht der gesetzlichen Krankenversicherung

BMAS, Bundesministerium für Arbeit und Sozialordnung (2009): Übersicht über das Sozialrecht. 6., veränd. Auflage. Nürnberg: Verlag Bildung und Wissen.
Igl, G.; Welti, F. (2006): Sozialrecht. Ein Studienbuch, 8. neu bearbeitete Auflage. Düsseldorf: Werner.

Einnahmeproblematik der GKV

Reiners, Hartmut (2009): Mythen der Gesundheitspolitik. Bern: Hans Huber.
SVR, Sachverständigenrat zur Begutachtung der Entwicklung im Gesundheitswesen (2003): Finanzierung, Nutzerorientierung und Qualität, Bd. I: Finanzierung und Nutzerorientierung. Baden-Baden: Nomos.

Private Krankenversicherung

Marko, V. (2009): Private Krankenversicherung nach GKV-WSG und VVG-Reform. München: Beck.

Verband der privaten Krankenversicherung (lfd. Jge.): Rechenschaftsbericht. Köln: PKV.
Verband der privaten Krankenversicherung (lfd. Jge.): Zahlenbericht. Köln: PKV.
Beide Berichte werden jährlich neu herausgegeben und auch als PDF-Datei auf der Internetseite des PKV-Verbandes veröffentlicht (http://www.pkv.de).

6 Die ambulante ärztliche Versorgung

Die ambulante ärztliche und zahnärztliche Versorgung erfolgt in Deutschland fast ausschließlich durch niedergelassene Ärzte und Zahnärzte. Sie sind in der Regel die erste Anlaufstelle für Patienten bei gesundheitlichen Problemen, führen den weit überwiegenden Teil der Diagnostik und Therapie durch, verordnen Arznei-, Heil- und Hilfsmittel und weisen im Bedarfsfall zur weiteren Abklärung und Behandlung einer Erkrankung in ein Krankenhaus ein. Ambulante ärztliche Versorgung ist in Deutschland im Grunde gleichbedeutend mit ambulanter ärztlicher Versorgung von Krankenkassenpatienten, da ca. 90 % der Bevölkerung in einer der Krankenkassen versichert sind. An der ambulanten ärztlichen Versorgung von GKV-Versicherten dürfen Ärzte allerdings nur teilnehmen, wenn sie hierzu als «Vertragsarzt» der GKV zugelassen sind. Im Sozialrecht wird die ambulante ärztliche Versorgung von Kassenpatienten darum als «vertragsärztliche Versorgung» bezeichnet.[87] Ambulant tätige Ärzte, die nicht zur vertragsärztlichen Versorgung zugelassen sind, können als «Privatärzte» in der Regel nur Privatpatienten oder Kassenpatienten auf deren eigene Rechnung behandeln.

Da ca. 95 % der niedergelassenen Ärzte Vertragsärzte der GKV sind, konzentriert sich die nachfolgende Darstellung auf die vertragsärztliche Versorgung. Das System der vertragszahnärztlichen Versorgung wird nicht gesondert dargestellt, da es in seinen wesentlichen Grundstrukturen weitgehend identisch ist mit dem der ambulanten ärztlichen Versorgung.

---

87 Bis 1992 wurden die zur ambulanten ärztlichen Behandlung von Kassenpatienten zugelassenen Ärzte im Sozialrecht als «Kassenärzte» bezeichnet. Die Änderung erfolgte durch das Gesundheitsstrukturgesetz zum 1. Januar 1993.

Die nachfolgende Darstellung des gegenwärtigen Systems der ambulanten ärztlichen Versorgung steht vor dem Problem, dass dieses System durch die Reformen der letzten 10 bis 15 Jahre und insbesondere durch gesetzgeberische Eingriffe der letzten Jahre immer komplizierter und dadurch zunehmend weniger durchschaubar wurde. Selbst Verbandsspitzen dieses Bereichs kritisieren den mittlerweile erreichten Komplexitätsgrad. So eröffnete der Vorsitzende der Vertreterversammlung der KBV seine Rede vor der Vertreterversammlung am 6. März 2009 mit der ironisierenden Feststellung: «Früher galt, dass es vier Leute in Deutschland gibt, die das System wirklich durchdringen. Darunter waren zwei, die das System verstehen, die konnten es aber nicht erklären. Und die zwei, die es erklären konnten, haben es aber nicht verstanden. Inzwischen hat sich diese Zahl höchstwahrscheinlich noch einmal deutlich reduziert» (Hellmann 2009).

Die Nachvollziehbarkeit und Verständlichkeit des Systems der ambulanten vertragsärztlichen Versorgung, und vor allem der Vergütung, wird zudem dadurch weiter erschwert, dass das bisherige System aus Kassenärztlicher Vereinigung (KV) mit Gesamtvertrag und Gesamtvergütung und dem gesetzlichen Auftrag an die KVn, eine ausreichende ambulante ärztlicher Versorgung sicher zu stellen (Sicherstellungsauftrag), seit einigen Jahren von der Politik schrittweise «demontiert» wird. Vor dem Hintergrund einer seit vielen Jahren vorhandenen Kritik an der sehr starken Stellung der KVn und der KBV, die diese nicht selten zur Blockade von Reformen nutzten, wird eine schrittweise Auflösung des KV-Systems betrieben, allerdings ohne dass ein in sich konsistent konstruiertes neues System als Bauplan vorliegt.

Markante Anzeichen der Demontage des bisherigen Systems sind die durch gesetzliche Vorgaben verlangten Verträge zur hausarztzentrierten Versorgung (Hausarztverträge), die nicht mehr «gemeinsam und einheitlich» von allen Kassen mit der jeweiligen KV zu schließen sind, sondern von Einzelkassen «an der KV vorbei» mit einzelnen Gruppen von Hausärzten. Damit verbunden wurde durch Gesetz der Sicherstellungsauftrag von der KV auf die jeweilige Krankenkasse übertragen, allerdings nur für den engen Bereich, für den der betreffende Hausarztvertrag abgeschlossen wurde. Der übrige Sicherstellungsauftrag verbleibt bei den KVn. So entsteht ein immer weiter fragmentiertes System aus einer zunehmenden Zahl unterschiedlichster Sicherstellungsaufträge der verschiedenen Krankenkassen und unterschiedlichen Versorgungsbereiche.

Einer der Nebeneffekte, aber sicher nicht der bedeutendste, ist, dass derjenige, der dieses System auch für Nicht-Eingeweihte nachvollziehbar und systematisch beschreiben will, vor immer größere Probleme gestellt wird. Ein zunehmend inkonsistent konstruiertes System, dessen teilweise Auflösung vorangetrieben wird, lässt sich nur schwerlich in eine logisch-konsistente Darstellung überführen. Es sei darum an dieser Stelle um Nachsicht gebeten, wenn die folgende Darstellung an einigen Stellen die wünschenswerte stringente Logik vermissen lässt.

Dieses Problem ist allerdings nicht nur eines für den externen Beobachter und «Übersetzer». Es ist ein Problem von nicht zu unterschätzender gesundheitspolitischer Bedeutung, das zu der Frage verleitet, wie viele Gesundheitspolitiker dieses System eigentlich noch verstehen. Zweifel an einer überwiegend positiven Antwort ziehen wiederum die Frage nach sich, wie denn verantwortungsvolle gesundheitspolitische Entscheidungen zu treffen sind, wenn die Entscheider das System, das sie steuern wollen, nur unzureichend verstanden haben. Wohlgemerkt: nicht auf Grund mangelnden Interesses oder Verantwortungsbewusstseins, sondern weil das System in all seinen Verästelungen und Widersprüchen und all seiner Komplexität mittlerweile auch für Experten kaum noch verstehen ist.

6.1
Strukturmerkmale

Die ambulante ärztliche Versorgung in Deutschland weist eine Reihe von zentralen Strukturmerkmalen auf. Dies sind im Einzelnen:

- Niederlassungsfreiheit der Ärzte
- freie Arztwahl der Patienten
- Übertragung zentraler Aufgaben auf Kassenärztliche Vereinigungen
- Bedarfsplanung und Zulassungsbegrenzungen
- Gliederung in hausärztliche und fachärztliche Versorgung
- Gruppenverhandlungen zwischen Kassenärztlichen Vereinigungen und Krankenkassen
- gemeinsame Selbstverwaltung durch Kassenärztliche Vereinigungen und Krankenkassen.

Niederlassungsfreiheit: Jeder Bürger der Bundesrepublik Deutschland hat das Grundrecht auf freie Wahl des Berufes (Art. 12 GG). Dieses Grundrecht gilt auch für den ärztlichen Beruf. Insofern besteht in Deutschland für Ärzte im Grundsatz die Freiheit der Niederlassung und Eröffnung einer Praxis.[88] Will ein niedergelassener Arzt allerdings an der vertragsärztlichen Versorgung von Kassenpatienten teilnehmen, braucht er eine gesonderte Zulassung als Vertragsarzt. Diese Zulassung wird nur erteilt, wenn eine bestimmte, in der Bedarfsplanung für die vertragsärztliche Versorgung festgelegte Arztzahl je Einwohner in dem betreffenden Zulassungsbezirk nicht überschritten wird (vgl. «Bedarfsplanung» an späterer Stelle).

Freie Arztwahl: Im Grundsatz haben Patienten die Wahl, sich von einem Arzt ihres Vertrauens behandeln zu lassen. Für GKV-Versicherte gelten allerdings Einschränkungen (§ 76 SGB V). Auf Kosten der Krankenkasse können sie sich nur durch zugelassene Vertragsärzte oder zur vertragsärztlichen Versorgung ermächtigte Ärzte behandeln lassen (z. B. ermächtigte Krankenhausärzte). Wählen sie einen anderen als den nächst erreichbaren Vertragsarzt und entstehen dadurch Mehrkosten, kann ihnen die Krankenkasse diese Mehrkosten in Rechnung stellen. Privatärzte dürfen Versicherte der GKV nur in Notfällen auf Kosten der Krankenkasse in Anspruch nehmen.

Übertragung zentraler Aufgaben auf **Kassenärztliche Vereinigungen**: Eine wesentliche Besonderheit des Systems der ambulanten ärztlichen Versorgung ist die zentrale Stellung der Kassenärztlichen Vereinigungen (KVn). Sie sind eine Institution ganz besonderer Art, da sie als Körperschaft des öffentlichen Rechts sowohl staatliche Aufgaben wahrnehmen als auch Interessenvertretung der Vertragsärzte sind (§§ 77–81 SGB V). Ihnen ist vom Staat der so genannte «Sicherstellungsauftrag» für die ambulante ärztliche Versorgung übertragen worden. Der Sicherstellungsauftrag verpflichtet die Kassenärztlichen Vereinigungen dazu, in allen Bereichen ihres KV-Bezirks für eine ausreichende vertragsärztliche Versorgung zu sorgen. Die Kassenärztlichen Vereinigungen – und nicht die einzelnen Ärzte – sind in der Regel Verhandlungspartner der Krankenkassen bei der Vereinbarung von Verträgen und Vergütungen. Zudem nehmen die Kassenärztlichen Vereinigungen die von den Krankenkassen gezahlten

---

88 Dies wurde in einer Grundsentscheidung des Bundesverfassungsgerichtes aus dem Jahr 1960 festgestellt, nach dem Zulassungsbeschränkungen für Ärzte mit dem Grundrecht auf freie Berufsausübung nicht vereinbar seien (das so genannte «Kassenarzturteil» vom 23. März 1960; BVerfGE Bd. 11, S. 30 ff.; NJW 1960, S. 715 ff.).

Gesamtvergütungen für die ambulante ärztliche Versorgung in Empfang und verteilen sie nach festgelegten Regeln an die einzelnen Vertragsärzte.

Bedarfsplanung und **begrenzte Zulassung**: Um eine Überversorgung oder Unterversorgung zu vermeiden, wird die Kapazitätsentwicklung in der ambulanten ärztlichen Versorgung im Rahmen einer Bedarfsplanung reguliert (§§ 99–105 SGB V). Überversorgte Gebiete sind entsprechend gesetzlicher Vorgaben mit einer Zulassungssperre zu belegen, für unterversorgte Gebiete sind Maßnahmen zu ergreifen, um Ärzte zur Niederlassung in diesen Regionen zu motivieren.

Gliederung in **hausärztliche** und **fachärztliche Versorgung:** Die vertragsärztliche Versorgung wird in einen hausärztlichen und einen fachärztlichen Teil unterschieden (§ 73 SGB V). Im Zentrum der vertragsärztlichen Versorgung sollen die Hausärzte stehen, die das persönliche Umfeld des Patienten kennen, alle wesentlichen Befunde zusammenführen und den Patienten als Lotse durch das Gesundheitssystem begleiten. Die Inanspruchnahme von Fachärzten soll nach Möglichkeit nur auf Überweisung durch einen Hausarzt geschehen. Die Realisierung dieser gesundheitspolitischen Leitvorstellung ist bislang allerdings noch nicht in dem Maße vorangekommen, wie es der Gesetzgeber anstrebt.

Gruppenverhandlungen: Die wichtigsten Vereinbarungen über die Ausgestaltung und Vergütung der vertragsärztlichen Versorgung werden in der Regel nicht zwischen einzelnen Ärzten oder Arztgruppen und den Krankenkassen getroffen, sondern zwischen der zuständigen Kassenärztlichen Vereinigung und den Landesverbänden der Krankenkassen. Da alle Vertragsärzte Mitglied der zuständigen Kassenärztlichen Vereinigung sein müssen, kann diese auch für alle Vertragsärzte verhandeln. Die von ihr abgeschlossenen Verträge sind für alle Vertragsärzte bindend. Seit einigen Jahren treten neben die Kollektivverhandlungen zwischen der jeweils zuständigen KV und der Gemeinschaft der Krankenkassen allerdings zunehmend Verhandlungen zwischen den Vertretungen einzelner Arztgruppen und einzelnen Krankenkassen. Diese von der Politik geforderte und durch entsprechende Rechtsänderungen vorangetriebene Entwicklung erfolgt unter dem Leitbegriff der «Direktverträge» oder «Selektivverträge» (als Gegenmodell zum Kollektivvertrag). So wurde durch das GKV-WSG 2007 allen Krankenkassen der gesetzliche Auftrag erteilt, mit Gruppen von Hausärzten Verträge für eine hausarztzentrierte Versorgung abzuschließen. Durch das GKV-OrgWG wurde den Kassen schließlich sogar eine Frist bis Mitte 2009 vorgegeben, bis zu der sie zwingend Hausarztverträge abzuschließen haben. Analog zur hausärztlichen Versorgung begannen Ende 2008 und Anfang 2009 in einigen Bundesländern auch erste Vertragsverhandlungen mit Verbänden einzelner Facharztgruppen. Bislang sollen die Selektivverträge nur als Ergänzung zum Kollektivvertrag dienen. Ob sie diesen in absehbarer Zeit ersetzen sollen und werden, wird eine der Entscheidungen sein, die von der Bundespolitik in den nächsten Jahren zu treffen ist.

Gemeinsame Selbstverwaltung: Wichtige und zentrale Entscheidungen über die Ausgestaltung der vertragsärztlichen Versorgung werden auf Landes- und Bundesebene in Gremien getroffen, die paritätisch durch die Kassenärztlichen Vereinigungen und Krankenkassen besetzt sind. Zu diesen Gremien zählen beispielsweise Zulassungsausschüsse auf Landesebene, die über die Zulassung neuer Vertragsärzte entscheiden. In den Gremien der gemeinsamen Selbstverwaltung werden zentrale Entscheidungen nach Möglichkeit im Konsens getroffen. Ist eine Einigung jedoch nicht möglich, entscheidet ein ebenfalls paritätisch besetztes Schiedsgremium. Die Gremien der gemeinsamen Selbstverwaltung unterliegen staatlicher Aufsicht, die sich allerdings zumeist auf eine Rechtmäßigkeitsprüfung der Entscheidungen geschränkt. Wird der Schiedsspruch eines Schiedsamtes abgelehnt oder ist eine der Vertragsparteien mit der Entscheidung der Aufsichtsbehörde nicht einverstanden, bleibt beiden Seiten die Möglichkeit einer Klage vor einem Sozial- oder Verwaltungsgericht.

6.2
Basisdaten

Ambulante ärztliche Versorgung erfolgt in Deutschland in der Regel in Einzel- oder Gemeinschaftspraxen. Krankenhausärzte dürfen nur in Ausnahmefällen und nur für bestimmte Fachgebiete ambulante ärztliche Behandlungen durchführen. Im Jahr 2007 waren in Deutschland insgesamt ca. 137.500 Ärzte ambulant tätig, davon ca. 120 200 als **Vertragsärzte** (87,4 %) der gesetzlichen Krankenversicherung und ca. 6 900 als **Privatärzte** (5,0 %) (KBV 2008a). Als **angestellte Assistenzärzte** arbeiteten ca. 10.800 Ärzte (7,8 %) in der ambulanten Versorgung. Sie haben in der Regel keine eigene Zulassung und werden vom jeweiligen Vertragsarzt oder Privatarzt vergütet oder an den Honorareinnahmen beteiligt.

Innerhalb der Ärzteschaft hat sich in den letzten Jahrzehnten ein Strukturwandel vollzogen. Waren 1960 in der alten BRD noch ca. 61 % der berufstätigen Ärzte in der ambulanten Versorgung und ca. 29 % im Krankenhaus tätig, so verschob sich der Schwerpunkt der ärztlichen Berufstätigkeit seit den 1970er-Jahren zur stationären Versorgung. Im Jahr 1990 arbeiteten nur noch 38,5 % der Ärzte mit eigener Praxis in der ambulanten Versorgung und knapp 50 % im Krankenhaus. In der ehemaligen DDR waren Ärzte fast ausschließlich Angestellte des Staates und arbeiteten in Krankenhäusern, die wiederum über angeschlossene Polikliniken und Ambulatorien auch den weit überwiegenden Teil der ambulanten Versorgung sicherstellten. Die private ärztliche Praxis war eine seltene Ausnahme.

In den 1990er-Jahren stieg der Anteil der ambulant tätigen Ärzte im vereinten Deutschland deutlich an, was in den neuen Bundesländern vor allem auf zahlreiche Niederlassungen nach Herstellung der deutschen Einheit zurückzuführen ist und in Westdeutschland in erster Linie auf eine Niederlassungswelle infolge des Gesundheitsstrukturgesetzes 1993. Um der im Gesundheitsstrukturgesetz angekündigten Niederlassungssperre zuvor zu kommen, ließen sich allein in den ersten drei Quartalen des Jahres 1993 ca. 11 600 Krankenhausärzte nieder (bei einem Bestand von damals 94 900 Vertragsärzten). Durch den verstärkten Wechsel vom Krankenhaus in die ambulante Praxis stieg der Anteil der ambulant tätigen Ärzte bis 2005 wieder auf ca. 44 % und sank der Anteil stationär tätiger Ärzte auf ca. 48 % (s. **Abb. 6-1**).

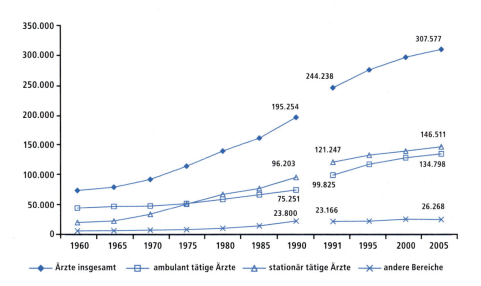

Abbildung 6-1: Entwicklung der Arztzahlen nach Tätigkeitsbereichen (1960 bis 2005); bis 1990 alte Bundesrepublik, ab 1991 Deutschland

Quelle: KBV

Die vorherrschende Organisationsform der ambulanten ärztlichen Versorgung ist die **Einzelpraxis**, in der ein einzelner Arzt Patienten persönlich behandelt, in der Regel unterstützt von mehreren Arzthelferinnen. Weitere Organisationsformen sind die Praxisgemeinschaft, die Gemeinschaftspraxis und das Medizinische Versorgungszentrum. In einer **Praxisgemeinschaft** nutzen die zusammengeschlossenen Ärzte die Praxisräume und -einrichtungen gemeinsam, bleiben ansonsten aber eigenständig. Sie haben jeweils eigene Patientenkarteien und rechnen getrennt ab. Als **Gemeinschaftspraxis** gilt der Zusammenschluss zweier oder mehrerer Ärzte in einer Praxis, mit gemeinsamer Berufsausübung, gemeinsamer Patientenkartei und gemeinsamer Abrechnung. Von den ca. 120 000 Vertragsärzten im Jahr 2007 waren ca. 47 000 oder ca. 38 % in einer Gemeinschaftspraxis tätig. Der Anteil dieser Organisationsform ist in den letzten Jahren deutlich gestiegen. Im Jahr 2000 waren es noch ca. 30 %.

Durch das GKV-Modernisierungsgesetz 2004 wurde als neue Organisationsform für die ambulante Versorgung das **Medizinische Versorgungszentrum** (MVZ) eingeführt.[89] Medizinische Versorgungszentren sind ärztlich geleitete fachübergreifende Einrichtungen, in denen mindestens zwei Ärzte unterschiedlicher Fachgebiete als Vertragsärzte oder angestellte Ärzte tätig sind (§ 95 SGB V). Mit der Organisationsform MVZ soll an die Tradition der Polikliniken und Ambulatorien der Weimarer Zeit und der DDR angeknüpft werden. Sie sollen eine möglichst umfassende ambulante Versorgung aus einer Hand anbieten, an der sich auch andere Gesundheitsberufe und Leistungserbringer beteiligen wie beispielsweise Apotheken, Physiotherapiepraxen, ambulante Pflegedienste, Sanitätshäuser etc. Auf Antrag erhalten Medizinische Versorgungszentren seit dem 1. Januar 2004 ebenso wie Vertragsärzte die Zulassung zur Behandlung von GKV-Versicherten, sofern die dort tätigen Ärzte im Arztregister eingetragen sind und das jeweilige MVZ die Voraussetzungen zur vertragsärztlichen Zulassung erfüllt. Die Zahl der Medizinischen Versorgungszentren ist nach anfänglichem Zögern in den letzten Jahren sprunghaft gestiegen. Waren im vierten Quartal 2004 noch lediglich 70 Medizinische Versorgungszentren mit insgesamt ca. 250 Ärzten zugelassen, so waren es im vierten Quartal 2008 bereits 1 206 MVZ mit insgesamt ca. 5 500 Ärzten.

Die ambulante ärztliche Versorgung wird unterteilt in hausärztliche und fachärztliche Versorgung. An der hausärztlichen Versorgung können Allgemeinärzte und praktische Ärzte sowie Internisten ohne Fachgebietsbezeichnung

---

89 Weiterführende Informationen zu Medizinischen Versorgungszentren einschließlich des jeweils aktuellen Standes der Entwicklung (aktuelle Daten) bieten insbesondere die Internetseiten der KBV (http://www.kbv.de) und des BMG (http://www.die-gesundheitsreform.de).

und Kinderärzte teilnehmen, die sich bei der zuständigen Kassenärztlichen Vereinigung für die hausärztliche Versorgung eingeschrieben haben. Im Jahr 2007 waren ca. 58 700 oder 43 % der Vertragsärzte als **Hausärzte** eingeschrieben. Insgesamt ist der Anteil der Hausärzte an der vertragsärztlichen Versorgung seit Jahrzehnten rückläufig. Im Jahr 1980 waren noch ca. 65 % der Kassenärzte hausärztlich tätig und nur 35 % als Facharzt. Bis 1993 war der Anteil der Hausärzte auf knapp 60 % gefallen und der der Fachärzte auf ca. 40 % gestiegen.

Die Dominanz der **Fachärzte** in der ambulanten Versorgung wird deutlicher, wenn man nicht Haus- und Fachärzte, sondern Allgemein- und Fachärzte vergleicht. Von den 137 500 Ärzten in der vertragsärztlichen Versorgung im Jahr 2007 waren lediglich ca. 30 % Allgemeinärzte oder praktische Ärzte und mehr als zwei Drittel Fachärzte. Der seit Jahrzehnten steigende Anteil der Fachärzte in der vertragsärztlichen Versorgung wird zum einen auf eine relativ hohe Bewertung fachärztlicher Leistungen im Rahmen des Vergütungssystems zurückgeführt und zum anderen auf die überwiegend fachärztlich ausgerichteten Aus- und Weiterbildungsstrukturen. Der praktische Teil der ärztlichen Ausbildung und die vorgeschriebene Weiterbildung nach Abschluss des Studiums erfolgen in der Regel in den Fachabteilungen von Krankenhäusern. Dominierende Orientierung in Aus- und Weiterbildung ist der Facharzt für ein bestimmtes medizinisches Fachgebiet.

Die **Ausgaben** für die ambulante ärztliche Versorgung in Arztpraxen betrugen im Jahr 2007 38,4 Mrd. Euro. Das entsprach 15,2 % der Gesamtausgaben für das Gesundheitswesen. Die Entwicklung der Ausgaben für ambulante ärztliche Behandlung lag in den letzten ca. 15 Jahren leicht über der Ausgabenentwicklung für das gesamte Gesundheitswesen. Während die Gesamtausgaben für Gesundheit zwischen 1992 und 2007 um 60,4 % stiegen, nahmen die Ausgaben für ambulante ärztliche Behandlung im gleichen Zeitraum um 68,8 % zu. Im Zeitraum 2000 bis 2007 stiegen die Gesundheitsausgaben insgesamt um 19 % und die Ausgaben für ambulante ärztliche Versorgung um 25 %.

Die Finanzierung der ambulanten ärztlichen Versorgung wird überwiegend von der **gesetzlichen Krankenversicherung** getragen. Auf sie entfielen im Jahr 2007 26,3 Mrd. Euro oder 68,6 % der Kosten **(Tab. 6-1)**. An zweiter Stelle folgte die **private Krankenversicherung** mit 4,9 Mrd. Euro oder 12,9 %. Auffällig ist, dass sich die Ausgaben der GKV in den 1990er Jahren unterproportional und die der PKV überproportional entwickelten. Der GKV-Anteil fiel zwischen 1992 und 2007 um ca. 10 Prozentpunkte und der PKV-Anteil stieg um knapp vier Prozentpunkte. Dies entspricht einer Steigerung des Anteils um mehr als ein Drittel. Durch die Zunahme der Versichertenzahlen in der PKV kann der überproportionale Anstieg der PKV-Ausgaben in Höhe von ca. 140 % nur zum

Tabelle 6-1: Ausgaben für Arztpraxen nach Ausgabenträgern (Angaben in Mio. Euro)

	1992	1995	2000	2005	2007	1992–2007 in %
Ausgaben insgesamt	22 774	27 032	30 752	35 147	38 438	68,8
davon						
• Öffentliche Haushalte	228	269	338	270	250	9,6
in %	1,0	1,0	1,1	0,8	0,7	
• Gesetzliche Krankenversicherung	17 933	20 989	22 970	23 813	26 385	47,1
in %	78,7	77,6	74,7	67,8	68,6	
• Gesetzliche Rentenversicherung	108	128	98	116	124	14,8
in %	0,5	0,5	0,3	0,3	0,3	
• Gesetzliche Unfallversicherung	481	617	629	618	645	34,1
in %	2,1	2,3	2,0	1,8	1,7	
• Private Krankenversicherung	2 058	2 625	3 477	4 549	4 968	141,4
in %	9,0	9,7	11,3	12,9	12,9	
• Arbeitgeber	1 517	1 723	2 124	2 539	2 723	79,5
in %	6,6	6,3	6,9	7,2	7,1	
• Private Haushalte/ Private Organisationen ohne Erwerbszweck	448	681	1 115	3 240	3 343	646,2
in %	2,0	2,5	3,6	9,2	8,7	

Quelle: Statistisches Bundesamt

Teil erklärt werden, da sich die Zahl der Vollversicherten in der PKV in diesem Zeitraum nur um etwas mehr als 20 % erhöht hat. Zu dem Ausgabenanstieg hat sicherlich nicht unwesentlich beigetragen, dass ein Teil der Vertragsärzte ihre Umsatzeinbußen bei der Behandlung von Kassenpatienten seit 1993 durch Mehrleistungen und höhere Honorare bei Privatpatienten ausgeglichen hat.

Drittgrößter Finanzierungsträger sind mittlerweile die **privaten Haushalte**. Dies ist vor allem die Folge der mehrfachen Erhöhungen von Zuzahlungen und Einführung neuer Zuzahlungen in der GKV seit Mitte der 1990er Jahre. Ihr Anteil lag 2007 um ca. 650 % oder mehr als das Siebenfache über dem Anteil des Jahres 1992. Einen massiven Schub bewirkte das GKV-Modernisierungsgesetz

2004 mit der Einführung der so genannten «Praxisgebühr» in Höhe von 10 Euro je Quartal. Der Anteil der privaten Haushalte stieg dadurch sprunghaft von 4,7 % im Jahr 2003 auf 9,0 % im Jahr 2004.

Auf die **Arbeitgeber** entfiel 2007 ein Anteil von 7,1 % der Ausgaben für Arztpraxen. Dabei ist allerdings zu bedenken, dass in dieser Abgrenzung nur die Zahlungen von Arbeitgebern erfasst werden, die sie direkt an Einrichtungen des Gesundheitswesens leisten. Die Sozialversicherungsbeiträge der Arbeitgeber sind ebenso wie die der Arbeitnehmer in den Ausgaben der Sozialversicherungen enthalten. Bei den direkten Arbeitgeberzahlungen handelt es sich insbesondere um direkte Vergütungen für die Behandlung von Angehörigen bestimmter Berufsgruppen mit besonderen Sicherungssystemen, deren Versorgung der betreffende Arbeitgeber direkt auf Grundlage einer der üblichen Gebührenordnungen vergütet (z. B. freie Heilfürsorge für Soldaten).

Direkte Zahlungen der **öffentlichen Haushalte** trugen mit 0,7 % zur Finanzierung der ambulanten ärztlichen Versorgung bei. Dabei handelte es sich beispielsweise um Vergütungen für die ärztliche Behandlung von Sozialhilfeempfängern, die in keiner Krankenkasse versichert waren.

Die **Honorareinnahmen aus vertragsärztlicher Tätigkeit** betrugen im Jahr 2007 bei Hausärzten durchschnittlich 187 400 Euro und bei Fachärzten 189 200 Euro (KBV 2008a). Die Verteilung der Honorareinnahmen zwischen den jeweiligen Arztgruppen und auch innerhalb der einzelnen Arztgruppen variiert allerdings erheblich. Die Spannweite der jährlichen Brutto-Einnahmen reicht von unter 10 000 Euro bis zu mehr als 500 000 Euro. Die höchsten Honorareinnahmen aus vertragsärztlicher Tätigkeit erzielten die Radiologen mit durchschnittlich 402 200 Euro und die fachärztlich tätigen Internisten mit 396 500 Euro, gefolgt von den Orthopäden (237 400 Euro) und Augenärzten (222 300 Euro). Am unteren Ende der Einkommensskala standen die Nervenärzte mit durchschnittlich 134 600 Euro und die Psychotherapeuten mit durchschnittlich 64 300 Euro Honorar.

Zusätzlich zu den Honoraren aus der Behandlung von Kassenpatienten erzielen Vertragsärzte in der Regel auch **Einnahmen aus privatärztlicher Tätigkeit**. Dies sind überwiegend Honorare aus der Behandlung von Privatpatienten, teilweise aber auch für die Erbringung von so genannten «individuellen Gesundheitsleistungen» (IGeL) für GKV-Versicherte. Dabei handelt es sich um Leistungen, überwiegend der Krankheitsfrüherkennung und Prävention, die nicht von den Krankenkassen finanziert werden, da ihr Nutzen zweifelhaft oder nicht belegt ist. Diese Leistungen müssen GKV-Versicherte selbst bezahlen. Bei der Interpretation der Honorarunterschiede ist folglich auch zu bedenken, dass es nicht nur bei der Höhe der vertragsärztlichen Honorare teilweise erhebliche

Unterschiede gibt, sondern auch im Umfang der privatärztlichen Einnahmen. Die Möglichkeit privatärztlicher Einnahmen steht nicht allen Ärzten im gleichen Umfang zur Verfügung.

Von den Gesamteinnahmen einer durchschnittlichen Arztpraxis entfielen im Jahr 2003 ca. 75 % auf Honorare für die Behandlung von GKV-Patienten, ca. 22 % auf Einnahmen aus privatärztlicher Tätigkeit und ca. 2 % auf sonstige selbständige Tätigkeiten (vgl. **Tab. 6-2**).

Auf Grundlage der vom Statistischen Bundesamt erhobenen Kostendaten einer repräsentativen 5 %-Stichprobe zeigt sich folgendes Bild der Einnahmesituation von Arztpraxen im Jahr 2003: ca. 8 % aller Praxen lagen mit ihren Bruttoeinnahmen unter 125 000 Euro pro Jahr, ca. 60 % der Praxen erzielten Einnahmen zwischen 125 000 und unter 500 000 Euro, und immerhin ca. 31 % erreichten Bruttoeinnahmen von mehr als 500 000 Euro, 1,6 % sogar von 5 Mio. Euro und mehr (**Abb. 6-2**).

Bei den bisherigen Angaben handelt es sich um Brutto-Einnahmen, von denen die Aufwendungen (Praxiskosten) abzuziehen sind, die 2003 je nach Praxisgröße zwischen 50 % und 66 % variierten. Der verbleibende Reinertrag ist zu versteuern und von ihm sind die Beiträge für Krankenversicherung und Alterssicherung abzuführen. Über alle Einkommensgruppen hinweg ergab sich für das Jahr 2003 ein durchschnittliches zu versteuerndes Bruttoeinkommen (nach Abzug der Aufwendungen) in Höhe von ca. 120 000 Euro pro Jahr beziehungsweise ca. 10 000 Euro pro Monat entspricht.

Auf die Einkommenssituation der niedergelassenen Ärzte wird an dieser Stelle nicht zuletzt auch deshalb etwas ausführlicher eingegangen, weil es Anfang 2009 – ausgelöst durch die Honorarreform 2009 – eine sich über mehrere Monate hinziehende und teilweise sehr kontroverse öffentliche Diskussion über Höhe und Angemessenheit ärztlicher Einkommen gab. Ob die Einkommen niedergelassener Ärzte angemessen, zu hoch oder zu niedrig sind, soll hier nicht erörtert werden. Eines allerdings lässt sich sicherlich unabhängig von der Bewertung der Angemessenheit feststellen. Innerhalb der Ärzteschaft gibt es offensichtlich erhebliche Einkommensunterschiede, es gibt offenbar sowohl Geringverdiener als auch einen nicht unwesentlichen Teil von Spitzenverdienern. Wobei zu vermuten ist, dass es sich bei den untersten Einkommensgruppen zu einem wesentlichen Teil um Praxen handelt, die als Nebentätigkeit oder nur in Teilzeit betrieben werden.

Tabelle 6-2: Einnahmen, Aufwendungen und Reinertrag niedergelassener Ärzte nach Einnahmegruppen 2003 (Arztpraxen insgesamt)

Einnahmegruppen	Erfasste Praxen	Einnahmen je Praxisinhaber/-in in 1 000 Euro	Einnahmen, Aufwendungen, Reinertrag					Reinertrag je Praxisinhaber/-in in 1 000 Euro
			Einnahmen aus amb. u. stat. Kassenpraxis in %	Einnahmen aus amb. u. stat. Privatpraxis in %	Einnahmen aus sonst. selbst. Tätigkeit in %	Aufwendungen insg. in % der Einnahmen	Reinertrag in % der Einnahmen	
Alle Einnahmegruppen	**4 341**	**272**	**75,0**	**22,2**	**2,7**	**53,6**	**46,4**	**126**
von 12 500 bis unter 75 000 €	22	61	75,0	21,6	3,5	63,8	36,2	22
von 75 000 bis unter 100 000 €	67	86	77,4	21,4	1,2	59,9	40,1	34
von 100 000 bis unter 125 000 €	114	112	83,5	13,6	2,9	61,5	38,5	43
von 125 000 bis unter 150 000 €	159	132	85,9	11,9	2,2	55,7	44,3	58
von 150 000 bis unter 200 000 €	478	169	83,4	14,3	2,3	56,1	43,9	74
von 200 000 bis unter 250 000 €	504	207	81,0	16,8	2,2	55,3	44,7	92
von 250 000 bis unter 300 000 €	468	242	78,5	19,3	2,3	53,3	46,7	113
von 300 000 bis unter 350 000 €	407	259	78,0	19,5	2,5	52,6	47,4	122
von 350 000 bis unter 400 000 €	304	270	76,4	21,4	2,2	50,6	49,4	133
von 400 000 bis unter 450 000 €	249	281	74,6	22,8	2,6	51,6	48,4	136
von 450 000 bis unter 500 000 €	209	288	70,7	25,5	3,7	50,4	49,6	143
von 500 000 bis unter 1 000 000 €	752	338	70,9	25,5	3,6	48,8	51,2	173
von 1 Mio. bis unter 5 Mio. €	537	675	67,6	29,6	2,8	57,2	42,8	289
5 Mio. € und mehr	71	1 330	69,7	28,5	1,8	66,7	33,3	443

Quelle: Statistisches Bundesamt

6. Die ambulante ärztliche Versorgung

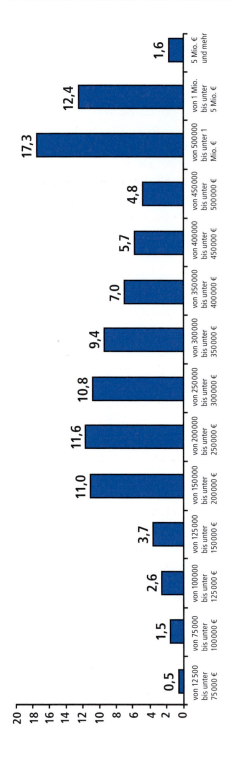

Abbildung 6-2: Brutto-Einnahmen von Arztpraxen nach Einnahmegruppen 2003 (Angaben in Prozent aller Arztpraxen)

Quelle: Statistisches Bundesamt; eigene Berechnungen

6.3
Organisation

Primärer Ort der Leistungserbringung ist zwar die ärztliche Praxis, im Zentrum der Organisation der ambulanten ärztlichen Versorgung steht aber die Kassenärztliche Vereinigung. Sie ist Vertragspartner der Krankenkassen und hat die gesetzliche Pflicht, eine ausreichende ambulante ärztliche Versorgung der GKV-Versicherten in ihrem Bezirk sicherzustellen. Darum soll im Folgenden zunächst näher auf die Institution «Kassenärztliche Vereinigung» eingegangen werden, da das Teilsystem insgesamt nur zu verstehen ist, wenn man die Funktion und Aufgaben einer Kassenärztlichen Vereinigung kennt.

6.3.1
Kassenärztliche Vereinigung

Kassenärztliche Vereinigungen (KVn) sind durch Gesetz geschaffene Körperschaften des öffentlichen Rechts. Sie haben den gesetzlichen Auftrag, hoheitliche – also staatliche – Aufgaben in der ambulanten ärztlichen Versorgung wahrzunehmen und unterliegen staatlicher Aufsicht. Es gibt insgesamt 17 Kassenärztliche Vereinigungen, deren Bezirke mit einer Ausnahme mit den Grenzen der Bundesländer übereinstimmen. Lediglich Nordrhein-Westfalen hat zwei KVn, Nordrhein und Westfalen-Lippe.

Die **Kassenärztlichen Vereinigungen** werden gebildet von den Vertragsärzten eines KV-Bezirks. Bei diesem Zusammenschluss handelt es sich allerdings nicht um einen freiwilligen Zusammenschluss, sondern um einen gesetzlich erzwungenen. Wer an der ambulanten vertragsärztlichen Versorgung teilnehmen will, muss Mitglied einer Kassenärztlichen Vereinigung werden (Quasdorf 2007). Mit der Zulassung zur vertragsärztlichen Tätigkeit wird ein Arzt darum zugleich auch **ordentliches Mitglied** der zuständigen Kassenärztlichen Vereinigung. Er erwirbt damit Rechte und Pflichten eines KV-Mitglieds und wird in das System öffentlich-rechtlicher Verträge eingebunden, die seine Kassenärztliche Vereinigung abschließt, denn die von der Kassenärztlichen Vereinigung geschlossenen Verträge sind für ihre Mitglieder bindend. Ein Verstoß gegen diese Verträge kann von der KV mit Sanktionen geahndet werden, je nach Schwere des Verstoßes bis hin zum Entzug der Zulassung als Vertragsarzt.

Organe der Kassenärztlichen Vereinigung sind die Vertreterversammlung und der hauptamtliche Vorstand (Kosanke 2004; Quasdorf 2007). Die **Vertreterversammlung** besteht in der Regel aus 30 Mitgliedern und wird von den ordentlichen Mitgliedern der Kassenärztlichen Vereinigung in unmittelbarer und geheimer Wahl gewählt. Sie beschließt über die Satzung und Satzungsänderungen, wählt und überwacht den Vorstand und wählt ebenso die ärztlichen Vertreter für die Ausschüsse der gemeinsamen Selbstverwaltung aus Ärzten und Krankenkassen (z. B. den Zulassungsausschuss). Sie entscheidet in Grundsatzfragen und beschließt über den Haushalt. Der **Vorstand** wird für sechs Jahre gewählt, vertritt die Kassenärztliche Vereinigung nach außen, überwacht die laufende Geschäftsführung und schließt Verträge und Vereinbarungen. Die laufenden Verwaltungsgeschäfte einer Kassenärztlichen Vereinigung liegen in der Hand einer hauptamtlichen **Geschäftsführung**, die je nach Größe der KV aus einer oder mehreren Personen besteht.

Die **Finanzierung** der Kassenärztlichen Vereinigungen erfolgt durch Mitgliedsbeiträge der Vertragsärzte. Der Beitrag wird in der Regel als Prozentsatz der vertragsärztlichen Vergütung von der Vertreterversammlung festgesetzt und bei der Verteilung der Gesamtvergütung an die einzelnen Vertragsärzte von der Kassenärztlichen Vereinigung einbehalten (Quasdorf 2007).

Durch Gesetz ist den Kassenärztlichen Vereinigungen eine Reihe von **Aufgaben** und **Pflichten** übertragen worden, deren Erfüllung durch Aufsichtsbehörden der Länder überwacht wird (Berner 2007; Quasdorf 2007).

Die wichtigsten Aufgaben und Pflichten sind:

- Sicherstellungsauftrag
- Gewährleistungspflicht
- Interessenvertretung
- Mitarbeit in der gemeinsamen Selbstverwaltung.

Zentrale und wichtigste Aufgabe der Kassenärztlichen Vereinigungen ist die **Sicherstellung** einer ausreichenden ambulanten ärztlichen Versorgung einschließlich des Notdienstes außerhalb der Sprechstundenzeiten (§ 75 SGB V). Der Sicherstellungsauftrag bezieht sich nicht nur auf die Zahl der Vertragsärzte, sondern auch auf die Qualität der Behandlung. Sie muss ausreichend und zweckmäßig sein sowie dem allgemein anerkannten Stand der medizinischen Erkenntnisse entsprechen (§ 72 SGB V).

Um eine ausreichende und zweckmäßige Versorgung sicherstellen zu können, sind die Kassenärztlichen Vereinigungen verpflichtet, eine **Bedarfsplanung** durchzuführen und im Einvernehmen mit den Landesverbänden der Krankenkassen einen **Bedarfsplan** zu erstellen und jeweils der Entwicklung anzupassen (§§ 99–105 SGB V). Der Bedarfsplan bildet die Grundlage für Entscheidungen über Anträge auf Zulassung zur vertragsärztlichen Versorgung. Die Eröffnung neuer Praxen ist nur zulässig in Planungsbereichen, die nicht überversorgt sind.

Die Bedarfsplanung hat arztgruppenbezogen und auf Grundlage der Bedarfsplanungs-Richtlinien des Gemeinsamen Bundesausschusses zu erfolgen. Die gegenwärtig geltenden **Bedarfsplanungs-Richtlinien** differenzieren in Anlehnung an die staatliche Raumordnungsplanung vier Regionstypen mit insgesamt zehn Untertypen (G-BA 2009). Für jede dieser Arten von Regionen wurden Verhältniszahlen für das Verhältnis von Einwohnern je Arzt für 14 Arztgruppen festgelegt, die als Sollgröße für die Zulassung von Vertragsärzten zu Grunde zu legen sind. Die höchste Arztdichte – also die niedrigste Einwohnerzahl je Arzt – ist für «Kernstädte in großen Verdichtungsräumen» vorgesehen, die niedrigste Arztdichte für «ländliche Kreise in ländlichen Regionen».

Wird in einem Zulassungsbezirk die für diesen Regionstyp vorgesehene Arztdichte in einer Arztgruppe um 10 % überschritten, gilt dies als **Überversorgung**. Die Feststellung von Überversorgung liegt in der Verantwortung des zuständigen Landesausschusses für Ärzte und Krankenkassen. Sie hat auf Grundlage des Vergleichs aktueller Einwohner-Arzt-Relationen mit den Verhältniszahlen zu erfolgen. Im Falle einer Überversorgung hat der Landesausschuss für den betreffenden Zulassungsbezirk Zulassungsbeschränkungen anzuordnen (§ 16b Abs. 2 Ärzte-ZV). In gesperrten Zulassungsbezirken sind Neuzulassungen dann – bis auf wenige Ausnahmen – nur noch auf dem Weg der Übernahme einer bestehenden Praxis oder Bildung einer Gemeinschaftspraxis durch Beteiligung eines neuen Vertragsarztes möglich.

Alle Planungsbereiche mit einem Versorgungsgrad von weniger als 110 % sind grundsätzlich für die Eröffnung neuer Arztpraxen offen. Bei einem Planungsbereich, der auf Grund einer Überschreitung des Versorgungsgrades gesperrt ist, kann eine «partielle Entsperrung» erfolgen, wenn der Versorgungsgrad unter die 110-Prozent-Grenze sinkt; dann ist die Zulassungsbeschränkung für die Arztgruppe wieder aufzuheben, in der sich der Versorgungsgrad geändert hat.

Stellt der Landesausschuss in einem Zulassungsbezirk eine **Unterversorgung** fest, hat er die zuständige Kassenärztliche Vereinigung zu beauftragen, diese Unterversorgung binnen einer von ihm zu bestimmenden Frist zu beseitigen. Da weder der Landesausschuss noch die Kassenärztliche Vereinigung einen Arzt zur Niederlassung in einem unterversorgten Bezirk verpflichten können, bleiben nur indirekte Maßnahmen zur Beseitigung von Unterversorgung. So kann der Landesausschuss beispielsweise Zulassungsbeschränkungen für andere Bezirke außerhalb des unterversorgten Bezirks oder für einzelne Arztgruppen anordnen, solange bis der unterversorgte Bezirk bedarfsgerecht versorgt ist.

Als Mittel zur Beseitigung von Unterversorgung werden in der Regel aber zunächst wirtschaftliche Vergünstigungen eingesetzt, um Ärzte zur Übernahme unbesetzter Vertragsarztsitze zu motivieren. Dies verlangt auch § 105 Abs. 1 SGB V von den Kassenärztlichen Vereinigungen, indem er sie verpflichtet, «alle geeigneten finanziellen und sonstigen Maßnahmen zu ergreifen, um die Sicherstellung der vertragsärztlichen Versorgung zu gewährleisten.» Zu den finanziellen Maßnahmen gehören beispielsweise Zuschüsse zu den Praxiskosten oder zinsgünstige Kredite zur Finanzierung einer Praxisübernahme oder Modernisierung; teilweise werden auch Mindestumsätze garantiert. Die Finanzierung dieser wirtschaftlichen Anreize erfolgt aus der Gesamtvergütung, die die Kassenärztliche Vereinigung von den Krankenkassen erhält. Dass sie zu Lasten der vertragsärztlichen Vergütungen geht, folgt aus dem Sicherstellungsauftrag der Kassenärztlichen Vereinigung. Typischerweise unterversorgte Gebiete sind ländliche Regionen und Inseln. In den letzten Jahren hat sich die Versorgungssituation zudem in einigen ostdeutschen Regionen deutlich verschlechtert.

Sofern die Versorgung zwar sichergestellt ist, aber aus bestimmten Gründen auch aus Sicht oder im Interesse der Krankenkassen verbessert oder gefördert werden soll, räumt § 105 SGB V die Möglichkeit ein, dass **Sicherstellungszuschläge** an Vertragsärzte in unterversorgten Gebieten gezahlt werden. Diese Zuschläge sind bis Ende 2009 von den Krankenkassen zu zahlen und ab dem 1. Januar 2010 je zur Hälfte von der zuständigen KV und den Krankenkassen (§ 105 Abs. 4 SGB V).

Eine weitere gesetzliche Aufgabe der Kassenärztlichen Vereinigungen ist die so genannte **Gewährleistungspflicht** gegenüber den Krankenkassen (Quasdorf 2007). Die Kassenärztlichen Vereinigungen haben gegenüber den Krankenkassen die Gewähr dafür zu übernehmen, dass die vertragsärztliche Versorgung den gesetzlichen und vertraglichen Erfordernissen entspricht. Zu diesem Zweck haben sie die Vertragsärzte ihres Bezirks zu beraten und die Einhaltung der Pflichten durch die Vertragsärzte zu überwachen. Darunter fallen insbesondere die Überprüfung der Abrechnungen der Vertragsärzte (ordnungsgemäße Abrechnung) sowie die Durchführung von Wirtschaftlichkeitsprüfungen einzelner Vertragsärzte.

Bei Verstößen eines Vertragsarztes gegen seine gesetzlichen und vertraglichen Pflichten kann die zuständige Kassenärztliche Vereinigung Disziplinarmaßnahmen ergreifen, beispielsweise Verwarnungen oder Verweise aussprechen oder Geldbußen verhängen. Das Spektrum der Sanktionen reicht bis hin zum Entzug der Kassenzulassung bei sehr schwerwiegenden Verstößen. Über die Disziplinarmaßnahmen entscheidet ein **Disziplinarausschuss**, der von der Vertreterversammlung gewählt wird. Da es sich bei der Kassenärztlichen Vereinigung um eine Körperschaft des öffentlichen Rechts mit hoheitlichen Befugnissen handelt, sind ihre Entscheidungen Verwaltungsakte, die mit Rechtsbehelfsbelehrung zu versehen sind und gegen die die betroffenen Vertragsärzte im Konfliktfall auch vor dem zuständigen Sozialgericht klagen können.

Obwohl die Kassenärztliche Vereinigung als Körperschaft hoheitliche Aufgaben wahrnimmt, ist sie doch zugleich auch gesetzlich zur **Interessenvertretung** der Vertragsärzte verpflichtet (§ 75 Abs. 2 SGB V). Dazu gehört vor allem die Vertretung der wirtschaftlichen Interessen der Vertragsärzte in den Vergütungsverhandlungen mit den Krankenkassen. Darüber hinaus vertreten die Kassenärztlichen Vereinigungen die berufspolitischen Interessen der Vertragsärzte in der Öffentlichkeit und werden in der Regel in alle wichtigen gesundheitspolitischen Entscheidungen auf Landesebene einbezogen. Auf Bundesebene nimmt diese Aufgabe die Kassenärztliche Bundesvereinigung (KBV) wahr. Die Möglichkeiten der Kassenärztlichen Vereinigungen, Forderungen gegen Widerstand durchzusetzen, sind allerdings begrenzt. Da sie mittelbare Staatsverwaltung sind und einen Sicherstellungsauftrag zu erfüllen haben, steht ihnen kein Streikrecht zu. Der Verlust des Streikrechts war quasi der «Preis», den die organisierte Kassenärzteschaft gezahlt hat für das Monopol auf die ambulante ärztliche Behandlung und die Schaffung einer so mächtigen Institution wie der Kassenärztlichen Vereinigung.

Auf die Drohung mit streikähnlichen Aktionen wie beispielsweise der organisierten Rückgabe von Vertragsarztzulassungen hat die Politik in der Vergangenheit mehrfach mit der Androhung staatlicher Sanktionen und Diskussionen über eine mögliche Abschaffung der Kassenärztlichen Vereinigungen geantwortet. Kommt es zu streikähnlichen Aktionen in einer Kassenärztlichen Vereinigung, so sieht das Gesetz weit reichende Sanktionen vor. Weigert sich eine Kassenärztliche Vereinigung trotz entsprechender Anordnung der Aufsichtsbehörde ihre gesetzlichen Pflichten zu erfüllen, so kann die zuständige Aufsichtsbehörde einen Beauftragten einsetzen, der die Geschäftsführung der Kassenärztlichen Vereinigung übernimmt und gegebenenfalls auch Verträge mit den Krankenkassen abschließt, die dann für die Kassenärztliche Vereinigung bindend sind (§ 79a SGB V). Geben mehr als 50 % der Vertragsärzte eines KV-Bezirks als Kampfmaßnahme ihre Zulassung zurück oder verweigern im Rahmen eines Streiks die vertragsärztliche Versorgung, kann die zuständige Aufsichtsbehörde den Sicherstellungsauftrag auf die Krankenkassen übertragen (§ 72a SGB V). Damit wäre der Kassenärztlichen Vereinigung die Geschäftsgrundlage entzogen und die Vertragsärzte müssten Einzeldienstverträge mit den Krankenkassen abschließen. Mit Vertragsärzten, die ihre Zulassung im Rahmen der Auseinandersetzung zurückgegeben haben, dürfen die Kassen ausdrücklich keine Verträge abschließen (§ 72a Abs. 3 SGB V). Eine erneute Zulassung dieser Ärzte zur vertragsärztlichen Versorgung darf erst nach Ablauf von sechs Jahren nach Rückgabe der Zulassung erfolgen (§ 95b SGB V).

Zu den gesetzlichen Aufgaben einer Kassenärztlichen Vereinigung zählt auch die Mitarbeit in der **gemeinsamen Selbstverwaltung**. Dies ist zwar auch eine Pflicht, vor allem aber ein Recht, denn zahlreiche wichtige Entscheidungen über die Ausgestaltung der ambulanten ärztlichen Versorgung sind vom Gesetzgeber auf Gremien der gemeinsamen Selbstverwaltung übertragen worden. Da diese Gremien paritätisch von Vertretern der Vertragsärzte und der Krankenkassen und in der Regel zwei weiteren unparteiischen Mitgliedern sowie einem unparteiischen Vorsitzenden zu besetzen sind, hat die Kassenärztliche Vereinigung wesentlichen Einfluss auf die Gestaltung der Rahmenbedingungen vertragsärztlicher Tätigkeit. Die Vertreter der Vertragsärzte werden von der zuständigen Kassenärztlichen Vereinigung benannt. Wichtige paritätisch besetzte Ausschüsse der gemeinsamen Selbstverwaltung auf Landesebene sind:

- **Landesausschuss der Ärzte und Krankenkassen:** Im Landesausschuss entscheiden Ärzte und Krankenkassen gemeinsam über das Vorliegen von Über- oder Unterversorgung in bestimmten Planungsbereichen und die Verhängung von Zulassungsbeschränkungen für diese Bereiche (§ 90 SGB V).

- **Zulassungsausschuss und Berufungsausschuss:** Im Zulassungsausschuss entscheiden Vertreter der Kassenärztlichen Vereinigung und der Krankenkassen gemeinsam über Anträge auf Zulassung zur vertragsärztlichen Tätigkeit. Gegen die Entscheidung des Zulassungsausschusses kann Widerspruch beim Berufungsausschuss eingelegt werden (§§ 96, 97 SGB V).

- **Schiedsämter:** Wenn sich Kassenärztliche Vereinigung und Krankenkassen auf Landesebene nicht über den Inhalt einzelner Verträge einigen können, werden die strittigen Fragen Schiedsämtern zur Entscheidung vorgelegt. Die Schiedsämter bestehen aus Vertretern der Ärzte und Krankenkassen in gleicher Zahl sowie zwei unparteiischen Mitgliedern und einem unparteiischen Vorsitzenden (§ 89 SGB V).

Seit 2004 haben im Landesausschuss, Zulassungs- und Berufungsausschuss auch Vertreter zugelassener Patientenorganisationen ein Mitberatungsrecht (§ 140f Abs. 3 SGB V).

Kassenärztliche Vereinigungen unterliegen staatlicher Rechtsaufsicht durch die für die Sozialversicherung zuständigen Landesbehörden. Die **staatliche Rechtsaufsicht** erstreckt sich auf die gesamte Tätigkeit der Körperschaft, sie reicht von der Genehmigung von Satzungsänderungen und Überwachung der Einhaltung von Gesetzen und sonstigem Recht über die Prüfung der Geschäfts- und Rechnungsergebnisse und Überwachung des Haushaltsplans bis hin zur Rechtmäßigkeitsprüfung von Vergütungsvereinbarungen und Genehmigungspflicht für Vermögensanlagen, Grundstückserwerb etc. Hat die Aufsichtsbehörde Beanstandungen, kann sie die Kassenärztliche Vereinigung (ebenso wie auch die körperschaftlich verfassten Krankenkassen) durch eine Aufsichtsanordnung zur Behebung der beanstandeten Tatbestände verpflichten. Gegen die Anordnung kann sich die Kassenärztliche Vereinigung durch eine Klage vor dem Sozialgericht wehren. Wird die Klage abgewiesen und weigert sich die KV weiterhin, kann die Aufsichtbehörde ihre Anordnung gegebenenfalls auch mit den Mitteln des Verwaltungsvollstreckungsrechts durchsetzen.

Auf Bundesebene sind die Kassenärztlichen Vereinigungen der Länder in der **Kassenärztlichen Bundesvereinigung** (KBV) zusammen geschlossen. Die KBV ist ebenfalls als Körperschaft verfasst, ihre Mitglieder sind jedoch nicht einzelne Vertragsärzte, sondern die 17 Kassenärztlichen Vereinigungen. Auch die KBV hat eine Vertreterversammlung und einen hauptamtlichen Vorstand. Die Vertreterversammlung besteht aus 60 Mitgliedern, davon 34 gesetzliche Mitglieder und 26 gewählte Mitglieder (Quasdorf 2007). Bei den gesetzlichen Mitgliedern handelt es sich um die Vorsitzenden der KVn und ihre Stellvertreter, die kraft ihrer Funktion zugleich auch Mitglied der KBV sind. Die gewählten Mitglieder werden nach einem festgelegten Schlüssel durch die Vertreterversammlungen der KVn in die KBV gewählt. Der Vorstand besteht aus zwei Mitgliedern, einem Vertreter der Hausärzte und einem der Fachärzte. Sie leiten ihre jeweiligen Ressorts eigenverantwortlich. Die Kassenärztliche Bundesvereinigung nimmt analog zu den KVn ähnliche Aufgaben auf Bundesebene wahr. Zu ihren Aufgaben zählen insbesondere:

- Abschluss von Verträgen und Vereinbarungen auf Bundesebene, beispielsweise Bundesmanteltarifverträge (§ 82 SGB V), Einheitlicher Bewertungsmaßstab (§§ 82, 87 SGB V) oder Rahmenempfehlungen zu Verträgen auf Landesebene

- Erlass von bundeseinheitlichen Richtlinien (§ 75 SGB V)

- Mitwirkung im Gemeinsamen Bundesausschuss und im Bundesschiedsamt (§ 89 Abs. 4; § 90 Abs. 1 SGB V)

- Führung des Bundesarztregisters und
- Interessenvertretung der Vertragsärzte gegenüber der Bundesregierung.

Die Kassenärztlichen Vereinigungen sind – dies dürfte deutlich geworden sein – Organisationen eines ganz besonderen Typs. Sie sind sowohl Körperschaft des öffentlichen Rechts und mittelbare Staatsverwaltung mit hoheitlichen Aufgaben und Sanktionsgewalt gegenüber ihren Mitgliedern als auch demokratisch gewählte, quasi gewerkschaftliche Interessenvertretung der Vertragsärzte. Dieser «janusköpfige» (Quasdorf 2007: 23) **Doppelcharakter** ist immer wieder auch kritisiert worden, weil Zweifel an der Vereinbarkeit der beiden einander widerstrebenden Aufgaben bestanden: Zum einen sollen die Kassenärztlichen Vereinigungen als öffentlich-rechtliche Körperschaften dem Gemeinwohl dienen, zum anderen aber auch als genossenschaftlicher Zusammenschluss die wirtschaftlichen Interessen freiberuflich tätiger Ärzte durchsetzen. Zwar wurde verschiedentlich auch die Forderung nach Abschaffung der Kassenärztlichen Vereinigungen erhoben, dennoch aber hat die Kassenärztliche Vereinigung als eine der zentralen Institution des deutschen Gesundheitswesens bislang alle gesundheitspolitischen Kontroversen überstanden. Dies dürfte vor allem auch darin begründet sein, dass diese Konstruktion nicht nur den niedergelassenen Ärzten eine starke Interessenvertretung verschafft, sondern auch den Staat und die Krankenkassen von zahlreichen administrativen Aufgaben entlastet, die den Kassenärztlichen Vereinigungen durch Gesetz übertragen wurden. Der Nutzen für den Sozialstaat dürfte vor allem aber darin liegen, dass mithilfe der sehr speziellen Konstruktion «Kassenärztliche Vereinigung» die freiberuflich tätigen Ärzte vom Staat für die Erfüllung einer als öffentliche Aufgabe begriffenen ambulanten ärztlichen Versorgung quasi «in Dienst genommen» werden, ohne aber dabei ihre Freiberuflichkeit abzuschaffen.

Von den Kassenärztlichen Vereinigungen zu unterscheiden sind die Ärztekammern. **Ärztekammern** sind durch Landesgesetze geschaffene Körperschaften des öffentlichen Rechts, die der Regelung der ärztlichen Berufsausübung dienen. Ärztekammern gibt es in jedem Bundesland eine und in Nordrhein-Westfalen zwei (Nordrhein und Westfalen-Lippe). Alle Ärzte, also nicht nur die ambulant tätigen Vertragsärzte der GKV, sondern auch die in Krankenhäusern oder anderen Einrichtungen tätigen Ärzte, sind Pflichtmitglied der Ärztekammer, in deren Bereich sie ihren Beruf ausüben. Die Mitgliedschaft besteht auch nach dem Ende der Berufsausübung weiter. Organe der Ärztekammern sind die Delegierten- oder Kammerversammlung und der Vorstand (Quasdorf 2004: 42). Die Delegierten der Kammerversammlung werden von den Kammermitgliedern gewählt, die Kammerversammlung ihrerseits wählt den Vorstand. Zu den Aufgaben der Ärztekammern gehört insbesondere:

- die Regelung der Rechte und Pflichten der Ärzte in einer Berufsordnung
- die Regelung der Weiterbildung zum Facharzt in einer Weiterbildungsordnung
- die Aufsicht über die Einhaltung der Berufspflichten und die Ausübung der Berufsgerichtsbarkeit
- die Einrichtung einer Schlichtungs- und Gutachterkommission für ärztliche Behandlungsfehler und
- die Einrichtung von Ethikkommissionen zur Beurteilung von Forschungsvorhaben.

Auf Bundesebene sind die Ärztekammern in der **Bundesärztekammer** (BÄK) zusammen geschlossen.[90] Ihre Hauptversammlung ist der **Deutsche Ärztetag** mit 250 von den Ärztekammern entsandten Delegierten. Die Bundesärztekammer ist als Arbeitsgemeinschaft der Ärztekammern organisiert und hat in erster Linie koordinierende Funktion für die Landesärztekammern. Sie soll insbesondere den Erfahrungsaustausch organisieren und die Einheitlichkeit von Berufsordnungen und Weiterbildungsordnungen herbeiführen und sichern. Zudem vertritt sie die Belange und Positionen der Ärzteschaft in der Öffentlichkeit und gegenüber der Politik.

6.3.2
Vertragsärzte

Die ambulante ärztliche Versorgung der GKV-Versicherten und somit von ca. 90 % der Bevölkerung wird durch so genannte «Vertragsärzte» der GKV erbracht. Zu den Vertragsärzten zählen seit 1999 auch zugelassene psychologische Psychotherapeuten sowie Kinder- und Jugendpsychotherapeuten, die ebenfalls Mitglied der zuständigen Kassenärztlichen Vereinigung sind und an der Honorarverteilung teilnehmen.

Vertragsärzte sind freiberuflich tätig, erfüllen als Vertragsarzt der GKV aber eine öffentliche Aufgabe (Berner 2008). Sie sind als Mitglied einer Kassenärztlichen Vereinigung in ein System öffentlich-rechtlicher Verträge eingebunden

---

90 Weiterführende Informationen sind auf der Internetseite der BÄK zu finden (http://www.bundesaerztekammer.de).

und zur Erfüllung der gesetzlichen und vertraglichen Aufgaben eines Vertragsarztes verpflichtet. Aber auch wenn sie in ihrer Funktion als Vertragsarzt eine öffentliche Aufgabe erfüllen, so bleibt das direkte Arzt-Patienten-Verhältnis nach herrschender Rechtsauffassung doch ein privatrechtliches Dienstverhältnis nach § 611 ff. BGB. Das bedeutet: Der Arzt schuldet seinem Patienten – unabhängig von der Art der Versicherung und den Bestimmungen der Verträge – als Vertragspartner alle zu dessen Wohl erforderlichen medizinischen Maßnahmen und hat diese nach den Regeln der ärztlichen Kunst und unter Berücksichtigung des allgemein anerkannten Standes der medizinischen Erkenntnisse auszuführen. Im Gegenzug schuldet der Patient dem behandelnden Arzt eine angemessene Vergütung für seine Dienste. Im Falle eines Privatpatienten richtet sich der Vergütungsanspruch des Arztes an den behandelten Patienten, im Falle eines Kassenpatienten an die Kassenärztliche Vereinigung, die die von den Krankenkassen erhaltene Gesamtvergütung für die Versorgung aller Kassenpatienten an die Vertragsärzte weiterzuleiten hat.

Der Zugang zur vertragsärztlichen Tätigkeit sowie die vertragsärztliche Tätigkeit selbst sind durch das Sozial- und Vertragsarztrecht hochgradig reglementiert. Um als Vertragsarzt der GKV tätig werden zu können, bedarf es einer **Zulassung**. Über die Zulassung wird vom Zulassungsausschuss bei der Kassenärztlichen Vereinigung entschieden. Der **Zulassungsausschuss** ist paritätisch mit Vertretern der Kassenärztlichen Vereinigung und der Krankenkassen besetzt (§ 96 SGB V; § 34 Ärzte-ZV). In bestimmten Fällen müssen auch Patientenvertreter zu den Sitzungen eingeladen werden und haben ein Mitberatungsrecht (§ 140f Abs. 3 SGB V).

Das **Zulassungsverfahren** ist zweistufig und vor allem in den §§ 95 und 98 SGB V sowie der Zulassungsverordnung für Vertragsärzte (Ärzte-ZV) geregelt (Berner 2008; Diehl 2007):

- **1. Stufe**: Zunächst muss der Arzt die Eintragung in das Arztregister der Kassenärztlichen Vereinigung beantragen. Voraussetzung für die Eintragung in das Arztregister ist die staatliche Zulassung zur Ausübung des ärztlichen Berufes (Approbation) und der erfolgreiche Abschluss einer mindestens fünfjährigen allgemeinmedizinischen Weiterbildung oder einer erfolgreich abgeschlossenen Facharztweiterbildung. Mit der Eintragung in das Arztregister wird der Arzt außerordentliches Mitglied der Kassenärztlichen Vereinigung.

- **2. Stufe:** Nach Eintragung in das Arztregister entscheidet der Zulassungsausschuss über den Antrag auf Zulassung zur vertragsärztlichen Versorgung. Der Antrag kann nicht unspezifisch und allgemein gestellt werden, sondern muss benennen, für welchen Vertragsarztsitz und unter welcher Arztbezeichnung die Zulassung beantragt wird. Voraussetzung ist folglich, dass in dem Planungsbereich noch Vertragsarztsitze unbesetzt sind oder durch Praxisaufgabe in absehbarer Zeit frei werden. Bei der Zulassung sind die Vorgaben der arztgruppenspezifischen Bedarfsplanung zu berücksichtigen. Für Planungsbereiche, in denen der Bedarf an Vertragsärzten bereits zu 110 % erfüllt ist, dürfen keine weiteren Zulassungen erfolgen. Mittlerweile sind Zulassungen fast nur noch durch Übernahme vorhandener und freiwerdender Praxen oder im Rahmen der Bildung von Gemeinschaftspraxen mit bereits zugelassenen Ärzten möglich.

Auch die Weitergabe von Praxen ist reglementiert. Zwar ist die Einrichtung und Ausstattung der Praxis Eigentum des Arztes, nicht jedoch der Vertragsarztsitz, für den der Nachfolger neu zugelassen werden muss. Wird ein Vertragsarztsitz frei und ist eine Praxis weiterzugeben, so schreibt die zuständige Kassenärztliche Vereinigung den Vertragsarztsitz aus und erstellt eine Liste der eingehenden Bewerbungen (Berner 2008). Zudem führen die Kassenärztlichen Vereinigungen für jeden Planungsbereich Wartelisten mit Bewerbern für frei werdende Vertragsarztsitze. Die Entscheidung über die Vergabe der frei werdenden Praxis fällt der Zulassungsausschuss, nicht der Inhaber der Praxis. Bei der Übernahme zahlt der die Praxis übernehmende Arzt dem Vorbesitzer einen Kaufpreis für die Praxiseinrichtung. Können sich Vorbesitzer und Nachfolger nicht auf einen Kaufpreis einigen, kann der Verkehrswert der Praxis durch einen unabhängigen Gutachter festgestellt werden.

Hat ein Arzt die Zulassung erhalten, wird er dadurch ordentliches Mitglied der zuständigen Kassenärztlichen Vereinigung und ist berechtigt und verpflichtet, an der vertragsärztlichen Versorgung von Kassenpatienten teilzunehmen (§ 95 Abs. 3 SGB V). Die Zulassung endet mit dem Tod, dem Wirksamwerden eines Verzichts oder dem Wegzug des Vertragsarztes aus dem Bezirk der zuständigen Kassenärztlichen Vereinigung (§ 95 Abs. 7 SGB V). Der Wegzug aus dem KV-Bezirk führt insofern zum Verlust der Zulassung, als die Zulassung für einen bestimmten Planungsbereich erteilt wird und die Ausübung der vertragsärztlichen Tätigkeit mit einer so genannten Residenzpflicht verbunden ist (§ 24 Ärzte-ZV). Bei gröblicher Verletzung der vertragsärztlichen Pflichten kann die Zulassung zudem für einen befristeten Zeitraum ruhen oder auch ganz entzogen werden (§ 95 Abs. 6 SGB V).

Mit der Zulassung erwirbt der Vertragsarzt **Rechte** und **Pflichten**. Zu den wichtigsten Rechten zählt das Recht zur Behandlung von Kassenpatienten und zur Teilnahme an der Verteilung der Gesamtvergütung. Im Gegenzug unterliegt er einer Reihe von Pflichten. Dazu zählen (Berner 2008; Diehl 2007):

- **Einhaltung des Berufsrechts** (v. a. Berufsordnung): Das ärztliche Berufsrecht ist Bestandteil des Vertragsarztrechts. Es ist ebenso einzuhalten wie auch die von der KV oder KBV abgeschlossenen Verträge. Auch die Richtlinien der KV oder KBV sind für jeden einzelnen Vertragsarzt bindend.
- **Behandlungspflicht**: Jeder Vertragsarzt ist zur Behandlung von GKV-Versicherten verpflichtet.
- **Residenzpflicht**: Die Wohnung hat so zu liegen, dass die Praxis auch außerhalb der Sprechzeiten in angemessener Zeit erreichbar ist.
- **Sprechstundentätigkeit**: Ein Vertragsarzt hat Sprechstunden abzuhalten und deren Zeiten öffentlich bekannt zu geben (z. B. Angabe der Uhrzeiten auf dem Praxisschild).
- **Teilnahme am Notdienst**: Da der Sicherstellungsauftrag der Kassenärztlichen Vereinigung auch den Notdienst einschließt, sind Vertragsärzte als Mitglieder der KV grundsätzlich auch zur Beteiligung am ärztlichen Notdienst verpflichtet.
- **Dokumentations- und Berichtspflicht**: Der Vertragsarzt ist zur Dokumentation seiner Leistungen und Erteilung von Auskünften an die Krankenkassen verpflichtet, die diese zur Erfüllung ihrer gesetzlichen Aufgaben benötigen.
- **Einhaltung des Wirtschaftlichkeitsgebots**: Die vom Vertragsarzt erbrachten Leistungen müssen ausreichend, zweckmäßig und wirtschaftlich sein, sie dürfen das Maß des Notwendigen nicht überschreiten.

Auch der **Inhalt der vertragsärztlichen Versorgung** ist gesetzlich geregelt. Zur vertragsärztlichen Versorgung gehört gemäß § 73 SGB V vor allem:

- die ärztliche Behandlung beziehungsweise zahnärztliche Behandlung einschließlich der Versorgung mit Zahnersatz und kieferorthopädischer Behandlung
- die Durchführung von Maßnahmen der Früherkennung von Krankheiten
- die ärztliche Betreuung bei Schwangerschaft und Mutterschaft
- die Verordnung von Leistungen zur medizinischen Rehabilitation
- die Anordnung von Hilfeleistungen anderer Personen
- die Verordnung von Arznei-, Verband-, Heil- und Hilfsmitteln, Krankentransporten sowie Krankenhausbehandlung oder Behandlung in Vorsorge- oder Rehabilitationseinrichtungen

- die Verordnung häuslicher Krankenpflege und
- die Ausstellung von Bescheinigungen und Berichten für die Versicherten oder ihre Krankenkassen.

An dieser Aufzählung wird erkennbar, dass die Vertragsärzte im deutschen Gesundheitssystem eine zentrale Stellung einnehmen. Sie führen nicht nur die ärztliche oder zahnärztliche Behandlung selbst durch, sondern entscheiden auch weitgehend über die Gewährung der wichtigsten übrigen Leistungen durch entsprechende Verordnung oder Überweisung an einen anderen Arzt. Dies schließt nicht nur Arznei-, Heil- und Hilfsmittel ein, sondern auch Krankenhausbehandlung und häusliche Pflege. Die Notwendigkeit von Krankenhausbehandlung kann allerdings auch durch einen Krankenhausarzt festgestellt werden, wenn ein Patient im Notfall eine Krankenhausaufnahme aufsucht. Im Falle häuslicher Krankenpflege nach § 37 SGB V ist allerdings eine ärztliche Verordnung vorgeschrieben. Anders verhält es sich bei den Leistungen der Pflegeversicherung im Falle von Pflegebedürftigkeit. Diese Leistungen werden auf Grundlage eines Gutachtens des Medizinischen Dienstes der Krankenversicherung gewährt.

Die Leistungen der vertragsärztlichen Versorgung hat der Vertragsarzt persönlich und in eigener freier Praxis durchzuführen (§ 32 Ärzte-ZV). Er darf sich innerhalb von zwölf Monaten nur bis zu einer Dauer von drei Monaten vertreten lassen und hat jede Vertretung, die länger als eine Woche dauert, der zuständigen Kassenärztlichen Vereinigung mitzuteilen. Vertragsärzte dürfen auch **Assistenten**, die sich in der Facharztausbildung befinden, oder einen **angestellten Arzt** des gleichen Fachgebiets beschäftigen. Beides bedarf allerdings der Genehmigung durch die Kassenärztliche Vereinigung (§ 32 Abs. 3, § 32b Abs. 2 Ärzte-ZV).

Mit dem am 1. Januar 2007 in Kraft getretenen Vertragsarztrechtsänderungsgesetz (VÄndG) wurde eine Reihe von Lockerungen im Zulassungsrecht vorgenommen. So ist seit 2007 auch eine Teilzulassung im Umfang der Hälfte einer hauptberuflichen Tätigkeit möglich (§ 19a Abs. 2 Ärzte-ZV) und es ist Vertragsärzten erlaubt, gleichzeitig auch als angestellte Ärzte in einem Krankenhaus zu arbeiten (§ 20 Abs. 2 Ärzte-ZV). Vertragsärzte können seit dem 1. Januar 2007 mehr als einen Arzt anstellen und es können Zweigpraxen an weiteren Orten eröffnet werden, auch im Bezirk einer anderen KV, sofern dadurch die Versorgung an diesen Orten verbessert und die Versorgung der Versicherten am ersten Ort der Zulassung nicht beeinträchtigt wird (§ 24 Abs. 3, § 32b Abs. 1 Ärzte-ZV).

6.4
Vergütungssystem

Die Vergütung der vertragsärztlichen Behandlung ist seit Jahren eines der zentralen Themen der Gesundheitspolitik. Das System ist mittlerweile allerdings derart komplex, dass es vollständig im Grunde nur von wenigen Verbandsexperten und zuständigen Ministerialbeamten beherrscht und verstanden wird.[91] Dennoch aber stellt sich nicht nur für die betroffenen Ärzte die Notwendigkeit, sich mit dem vertragsärztlichen Vergütungssystem zu befassen. Wer die Funktionsweise und gegenwärtigen Probleme der ambulanten ärztlichen Versorgung verstehen will, kommt nicht umhin, sich auch mit dem Vergütungssystem zu beschäftigen. Darüber hinaus wirkt das vertragsärztliche Vergütungssystem auch in andere Teilsysteme des Gesundheitswesens hinein. Es beeinflusst die Zusammenarbeit niedergelassener Ärzte mit Krankenhäusern ebenso wie die Kooperation mit der ambulanten und stationären Pflege, da ärztliche Entscheidungen nicht selten auch von Vergütungsregelungen beeinflusst werden.

Wegen seiner besonderen, über den Bereich der direkten vertragsärztlichen Versorgung hinausreichenden Bedeutung soll das Vergütungssystem im Folgenden etwas ausführlicher erläutert werden. Die Darstellung wird sich allerdings auf die Grundzüge beschränken und einige der zentralen Begriffe erklären. Für eine vertiefende Beschäftigung mit dem Vergütungssystem der ambulanten ärztlichen Versorgung sei auf die entsprechende Internetseite der Kassenärztlichen Bundesvereinigung und die im Anschluss an das Kapitel genannte Literatur verwiesen.[92]

Die Vergütung der ambulanten ärztlichen Behandlung erfolgt nicht im Rahmen eines einheitlichen, die gesamte ambulante ärztliche Versorgung umfas-

---

91 Ein Beispiel für die Komplexität der Regelungen ist der für die vertragsärztliche Vergütung zentrale § 85 SGB V. Er bestand im Jahr 1989 noch aus vergleichsweise bescheidenen ca. 230 Wörtern, im Laufe von etwas mehr als zehn Jahren und mehreren Gesundheitsreformen wuchs dieser eine Paragraph bis Mitte 2003 auf ca. 2100 Wörter an und erreichte nach erneuter Änderung durch das GKV-Modernisierungsgesetz im Jahr 2004 den Umfang von ca. 2700 Wörtern. Rechnet man noch die durch das GMG neu hinzugefügten §§ 85a bis d SGB V (Regelleistungsvolumina) mit ca. 1700 Wörtern hinzu, so ergeben sich insgesamt ca. 5500 Wörter. Durch das VÄndG 2006 und das GKV-WSG 2007 wurden zwar die §§ 85a, b, d vollständig und 85c teilweise gestrichen, dafür aber der § 87 durch Erweiterung und/oder Einfügung neuer Absätze ausgeweitet und mit den §§ 87a bis c neue Paragraphen hinzugefügt. Im Grunde haben die §§ 72 bis 106a SGB V (zweiter Abschnitt des vierten Kapitels: Regelung der vertragsärztlichen und zahnärztlichen Versorgung) mittlerweile den Umfang eines eigenen Gesetzes im Gesetz erreicht.
92 Die KBV bietet ausführliche Informationen zum EBM und dessen laufender Überarbeitung auf ihrer Internetseite (www.kbv.de).

senden Vergütungssystems, sondern in drei sich nach Finanzierungsträgern unterscheidenden Teilsystemen.

- Die **Krankenkassen** vergüten die vertragsärztliche Versorgung ihrer Versicherten vor allem über so genannte Gesamtvergütungen, die sie als Pauschale je Mitglied an die Kassenärztlichen Vereinigungen überweisen und mit der in der Regel alle vertragsärztlichen Leistungen abgegolten sind.

- Die **übrigen Sozialleistungsträger** wie beispielsweise gesetzliche Unfallversicherung, Sozialhilfe, Postbeamten-Krankenkasse, Bundeswehr, Bundesgrenzschutz etc. vergüten ambulante ärztliche Leistungen mit Einzelleistungsvergütungen in der Regel auf Grundlage einer der auch für den Krankenkassenbereich geltenden Gebührenordnungen.

- Die **Privatpatienten** erhalten vom Arzt eine Rechnung auf Grundlage der von der Bundesregierung erlassenen Gebührenordnung für Ärzte (GOÄ). Sie reichen diese Rechnung bei ihrer privaten Krankenversicherung zur Kostenerstattung ein und die Versicherung erstattet ihnen den vertraglich vereinbarten Teil der Kosten ebenfalls auf Grundlage der GOÄ.

Wegen seiner überragenden Bedeutung soll im Folgenden vor allem auf das Vergütungssystem der vertragsärztlichen Versorgung von Kassenpatienten eingegangen werden. Dieses System wurde in den letzten Jahren in wichtigen Bereichen reformiert. Begonnen wurde die Reform mit dem GKV-Modernisierungsgesetz 2004, das die Eckpunkte einer grundlegenden Reform des Vergütungssystems der vertragsärztlichen Versorgung enthielt. Als Zeitpunkt für das Inkrafttreten des neuen Vergütungssystems war der 1. Januar 2007 vorgesehen. Dieser Zeitpan konnte allerdings nicht eingehalten werden. Mit dem GKV-Wettbewerbsstärkungsgesetz 2007 wurde an zentralen Eckpunkten der Reform festgehalten und der 1. Januar 2009 als neuer Termin für das Inkrafttreten der Honorarreform festsetzt. Dieser Termin konnte eingehalten werden.

Im Mittelpunkt der Honorarreform stehen zwei zentrale Änderungen:

- Seit dem 1. Januar 1993 unterlagen die Gesamtvergütungen für die ambulante vertragsärztliche Versorgung einer strikten Anbindung an die Entwicklung der beitragspflichtigen Einnahmen der Krankenkassenmitglieder je Mitglied (die so genannte «Deckelung»). Diese Anbindung wurde zum 1. Januar 2009 gelockert. Bei der Vereinbarung der Gesamtvergütungen ist seitdem die Entwicklung der Morbidität der Versicherten im Bezirk der KV zu berücksichtigen. Die neuen Gesamtvergütungen werden dementsprechend als «morbiditätsbedingte Gesamtvergütungen» bezeichnet (§ 87a Abs. 3 SGB V). Auch wenn damit eine gewisse Öffnung des Vergütungssystems vorgenommen wurde, die Anbindung an die beitragspflichtigen Einnahmen ist nicht vollständig aufgehoben, da die Vertragspartner bei der Vereinbarung der Gesamtvergütungen auch weiterhin den Grundsatz der Beitragssatzstabilität zu beachten haben (§ 85 Abs. 3 SGB V).

- Die für die Vertragsärzte aber vermutlich bedeutendste Änderung durch die Honorarreform 2009 dürfte die Abschaffung «floatender» und Einführung fester Punktwerte sein. Bis Ende 2008 wusste ein Vertragsarzt letztlich erst nach Ablauf eines Quartals bzw. Jahres, wie hoch die tatsächliche Vergütung für seine erbrachten Leistungen war, da die Höhe des Punktwertes abhängig war von der Menge der in der betreffenden KV und Arztgruppe insgesamt erbrachten Leistungen.[93] Das neue Honorarsystem sieht für einen erheblichen Teil der vertragsärztlichen Leistungen im Voraus festgelegte Punktwerte vor. Als Leitwert dient ein auf Bundesebene jährlich zu vereinbarender «bundesweit einheitlicher Orientierungspunktwert» (§ 87 Abs. 2e SGB V). Durch die Vereinbarung von Zu- und Abschlägen auf der Ebene der einzelnen KVn soll daraus eine «regionale Euro-Gebührenordnung» werden (§ 87a Abs. 2 SGB V).

Durch die Einführung eines bundesweit einheitlichen Orientierungspunktwertes wurde nicht nur eine bessere Kalkulationsgrundlage für die einzelnen Praxen geschaffen, sondern zugleich auch eine Angleichung der zwischen den verschiedenen KV-Bezirken zum Teil sehr unterschiedlichen Vergütungsniveaus vollzogen. Dies war durchaus politisch gewollt, insbesondere um eine Anhebung der unterdurchschnittlichen Vergütungen in den ostdeutschen KVn zu erreichen. Zwar wurde die Honorarreform auch mit einer deutlichen Erhöhung des finanziellen Volumens der vertragsärztlichen Versorgung insgesamt verbunden (ca. 3 Mrd. Euro Erhöhung des GKV-Ausgabenvolumens für das Jahr 2009 gegenüber dem Jahr 2007), dennoch aber war absehbar, dass es zu Honorarverlusten einzelner Arztgruppen und auch einzelner KVn kommen würde. Die Honorarreform 2009 zielte auch auf eine Umverteilung innerhalb der Vertragsärzteschaft. Es sollte Gewinner geben und auch Verlierer. Zuvor unterdurchschnittliche Vergütungen und Einkommen sollten angehoben und deutlich überdurchschnittliche im Gegenzug abgesenkt werden.

---

93 zum alten System «floatender» Punktwerte und dem daraus resultierenden «Hamsterradeffekt» vgl. S. 205 f. der zweiten Auflage dieses Buches

Da keine Übergangsphase vorgesehen war, erfolgten die Kürzungen und Erhöhungen mit einem Schritt zum Jahreswechsel 2008/2009 und sorgten für erhebliche Verunsicherung und Proteste vor allem der «Verlierer» der Umverteilung. Dies waren in erster Linie Ärzte in Bayern und Baden-Württemberg, aber auch in Nordrhein-Westfalen. Aber auch innerhalb der verschiedenen KVn erfolgten Umverteilungen zwischen Arztgruppen und gab es dementsprechend auch in anderen KVn «Verlierer».

Die gemeinsame Selbstverwaltung aus KBV und GKV-Spitzenverband reagierte darauf mit verschiedenen Anpassungen, so unter anderem der Einführung einer Konvergenzphase, in der die Honorarabsenkungen verteilt über einen Zeitraum bis Ende 2010 erfolgen sollen. Zudem wurde in mehreren KVn festgelegt, dass Honorarkürzungen im ersten Schritt nicht mehr als 5 % betragen sollten.

Zum Zeitpunkt der Fertigstellung des vorliegenden Buches war der Korrekturprozess noch nicht abgeschlossen, so dass einzelne Darstellungen eventuell bereits nach wenigen Monaten schon überholt sein können. Dem interessierten Leser sei darum empfohlen, bei Bedarf den jeweils aktuell geltenden Stand der Honorarreform auf der Internetseite der Kassenärztlichen Bundesvereinigung zu recherchieren.

Zur nachfolgenden Darstellung bleibt aber festzuhalten, dass die Honorarreform zwar sehr bedeutende Veränderungen im Vergütungssystem brachte, die Grundelemente und Grundstrukturen des Vergütungssystem allerdings erhalten blieben. Es gibt weiterhin Gesamtverträge und Gesamtvergütungen, es gibt einen Einheitlichen Bewertungsmaßstab mit Bewertungsrelationen etc.

6.4.1
Gesamtverträge und Gesamtvergütung

Grundlage der vertragsärztlichen Vergütung sind Gesamtverträge, die die jeweilige Kassenärztliche Vereinigung mit den Landesverbänden der Primärkassen und den Landesvertretungen der bundesweit organisierten Ersatzkassen vereinbaren (§ 83 SGB V). Im **Gesamtvertrag** werden Inhalt und Vergütung der vertragsärztlichen Versorgung der Versicherten der jeweiligen Kassenart vereinbart. Die **Vergütungsvereinbarung** ist Bestandteil des Gesamtvertrages (§ 85 Abs. 1 SGB V). Für Gesamtverträge und Vergütungsvereinbarungen gelten allgemeine Vorgaben, die zwischen der Kassenärztlichen Bundesvereinigung und den Spitzenverbänden der GKV vereinbart werden und Bestandteil der Gesamtverträge sind (die so genannten «Mantelverträge» auf Bundesebene).

Können sich die Kassenärztliche Vereinigung und eine Krankenkasse nicht auf einen neuen Gesamtvertrag einigen, wird ein von der KV und allen Krankenkassen gemeinsam besetztes Schiedsamt angerufen. Es setzt durch seinen Schiedsspruch den neuen Gesamtvertrag und damit auch die neue Vergütungsvereinbarung fest. Der Schiedsspruch muss der zuständigen Aufsichtsbehörde vorgelegt werden und tritt in Kraft, wenn die Behörde keine Beanstandungen hat. Ist eine Vertragsseite mit dem Schiedsspruch nicht einverstanden, kann sie Klage vor dem Sozialgericht einreichen.

Die Vergütung der vertragsärztlichen Versorgung besteht aus zwei Teilen:

- der **Gesamtvergütung** und

- **Vergütungen außerhalb der Gesamtvergütung.**

Die **Gesamtvergütung** ist die zentrale und wichtigste Vergütung in der vertragsärztlichen Versorgung. Sie ist definiert als «das Ausgabenvolumen für die Gesamtheit der zu vergütenden vertragsärztlichen Leistungen» (§ 85 Abs. 2 SGB V). Die Gesamtvergütung zahlen die Krankenkassen nicht für vertragsärztliche Einzelleistungen, sondern für die Übernahme des Sicherstellungsauftrages durch die Kassenärztliche Vereinigung. Die Zahlung der Gesamtvergütung erfolgt «mit befreiender Wirkung» (§ 85 Abs. 1 SGB V). Das bedeutet: Mit der Überweisung der Gesamtvergütung hat die Krankenkasse ihre Vertragspflicht zur angemessenen Vergütung der vertragsärztlichen Leistungen erfüllt. Die Vergütungsansprüche der einzelnen Vertragsärzte für die mit der Gesamtvergütung abgegoltenen Leistungen haben sich an die Kassenärztliche Vereinigung zu richten, die die Gesamtvergütung erhalten hat. Die Verteilung erfolgt nach festgelegten Regeln und Kriterien, die vor allem im bundesweit geltenden Einheitlichen Bewertungsmaßstab (EBM) und in den von jeder KV mit den Kassen zu vereinbarenden Honorarverteilungsverträgen (HVV) festgelegt sind.

Bis Ende 2008 wurden die Gesamtvergütungen der einzelnen Kassen als Kopfpauschale je Mitglied gezahlt, die unabhängig von der Morbiditätsstruktur der Kassenmitglieder und zudem in der Höhe sehr unterschiedlich war. Die teilweise erheblichen Unterschiede resultierten aus einer Fortschreibung von Ausgabenanteilen und Werten aus Anfang der 1990er Jahre. Da die Pauschale je Mitglied gezahlt wurde, erfolgte auch keine Berücksichtigung der Zahl der mitversicherten Familienangehörigen. Dieses System, das – wie bereits erwähnt – auch mit floatenden und somit im Voraus nicht feststehenden Punktwerten verbunden war, stand seit den 1990er Jahren in der Kritik.

Zum 1. Januar 2009 wurde es durch ein neues System ersetzt, in dem die Höhe der Gesamtvergütung aus dem Behandlungsbedarf der Versicherten einer

Krankenkasse ableitet wird. Die neue Art Gesamtvergütung wird **morbiditätsbedingte Gesamtvergütung** genannt (§ 87a SGB V). Zentrale Kennzahl für die Berechnung der morbiditätsorientierten Gesamtvergütung ist der voraussichtliche Behandlungsbedarf der Versicherten einer Krankenkasse. Er wird auf Grundlage der Leistungen eines vergangenen Abrechnungszeitraums für den zur Vereinbarung anstehenden zukünftigen Zeitraum zwischen KV und Krankenkasse vereinbart. Gemessen wird der Behandlungsbedarf in so genannten «EBM-Punkten». EBM steht für den Einheitlichen Bewertungsmaßstab, der eine Art Gebührenordnung für die vertragsärztliche Versorgung ist (auf ihn wird an späterer Stelle näher eingegangen). Der EBM weist allerdings keine Eurobeträge aus, sondern nur Punktzahlen, die das wertmäßige Verhältnis der verschiedenen Leistungen zueinander ausdrücken. Die monetäre Vergütung ergibt sich erst durch die Multiplikation der Punktzahlen im EBM-Katalog mit einem einheitlichen Punktwert, der zwischen den Vertragsparteien vereinbart wird. Für das Jahr 2009 galt ein bundesweiter Orientierungspunktwert von 3,5001 Cent.

Die von einer Krankenkasse insgesamt an eine Kassenärztliche Vereinigung zu zahlende Gesamtvergütung ergibt sich aus der Multiplikation des durchschnittlichen Behandlungsbedarfs eines Versicherten der Kasse (in EBM-Punkten) mit der Zahl der Versicherten der Kasse (mit Wohnsitz im Bezirk der KV) und dem jeweils geltenden Punktwert **(Abb. 6-3)**.

Um eine Anpassung der Gesamtvergütung bei einer unvorhersehbaren Entwicklung der Morbidität zu ermöglichen, wurde den Vertragsparteien die Möglichkeit eröffnet, im Falle eines nicht vorhersehbaren Anstiegs des morbiditätsbedingten Behandlungsbedarfs über eine Erhöhung der Gesamtvergütung im laufenden Vertragszeitraum nachzuverhandeln (§ 87a Abs. 3 SGB V). Die Einzelheiten des Verfahrens für eine Anpassung des Behandlungsbedarfs und der damit verbundenen zusätzlichen Zahlungen der Krankenkassen hat der gemeinsam von KBV und GKV besetzte Bewertungsausschuss festzulegen.

| durchschnittlicher Behandlungsbedarf je Versicherten (in EBM-Punkten) | x | Zahl der Versicherten | x | Punktwert je EBM-Punkt (in Cent) |

Abbildung 6-3: Grundformel für die Berechnung der morbiditätsbedingten Gesamtvergütung

Die **Zahlung der Gesamtvergütung** erfolgt in der Regel quartalsweise, zum Teil werden aber auch monatliche Abschlagszahlungen vereinbart. Die Kassenärztliche Vereinigung erstellt dazu für jede Krankenkasse eine Rechnung über die erbrachten Leistungen und übermittelt der Krankenkasse die wesentlichen Abrechnungsdaten, die sie auf Grundlage der Abrechnungen der einzelnen Vertragsärzte zusammenstellt. Welche Daten im Einzelnen zu übermitteln sind, wird in den Bundesmantelverträgen und dem jeweiligen Gesamtvertrag festgelegt. Die Daten sind aus datenschutzrechtlichen Gründen jedoch nicht versicherten- oder arztbezogen, sondern nur fallbezogen zu übermitteln (§ 298 SGB V).

Als **Behandlungsfall** in der ambulanten ärztlichen Versorgung gilt die gesamte ambulante ärztliche Behandlung eines Arztes, die er für einen Versicherten in einem Kalendervierteljahr erbringt. Sucht der Versicherte in diesem Vierteljahr einen anderen Vertragsarzt auf oder werden Laboruntersuchungen in einem externen Labor durchgeführt, so sind dies jeweils neue eigenständige Behandlungsfälle. Hat ein Versicherter beispielsweise einen Hausarzt aufgesucht und hat dieser ihn an einen Facharzt überwiesen und der Facharzt eine externe Laboruntersuchung durchführen lassen, so erscheint dieser Versicherte als drei Behandlungsfälle in der Abrechnungsstatistik. So ist es beispielsweise zu erklären, dass die ca. 72 Mio. GKV-Versicherten im Jahr 2004 insgesamt 564,8 Mio. Abrechnungsfälle verursachten (Tab. 6-3). Im Durchschnitt waren dies ca. zwei Abrechnungsfälle pro Versichertem und Quartal. Da ein Teil der Versicherten im gesamten Jahr keine vertragsärztlichen Leistungen in Anspruch genommen hat und von den übrigen die meisten auch nur relativ wenige, wird auch an dieser Zahl deutlich, dass der weit überwiegende Teil der Ausgaben der GKV durch die Versorgung relativ weniger schwerkranker Versicherter entsteht.

Da die **Daten** nicht versichertenbezogen übermittelt oder zusammengeführt werden dürfen, verfügen Krankenkassen im Regelfall nicht über Behandlungsprofile einzelner Versicherter. Dies erschwert sicherlich die Ermittlung von Betrugsfällen, schützt aber die Persönlichkeitsrechte der Versicherten. Eine arztbezogene Zusammenstellung und Übermittlung der Abrechnungsdaten ist im Regelfall ebenfalls nicht erlaubt, da das Ergebnis einer solchen Zusammenführung zu den schutzwürdigen Wirtschaftsgeheimnissen der Ärzte zählt. Werden bei den routinemäßigen Überprüfungen der Abrechnung allerdings Auffälligkeiten festgestellt und ergibt sich der Verdacht auf Abrechnungsbetrug, so hat die Prüfungsstelle der Kassenärztlichen Vereinigung, Anspruch auf Herausgabe aller Daten des betreffenden Arztes und kann sie zu Prüfzwecken zusammenführen.

Da mit der Gesamtvergütung alle vertragsärztlichen Leistungen für die Versicherten mit Wohnsitz im Bezirk der Kassenärztlichen Vereinigung abgegolten

Tabelle 6-3: Abrechnungsfälle in der vertragsärztlichen Versorgung 2004

	Primärkassen		Ersatzkassen		Kassen insgesamt	
	Fälle in Mio.	Anteil in %	Fälle in Mio.	Anteil in %	Fälle in Mio.	Anteil in %
Vertragsärzte	350,8	95,8	190,8	96,1	541,6	95,9
Krankenhausärzte und ermächtigte Ärzte	7,0	1,9	3,7	1,9	10,7	1,9
Sonstige (Institute und Kliniken)	8,4	2,3	4,1	2,1	12,5	2,2
Gesamt	366,2	100,0	198,6	100,0	564,8	100,0

Quelle: KBV

sind, hat die Kassenärztliche Vereinigung aus dieser Gesamtvergütung auch die Honorare für ambulante ärztliche Leistungen zu zahlen, die nicht von ihren Vertragsärzten erbracht werden. Dazu zählen insbesondere Leistungen der **ermächtigten Ärzte**, beispielsweise von zur ambulanten Behandlung ermächtigten Krankenhausärzten, und Leistungen von so genannten Fremdärzten. **Fremdärzte** sind im Sprachgebrauch des Kassenarztrechts Vertragsärzte, die aus Sicht der jeweiligen Kassenärztlichen Vereinigung ihren Vertragsarztsitz im Bezirk einer anderen Kassenärztlichen Vereinigung haben. Wenn Versicherte Leistungen eines Fremdarztes in Anspruch nehmen, beispielsweise Reisende oder Berufspendler zwischen zwei KV-Bezirken, so stellt die KV des Fremdarztes (Empfänger-KV) der für den Versicherten zuständigen KV (Zahler-KV) die erbrachten Leistungen in Rechnung. Das Verfahren wird **Fremdkassenzahlungsausgleich** genannt und auf Grundlage von Richtlinien der KBV über eine Clearingstelle der KBV abgewickelt (Bollmann 2004: 43 ff.; Zalewski 2004: 35). Der Ausgleich ist insofern folgerichtig, als die Zahler-KV von der Krankenkasse des Versicherten auch die Gesamtvergütung erhalten hat. Schließlich muss die zuständige Kassenärztliche Vereinigung aus der Gesamtvergütung auch die Leistungen der **Nicht-Vertragsärzte** (z. B. Privatärzte) vergüten, die diese unter Umständen im Rahmen einer Notfallbehandlung erbracht haben. Das Honorar hierfür richtet sich nach den für die vertragsärztliche Versorgung geltenden Grundsätzen.

Für eine Reihe von Leistungsbereichen werden **außerhalb der Gesamtvergütung** gesonderte Vergütungen gezahlt. Es gibt gesetzlich vorgeschriebene Leistungsbereiche und Leistungsbereiche, die auf Grund von Verträgen mit einzelnen Krankenkassen außerhalb der Gesamtvergütung honoriert werden.

Gesetzlich vorgeschrieben außerhalb der Gesamtvergütung zu vergüten sind beispielsweise Leistungen, die aus Sicht des Gesetzgebers besonders gefördert werden sollen. Dazu zählen beispielsweise Leistungen der Drogensubstitution mittels Methadon, der Prävention, nicht ärztliche Dialysekosten oder Mutterschaftsvorsorge.

Vertraglich vereinbarte Vergütungen außerhalb der Gesamtvergütung werden beispielsweise gezahlt für:

- Leistungen, die im Rahmen besonderer, mit einzelnen Krankenkassen vereinbarter Verträge über Modellvorhaben (§§ 63, 64 SGB V), erbracht werden,
- Leistungen im Rahmen strukturierter Behandlungsprogramme (DMP) (§ 137f bis g SGB V) oder
- nicht im EBM enthaltene Leistungen, die regional vereinbart werden.

Die Vergütungen für diese Leistungen werden in der Regel von der Kassenärztlichen Vereinigung gesondert mit den einzelnen Krankenkassen auf Grundlage der tatsächlich für Versicherte dieser Kasse erbrachten Leistungen abgerechnet und den betreffenden Ärzten direkt und teilweise auch auf Grundlage gesondert vereinbarter EBM-Punktwerte ausgezahlt. Die Vergütungen werden somit von den Kassen über die KV direkt an die jeweiligen Vertragsärzte gezahlt und fließen nicht in die allgemein zu verteilende Gesamtvergütung.

Auf Grund entsprechender Gesetzesänderungen hat sich ein weiterer zunehmend bedeutender werdender Vergütungsbereich außerhalb der Gesamtvergütungen entwickelt. Um eine hausarztzentrierte Versorgung zu etablieren und zu fördern, wurden die Krankenkassen mit dem GKV-Modernisierungsgesetz 2004 aufgefordert, mit einzelnen Gruppen von Hausärzten Verträge zur hausarztzentrierten Versorgung zu schließen (§ 73b SGB V). Durch das GKV-WSG 2007 wurden die Vorgaben erweitert und konkretisiert und mit dem GKV-OrgWG 2009 wurde den Kassen eine Frist bis zum 30. Juni 2009 gesetzt, innerhalb derer sie zwingend Hausarztverträge abzuschließen haben.

Hausarztverträge stehen neben den Gesamtverträgen, und die zu zahlenden Vergütungen werden «an der KV vorbei» direkt an die hausärztlichen Vertragspartner geleistet. Dementsprechend ist auch vorgeschrieben, dass die Gesamtvergütungen um die Vergütungen für Hausarztverträge zu «bereinigen» sind. Dies gilt auch, wenn – wie es seit 2007 möglich ist – Hausarztverträge von KVn abgeschlossen werden (§ 73b Abs 4 SGB V). Voraussetzung für den Abschluss eines Hausarztvertrages durch eine KV ist, dass eine Gemeinschaft von Hausärzten sie dazu ermächtigt hat.

Analog zu Hausarztverträgen wurde den Krankenkassen durch das GKV-WSG 2007 die Option eingeräumt, auch mit Facharztgruppen Einzelverträge direkt abzuschließen. Erste Verhandlungen begannen Ende 2008 und erste Vertragsabschlüsse erfolgten 2009.

Die gesetzgeberischen Interventionen der letzten Jahre zielen offenbar darauf, das System einer zentral durch die KVn gesteuerten ambulanten ärztlichen Versorgung schrittweise aufzulösen und durch ein System von Einzelverträgen einzelner Krankenkassen mit einzelnen Gruppen von Ärzten zu ersetzen. Die entsprechenden Verträge werden in der Fachdiskussion als **Selektivverträge** oder **Direktverträge** bezeichnet.

6.4.2
Einheitlicher Bewertungsmaßstab

Grundlage der Vergütung der Leistungen des einzelnen Vertragsarztes ist der bundesweit geltende **Einheitliche Bewertungsmaßstab** (EBM).[94] Der einheitliche Bewertungsmaßstab wird gemeinsam von Vertretern der Kassenärztlichen Bundesvereinigung und dem Spitzenverband Bund der GKV im Bewertungsausschuss vereinbart.[95] Der EBM «bestimmt den Inhalt der abrechnungsfähigen Leistungen und ihr wertmäßiges, in Punkten ausgedrücktes Verhältnis zueinander» (§ 87 Abs. 2 SGB V). Im EBM sind alle gegenüber den Krankenkassen abrechnungsfähigen Leistungen aufgelistet (mittlere Spalte) und mit einer Abrechnungsziffer (linke Spalte) sowie einer Punktzahl (rechte Spalte) versehen **(Abb. 6-4)**. In den Punktzahlen wird nur das relative Wertverhältnis der verschiedenen Leistungen zu einander ausgedrückt, die tatsächliche Vergütung ergibt sich erst durch die Multiplikation der angegebenen Punktzahl mit dem jeweils geltenden Auszahlungspunktwert.

Seit dem 1. Januar 2009 wird ein **bundesweit einheitlicher Orientierungspunktwert** vereinbart, der auf der Ebene der einzelnen KV durch Zu- oder

---

94 Weiterführende Informationen zum EBM sind auf der Internetseite der Kassenärztlichen Bundesvereinigung zu erhalten (http://www.kbv.de).

95 Der Bewertungsausschuss ist mit jeweils drei Vertretern der KBV und des GKV-Spitzenverbandes besetzt. Den Vorsitz führt abwechselnd ein Vertreter der KBV oder der GKV. Können sich die Vertragsparteien im Bewertungsausschuss nicht auf einen Beschluss einigen, kann der Bewertungsausschuss auf Verlangen von mindestens zwei Mitgliedern um einen unparteiischen Vorsitzenden und zwei weitere unparteiische Mitglieder erweitert werden. Der Bewertungsausschuss wird dadurch zum «erweiterten Bewertungsausschuss». Einige wichtige Fragen der Honorarreform 2009 konnten erst im erweiterten Bewertungsausschuss entschieden werden.

6. Die ambulante ärztliche Versorgung

Ziffer	Leistungsbeschreibung	EBM-Punktzahl
01	Arztgruppenübergreifende allgemeine Leistungen	
...	...	...
01 410	Besuch eines Kranken, wegen der Erkrankung ausgeführt	440
...	...	...
02	Allgemeine diagnostische und therapeutische Leistungen	
...	...	...
02 100	Infusion	160
...	...	...
III	Arztgruppenspezifische Leistungen	
IIIa	Hausärztlicher Versorgungsbereich	
03 110	Hausärztliche Versichertenpauschale für Versicherte bis zum vollendeten 5. Lebensjahr	1 000
03 111	Hausärztliche Versichertenpauschale für Versicherte ab Beginn des 6. bis zum vollendeten 59. Lebensjahr	900
03 112	Hausärztliche Versichertenpauschale für Versicherte ‹ ab Beginn des 60. Lebensjahr	1 020
...	...	...
03 240	Hausärztlich-geriatrisches Basisassessment	370
...	...	...
IIIb	Fachärztlicher Versorgungsbereich	
...	...	...
6	Augenärztliche Leistungen	
...	...	...
06 333	Binokulare Untersuchung des gesamten Augenhintergrundes	145
...	...	...
8	Frauenärztliche Leistungen, Geburtshilfe und Reproduktionsmedizin	
...	...	...
08 411	Betreuung und Leitung einer Geburt	3 600
...	...	...
08 550	In-vitro-Fertilisation (IVF) mit anschließendem Embryo-Transfer (ET)	24 805

Abbildung 6-4: Einheitlicher Bewertungsmaßstab (Stand: 1. April 2009): Auszug mit exemplarischen Leistungspositionen. Der jeweils aktuelle Stand des EBM kann auf der Internetseite der KBV als html-Version eingesehen oder als PDF-Datei heruntergeladen werden (http://www.kbv.de).

Abschläge modifiziert werden kann. Er lag für 2009 bei 3,5001 Cent. Der feste Punktwert gilt für alle Leistungen eines Vertragsarztes, die er innerhalb eines so genannten Regelleistungsvolumens erbringt. Darüber hinaus wird er auch für die Abrechnung bestimmter anderer aus der Gesamtvergütung zu zahlender Honorare zu Grunde gelegt. Für Leistungsbereiche, die besonders gefördert werden sollen, können die Vertragsparteien einen höheren Punktwert vereinbaren. Überschreitet der einzelne Vertragsarzt das für ihn festgesetzte Regelleistungsvolumen um mehr als 10 %, werden die darüber hinausgehenden Leistungen nur mit reduzierten Punktwerten vergütet (abgestaffelte Punktwerte).

Der EBM ist in erster Linie die maßgebliche Grundlage für die Abrechnung des einzelnen Vertragsarztes gegenüber seiner KV. Der Vertragsarzt weist anhand von EBM-Positionen gegenüber der KV die von ihm für Versicherte der GKV erbrachten Leistungen nach und die KV zahlt ihm auf Grundlage der EBM-Punktzahlen das ihm für seine Leistungen zustehende Honorar als Anteil an der Gesamtvergütung, die die KV von den Krankenkassen erhalten hat. Diese Funktion hatte der EBM bereits früher erfüllt, allerdings mit floatenden, erst nach Ablauf des Abrechnungszeitraums ermittelten Punktwerten. Durch die Honorarreform 2009 hat der EBM – wie bereits zuvor erläutert – einen Bedeutungszuwachs erfahren, da er nun auch Grundlage für die Ermittlung des Behandlungsbedarfs der Versicherten ist und damit wesentliche Grundlage für die Vereinbarung der morbiditätsbedingte Gesamtvergütung.

Der EBM unterteilt die vertragsärztlichen Leistungen in drei große Bereiche:

- **Arztgruppenübergreifende allgemeine Leistungen** können grundsätzlich von jedem Vertragsarzt erbracht werden.

- **Arztgruppenspezifische Leistungen** können nur von Ärzten der entsprechenden Arztgruppe abgerechnet werden. Dieser Bereich ist unterteilt in Leistungen, die den Hausärzten vorbehalten sind, und fachärztliche Leistungen. Der fachärztliche Bereich wiederum ist nach den entsprechenden Fachgebietsbezeichnungen weiter differenziert. So dürfen beispielsweise augenärztliche Leistungen nur von Augenärzten, chirurgische Leistungen nur von Chirurgen etc. abgerechnet werden.

- **Arztgruppenübergreifende spezielle Leistungen** können nur abgerechnet werden, wenn der Arzt die hierzu im EBM geforderte besondere Fachkunde und notwendige apparative Ausstattung nachweist.

Ein weiteres zentrales Merkmal des EBM ist die Zusammenfassung von Bereichen des Leistungsspektrums zu **Leistungskomplexen** oder **Versichertenpauschalen**. Dieser Bereich wurde in den letzten Jahren deutlich ausgeweitet, und auch die weitere Entwicklung soll in Richtung Pauschalierung und Zusammenfassung von Einzelleistungen gehen. Leistungskomplexe und Fallpauschalen dürfen in der Regel nur abgerechnet werden, wenn alle unter der entsprechenden EBM-Position genannten obligatorischen Leistungen erbracht wurden.

6.4.3
Honorarverteilung und Regelleistungsvolumina

Die Verteilung der Gesamtvergütungen ist eine der wichtigsten Aufgaben der Kassenärztlichen Vereinigung. Sie hat dabei zum einen bundesweit geltende Grundsätze einzuhalten, die im SGB V festgelegt sind oder im Bewertungsausschuss vereinbart wurden, und zum anderen einen so genannten Honorarverteilungsmaßstab anzuwenden, der zwischen Kassenärztlicher Vereinigung und Landesverbänden der Krankenkassen in Honorarverteilungsverträgen zu vereinbaren ist (§ 85 Abs. 4 SGB V).

In den mit den Krankenkassen zu vereinbarenden **Honorarverteilungverträgen** ist insbesondere zu regeln, wie viel Prozent der Gesamtvergütung für die hausärztliche und wie viel für die fachärztliche Versorgung vorgesehen sind, für welche Leistungsbereiche welche Punktwerte bei der Honorarverteilung zu Grunde zu legen sind, in welcher Art eine Abstaffelung von Punktwerten erfolgt, wenn einzelne Ärzte bestimmte Leistungsmengen überschreiten, für welche Leistungsbereiche Sonderregelungen gelten etc.

Zudem ist auch die Höhe einer gesetzlich vorgeschriebenen **Rückstellung** zu vereinbaren. Ein Teil der Gesamtvergütung ist zunächst von der Verteilung auszunehmen, um Mittel zurückzuhalten, insbesondere für:

- Mehrausgaben durch eine Zunahme der Zahl der Vertragsärzte im laufenden Vertragszeitraum,
- Sicherstellungszuschläge,
- eventuelle Berichtigungen und Forderungen, beispielsweise auf Grund des Fremdkassenausgleichs oder auf Grund von Sozialgerichtsentscheidungen und vor allem
- für die Vergütung zusätzlicher Leistungen, die den in Regelleistungsvolumina festgelegten Rahmen überschreiten.

Da die Honorarreform zu einer Umverteilung und bundesweiten Angleichung der Vergütungshöhe führen sollte, war absehbar, dass einige Arztgruppen und Praxen zum Teil deutliche Mindereinnahmen zu erwarten hatten. Um überproportionale Honorarverluste zu vermeiden, waren für 2009 zudem ebenfalls Rückstellungen zu bilden, aus denen gegebenenfalls Ausgleichszahlungen zu finanzieren sind. Ursprünglich sollten nur Honorarverluste von mehr als 15 % ausgeglichen werden, wie bereits erwähnt, wurde diese Grenze nach den zum Teil sehr heftigen Protesten eines erheblichen Teils der Ärzte auf 5 % herabgesetzt. Dementsprechend höherere Rückstellungen waren danach zu bilden.

Im Rahmen der Honorarreform 2009 wurde das System der internen Verteilung der Gesamtvergütungen in wesentlichen Punkten neu gestaltet. Eine zentrale Neuerung ist die Einführung so genannter arzt- und praxisbezogener Regelleistungsvolumina (§ 87b SGB V). Das **Regelleistungsvolumen** (RLV) ist eine Grenze, bis zu der die erbrachten Leistungen eines Arztes oder einer Praxis mit dem festen EBM-Punktwert vergütet werden. Bereits zuvor gab es Individualbudgets für Vertragsärzte, die allerdings bis Ende 2008 mit floatenden Punktwerten honoriert wurden. Die eigentlich zentrale Änderung durch die Honorarreform 2009 ist folglich die Vergütung mit einem unveränderlichen, im Voraus feststehenden Punktwert.

Regelleistungsvolumen können vereinfacht begriffen werden als im Voraus festgesetzte Anteile eines Arztes oder einer Praxis an der Gesamtvergütung der KV. Wie bereits zuvor dargelegt, wird die Gesamtvergütung der KV nicht nach jedem Quartal vollständig an die Vertragsärzte ausgezahlt und es gibt Vergütungen außerhalb der Gesamtvergütung. Insofern bilden Regelleistungsvolumina nur einen Teil der Praxiseinnahmen aus vertragsärztlicher Tätigkeit, der allerdings unabhängig vom Leistungsaufkommen insgesamt ist und dem Vertragsarzt deutlich mehr Kalkulationssicherheit für die wirtschaftliche Planung seiner Praxis bietet.

Die Höhe des Regelleistungsvolumens eines Vertragsarztes ergibt sich aus der Multiplikation der arztspezifischen Fallzahl (Fallzahl$_{Arzt}$) des Vorjahresquartals mit dem durchschnittlichen Fallwert der Arztgruppe (Fallwert$_{AG}$) **(Abb. 6-5)**. Bei der Ermittlung der maßgeblichen Fallzahl des Arztes werden Fälle im Notfall-

$$\text{Regelleistungsvolumen}_{Arzt} = \text{Fallwert}_{Arztgruppen} \times \text{Fallzahl}_{Arzt}$$

Abbildung 6-5: Ermittlung des arztbezogenen Regelleistungsvolumens

dienst und bestimmte Arten von Überweisungen[96] nicht berücksichtigt. Der arztgruppenspezifische Fallwert wird ermittelt, indem das Vergütungsvolumen für die RLV aller Ärzte der betreffenden Arztgruppe der KV durch die Zahl der Behandlungsfälle der Arztgruppe dividiert wird.

Die Einführung der Regelleistungsvolumina diente nicht nur dazu, den Vertragsärzten eine verlässliche Kalkulationsgrundlage für die wirtschaftliche Planung zu geben, sondern auch und vor allem zur Verhinderung übermäßiger Leistungsausweitung.[97] Dementsprechend werden nur die bis zur Obergrenze des RLV erbrachten Leistungen mit dem festen Punktwert vergütet. Bei Überschreitung der Leistungsmenge erfolgt eine gestufte Abstaffelung des Auszahlungspunktwertes (§ 87b Abs. 2 SGB V). Orientierungswert für die Feststellung einer Überschreitung ist die durchschnittliche Fallzahl der Arztgruppe. Die Grundsätze und Stufen der Abstaffelung hat der Bewertungsausschuss zu vereinbaren. Für das Jahr 2009 galten folgende Grenzen:

- Eine Abstaffelung erfolgt erst bei einer Überschreitung der durchschnittlichen Fallzahl der Arztgruppe um mehr als 150 %.

- Für Fälle, die die durchschnittliche Fallzahl der Arztgruppe um mehr als 150 bis 170 % überschreiten, wird die Vergütung um 25 % gekürzt.

- Für Fälle, die die durchschnittliche Fallzahl der Arztgruppe um mehr als 170 bis 200 % überschreiten, wird die Vergütung um 50 % gekürzt.

- Für Fälle, die die durchschnittliche Fallzahl der Arztgruppe um mehr als 200 % überschreiten, wird die Vergütung um 75 % gekürzt.

6.4.4
Von der Einzelleistungsabrechnung bis zum Honorarbescheid

Im Folgenden wird das System der internen Honorarermittlung, Prüfung und Verteilung innerhalb der KVn in seinen wesentlichen Zügen vorgestellt.

Ausgangspunkt der Honorarverteilung ist die **vierteljährliche Abrechnung** des Vertragsarztes mit der Kassenärztlichen Vereinigung. Die Abrechnung wird erstellt auf Grundlage der für jeden einzelnen Versicherten erbrachten dokumentierten Leistungen. Die Dokumentation kann auf vorgegebenen stan-

---

96 so bspw. solche zum Zweck spezieller Untersuchungen oder Befundungen
97 § 87b Abs. 2 SGB V stellt diesen Zweck sogar in den Vordergrund: «Zur Verhinderung einer übermäßigen Ausdehnung der Tätigkeit des Arztes und der Arztpraxis sind arzt- und praxisbezogene Regelleistungsvolumina festzulegen.»

dardisierten Abrechnungsbelegen (Papierform) oder EDV-gestützt erfolgen. Der Regelfall ist jedoch die datenträgergestützte Dokumentation und Übermittlung der Abrechnungsdaten an die KV. Für die EDV-gestützte Abrechnung dürfen nur Programme benutzt werden, die von der zuständigen KV geprüft und zugelassenen sind (zertifiziert wurden).

Nachdem der Vertragsarzt seine Daten übermittelt hat, erfolgt eine mehrstufige **Prüfung der Abrechung** durch die Kassenärztlichen Vereinigung (Bollmann 2004: 35 ff.). Im Rahmen einer so genannten **Fallaufbereitung** werden die Daten zunächst auf ihre Vollständigkeit sowie sachliche und rechnerische Richtigkeit hin überprüft. Es wird zugleich auch geprüft, ob der Arzt die notwendigen Genehmigungen zur Abrechnung der eingereichten Leistungen hat. Bestimmte Leistungen sind bestimmten Arztgruppen vorbehalten (z. B. nur Hausärzten oder nur Fachärzten) oder sind nur abrechnungsfähig, wenn der Arzt eine bestimmte zur ihrer Erbringung erforderliche Qualifikation oder Genehmigung der KV besitzt.

Als Teil einer **Plausibilitätsprüfung** wird zudem geprüft, ob beispielsweise die Leistungen zu den Diagnosen und anderen abgerechneten Leistungen passen und ob die für einen Tag abgerechneten Leistungen mit den vorhandenen personellen Ressourcen und vom Zeitumfang her überhaupt an einem Arbeitstag zu erbringen sind.

Im Rahmen einer gesetzlich vorgeschriebenen **Wirtschaftlichkeitsprüfung** werden die Abrechnungsdaten mit Durchschnittswerten anderer ähnlich strukturierter Praxen der gleichen Arztgruppe oder vorgegebenen Richtgrößen verglichen. Dabei werden nicht nur die Notwendigkeit und Angemessenheit der abgerechneten Leistungen je Behandlungsfall geprüft, sondern auch die ausgestellten Arbeitsunfähigkeitsbescheinigungen. Sollte sich herausstellen, dass die Voraussetzungen für Arbeitsunfähigkeit in einem Fall nicht vorlagen, können der Arbeitgeber und die betreffende Krankenkasse von dem Arzt Schadensersatz fordern (§ 106 Abs. 3a SGB V).

Über diese standardmäßigen Prüfungen hinaus werden in jedem Quartal 2 % der Vertragsärzte im Rahmen von **Stichprobenprüfungen** einer gesonderten eingehenderen Überprüfung unterzogen (§ 106 Abs. 2 SGB V). Die Auswahl der einzubeziehenden Ärzte legen Krankenkassen und KV gemeinsam fest.

Die Notwendigkeit der Prüfungen ergibt sich in erster Linie aus dem so genannten **Gewährleistungsauftrag** der Kassenärztlichen Vereinigung. Die Kassenärztlichen Vereinigungen haben den Krankenkassen gegenüber die Gewähr nicht nur für eine ausreichende vertragsärztliche Versorgung, sondern auch für eine ordnungsgemäße Abrechnung zu übernehmen. Zum anderen liegt es aber auch im Interesse der Vertragsärzteschaft, dass alle Vertragsärzte ordnungsgemäß abrechnen. Werden nicht erbrachte Leistungen vergütet, geht dies im System einer gedeckelten Gesamtvergütung zu Lasten der anderen Vertragsärzte. Insofern haben auch die Kassenärztlichen Vereinigungen ein Interesse an der Aufdeckung nicht nur von versehentlichen sachlich-rechnerischen Fehlern, sondern insbesondere auch von wissentlich falscher Abrechnung (Abrechnungsbetrug).

Ergeben sich bei den Prüfungen Auffälligkeiten, die den Verdacht auf Abrechnungsbetrug begründen, erfolgen so genannte **Auffälligkeitsprüfungen** der betreffenden Vertragsärzte und eine Mitteilung an die Krankenkassen (§ 296 SGB V). Bestätigt sich der Verdacht des Abrechnungsbetruges, so hat die Kassenärztliche Vereinigung disziplinarische Maßnahmen zu ergreifen und Strafanzeige zu stellen. **Abrechnungsbetrug** in der vertragsärztlichen Versorgung gilt als Wirtschaftskriminalität. Disziplinarische Maßnahmen der Kassenärztlichen Vereinigung können von der Abmahnung bis hin zum Entzug der Vertragsarztzulassung reichen.

Nachdem die Prüfung der Abrechnungen abgeschlossen ist, kann die Aufteilung des Gesamthonorars erfolgen. Wichtigstes Regelwerk für diese Aufteilung ist der **Honorarverteilungsvertrag**. Die Honorarverteilung hat eine Reihe von Vorgaben des Sozialrechts einzuhalten (§ 85 SGB V):

- Die Verteilung ist auf Grundlage der anerkannten Leistungen des einzelnen Vertragsarztes vorzunehmen.
- Die Gesamtvergütung ist getrennt für hausärztliche und fachärztliche Versorgung zu verteilen.
- Es ist eine gleichmäßige Verteilung über das ganze Jahr sicherzustellen.
- Der HVM darf keine Anreize zur übermäßigen Ausdehnung von Leistungen enthalten.

Die Aufteilung der Gesamtvergütung in einen **hausärztlichen** und einen **fachärztlichen Teil** ist seit 2000 vorgeschrieben und soll zur Förderung und Stärkung der hausärztlichen Versorgung dienen (s. **Abb. 6-6**). Dazu wurde zunächst der EBM dahingehend geändert, dass ein Teil der Leistungen seitdem nur noch von Hausärzten abgerechnet werden darf und der Einstiegspunktwert in die getrennten Budgettöpfe auf Grundlage des für die Hausärzte günstigsten Jahres seit 1996 bestimmt wurde. Daraus ergab sich in der Regel eine Aufteilung der Gesamtvergütung auf Hausärzte und Fachärzte im Verhältnis von ca. 40/60: Ungefähr 40 % der Gesamtvergütung stehen den Hausärzten zu und ca. 60 % verbleiben für die Fachärzte. Das genaue Verhältnis der Aufteilung, der so genannte **Trennungsfaktor**, war von jeder Kassenärztlichen Vereinigung für ihren Zuständigkeitsbereich gesondert zu ermitteln.

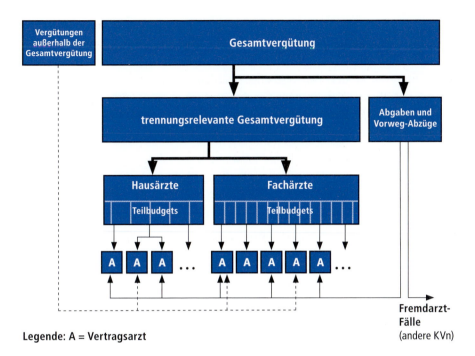

Abbildung 6-6: Grundzüge der Honorarverteilung in der vertragsärztlichen Versorgung

Die Aufteilung in einen hausärztlichen und einen fachärztlichen Teil bezieht sich jedoch nicht auf das Gesamtvolumen, sondern nur auf die so genannte «trennungsrelevante Gesamtvergütung». Vom Gesamthonorarvolumen der Kassenärztlichen Vereinigung, dem so genannten **Bruttohonorar**, werden zunächst die verschiedenen von allen Vertragsärzten zu tragenden **Abgaben** abgezogen. Dies sind insbesondere die Verwaltungskostenumlage zur Finanzierung der Kassenärztlichen Vereinigung und die Sicherstellungsumlage, aus der beispielsweise Maßnahmen zur Förderung der Niederlassung in unterversorgten Gebieten finanziert werden.

Der nach Abzug der Abgaben verbleibende Teil der Gesamtvergütung, das so genannte **Nettohonorar**, steht zur Verteilung an die Vertragsärzte zur Verfügung. Dabei sind die Vorgaben sowohl des EBM als auch des HVV zu beachten sowie die verschiedenen gesonderten vertraglichen Vereinbarungen mit Einzelkassen, beispielsweise die Vereinbarung eines festen Punktwertes für bestimmte Leistungen, um diese besonders zu fördern.

Das Nettohonorar wird nun zunächst um die so genannten Vorwegabzüge reduziert. **Vorwegabzüge** sind feststehende Einzelvergütungen, deren Höhe und Anzahl von der Menge der insgesamt in der KV erbrachten Leistungen unabhängig ist. Zu den Vorwegabzügen zählen beispielsweise Vergütungen für Fremdarztfälle, die Vergütungen für den ärztlichen Notdienst, Pauschalerstattungen nach EBM und Vergütungen für bestimmte Leistungen, die in gesonderten Verträgen mit den Krankenkassen vereinbart sind.

- **Fremdarztfälle** sind ambulante ärztliche Behandlungen von Versicherten, für die die KV den Sicherstellungsauftrag übernommen hat, durch Ärzte einer anderen Kassenärztlichen Vereinigung. Die Vergütung erfolgt auf Grundlage der Punktwerte der anderen KV (Empfänger-KV).

- **Pauschale Erstattungen nach EBM** werden zum Beispiel gezahlt für Arztbesuche, Portokosten und bestimmte Telefongebühren.

- **Vergütungen für besondere Versorgungsformen**, die mit einzelnen Krankenkassen vereinbart wurden, werden ebenfalls im Rahmen der Vorwegabzüge von der allgemein zu verteilenden Gesamtvergütung abgezogen und an die betreffenden Arztgruppen oder einzelnen Ärzte ausgezahlt. Dazu zählen beispielsweise Leistungen für Krebspatienten, chronisch Schmerzkranke oder die sozialpsychiatrische Versorgung von Kindern und Jugendlichen.

Das Ergebnis des langen und komplexen Berechnungsweges – von der Gesamtvergütung bis zur Ermittlung des Auszahlungsbetrages für den einzelnen Vertragsarzt – wird dem Arzt im so genannten Honorarbescheid mitgeteilt. Im **Honorarbescheid** informiert die Kassenärztliche Vereinigung den Vertragsarzt über das anerkannte Leistungsvolumen eines Kalendervierteljahres, also auch über Berichtigungen, Kürzungen oder Beanstandungen und das zu zahlende Honorar. Da die Kassenärztliche Vereinigung eine Körperschaft des öffentlichen Rechts ist, handelt es sich beim Honorarbescheid um einen Verwaltungsakt, der mit einer Rechtsmittelbelehrung zu versehen ist und gegen den der Arzt Widerspruch einlegen und gegebenenfalls auch vor dem Sozialgericht klagen kann.

6.4.5
Vergütung privatärztlicher Leistungen

Die Vergütung privatärztlicher Leistungen erfolgt auf Grundlage der **Gebührenordnung für Ärzte (GOÄ)**. Die GOÄ ist eine Verordnung der Bundesregierung und von den Ärzten zwingend anzuwenden. In der Preisgestaltung für ihre Leistungen sind Ärzte folglich auch gegenüber Privatpatienten nicht vollkommen frei. Allerdings gibt ihnen die GOÄ einen gewissen Spielraum in der Honorargestaltung, da je nach Aufwendigkeit der Leistung zwischen dem Einfachen und 3,5-Fachen des normalen Gebührensatzes berechnet werden darf (der so genannte **Steigerungssatz**).

Die Gebührenordnung für Ärzte ist nicht nur Grundlage für die Abrechnung der Ärzte gegenüber Privatpatienten, sondern auch für die **Kostenerstattung** der privaten Krankenversicherung gegenüber ihren Versicherten. Welcher Steigerungssatz für welche Leistungen erstattet wird, richtet sich allerdings nach den allgemeinen Vertragsbedingungen oder Bestimmungen des jeweiligen Versicherungsvertrages. Verlangt ein Arzt einen höheren Steigerungssatz als die Versicherung erstattet, hat der Versicherte die Differenz zu tragen. Vor größeren Behandlungen ist es darum für Versicherte ratsam, zunächst abzuklären, ob der verlangte Steigerungssatz von der Versicherung als Grundlage der Kostenerstattung akzeptiert wird.

Die **Gebührenordnung für Ärzte** ist im Prinzip ähnlich aufgebaut wie der Einheitliche Bewertungsmaßstab. In einer linken Spalte ist für jede abrechnungsfähige Leistung eine laufende GOÄ-Nummer aufgeführt, die bei der Rechnungsstellung in der Regel zur Kennzeichnung der abgerechneten Leistungen benutzt wird. In einer mittleren Spalte sind die Leistungen sprachlich definiert und in zwei weiteren, rechts daneben angeordneten Spalten sind jeder GOÄ-Position eine Punktzahl zugeordnet und die jeweilige einfache Gebühr in Euro aufgeführt.

Die Ermittlung des privatärztlichen Honorars erfolgt ebenso wie in der vertragsärztlichen Versorgung durch die Multiplikation der Punktzahl mit dem vorgegebenen Punktwert. Im Unterschied zur vertragsärztlichen Versorgung gibt es in der privatärztlichen Behandlung allerdings keine floatenden Punktwerte, sondern einen bundesweit **einheitlichen Punktwert**, der in der GOÄ festgelegt ist (§ 5 GOÄ). Der Punktwert beträgt seit dem 1. Januar 2002 5,82873 Cent.

Welcher **Steigerungssatz** im Einzelfall verlangt werden darf, ergibt sich aus den Vorgaben der GOÄ. Für eine Behandlung von mittlerer Schwierigkeit und durchschnittlichem Zeitaufwand kann der Arzt in der Regel zwischen dem Einfachen und 2,5-Fachen des Gebührensatzes verlangen (die so genannte **Regelspanne**). Der Höchstsatz der Regelspanne, der so genannte **Schwellenwert** ist in weiten Bereichen aber mittlerweile zum Regelsatz geworden. Eine Überschreitung des Schwellenwertes ist nur erlaubt, wenn die Besonderheiten der Leistungserbringung dies rechtfertigen (§ 5 Abs. 2 GOÄ). Bei außergewöhnlichen Schwierigkeiten und überdurchschnittlichem Zeitaufwand ist eine Überschreitung des Gebührensatzes bis zum 3,5-Fachen zulässig. Eine über das 3,5-Fache hinausgehende Honorarforderung muss mit dem Patienten vor Beginn der Leistung im Einzelfall schriftlich vereinbart werden. Über dem 3,5-Fachen des Gebührensatzes liegende Honorare werden von den privaten Krankenversicherungen in der Regel nicht als Grundlage der Kostenerstattung akzeptiert.

Die **Abrechnung** erfolgt direkt mit dem behandelten Patienten, der Schuldner der Rechnung ist. Er reicht die Rechnung in der Regel seiner privaten Krankenversicherung zur Kostenerstattung ein und erhält von dieser eine Erstattung der entstandenen Kosten. Die Höhe der Kostenerstattung richtet sich nach den Bestimmungen des Versicherungsvertrages beziehungsweise nach den geltenden Beihilfevorschriften.

6.5
Zusammenfassung: Der Regelkreis der ambulanten ärztlichen Versorgung

Auf Grundlage der vorhergehenden Erläuterungen soll nun die Organisation der ambulanten ärztlichen Versorgung noch einmal zusammenfassend dargestellt werden. Die erste Ebene bezieht sich auf den Regelkreis der direkten Leistungserbringung und Vertragsbeziehungen, die zweite Ebene erweitert den Blick auf das gesamte Teilsystem und bezieht die gemeinsame Selbstverwaltung auf Bundesebene wie auch die staatliche Aufsicht mit ein. Die Darstellung greift auf die vorhergehenden Abschnitte zurück und beginnt mit der Versicherungspflicht abhängig Beschäftigter. Sie schließt folglich auch die gesetzliche Krankenversicherung mit ein.

Mit Aufnahme einer abhängigen Beschäftigung ist zugleich die gesetzliche Pflicht zur Versicherung in einer Krankenkasse verbunden. Der **Versicherungspflicht** unterliegen zwar die Beschäftigten, aber auch der Arbeitgeber ist in die Einhaltung dieser Pflicht eingebunden. Er hat seine Beschäftigten bei einer Krankenkasse anzumelden und den Arbeitnehmer- wie auch den Arbeitgeberanteil des Krankenkassenbeitrages an die zuständige Krankenkasse zu überweisen. **Mitgliedschaft** und Versicherungsschutz beginnen mit dem ersten Arbeitstag und somit noch vor der ersten Beitragszahlung. Im Grundsatz sind sie allerdings an die Entrichtung von Mitgliedsbeiträgen gebunden.

Mit der Mitgliedschaft erwirbt das Mitglied für sich und gegebenenfalls mitversicherte Familienangehörige einen Anspruch auf die Gewährung von Leistungen durch die Krankenkasse. Sowohl das Mitglied als auch die mitversicherten Familienangehörigen erhalten von der Krankenkasse jeweils eine **Krankenversichertenkarte. Die Karte enthält auf einem Mikrochip Daten, die für die Abrechnung der Leistungserbringer erforderlich sind (z. B. Krankenkasse, Name und Vorname des Versicherten, Geburtsdatum, Anschrift, Krankenversichertennummer etc.). Wichtigste Funktion der Krankenversicherungskarte ist, dass sie zur Inanspruchnahme von Leistungen der Vertragspartner der Krankenkasse berechtigt.

Die Krankenkasse ist verpflichtet, den Versicherten alle medizinisch notwendigen Leistungen zu gewähren. Da die Krankenkasse medizinische Leistungen nicht selbst erbringen darf, muss sie entsprechende Verträge mit Leistungserbringern abschließen. Im Falle der ambulanten ärztlichen Versorgung schließt sie einen **Gesamtvertrag** mit der Kassenärztlichen Vereinigung, in deren Bereich der Versicherte wohnt. In dem Gesamtvertrag verpflichtet sich die Kassenärztliche Vereinigung zur Sicherstellung der ambulanten ärztlichen Versorgung aller Versicherten der Krankenkasse und die Krankenkasse zur Vergütung der ärztlichen Leistungen. Als Vergütung zahlt die Kasse der Kassenärztlichen Vereinigung eine **Gesamtvergütung**, mit der pauschal alle für ihre Versicherten erbrachten Leistungen abgegolten sind.

Bedarf der Versicherte ambulanter ärztlicher Behandlung und sucht deshalb eine Arztpraxis auf, hat er zunächst seine Krankenversichertenkarte vorzulegen. Die Karte dient zwar in erster Linie zu Abrechnungszwecken, mit ihrer Vorlage macht der Versicherte zugleich aber auch einen **Behandlungsanspruch** gegenüber dem Vertragsarzt geltend. Der Vertragsarzt unterliegt einer **Behandlungspflicht**. Er ist gesetzlich – und als Mitglied der Kassenärztlichen Vereinigung auch durch den Gesamtvertrag – verpflichtet, alle zur vertragsärztlichen Versorgung gehörenden medizinisch notwendigen Leistungen für den Versicherten zu erbringen oder zu veranlassen. Stellt der Vertragsarzt eine Arbeitsunfähigkeit fest, so hat er eine Kopie der Arbeitsunfähigkeitsbescheinigung an die Krankenkasse zu senden. Hat die Krankenkasse Nachfragen zur vertragsärztlichen Versorgung des Versicherten, so hat der Vertragsarzt ihr die erforderlichen Auskünfte zu erteilen. Die **Auskunftspflicht** ist allerdings beschränkt auf Auskünfte, die die Krankenkasse zur Erfüllung ihrer gesetzlichen Aufgaben benötigt.

Nach Ablauf des Quartals, in dem der Versicherte Leistungen des Vertragsarztes in Anspruch genommen hat, leitet der Arzt die Daten über erbrachte Leistungen für alle Kassenpatienten zur **Abrechnung** an die zuständige Kassenärztliche Vereinigung. Die Kassenärztliche Vereinigung überweist dem Vertragsarzt nach Prüfung seiner Abrechnungsunterlagen zunächst eine Abschlagszahlung. Die endgültige Abrechnung und **Überweisung des Honorars** erfolgt nach Abrechnung aller im Bezirk der KV erbrachten Leistungen.

Im Falle von **Privatpatienten** erstellt der Arzt nach Ablauf des Quartals eine Rechnung über alle im abgelaufenen Quartal für den Patienten erbrachten Leistungen und sendet sie ihm zu. Der Patient hat die Rechnung innerhalb einer angegebenen Frist zu bezahlen und kann sie seiner privaten Krankenversicherung zur Kostenerstattung einreichen.

Oberhalb der individuellen Ebene setzt sich die Beziehung zwischen Versicherten und Vertragsärzten in der so genannten Selbstverwaltung und gemeinsamen Selbstverwaltung fort. Im Rahmen der **Selbstverwaltung der Krankenkassen** wählen die Mitglieder der GKV in Sozialwahlen ihre Vertreter in den Verwaltungsrat der jeweiligen Krankenkasse; der Verwaltungsrat wählt den Vorstand, der die Verhandlungen mit der Kassenärztlichen Vereinigung führt. Im Rahmen der **vertragsärztlichen Selbstverwaltung** wählen die Vertragsärzte in ihrer Funktion als Mitglied der Kassenärztlichen Vereinigung eine Vertreterversammlung, die ihrerseits den Vorstand der KV wählt sowie die Maßstäbe zur Verteilung der Gesamtvergütung festlegt. Der Vorstand der KV führt die Verhandlungen über den Gesamtvertrag und die Gesamtvergütung.

Im Rahmen der **gemeinsamen Selbstverwaltung** auf **Landesebene** besetzen die Landesverbände der Krankenkassen und die Kassenärztliche Vereinigung gemeinsam und paritätisch Ausschüsse, die eine Reihe zentraler Entscheidungen treffen – wie beispielsweise die Zulassung von neuen Vertragsärzten oder die Feststellung von Über- oder Unterversorgung. Auf **Bundesebene** setzt sich die gemeinsame Selbstverwaltung in Gremien fort, die von den Spitzenverbänden der Krankenkassen und der Kassenärztlichen Bundesvereinigung gemeinsam besetzt werden. Wichtigstes Gremium der gemeinsamen Selbstverwaltung auf Bundesebene ist der Gemeinsame Bundesausschuss. Er entscheidet unterhalb der zumeist nur sehr allgemeinen gesetzlichen Regelungen darüber, welche Leistungen Bestandteil des GKV-Leistungskataloges und damit auch Bestandteil der Versorgungsaufträge von Leistungserbringern sind. Mitglieder des Ausschusses sind dementsprechend zumeist die Vorstandsvorsitzenden der verschiedenen GKV-Bundesverbände sowie hochrangige Vertreter der KBV und der Kassenärztlichen Vereinigungen. Darüber hinaus sind auch Patientenvertreter mit beratender Stimme im Gemeinsamen Bundesausschuss vertreten.

Die Entscheidungen der Selbstverwaltung von Krankenkassen und Kassenärztlichen Vereinigungen sowie die der gemeinsamen Selbstverwaltung unterliegen **staatlicher Aufsicht**. Auf Landesebene nehmen die Sozial- oder Gesundheitsministerien oder die für das Gesundheitswesen zuständigen Senatsbehörden diese Funktion wahr, auf Bundesebene das Bundesministerium für Gesundheit. Alle wichtigen Vereinbarungen zwischen Krankenkassen und

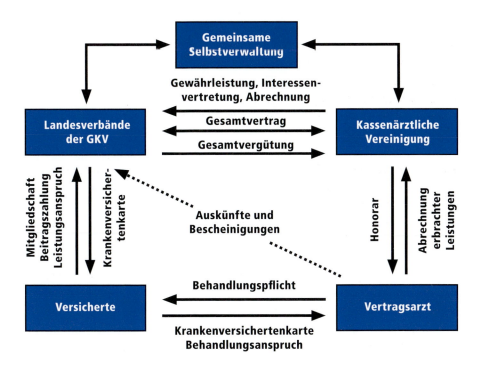

Abbildung 6-7: Regelkreis der ambulanten vertragsärztlichen Versorgung

Kassenärztlichen Vereinigungen sind der zuständigen Aufsichtsbehörde zu einer Rechtmäßigkeitsprüfung vorzulegen (s. **Abb. 6-7**).

Literatur

Daten der vertragsärztlichen Versorgung

KBV, Kassenärztliche Bundesvereinigung (Hrsg.) (lfd. Jge.): Grunddaten zur vertragsärztlichen Versorgung in Deutschland. Köln: KBV (auch als PDF-Datei auf der Internetseite der KBV verfügbar http://www.kbv.de).

Das System der vertragsärztlichen Versorgung

Zu Einzelthemen der vertragsärztlichen Versorgung hat die KBV auf ihrer Internetseite eine Reihe von KBV-Fortbildungsheften als PDF-Dateien veröffentlicht, so u. a.:
Berner, B. (2008): Einführung in das Vertragsarztrecht. KBV-Fortbildungshefte. Heft 3.

Bollmann, D. (2004): Abrechnung vertragsärztlicher Leistungen, Fremdkassenzahlungsausgleich und Honorarverteilung. KBV-Fortbildungshefte. Heft 12.

Diehl, M. (2007): Die Teilnahme an der vertragsärztlichen Versorgung. KBV-Fortbildungshefte. Heft 4.

Quasdorf, I. (2007): Aufgaben und Organisation ärztlicher Körperschaften und Verbände. KBV-Fortbildungshefte. Heft 1.

Zalewski, T. (2004): Gesamtverträge und Gesamtvergütung. KBV-Fortbildungshefte. Heft 6.

Download der Fortbildungshefte unter: http://www.kbv.de/publikationen/114html.

Mehrere Kassenärztliche Vereinigungen bieten auf ihren Internetseiten zum Teil sehr umfangreiches Datenmaterial und eine Vielzahl von Originaldokumenten als PDF-Datei (z. B. Vergütungsvereinbarungen). Besonders zu empfehlen sind beispielsweise die Internetseiten der Kassenärztlichen Vereinigungen Berlin und Nordrhein (http://www.kvberlin.de; http://www.kvno.de).

7 Die Arzneimittelversorgung

Die Versorgung mit Arzneimitteln ist wesentlicher Bestandteil der medizinischen Versorgung. Sie erfolgt in Deutschland durch ein System aus Arzneimittelherstellern, pharmazeutischem Großhandel und öffentlichen Apotheken sowie Krankenhausapotheken. Die Bezeichnung als **öffentliche Apotheke** bezieht sich nicht auf die Trägerschaft, sondern auf den allgemeinen öffentlichen Zugang für Verbraucher. Anders als öffentliche Apotheken sind **Krankenhausapotheken** nicht für den allgemeinen Publikumsverkehr geöffnet. Sie stellen vor allem die Arzneimittelversorgung der voll- und teilstationären Krankenhauspatienten sicher. Im Unterschied zu einigen anderen Ländern, auch der EU, unterliegen Ärzte in Deutschland einem **Dispensierverbot** und dürfen nicht selbst Arzneimittel an Patienten abgeben. Ausgenommen ist lediglich die Abgabe von Ärztemustern in kleineren Mengen und natürlich die direkte Gabe von Arzneimitteln im Rahmen der ärztlichen Behandlung, beispielsweise Injektionen oder der Einsatz diagnostischer Mittel bei einer Untersuchung.

Als **Arzneimittel** gelten in Deutschland «Stoffe und Zubereitungen aus Stoffen, die dazu bestimmt sind, durch Anwendung am oder im menschlichen oder tierischen Körper Krankheiten, Leiden, Körperschäden oder krankhafte Beschwerden zu heilen, zu lindern, zu verhüten oder zu erkennen» (§ 2 AMG). Darüber hinaus gelten als Arzneimittel auch Mittel, die zu diagnostischen Zwecken am oder im menschlichen Körper eingesetzt werden (Diagnostika) oder Mittel, die Körperflüssigkeiten ersetzen (z. B. Blutkonserven, Sera).

Arzneimittel werden nach ihrer Zugänglichkeit für Verbraucher in vier Gruppen unterteilt:

- **Freiverkäufliche Arzneimittel** gelten zwar als Arzneimittel, sind aber für den Verkauf auch in Lebensmittelgeschäften oder Drogerien freigegeben. Sie werden auch als OTC-Arzneimittel bezeichnet («over the counter»).

- **Apothekenpflichtige Arzneimittel** dürfen nur in Apotheken verkauft werden, erfordern für die Abgabe aber nicht in jedem Fall eine ärztliche Verordnung.

- **Verschreibungspflichtige Arzneimittel** dürfen nur in Apotheken und nach Vorlage einer ärztlichen Verordnung an Verbraucher abgegeben werden. Welche Arzneimittel verschreibungspflichtig sind, wird in einer Verordnung des Bundesministeriums für Gesundheit und Soziale Sicherung festgelegt.

- **Betäubungsmittel** dürfen nur unter Beachtung besonders strenger Auflagen in den Verkehr gebracht werden. Voraussetzung und Verfahren der Abgabe sowie die erforderliche Dokumentation der Abgabe sind gesondert durch das Betäubungsmittelgesetz geregelt.

Die Arzneimittelversorgung erfolgt weit überwiegend in Form von Fertigarzneimitteln. **Fertigarzneimittel** sind «Arzneimittel, die im Voraus hergestellt und in einer zur Abgabe an den Verbraucher bestimmten Packung in den Verkehr gebracht werden» (§ 4 Abs. 1 AMG).[98] In relativ geringem Umfang werden Arzneimittel auch in Apotheken für einzelne Kunden hergestellt, beispielsweise spezielle Salben oder Tinkturen.

Die Arzneimittelversorgung unterliegt einer weit reichenden staatlichen Regulierung, die im Vergleich zu den anderen Bereichen des Gesundheitssystems die Besonderheit aufweist, dass sie über die direkte Leistungserbringung für die Versicherten hinaus reicht und auch Vorschriften zur Herstellung und zum Vertrieb von Arzneimitteln einschließt. Wichtigste **Rechtsvorschriften** für die Arzneimittelversorgung sind:

- **Arzneimittelgesetz** (AMG): Es regelt als zentrale Rechtsvorschrift vor allem die Herstellung, Zulassung und Abgabe von Arzneimitteln sowie die staatliche Überwachung der Arzneimittelversorgung.

- **Apothekengesetz** (ApoG) und **Apothekenbetriebsordnung** (ApBetrO): Sie regeln die Voraussetzungen zur Erlaubnis für und die Anforderungen an den Betrieb von Apotheken.

- **Arzneimittelpreisverordnung** (AMPreisV): Sie macht insbesondere Vorgaben über die zulässigen Preisaufschläge des pharmazeutischen Großhandels und der Apotheken.

---

98 Weitere Definitionen wichtiger Begriffe des Arzneimittelrechts sind ebenfalls in § 4 AMG zu finden.

- **SGB V:** Die Leistungsansprüche der GKV-Versicherten, Aufgaben der gemeinsamen Selbstverwaltung und Rahmenvorgaben zur Arzneimittelversorgung für Versicherte sind im SGB V geregelt, vor allem in den §§ 31–35b, 84 und 129–131 SGB V.

7.1 Strukturmerkmale

Das System der Arzneimittelversorgung ist geprägt durch folgende Merkmale:

- eine staatliche Regulierung und staatliche Überwachung
- die Leistungserbringung (Produktion, Vertrieb und Abgabe) durch private Unternehmen
- ein Monopol der Arzneimittelabgabe durch Apotheken
- die staatliche Regulierung der Preisbildung
- einen Leistungsanspruch der GKV-Versicherten und
- die Vereinbarung von Rahmensetzungen durch die gemeinsame Selbstverwaltung.

Die Arzneimittelversorgung unterliegt in Deutschland einer umfassenden **staatlichen Regulierung**. Zweck der staatlichen Regulierung und Aufsicht ist es, «im Interesse einer ordnungsgemäßen Arzneimittelversorgung von Mensch und Tier für die Sicherheit im Verkehr mit Arzneimitteln, insbesondere für die Qualität, Wirksamkeit und Unbedenklichkeit der Arzneimittel (…) zu sorgen» (§ 1 AMG). Diese Aufgabenstellung verweist letztlich auf das Sozialstaatsgebot des Grundgesetzes und die daraus abgeleitete Pflicht des Staates zur Daseinsvorsorge für seine Bürger. Die staatliche Daseinsvorsorge bezieht sich in diesem Bereich auf die Vorgabe von Qualitätsstandards und Überwachung der Produktion, des Vertriebs und der Abgabe an Endverbraucher. Es sollen keine Arzneimittel in den Verkehr kommen oder im Verkehr bleiben, die die Gesundheit von Mensch und Tier schädigen. Zu diesem Zweck ist das Bundesministerium für Gesundheit ermächtigt, durch Rechtsverordnungen Vorschriften zur Herstellung und zum Vertrieb von Arzneimitteln zu erlassen und die Anwendung von bestimmten Arzneimitteln gegebenenfalls zu untersagen (§ 6 Abs. 1 AMG).

Zur Unterstützung bei der Durchführung staatlicher Aufgaben wurden zwei Bundesbehörden eingerichtet. Das Bundesinstitut für Arzneimittel und Medizinprodukte (BfArM) ist vor allem für die Zulassung von Fertigarzneimitteln zuständig und das Bundesamt für Sera und Impfstoffe (Paul-Ehrlich-Institut) für die Zulassung und Freigabe insbesondere von Sera, Impfstoffen und Blutprodukten.

Zugelassene Arzneimittel sowie alle Betriebe und Einrichtungen, die Arzneimittel herstellen, prüfen, lagern, verpacken oder in den Verkehr bringen, unterliegen einer **staatlichen Überwachung** (§ 64 AMG). Im Rahmen der Arzneimittelüberwachung sammeln die zuständigen Behörden des Bundes Berichte von Ärzten und Arzneimittelherstellern über aufgetretene Nebenwirkungen und werten sie aus. Sie können gegebenenfalls den Hersteller verpflichten, die Gebrauchsinformationen für das betreffende Arzneimittel zu ändern oder – bei schwerwiegenden Nebenwirkungen – auch die Zulassung zurücknehmen. Zur Überwachung der Betriebe und Einrichtungen sind die Mitarbeiter der zuständigen Landesbehörden unter anderem befugt, die Geschäftsräume zu betreten, Unterlagen einzusehen, Auskünfte zu verlangen und gegebenenfalls auch vorläufige Anordnungen zu treffen.

Die **Leistungserbringung** – Herstellung, Vertrieb und Verkauf – erfolgt abgesehen von den Krankenhausapotheken ausschließlich durch private Unternehmen. Zu den Leistungserbringern der Arzneimittelversorgung werden üblicherweise die Arzneimittelhersteller (pharmazeutische Industrie), die Unternehmen des pharmazeutischen Großhandels und die Apotheken gerechnet.

Die **Abgabe** des weit überwiegenden Teils der Arzneimittel darf nur in Apotheken erfolgen. Insofern haben die Apotheken ein Monopol auf die Arzneimittelabgabe, zumal den Ärzten bis auf wenige Ausnahmen die Abgabe von Arzneimitteln verboten ist.

Wegen der besonderen Schutzbedürftigkeit der Verbraucher und insbesondere auch, um die Ausgabenentwicklung der GKV zu begrenzen, unterliegt die **Preisbildung** einer staatlichen Regulierung. Die Herstellerpreise sind grundsätzlich frei, bei der Kalkulation von Zuschlägen sind aber sowohl dem Großhandel als auch den Apotheken Obergrenzen vorgegeben.

Versicherte der GKV haben einen **Leistungsanspruch** auf medizinisch notwendige Arzneimittelversorgung (§ 31 Abs. 1 SGB V). Der Anspruch erstreckt sich für Erwachsene seit dem 1. Januar 2004 jedoch nur noch auf verschreibungspflichtige Arzneimittel, sofern diese von der Versorgung der GKV-Versicherten nicht ausdrücklich ausgeschlossen sind. Vor dem Inkrafttreten des GKV-Modernisierungsgesetzes 2004 erstreckte sich der Anspruch noch auf alle apothekenpflichtigen Arzneimittel. In medizinisch begründeten Ausnahmenfällen können nicht verschreibungspflichtige Arzneimittel allerdings dennoch zu Lasten der GKV verordnet werden, sofern sie gemäß entsprechender Richtlinien des Gemeinsamen Bundesausschusses bei der Behandlung schwerwiegender Erkrankungen zum Therapiestandard gehören (§ 34 Abs. 1 SGB V).

Von der Leistungspflicht der GKV durch Gesetz grundsätzlich ausgeschlossen sind so genannte Bagatellarzneimittel wie beispielsweise Schnupfenmittel, leichtere Schmerzmittel, Husten dämpfende Mittel, Mund- und Rachentherapeutika, Abführmittel oder Arzneimittel gegen Reisekrankheit (§ 34 Abs. 1 SGB V). Der Kreis der nicht von der GKV übernommenen verschreibungspflichtigen Arzneimittel wurde durch das GKV-Modernisierungsgesetz 2004 um so genannte «Lifestyle-Medikamente» erweitert, die nicht zur Behandlung einer Krankheit dienen, sondern bei deren Anwendung die Erhöhung der Lebensqualität im Vordergrund steht. Hierzu zählen unter anderem Arzneimittel zur Raucherentwöhnung, Appetitzügler, Haarwuchsmittel oder Mittel zur Steigerung der sexuellen Potenz.

Auch für die Arzneimittelversorgung gibt es eine **gemeinsame Selbstverwaltung**, die den gesetzlichen Auftrag hat, gewisse Rahmensetzungen vorzunehmen. Allerdings ist sie für den Bereich der Arzneimittelversorgung deutlich schwächer ausgeprägt als beispielsweise in der vertragsärztlichen Versorgung. Die wichtigsten Rahmensetzungen werden zudem nicht zwischen den Krankenkassen und Arzneimittelherstellern oder Apothekervereinigungen vereinbart, sondern zwischen Krankenkassen und Vertragsärzten als Teil der Regulierung der vertragsärztlichen Versorgung. Von besonderer Bedeutung sind hier die Arzneimittel-Richtlinien des Gemeinsamen Bundesausschusses, in denen die Grundsätze für die Verordnung von Arzneimitteln festgelegt sind (G-BA 2007). Nach Abschaffung der Arzneimittelbudgets für die ambulante ärztliche Versorgung haben Krankenkassen und Kassenärztliche Vereinigungen seit 2002 den gesetzlichen Auftrag, für das jeweils folgende Kalenderjahr Arznei- und Heilmittelvereinbarungen abzuschließen (§ 84 SGB V). Darin sollen das Ausgabenvolumen für die insgesamt von den Vertragsärzten veranlassten Leistungen sowie auch Maßnahmen zur Einhaltung des vereinbarten Ausgabenvolumens vereinbart werden.

Die Apotheker sind, ebenso wie die Ärzte, kraft Gesetzes Pflichtmitglieder einer Kammer auf Landesebene. Die **Landesapothekerkammern** sind Körperschaften des öffentlichen Rechts, denen einerseits staatliche Aufgaben übertragen wurden, die aber auch – ähnlich wie die Kassenärztlichen Vereinigungen – die berufspolitischen Interessen ihres Berufsstandes wahrzunehmen haben. Zu den übertragenen staatlichen Aufgaben gehört vor allem die Überwachung der Berufsausübung der Apotheker einschließlich einer Berufsgerichtsbarkeit und die Regulierung und Organisation der Aus-, Fort- und Weiterbildung. Darüber hinaus haben sie auch die staatlichen Behörden bei der Überwachung der Arzneimittelsicherheit und -qualität zu unterstützen. Die 17 Landesapothekerkammern sind auf Bundesebene in der **Bundesapothekerkammer** zusammengeschlossen.

Zur Vertretung ihrer wirtschaftlichen Interessen haben die Apotheker parallel zu den Landesapothekerkammern 17 **Apothekervereine** gebildet. Die Apothekervereine wiederum sind im **Deutschen Apothekerverband** (DAV) zusammengeschlossen. Der DAV vertritt die ökonomischen Interessen der Apotheker auf Bundesebene und ist Vertragspartner der Krankenkassen bei entsprechenden Vereinbarungen zur Arzneimittelversorgung.

Apothekerkammern und Apothekervereine bilden zusammen als übergreifenden Dachverband die **Bundesvereinigung Deutscher Apothekerverbände** (**ABDA**), die die Interessen der Apotheker auf Bundesebene gegenüber der Politik und in der Öffentlichkeit vertritt.[99]

7.2
Basisdaten

Arzneimittel wurden in Deutschland im Jahr 2007 von ca. 1 031 Unternehmen der **pharmazeutischen Industrie** mit insgesamt ca. 127 000 Beschäftigten hergestellt (BPI 2006). Den Vertrieb an die Apotheken übernahmen 15 Unternehmen des **pharmazeutischen Großhandels** mit ca. 110 Niederlassungen (PHAGRO 2009). Die Abgabe an die Endverbraucher erfolgte durch öffentliche Apotheken und Krankenhausapotheken und – bei nicht apothekenpflichtigen Arzneimitteln – in geringem Umfang auch durch Drogerien und Verbrauchermärkte. Im Jahr 2007 gab es in Deutschland 22 022 **Apotheken**, davon 21 570 öffentliche Apotheken und 452 Krankenhausapotheken (s. **Tab. 7-1**). Während die Zahl der öffentlichen Apotheken seit 1991 weitgehend gleich geblieben ist, hat die der Krankenhausapotheken um ca. ein Drittel abgenommen. Dies dürfte zum Teil auf Krankenhausschließungen, überwiegend aber auf Zusammenschlüsse von

---

99 Weitere Informationen sind auf der Internetseite der ABDA zu finden (http://www.abda.de).

Tabelle 7-1: Öffentliche Apotheken und Krankenhausapotheken

	1991	1995	2000	2005	2007
Apotheken insgesamt					
• Deutschland	20 773	21 753	22 155	21 968	22 022
• Früheres Bundesgebiet und Berlin-Ost	18 784	18 999	19 066	18 812	18 810
• Neue Länder ohne Berlin-Ost	1 989	2 754	3 089	3 156	3 212
Öffentliche Apotheken					
• Deutschland	20 108	21 119	21 592	21 476	21 570
• Früheres Bundesgebiet und Berlin-Ost	18 251	18 478	18 603	18 413	18 444
• Neue Länder ohne Berlin-Ost	1 857	2 641	2 989	3 063	3 126
Krankenhausapotheken					
• Deutschland	665	634	563	492	452
• Früheres Bundesgebiet und Berlin-Ost	533	521	463	399	366
• Neue Länder ohne Berlin-Ost	132	113	100	93	86

Quelle: Statistisches Bundesamt

Krankenhäusern oder Krankenhausapotheken verschiedener Krankenhäuser zurückzuführen sein. In öffentlichen Apotheken waren im Jahr 2007 149 268 Beschäftigte tätig, darunter 49 528 Apothekerinnen und Apotheker (StBA 2007a).

Die Zahl der für den Verkehr zugelassenen oder registrierten **Arzneimittel** lag Anfang 2009 bei ca. 53 700 (s. **Tab. 7-2**). Davon waren ca. 38 000 verschreibungspflichtig, 18 400 apothekenpflichtig, 3 300 frei verkäuflich und 780 fielen unter das Betäubungsmittelgesetz (s. **Tab. 7-3**). Bei der Gesamtzahl der Arzneimittel ist allerdings zu bedenken, dass jede Darreichungsform sowie jede Dosierungsstärke als eigenständiges Arzneimittel gezählt wird und der Arzneimittelbegriff relativ weit gefasst ist, so dass auch beispielsweise Heilwässer dazu gerechnet werden. Zudem decken unter den verschreibungspflichtigen Arzneimitteln relativ wenige den weit überwiegenden Bedarf ab. Nach Angaben der pharmazeutischen Industrie entfielen im Jahr 2007 90 % aller Verordnungen auf nur ca. 1 850 Arzneimittel (VFA 2008: 45).

Die **Ausgaben für Arzneimittel** beliefen sich im Jahr 2007 auf insgesamt ca. 41,7 Mrd. Euro (s. **Tab. 7-4**). Davon entfiel auf die gesetzliche Krankenversiche-

Tabelle 7-2: Verkehrsfähige Arzneimittel (Stand: 11. Mai 2009)

Anzahl der Arzneimittel	Art des Zulassungsverfahrens
33 810	Zulassung nach § 21/25 AMG
1 162	Registrierung nach § 38/39 AMG
7 608	zentrale EU-Zulassung*
6 040	Standardzulassung/-registrierung
8 017	Nachzulassung nach § 105 AMG
3 102	Nachregistrierung nach § 39/105 AMG
59 739	insgesamt

* jede Packungsgröße wird als ein Arzneimittel gezählt

Quelle: Bundesinstitut für Arzneimittel und Medizinprodukte

Tabelle 7-3: Verkehrsfähige Arzneimittel nach Zugänglichkeit (Stand: 11. Mai 2009)

Von den verkehrsfähigen Arzneimitteln sind:	
3 355	freiverkäuflich
18 411	apothekenpflichtig
37 968	verschreibungspflichtig
780	betäubungsmittelrezeptpflichtig
5	sonderrezept(T-Rezept-)pflichtig

Quelle: Bundesinstitut für Arzneimittel und Medizinprodukte

rung mit ca. 72% der weitaus größte Teil. An zweiter Stelle folgten die privaten Haushalte, die ca. 16% der Gesamtausgaben trugen. Aus Zuzahlungen von GKV-Versicherten stammten 1,6 Mrd. Euro. Dies entsprach ca. 5% der GKV-Ausgaben für Arzneimittel (GKV-Ausgaben: ca. 30,2 Mrd. Euro). Der weit überwiegende Teil der insgesamt ca. 5 Mrd. Euro privater Ausgaben für Arzneimittel entfiel mit ca. 3,7 Mrd. Euro offensichtlich auf die Selbstmedikation **(Tab. 7-6)**.

Vom Gesamtumsatz der Apotheken in Höhe von 36,7 Mrd. Euro entfielen 2007 28,2 Mrd. Euro oder 76,8% auf verschreibungspflichtige, 4,6 Mrd. Euro oder 12,5% auf nicht verschreibungspflichtige aber apothekenpflichtige und 0,3 Mrd. Euro oder 0,8% auf freiverkäufliche Arzneimittel (s. Tab. 7-4).

Tabelle 7-4: Ausgaben für Arzneimittel

	1992	1995	2000	2005	2007
Ausgaben insgesamt					
in Mio. Euro	25 432	26 384	31 604	39 391	41 699
in % des BIP	1,54	1,43	1,53	1,76	1,72
Anteile der Finanzierungsträger in Prozent					
• Öffentliche Haushalte	1,0	0,9	1,0	0,8	0,6
• Gesetzliche Krankenversicherung	72,4	68,0	68,9	70,1	72,4
• Gesetzliche Rentenversicherung	0,6	0,6	0,2	0,1	0,2
• Gesetzliche Unfallversicherung	0,4	0,4	0,4	0,4	0,4
• Private Krankenversicherung	4,5	4,7	5,7	6,2	6,5
• Arbeitgeber	3,2	3,1	3,6	3,6	3,7
• Private Haushalte und private Organisationen	18,0	22,3	20,2	18,8	16,1

Quelle: Statistisches Bundesamt

Die Ausgaben für Arzneimittel sind seit Mitte der 1990er Jahre sowohl absolut als auch relativ zum Bruttoinlandsprodukt gestiegen (Tab. 7-4). Lag der Anteil der Gesamtausgaben für Arzneimittel 1995 noch bei 1,43 % des Bruttoinlandsprodukts, so stieg er bis 2007 auf 1,72 %. Der Anstieg wurde lediglich im Jahr 2004 durch die Gesundheitsreform 2004 vorübergehend gestoppt (2003: 1,70 %; 2004: 1,61 %). Das GMG erhöhte den gesetzlich vorgegebene Herstellerrabatt für Krankenkassen von 6 % auf 16 %, schloss bis auf wenige Ausnahmen verschreibungspflichtige Arzneimittel ab dem 1. Januar 2004 von der Erstattung durch die Krankenkassen aus und erhöhte die Zuzahlungen für Arzneimittel vor allem durch die Einführung einer Mindestzuzahlung in Höhe von 5 Euro. Dadurch stieg die Belastung der Versicherten durch Zuzahlungen für Arzneimittel innerhalb eines Jahres um 33 % oder ca. 580 Mio. Euro **(Tab. 7-5)**. In einer Längsschnittbetrachtung zeigt sich allerdings ein relativ konstanter Anteil der privaten Haushalte an den Arzneimittelausgaben in Höhe von ca. 20 %, der seit 2005 sogar rückläufig ist.

Die durch das GMG erreichte Entlastung der Krankenkassen war nur von kurzer Dauer. Nachdem die Erhöhung des Herstellerrabatts auslief, stiegen die

Tabelle 7-5: Zuzahlungen von GKV-Versicherten für Arzneimittel (in Mio. Euro)

	1995	2000	2001	2002	2003	2004	2005	2006	2007	2008
Zuzahlung	1 534	1 940	1 940	1 960	1 730	2 314	2 149	1 979	1 626	1 674

Quelle: ABDA 2008

Tabelle 7-6: Umsatzstruktur der öffentlichen Apotheken (in Mrd. Euro)

	1990	1995	2000	2005	2006	2007
Sortimentsbereich insgesamt	15,1	18,1	26,9	35,0	34,9	36,7
davon						
• Arzneimittelverordnungsvolumen GKV, PKV und sonstige	11,8	13,9	21,2	27,0	26,9	29,4
– Verschreibungspflichtige Arzneimittel	9,2	11,1	18,1	25,5	25,4	28,2
– Apothekenpflichtig Arzneimittel, verordnet	2,6	2,8	3,1	1,5	1,5	1,2
• Selbstmedikation	2,4	3,0	3,9	5,4	5,4	3,7
– Apothekenpflichte Arzneimittel, nicht verordnet	2,0	2,7	3,5	4,4	4,4	3,4
– Freiverkäufliche Arzneimittel	0,4	0,3	0,4	1,0	1,0	0,3
• Krankenpflegeartikel	0,5	0,6	1,0	1,4	1,4	1,7
• Apothekenübliches Ergänzungssortiment	0,4	0,5	0,8	1,2	1,2	1,9

Quelle: Statistisches Bundesamt

GKV-Ausgaben wieder an, allein im Jahr 2005 um ca. 17 %. Der Gesetzgeber reagierte darauf Anfang 2006 mit dem Arzneimittelverordnungs-Wirtschaftlichkeitsgesetz (AVWG).[100] Das am 1. Januar 2006 in Kraft getretene Gesetz verfügte unter anderem einen zweijährigen Preisstopp. In der Zeit vom 1. April 2006 bis 31. März 2008 erhielten die Krankenkassen bei jeder Preiserhöhung einen Rabatt in Höhe der Erhöhung (§ 130a Abs. 3a SGB V).

Für Arzneimittel wurden im Jahr 2007 ca. 580 Mio. **Verordnungen** ausgestellt **(Tab. 7-7)**. Bei ca. 70 Mio. Versicherten ergibt das knapp acht Verordnungen

---

[100] Gesetz zur Verbesserung der Wirtschaftlichkeit in der Arzneimittelversorgung (BGBl. I, S. 964).

Tabelle 7-7: Indikatoren zur Entwicklung der Arzneimittelausgaben in der GKV

	1995	2000	2005	2006	2007
Anzahl der Verordnungen und Rezepte					
• Rezepte (in Mio.)	596,9	483,4	343,6	329,9	332,6
• Rezepte je Mitglied	12,3	11,0	8,8	8,5	8,7
• Verordnungen (in Mio.)	973	749	591	574	582
• Verordnungen je Mitglied	20,0	17,0	15,1	14,8	15,2
• Verordnungen je Rezept	1,6	1,6	1,7	1,7	1,8
Ausgaben (in Euro)					
• Je Versichertem	233	271	336	337	353
• Je Rezept	28,31	39,93	68,68	71,84	74,57
• Je Verordnung	17,37	25,76	39,93	41,29	42,61

Quelle: KBV

pro Versichertem und Jahr. Da ein erheblicher Teil der GKV-Versicherten keinen oder nur einen geringen Arzneimittelverbrauch aufweist, wird der überwiegende Teil des Arzneimittelverbrauchs für nur relativ wenige schwer kranke Menschen veranlasst, die dann nicht nur ein Medikament, sondern häufig mehrere parallel ärztlich verordnet erhalten. Dies bestätigt beispielsweise auch eine neuere Analyse der Versichertendaten der AOK Westfalen-Lippe, die ergab, dass 80 % der Arzneimittelausgaben für knapp 18 % der Versicherten anfielen und 80 % der Zuzahlungen von ca. 17 % der Versicherten entrichtet wurden (Nink/Schröder 2007: 220).[101]

Bei der Analyse der Einflussfaktoren für die Ausgabenentwicklung wird üblicherweise zwischen einer Mengen- und einer Strukturkomponente unterschieden. Zur **Mengenkomponente** zählen beispielsweise die Zahl der Verordnungen (Präparate) und die verschriebenen Tagesdosen. Zur **Strukturkomponente** zählen die Preisentwicklung und vor allem der Anteil preiswerter und teurer Medikamente. Die Analyse ausgewählter Indikatoren der Arzneimittelversor-

---

[101] Ob die Verordnungspraxis immer den Grundsätzen der medizinischen Notwendigkeit und wirtschaftlichen Verordnungsweise entspricht, wird vielfach angezweifelt, soll an dieser Stelle aber nicht erörtert werden (zur Kritik der Verordnungspraxis vgl. u. a. Schwabe/Paffrath 2007; SVR 2005).

gung zeigt, dass die Ausgabensteigerungen der letzten Jahre offensichtlich nicht auf Mengenausweitungen zurückgehen, sondern in erster Linie auf die Strukturkomponente (s. Tab. 7-7). Während im Zeitraum von 1995 bis 2007 die Zahl der Verordnungen zu Lasten der GKV um 40 % zurückging, stiegen die Arzneimittelausgaben der GKV um 68 % von 17,9 Mrd. Euro auf ca. 30,2 Mrd. Euro an. Dies ist wiederum nicht auf Preiserhöhungen zurückzuführen, sondern auf einen seit Jahren zu beobachtenden Trend zur Verordnung teurer Arzneimittel (Schwabe 2007b: 32 f.).

Vielfach waren dies **Analogpräparate**, so genannte Me-too-Präparate. Dabei handelt es sich um bereits bekannte Arzneimittel, die in leicht abgewandelter Form unter neuem Namen und zu einem deutlich höheren Preis als neues Medikament auf den Markt gebracht werden (Schwabe 2007a). Da sie zumeist keine therapeutischen Vorzüge gegenüber dem Vorläuferpräparat besitzen, werden sie auch als «Scheininnovationen» bezeichnet. Auf diese Arzneimittelgruppe entfielen Anfang 2009 ca. 5 % der Verordnungen, aber immerhin knapp 12 % des Umsatzes (GAmSi 2009). Der Erfolg dieser Strategie von Pharmaunternehmen wird darauf zurückgeführt, dass viele Ärzte und Patienten annehmen, neue Arzneimittel seien besser als bereits bekannte und daher auch bereit sind, einen höheren Preis zu akzeptieren (Schwabe 2007a: 107).

Mit dem GKV-Wettbewerbsstärkungsgesetz 2007 wurde auf diese Strategien reagiert. Zukünftig wird eine «vierte Hürde» bei der Arzneimittelzulassung eingeführt. Der Hersteller muss zukünftig nicht nur die Wirksamkeit, Unbedenklichkeit und pharmazeutische Qualität eines neuen Präparats nachweisen, sondern dieses Präparat wird nun auch – wie international vielfach üblich – einer Kosten-Nutzen-Bewertung durch das Institut für Qualität und Wirtschaftlichkeit im Gesundheitswesen unterzogen (§ 139a Abs. 3 Nr. 5 SGB V).

Eine weitere Maßnahme, die auf die Reduzierung der Verordnung teurer Arzneimittel zielt, ist die im GKV-WSG enthaltene Vorgabe, dass Arzneimittel, die Wirkstoffe enthalten, deren Verordnung besondere Fachkenntnisse erfordern, nur noch in Abstimmung mit einem Arzt für besondere Arzneimitteltherapie verordnet werden dürfen (§ 73d SGB V). Solche hochpreisigen Spezialpräparate trugen in den letzten Jahren nicht unwesentlich zum Ausgabenanstieg bei, insbesondere dadurch, dass Krankenhäuser derartige Medikamente einsetzten und als Entlassmedikation an die niedergelassenen Ärzte weitergaben. Krankenhäuser konnten solche teuren Medikamente trotz Budgetierung oftmals auch deshalb einsetzen, weil die Hersteller ihnen für die Präparate hohe Rabatte gewährten, vermutlich genau mit dem Ziel, dass über diesen Weg die Präparate Eingang in die ambulante Langzeitbehandlung finden (Schwabe 2007b: 36). Mit dem AVWG 2006 wurden die Krankenhäuser darum aufgefordert, als Entlassmedikation nur solche Arzneimittel anzugeben, die auch in der ambulanten Versorgung zweckmäßig und wirtschaftlich sind (§ 115c SGB V).

Trotz der deutlichen Ausgabensteigerungen der letzten Jahre bewegt sich Deutschland im **internationalen Vergleich** bei den Ausgaben für Arzneimittel pro Kopf der Bevölkerung aber dennoch nur im Mittelfeld (s. **Abb. 7-1**). Dies gilt auch für den Anteil der Arzneimittelausgaben an den Gesamtausgaben für das Gesundheitswesen und ebenso für die Entwicklung der Ausgaben seit Anfang der 1990er-Jahre (SVR 2005: 288 f.). Es dürfte insbesondere darauf zurückzuführen sein, dass Generika in Deutschland einen hohen Anteil am Gesamtmarkt haben und die Zahl der Verordnungen seit langem tendenziell sinkt (Nink/Schröder 2007: 229). Kritisiert werden allerdings die im internationalen Vergleich hohen Arzneimittelpreise, insbesondere auch für Generika (Schwabe 2007b: 41 ff.).

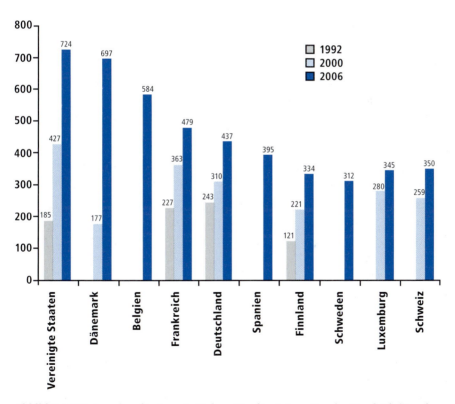

Abbildung 7-1: Ausgaben für Arzneimittel pro Kopf im internationalen Vergleich (Angaben in Dollar-Kaufkraftparitäten)

7.3
Organisation

Die Organisation der Arzneimittelversorgung wird im Folgenden entlang der Versorgungskette von der Herstellung über den Vertrieb bis zur Abgabe an die Verbraucher dargestellt.

7.3.1
Herstellung

Für die Herstellung von Arzneimitteln ist in Deutschland eine staatliche **Erlaubnis** durch die hierfür zuständigen Landesbehörden erforderlich (§ 13 AMG). Voraussetzung für die Erteilung der Erlaubnis ist insbesondere der Nachweis der erforderlichen Sachkenntnis, beispielsweise durch die Approbation als Apotheker oder ein abgeschlossenes Hochschulstudium der Pharmazie, Chemie, Biologie oder Humanmedizin (§ 15 AMG).

Die industriellen Hersteller von Arzneimitteln in Deutschland können in drei Gruppen unterteilt werden, die sich auch in getrennten Interessenverbänden organisiert haben.

- Im Bundesverband der Pharmazeutischen Industrie (BPI) haben sich ca. 260 überwiegend kleine und mittelständische Unternehmen zusammengeschlossen, darunter vor allem auch die Generika-Hersteller.[102]
- Der Verband Forschender Arzneimittelhersteller (VFA) repräsentiert ca. 40 forschende Arzneimittelhersteller, darunter die großen Pharma-Konzerne.[103]
- Der Bundesfachverband der Arzneimittelhersteller (BAH) vertritt ca. 320 Mitgliedsunternehmen, die vor allem nicht verschreibungspflichtige Arzneimittel herstellen.[104]

7.3.2
Zulassung

Fertigarzneimittel dürfen in Deutschland nur in den Verkehr gebracht werden, wenn sie von der zuständigen Bundesbehörde oder der EU zugelassen sind (§ 21

---

102 Informationen unter http://www.bpi.de
103 Informationen unter http://www.vfa.de
104 Informationen unter http://www.bah-bonn.de

AMG). Homöopathische Arzneimittel bedürfen in der Regel keiner Zulassung, sondern sind lediglich bei der zuständigen Bundesbehörde zu registrieren (§ 38 AMG). Für die **Zulassung** muss das pharmazeutische Unternehmen die Wirksamkeit, Unbedenklichkeit und pharmazeutische Qualität des Produkts durch entsprechende Unterlagen nachweisen, darunter insbesondere auch die Ergebnisse klinischer Prüfungen (§ 22 AMG). Die Zulassung erfolgt auf Grundlage einer Prüfung der eingereichten Unterlagen und erlischt in der Regel nach fünf Jahren, sofern nicht zuvor eine Verlängerung beantragt und bewilligt wurde (§ 31 Abs. 1 AMG). Nach ihrer Verlängerung gilt die Zulassung unbefristet. Zuständig für die Arzneimittelzulassung sind das Bundesinstitut für Arzneimittel und Medizinprodukte (BfArM) und das Paul-Ehrlich-Institut (PEI).[105]

Seit 1995 kann die Zulassung von Arzneimitteln auch EU-weit erfolgen. Es werden dabei ein zentrales und ein dezentrales Verfahren sowie ein Verfahren der gegenseitigen Anerkennung unterschieden. Bei dem **zentralen Zulassungsverfahren** erfolgt die Erstzulassung durch die Europäische Arzneimittelagentur (EMEA) und hat Gültigkeit für alle EU-Mitgliedsstaaten. Bei dem **dezentralen Zulassungsverfahren** wird die Zulassung in mehreren Mitgliedsstaaten parallel beantragt. Besteht bereits in einem Mitgliedsstaat eine Zulassung, so kann in einem **Verfahren der gegenseitigen Anerkennung** die Anerkennung der bestehenden Zulassung in anderen Mitgliedsstaaten beantragt werden.

Neu zugelassene Arzneimittel erhalten einen **Patentschutz** mit einer Laufzeit von 20 Jahren. Während dieses Zeitraums darf allein der Hersteller dieses Präparat vertreiben und den Verkaufspreis festlegen. Nach Ablauf des Patentschutzes kann das betreffende Arzneimittel als **Generika** (Nachahmerprodukt) auch von anderen Herstellern produziert und unter dem internationalen Freinamen oder mit neuem Handelsnamen auf den Markt gebracht werden. Generika werden in der Regel zu einem deutlich niedrigeren Preis angeboten. Im Jahr 2005 lagen die Kosten einer vergleichbaren Generika-Verordnung um durchschnittlich 25 % unter denen des jeweiligen Orginalpräparats (Schwabe 2007b: 18). Der Anteil der Generika an der Gesamtzahl aller Verordnungen für GKV-Versicherte lag Anfang 2009 bei ca. 70 %, der Anteil am Brutto-Umsatz aller Arzneimittel bei ca. 37 % (GAmSi 2009).

Obwohl Generika im Vergleich zu Originalpräparaten preisgünstiger sind, gibt es international doch deutliche Unterschiede. Wie bereits erwähnt, liegen die Generika-Preise in Deutschland vielfach deutlich über denen, die vom selben Hersteller für dasselbe Präparat in anderen Ländern verlangt werden. Um dem

---

105 Weiterführende Informationen zu den verschiedenen Zulassungs- und Registrierungsverfahren bietet die Internetseite des BfArM (http://www.bfarm.de).

zu begegnen, wurde mit dem AVWG ab dem 1. April 2006 ein zehnprozentiger Preisabschlag für alle Arzneimittel im generikafähigen Marktsegment beschlossen (§ 130a Abs. 3b SGB V).

Ebenfalls primär auf die Generika-Preise zielen zwei weitere Neuregelungen durch das AVWG 2006. In den letzten Jahren war es zur weit verbreiteten Praxis geworden, dass Apotheken insbesondere von Generika-Herstellern teilweise erhebliche Naturalrabatte in Form kostenloser Arzneimittel erhielten, ohne diese an die Endverbraucher weiterzugeben (Nink/Schröder 2007: 210; Schwabe 2007b: 16, 36). Das Volumen wurde auf ca. 1,1 Mrd. Euro geschätzt (Schwabe 2007b: 36). Durch das AVWG wurde ab dem 1. Mai 2006 die Gewährung von Naturalrabatten verboten in der Erwartung, dass der Kostenvorteil nun den Krankenkassen zugute kommen wird (Art. 2 AVWG).

Um den Absatz ihrer Produkte zu fördern, waren Generika-Hersteller zudem in den letzten Jahren zunehmend als Sponsoren von Praxissoftware aufgetreten. Die von ihnen gesponserten Programme für Arzneimittelverordnungen zielten auf die Beeinflussung der Ärzte durch Werbung für die eigenen Produkte. So wurden die Präparate des Sponsors bei der Abfrage von Arzneimittelvorschlägen zuerst gelistet (Schwabe 2007b: 34). Seit dem 1. Mai 2007 dürfen Vertragsärzte nun nur noch von der KBV zertifizierte manipulationsfreie Programme verwenden (§ 73 Abs. 8 SGB V).

7.3.3
Vertrieb und Handel

Nicht nur die Herstellung von Arzneimitteln ist in Deutschland staatlich geregelt, sondern auch der Vertrieb und Handel. Ein zugelassenes Fertigarzneimittel durchläuft in der Regel zwei Vertriebsstufen. Vom Hersteller wird es an pharmazeutische Großhändler abgegeben, die ihrerseits die Apotheken beliefern.

Auch für den pharmazeutischen **Großhandel** bedarf es einer Erlaubnis der zuständigen Landesbehörde (§ 52a AMG), und zudem ist der Vertriebsweg gesetzlich geregelt. Der Arzneimittelgroßhandel wird unterschieden in den vollsortierten und teilsortierten Großhandel. Während der vollsortierte Großhandel den gesamten Bedarf der Apotheken abdeckt, beschränkt sich der teilsortierte Großhandel auf bestimmte Hersteller oder Therapierichtungen.[106]

---

[106] Nähere Informationen und Daten zum pharmazeutischen Großhandel sind auf der Internetseite des Verbandes der vollsortierten Pharmagroßhändler zu finden (http://www.phagro.de).

Der **Einzelhandel** mit Arzneimittel erfolgt je nach Art des Arzneimittels in Apotheken oder Drogerien und Lebensmittelmärkten. Außerhalb von Apotheken dürfen allerdings nur hierfür ausdrücklich freigegebene **freiverkäufliche Arzneimittel** abgegeben werden. Für die Abgabe freiverkäuflicher Arzneimittel verlangt das Arzneimittelgesetz zudem den Nachweis, dass die mit dem Verkauf dieser Produkte beauftragten Personen eine gewisse Sachkenntnis besitzen, beispielsweise über die richtige Lagerung, Kennzeichnung und die einschlägigen Vorschriften des Arzneimittelrechts (§ 50 AMG).

Alle übrigen Arzneimittel gelten als apothekenpflichtig und dürfen nur in Apotheken abgeben werden. **Apotheken** wiederum unterliegen besonderen Anforderungen an die räumliche, sachliche und personelle Ausstattung. Sie haben einen gesetzlichen Auftrag zu erfüllen, ihnen «obliegt die im öffentlichen Interesse gebotene Sicherstellung einer ordnungsgemäßen Arzneimittelversorgung» (§ 1 ApoG). Wer eine Apotheke betreiben will, braucht hierzu eine staatliche Erlaubnis (§ 1 Abs. 2 ApoG). Die Erlaubnis zum Betrieb einer Apotheke wird durch die für die Arzneimittelversorgung zuständige Landesbehörde erteilt und ist an eine Reihe von Voraussetzungen gebunden (§ 2 ApoG). So ist beispielsweise die deutsche Approbation als Apotheker erforderlich und es muss der Nachweis erbracht werden, dass die in der Apothekenbetriebsverordnung geforderten Räume vorhanden sind. Mit der Erlaubnis wird der Eigentümer zugleich auch zur persönlichen Leitung der Apotheke verpflichtet (§ 7 ApoG). Eine Verpachtung der Apotheke ist nur in bestimmten vom Apothekengesetz genannten Fällen zulässig (§ 9 ApoG).

Bis Ende 2003 durfte ein approbierter Apotheker nur eine Apotheke besitzen. Dieses so genannte «Mehrbesitzverbot» wurde durch das GKV-Modernisierungsgesetz 2004 aufgehoben. Seit dem 1. Januar 2004 dürfen Apotheker bis zu drei **Filialapotheken** betreiben (§ 1 Abs. 2 ApoG), die Filialen müssen allerdings innerhalb desselben Kreises, derselben kreisfreien Stadt, benachbarter Kreise oder kreisfreier Städte wie die Hauptapotheke liegen.

Seit dem 1. Januar 2004 ist in Deutschland auch der **Versandhandel** mit Arzneimitteln grundsätzlich zugelassen. Er bedarf allerdings einer gesonderten Erlaubnis, die nur Inhabern einer Erlaubnis zum Betrieb einer öffentlichen Apotheke erteilt wird. Die Erlaubnis zum Versandhandel wird zudem nur erteilt, wenn sich der Antragsteller schriftlich zur Erfüllung einer Reihe von Anforderungen verpflichtet, die in § 11a ApoG festgelegt sind. Dazu zählt insbesondere die Zusicherung, dass der Versand aus einer öffentlichen Apotheke erfolgt und ein Qualitätssicherungssystem mit den in § 11a Apothekengesetz genannten Elementen vorgehalten wird. Dies sind unter anderem die ordnungsgemäße Verpackung für den Versand, die Auslieferung an den Auftraggeber, gegebenenfalls auch die persönliche Aushändigung an eine namentlich benannte Person und die Vorhaltung einer deutschsprachigen Beratung durch pharmazeutisches Personal.

Im Unterschied zu öffentlichen Apotheken stehen **Krankenhausapotheken** nicht dem Publikumsverkehr offen, sondern dienen als Abteilung eines Krankenhauses in erster Linie der Arzneimittelversorgung der stationären Krankenhauspatienten. Seit dem 1. Januar 2004 ist ihnen unter bestimmten Voraussetzungen aber auch die Abgabe von Arzneimitteln im Rahmen ambulanter Behandlungen des Krankenhauses erlaubt (§ 129a SGB V; § 14 ApoG). Hierzu bedarf es allerdings eines gesonderten Vertrages mit den Krankenkassen, der nicht nur die Abgabe der Arzneimittel regelt, sondern auch eine Preisvereinbarung beinhaltet.

7.4
Preisbildung und Vergütung

Auch die Preisbildung im Arzneimittelmarkt unterliegt einer staatlichen Regulierung, die sich vor allem auf die Handelsspannen des Groß- und Einzelhandels bezieht. Der Apothekenabgabepreis ergibt sich aus einem mehrstufigen System. Der Hersteller ist in seiner Gestaltung des Herstellerabgabepreises frei. Der Großhandel berechnet einen Großhandelszuschlag und gibt das Arzneimittel zum Apothekenpreis an die Apotheken ab. Die Apotheken berechnen ihrerseits einen Apothekenzuschlag sowie die Umsatzsteuer und geben das Arzneimittel zum Apothekenverkaufspreis an die Endverbraucher ab. Den Krankenkassen müssen sie allerdings einen gesetzlich vorgegebenen Preisabschlag (Apothekenrabatt) gewähren, der durch das GKV-Wettbewerbsstärkungsgesetz ab dem 1. April 2007 auf 2,30 Euro je Arzneimittel festgesetzt wurde (§ 130 Abs. 1 SGB V).

Die **Arzneimittelpreisverordnung** (AMPreisV) gibt Höchstgrenzen für die Handelsspannen bei Fertigarzneimitteln sowohl für den Großhandel als auch für die Apotheken vor. Die maximal zulässigen Großhandelszuschläge sind degressiv nach Preisgruppen gestaffelt, so dass der Zuschlag bei einem höheren Herstellerpreis zwar absolut steigt, prozentual zum Herstellerpreis aber sinkt.

Aufgrund dieser Rahmenbedingungen ergaben sich 2005 durchschnittlich folgende Preisanteile (Nink/Schröder 2007: 214):

- Herstellerabgabepreis 59,2 %
- gesetzlicher Abschlag 6,7 %

- Mehrwertsteuer 13,8 %
- Großhandel 4,1 %
- Apotheken 16,2 %.

Um die Arzneimittelausgaben der Krankenkassen kontrollieren und begrenzen zu können, werden seit 1989 für einen Teil der von der GKV finanzierten Arzneimittel so genannte **Festbeträge** festgesetzt. Die Festsetzung von Festbeträgen erfolgt zweistufig (§ 35 SGB V). Zunächst bestimmt der Gemeinsame Bundesausschuss, für welche Gruppen von Arzneimitteln Festbeträge festgesetzt werden können. Auf Grundlage dieser Entscheidung setzen die Spitzenverbände der GKV gemeinsam den jeweiligen Festbetrag für das Arzneimittel fest. Die Liste der **Festbetragsarzneimittel** wird von den Krankenkassen dem Deutschen Institut für medizinische Dokumentation und Information (DIMDI) übermittelt und ist von diesem vierteljährlich aktualisiert im Internet zu veröffentlichen. Auf Festbetragsarzneimittel entfielen Anfang 2009 ca. 76 % der Verordnungen und 43 % des Umsatzes (GAmSi 2009).

Ist für ein Arzneimittel ein Festbetrag festgesetzt, so trägt die Krankenkasse die Kosten bis zur Höhe des Festbetrages (§ 31 Abs. 2 SGB V). Übersteigt der Apothekenabgabepreis eines Arzneimittels, das zu einer Arzneimittelgruppe mit vereinbartem Festbetrag gehört, diesen Betrag, so trägt die Krankenkasse nur die Kosten bis zur Höhe des Festbetrages. Die Versicherten müssen die Differenz zwischen Festbetrag und Apothekenpreis zahlen. Festbeträge haben faktisch die Funktion einer Preisobergrenze für die betreffenden Arzneimittel. Wird für ein Arzneimittel ein Festbetrag festgesetzt, so passt der Hersteller in der Regel den Verkaufspreis diesem Festbetrag an. Macht er dies nicht, so geht er das Risiko ein, dass dieses Arzneimittel von vielen Ärzten nicht verschrieben oder von Patienten nicht gekauft wird. Mitte 2003 waren 98 % der Fertigarzneimittelpackungen, für die ein Festbetrag festgesetzt war, auch tatsächlich zum Festbetrag erhältlich. Für lediglich 2 % wurde ein höherer Preis verlangt (BKK 2003).

Nur sehr selten weigern sich Hersteller, ihre Preise auf das Festbetragsniveau zu senken, so wie im Sommer 2004 der Weltmarktführer Pfitzer mit seinem Präparat Sortis. Dieses Medikament war folglich für Patienten nur noch mit entsprechend hohen Zuzahlungen zu erhalten. Die Folge war ein Umsatzeinbruch bei diesem Präparat um über 80 %, der aber offenbar mit Blick auf das weltweite Geschäft in Kauf genommen wurde (Nink/Schröder 2007: 200).

Durch das Arzneimittel-Wirtschaftlichkeitsgesetz wurde das Instrument der Festbeträge weiter ausgebaut. Festbeträge dürfen seit Mitte 2006 nicht höher sein als der höchste Abgabepreis einer Standardpackung des unteren Preisdrittels und Krankenkassen können ihre Versicherten von der Zuzahlung befreien, wenn der Preis eines Arzneimittel um mindestens 30 % niedriger ist als der jeweils gültige Festbetrag (§ 35 Abs. 5, § 31 Abs. 3 SGB V). Noch vor Inkrafttreten des Gesetzes senkten bereits führende Hersteller von Generika ihre Preise teilweise um bis zu 34 %, so dass aufgrund dieser Regelung am 1. Juli 2006 bereits mehr als 2000 Arzneimittel zuzahlungsfrei waren (Schwabe 2007b: 39). Am 28. August 2006 beschlossen die Spitzenverbände der GKV eine Liste mit Zuzahlungsbefreiungsgrenzen für zahlreiche Arzneimittel, die zum 1. November 2006 gültig wurde. Unterschreitet der Apothekenabgabepreis eines Arzneimittels die in der Liste definierten Preisgrenzen, so sind durch diesen Beschluss alle Versicherten der GKV von Zuzahlungen für dieses Arzneimittel freigestellt. Am 1. November 2006 waren dadurch bereits mehr als 9000 Arzneimittel von der Zuzahlung befreit (ABDA 2007). Es ist damit zu rechnen, dass aufgrund von Preissenkungen der Hersteller im Laufe der Zeit weitere hinzukommen werden.[107]

Trotz dieser neueren Entwicklung sind für Arzneimittel grundsätzlich weiterhin **Zuzahlungen** zu leisten. Bis Ende 2003 waren sie prozentual zum Abgabepreis zu entrichten. Durch das GKV-Modernisierungsgesetz wurde dies geändert. Versicherte der GKV, die das 18. Lebensjahr vollendet haben, müssen seit dem 1. Januar 2004 im Prinzip für jedes verordnete Arzneimittel 10 % des Abgabepreises zuzahlen, mindestens 5 Euro und höchstens 10 Euro, jedoch jeweils nicht mehr als den Abgabepreis (§ 31 i. V. m. § 61 SGB V). Die Zuzahlung ist bei der Arzneimittelabgabe an die Apotheke zu entrichten und mindert deren Rechnungsbetrag gegenüber der Krankenkasse. Wie bereits erwähnt, fallen aber nicht für alle Arzneimittel Zuzahlungen an. Bereits im Jahr 2005 wurde die Hälfte aller verordneten Arzneimittel mit einem Umsatzvolumen von 11,5 Mrd. Euro ohne Zuzahlung abgegeben (Schwabe 2007b: 39).

Ein weiteres Instrument der Krankenkassen zur Ausgabenkontrolle in der Arzneimittelversorgung sind die so genannten **Rabattverträge**. Bereits seit dem 1. Januar 2003 können Krankenkassen Preisnachlässe mit pharmazeutischen Unternehmen vereinbaren (§ 130a Abs. 8 SGB V). Zwar wurden im Gefolge dieser Neuregelung eine Reihe von Rabattverträgen abgeschlossen, sie stießen allerdings auf energischen Widerstand insbesondere derjenigen Arzneimittel-

---

107 Die jeweils aktuelle Liste der zuzahlungsfreien Arzneimittel ist auf mehreren Internetseiten zu erhalten, so u. a. auch einer Seite des ABDA (http://www.aponet.de). Der BKK-Bundesverband ist innerhalb der GKV für die Arzneimittelversorgung federführend und veröffentlicht auf seiner Internetseite eine wöchentlich aktualisierte Liste mit Suchfunktion (http://www.bkk.de).

hersteller, die bei der Vergabe solcher Verträge nicht berücksichtigt wurden. Zahlreiche Klagen wurden in den letzten Jahren eingereicht und dadurch verzögerte sich die von den Kassen angestrebte Ausweitung dieser Verträge.

Vorreiter in Sachen Arzneimittel-Rabattverträge im Generikabereich waren die Ortskrankenkassen. In einer neuen Ausschreibungsrunde der AOK im Jahr 2009 erfolgte eine europaweite Ausschreibung und den Zuschlag erhielten sowohl große Hersteller als auch kleinere Unternehmen. Nachdem alle 52 gegen die AOK-Ausschreibung eingereichten Klagen abgewiesen worden waren, konnten zum 1. Juni 2009 bundesweit geltende neue Rabattverträge für insgesamt 63 Wirkstoffgruppen mit 22 Bietern oder Bietergemeinschaften in Kraft treten. Die Verträge wurden für die Laufzeit von zwei Jahren abgeschlossen und umfassen ein Umsatzvolumen von ca. 2,3 Mrd. Euro (Basisjahr 2007). Die vereinbarten Preisnachlässe sollen nach Angaben des AOK-Bundesverbandes Einsparungen im dreistelligen Millionenbereich erbringen (AOK 2009a).

Die Arzneimittelversorgung der **Privatpatienten** unterscheidet sich von der der GKV-Versicherten im Wesentlichen nur durch die Art der Kostenübernahme. Während Versicherte der GKV Arzneimittel als Sachleistung erhalten, gilt in der privaten Krankenversicherung auch für die Arzneimittelversorgung das Kostenerstattungsprinzip. Der Versicherte hat bei der Abgabe des Arzneimittels den vollen Apothekenpreis zu zahlen und erhält je nach Festlegung im Versicherungsvertrag den Kaufpreis voll oder teilweise erstattet.

Literatur

Daten zur Arzneimittelversorgung

ABDA, Bundesvereinigung Deutscher Apothekerverbände (lfd. Jge.): Zahlen, Daten, Fakten. Download unter: http.//www.abda.de/zdf.html.
BPI, Bundesverband der Pharmazeutischen Industrie (lfd. Jge.): Pharma-Daten. Download unter: http://www.bpi.de.
BKK, Bundesverband der Betriebskrankenkassen (lfd. Jge.): Arzneimittel Vertragspolitik. Essen: BKK-Bundesverband. Download unter: http://www.bkk.de.
GAmSi, GKV Arzneimittel Schnellinformation (lfd. Jge.): Der Arzneimittelmarkt in Deutschland. Download unter: http://www.gamsi.de.
Statistisches Bundesamt (lfd. Jge.): Gesundheitsberichterstattung des Bundes. Online unter: http://www.gbe-bund.de.
VFA, Verband Forschender Arzneimittelhersteller e. V. (lfd. Jge.): Die Arzneimittelindustrie in Deutschland. Download unter: http://www.vfa.de.

System der Arzneimittelversorgung

SVRKAiG, Sachverständigenrat für die Konzertierte Aktion im Gesundheitswesen (2002): Gutachten 2000/2001. Bedarfsgerechtigkeit und Wirtschaftlichkeit. Addendum: Zur

Steigerung von Effizienz und Effektivität der Arzneimittelversorgung in der Gesetzlichen Krankenversicherung (GKV). Baden-Baden: Nomos.

SVR, Sachverständigenrat zur Begutachtung der Entwicklung im Gesundheitswesen (2005): Koordination und Qualität im Gesundheitswesen. Gutachten 2005. BT-Drs. 15/5670 vom 09.06.2005.

Schwabe, U.; Paffrath, D. (lfd. Jge.): Arzneiverordnungs-Report. Berlin/Heidelberg/New York: Springer.

Informationen über den aktuellen Stand der Rechtsvorschriften zur Arzneimittelversorgung sowie Hintergrundinformationen zur Arzneimittelversorgung bietet das BMG auf seiner Internetseite (http://www.bmg.bund.de).

Informationen über das nationale wie auch EU-weite Zulassungsverfahren sowie Daten über zugelassene und registrierte Arzneimittel sind auf der Internetseite des Bundesinstituts für Arzneimittel und Medizinprodukte veröffentlicht (http://www.bfarm.de) sowie auf der Internetseite des Paul-Ehrlich-Instituts (http://www.pei.de).

8 Die Krankenhausversorgung

Krankenhäuser nehmen in Deutschland eine zentrale Funktion für die Krankenversorgung wahr, nicht nur weil sie an einem Ort gebündelt sachliche und personelle Kapazitäten für die Diagnostik und Therapie schwerer Erkrankungen und Verletzungen vorhalten, sondern auch weil sie eine wesentliche Rolle bei der Ausbildung von Gesundheitsberufen spielen. Die besondere Bedeutung der Krankenhäuser zeigt sich auch daran, dass mehr als ein Viertel der Beschäftigten des Gesundheitswesens in Krankenhäusern arbeitet.

Welche Organisationen in Deutschland als Krankenhäuser gelten, ist gesetzlich definiert. Gemäß Krankenhausfinanzierungsgesetz (KHG) sind Krankenhäuser «Einrichtungen, in denen durch ärztliche und pflegerische Hilfeleistung Krankheiten, Leiden oder Körperschäden festgestellt, geheilt oder gelindert werden sollen oder Geburtshilfe geleistet wird und in denen die zu versorgenden Personen untergebracht und verpflegt werden können» (§ 2 KHG).

Für Krankenhäuser, die zur Versorgung von Versicherten der GKV zugelassen werden sollen, stellt der § 107 Abs. 1 SGB V höhere Anforderungen, als sie vom KHG genannt werden. Im Sinne des SGB V können als Krankenhäuser nur Einrichtungen gelten,

- die der Krankenhausbehandlung oder Geburtshilfe dienen
- die fachlich-medizinisch unter ständiger ärztlicher Leitung stehen
- die über ausreichende, ihrem Versorgungsauftrag entsprechende diagnostische und therapeutische Möglichkeiten verfügen
- die nach wissenschaftlich anerkannten Methoden arbeiten

- die mithilfe von jederzeit verfügbarem ärztlichem, Pflege-, Funktions- und medizinisch-technischem Personal darauf eingerichtet sind
- die vorwiegend durch ärztliche und pflegerische Hilfeleistung Krankheiten der Patienten erkennen, heilen, ihre Verschlimmerung verhüten und Krankheitsbeschwerden lindern oder Geburtshilfe leisten
- und in denen Patienten untergebracht und verpflegt werden können.

Seit 1991 werden Krankenhäuser in zwei große Gruppen eingeteilt: die allgemeinen Krankenhäuser und die sonstigen Krankenhäuser. Als **allgemeine Krankenhäuser** werden alle Krankenhäuser bezeichnet, die nicht ausschließlich psychiatrische und/oder neurologische Betten vorhalten. Als **sonstige Krankenhäuser** gelten alle Krankenhäuser mit ausschließlich psychiatrischen und/oder neurologischen Betten sowie reine Tages- und Nachtkliniken, in denen Patienten teilstationär versorgt werden.

Das «durchschnittliche» allgemeine Krankenhaus in Deutschland

- hat 200 bis 300 Betten
- verfügt über vier medizinische Fachabteilungen, darunter in der Regel eine Abteilung für Innere Medizin, eine chirurgische Abteilung sowie eine Abteilung für Gynäkologie und Geburtshilfe
- erhält ein Budget in Höhe von ca. 25 Mio. Euro
- beschäftigt ca. 500 Mitarbeiter, darunter ca. 50 Ärzte und ca. 200 Pflegekräfte
- und versorgt ca. 8000 vollstationäre Fälle im Jahr.

Von den Krankenhäusern abgegrenzt und unterschieden werden **Vorsorge- und Rehabilitationseinrichtungen**. Sie dienen der Krankheitsvorsorge oder rehabilitativen Versorgung, beispielsweise im Rahmen einer Kur oder einer Anschlussheilbehandlung nach einem Krankenhausaufenthalt, um den Erfolg der Krankenhausbehandlung zu sichern (§ 107 Abs. 2 SGB V).

Entsprechend ihrer **Trägerschaft** werden die Krankenhäuser unterteilt in öffentliche, freigemeinnützige und private.[108]

Zu den **öffentlichen Krankenhäusern** zählen die Krankenhäuser kommunaler Gebietskörperschaften (Gemeinden, Landkreise etc.), der Länder und des Bundes sowie die Kliniken von Körperschaften des öffentlichen Rechts (z. B. Berufsgenossenschaften). Rechtlich verselbständigte Krankenhäuser, wie

---

[108] International üblich ist eher eine Einteilung in zwei Gruppen, öffentliche und private, wobei die freigemeinnützigen Träger in der Regel den privaten zugerechnet werden.

zum Beispiel zu einer GmbH umgewandelte kommunale Kliniken, werden den öffentlichen Krankenhäusern zugerechnet, wenn die entsprechende Gebietskörperschaft mit mehr als 50 % des Kapitals oder des Stimmrechts beteiligt ist. Während kommunale Träger traditionell einen erheblichen Teil der Versorgung mit allgemeinen Krankenhäusern sicherstellen, betreiben die Länder Universitätskliniken sowie psychiatrische Krankenhäuser. Der Bund unterhält lediglich Bundeswehrkrankenhäuser. Trotz eines erheblichen Bettenabbaus und des Verkaufs insbesondere kommunaler Kliniken leisten die öffentlichen Krankenhäuser gegenwärtig immer noch den Hauptteil der stationären Krankenversorgung, allerdings mit deutlich sinkender Tendenz. Im Jahr 2007 befanden sich ca. 33 % der allgemeinen Krankenhäuser in öffentlicher Trägerschaft, die insgesamt ca. 49 % der Krankenhausbetten vorhielten. Im Jahr 1991 befanden sich noch 46 % der Krankenhäuser in öffentlicher Trägerschaft und hielten ca. 61 % der Betten vor (s. **Tab. 8-1**). Öffentliche Krankenhäuser sind in allen Versorgungsstufen tätig, ihre besondere Bedeutung liegt aber vor allem in der Sicherstellung des Versorgungsangebotes höherer Versorgungsstufen, insbesondere durch große kommunale Krankenhäuser und Universitätskliniken.

Tabelle 8-1: Allgemeine Krankenhäuser und Betten nach Trägerschaft

	1991		1995		2000		2007		1991–2007
	Anzahl	in %	Anzahl	in %	Anzahl	in %	Anzahl	in %	in %
Allgemeine Krankenhäuser	2 164	100,0	2 081	100,0	2 003	100,0	1 791	100,0	−17,2
davon									
• Öffentliche	996	46,0	863	41,5	744	37,1	587	32,8	−41,1
• Freigemeinnützige	838	38,7	845	40,5	813	40,6	678	37,8	−19,1
• Private	330	15,2	373	17,9	446	22,3	526	29,4	59,4
Betten	598 073	100,0	564 624	100,0	523 114	100,0	468 169	100,0	−21,7
davon									
• Öffentliche	367 198	61,4	319 999	56,7	283 537	54,2	222 971	49,1	−37,4
• Freigemeinnützige	206 873	34,6	212 459	37,6	200 611	38,3	167 739	35,8	−18,9
• Private	24 002	4,0	32 166	5,7	38 966	7,4	70 459	15,0	193,6

Quelle: Statistisches Bundesamt

Als **freigemeinnützige Krankenhäuser** gelten Krankenhäuser von Trägern, die mit dem Betrieb des Krankenhauses religiöse, humanitäre oder soziale Zwecke verfolgen. Hierzu zählen vor allem die beiden großen Kirchen mit ihren Wohlfahrtsorganisationen Diakonie und Caritas. Aber auch andere Religionsgemeinschaften unterhalten eigene Krankenhäuser, so beispielsweise die jüdischen Gemeinden. Eine weitere bedeutende Gruppe der freigemeinnützigen Krankenhausträger sind die Verbände der freien Wohlfahrtspflege, beispielsweise das Deutsche Rote Kreuz, der Paritätische Wohlfahrtsverband, die Johanniter oder die Arbeiterwohlfahrt. Freigemeinnützige Krankenhäuser sind nach den öffentlichen Krankenhäusern die zweite tragende Säule der stationären Krankenversorgung und hielten im Jahr 2007 ca. 36 % des Bettenangebotes vor. Sie sind überwiegend in der Grund- und Regelversorgung, aber auch der Schwerpunktversorgung tätig.

Als **private Krankenhäuser** gelten Kliniken von Trägern, die erwerbswirtschaftliche Ziele verfolgen. Unter den allgemeinen Krankenhäusern sind es überwiegend kleine Belegkrankenhäuser[109] im Eigentum niedergelassener Ärzte mit einem nur geringen Anteil an der Gesamtbettenzahl. Das durchschnittliche private Allgemeinkrankenhaus hatte Anfang der 1990er-Jahre nur ca. 70 Betten. Seitdem ist der Anteil privater Träger im Bereich der mittleren und größeren Krankenhäuser allerdings deutlich gestiegen, vor allem durch die Übernahme zahlreicher kommunaler Kliniken und neuerdings auch von Universitätskliniken durch private Klinikketten wie beispielsweise die Rhön Klinikum AG, die Helios Kliniken, die Paracelsus Kliniken oder die Sana Kliniken. Spektakulärster Fall war der Verkauf der zuvor fusionierten Universitätskliniken Marburg und Gießen an die Rhön Klinikum AG im Jahr 2006. Auf private Träger entfielen im Jahr 2007 ca. 29 % der Krankenhäuser und ca. 15 % des Bettenangebotes allgemeiner Krankenhäuser. Der Trend zu größeren Krankenhäusern zeigt sich auch an der Entwicklung der Durchschnittsgröße privater Kliniken. Im Jahr 2000 hatte eine private Klinik durchschnittlich bereits ca. 90 Betten und im Jahr 2007 ca. 130. Zum Vergleich: Öffentliche Krankenhäuser hatten 2007 durchschnittlich ca. 390 Betten und freigemeinnützige ca. 250 Betten.

Die **innere Organisation** der Krankenhäuser ruht in der Regel auf drei «Säulen», dem ärztlichen Dienst, dem Pflegedienst und dem Wirtschafts- und Verwaltungsdienst. Jede dieser drei «Säulen» hat in der traditionellen Kran-

---

109 Belegkrankenhäuser verfügen in der Regel – wenn überhaupt – nur über wenige fest angestellte Ärzte. Sie halten Operationsräume und so genannte «Belegbetten» vor, die auf Grundlage einer vertraglichen Vereinbarung und gegen entsprechende Vergütung von niedergelassenen Ärzten für kleinere chirurgische Eingriffe und die stationäre Versorgung ihrer Patienten genutzt werden können.

kenhausorganisation eine eigene Führungsstruktur, die in der Krankenhausleitung zusammengeführt wird. Die Krankenhausleitung besteht zumeist aus drei Personen, dem kaufmännischen Direktor, dem ärztlichen Direktor und der Pflegedirektorin. Seit Anfang der 1990er-Jahre ist allerdings ein Trend zu beobachten, dass – häufig im Zusammenhang mit einer Rechtsformänderung – an die Spitze eines Krankenhauses ein Geschäftsführer berufen wird, der die Gesamtverantwortung wahrnimmt und das Direktorium leitet. Die Position des ärztlichen Direktors, in der traditionellen Krankenhausorganisation von einem der Chefärzte nebenberuflich ausgeübt, wird zudem zunehmend als hauptberufliche Tätigkeit ausgeschrieben. In größeren Klinikverbünden wird häufig auch ein Vorstand über den jeweiligen Krankenhausleitungen der Einzelkliniken gebildet, der die Führung des Gesamtunternehmens wahrnimmt. Im Rahmen einer rechtlichen und wirtschaftlichen Verselbständigung von öffentlichen Krankenhäusern wird zudem vielfach auch die Aufsichtsfunktion von der zuständigen Behörde auf einen mit unabhängigen Personen besetzten Aufsichtsrat oder Verwaltungsrat übertragen. Allerdings behält sich die jeweilige Gebietskörperschaft oder das Land als Eigentümer in der Regel weiterhin die Letztentscheidungskompetenz vor, zumindest bei grundsätzlichen Entscheidungen oder solchen, die mit erheblichen finanziellen Risiken verbunden sind (Meinhold 2000a, 2000b, 2001).

Die traditionelle Organisationsstruktur deutscher Krankenhäuser ist stark an medizinischen Fachgebieten orientiert, wie sie in der Weiterbildungsordnung für Ärzte definiert sind. In den letzten Jahren, insbesondere auch im Zusammenhang mit der Umstellung auf DRG-Fallpauschalen, stellen vor allem große Krankenhäuser ihre Aufbauorganisation aber zunehmend auf Departments oder Zentren um, die sich weniger an den medizinischen Fachgebieten orientieren, sondern stärker an Erkrankungen und Organsystemen (vgl. u. a. Behrends 2000). Dadurch soll die interdisziplinäre Zusammenarbeit in der Patientenversorgung gefördert und zugleich auch die Wirtschaftlichkeit des Krankenhauses erhöht werden, beispielsweise durch die Optimierung der Ablauforganisation.

Die Rahmenbedingungen für Krankenhäuser haben sich in den letzten Jahren, vor allem durch zahlreiche Reformen der Krankenhausfinanzierung, erheblich verändert. Den Auftakt bildete 1993 die Einführung einer bis heute geltenden «Budgetdeckelung». Hatten sich die Krankenhausbudgets bis dahin vor allem an den Kosten der Krankenhäuser orientiert, ist die Budgetsteigerung seitdem an die Entwicklung der beitragspflichtigen Einnahmen der GKV-Mitglieder angebunden. In den Jahren 1995/96 erfolgte eine Umstellung der Krankenhausfinanzierung vom allgemeinen tagesgleichen Pflegesatz auf ein neues Mischsystem aus Basispflegesatz, Abteilungspflegesätzen, Sonderentgelten und

Fallpauschalen. Das Mischsystem sollte schrittweise zu einem reinen Fallpauschalensystem entwickelt werden. Mit dem GKV-Gesundheitsreformgesetz 2000 wurde dieser Weg aufgegeben und die Umstellung auf ein umfassendes Fallpauschalensystem auf Grundlage eines international bereits eingesetzten DRG-Systems beschlossen.[110] Die Umstellung von krankenhausspezifischen Vergütungen auf landesweit einheitliche Preise erfolgte schrittweise in den Jahren 2003 bis 2008 im Rahmen einer so genannten «Konvergenzphase». Ab dem 1. Januar 2009 sollten in allen Bundesländern für alle Leistungen, die mit DRG-Fallpauschalen vergütet werden, landesweit einheitliche Fallpauschalen gelten. Im Rahmen des KHRG 2009 wurde dieser Schritt jedoch um ein Jahr verschoben. Die Ende 2008 verbliebene Differenz zwischen krankenhausspezifischem Basisfallwert und dem jeweiligen Landesbasisfallwert wurde zum 1. Januar 2009 nur zur Hälfte angeglichen und die vollständige Angleichung wird erst zum 1. Januar 2010 erfolgen.

Ab 2010 sollen die landesweit einheitlichen Preise schrittweise zu einem bundesweit geltenden Durchschnittswert zusammengeführt werden (§ 10 KHEntG). In einer ersten Phase bis 2014 soll die Angleichung innerhalb eines Basisfallwertkorridors von +2,5 % bis –1,25 % erfolgen, und in einer darauf folgenden zweiten Phase sollen die Landesbasisfallwerte bis 2019 in einen bundeseinheitlichen Basisfallwert überführt werden.

8.1
Strukturmerkmale

Das System der stationären Krankenversorgung ist durch eine Reihe zentraler Merkmale geprägt:

- Sicherstellungsauftrag der Länder
- staatliche Krankenhausplanung
- duale Krankenhausfinanzierung
- Versorgungsaufträge und Versorgungsverträge
- krankenhausindividuelle Budget- und Pflegesatzverhandlungen
- freie Krankenhauswahl der Versicherten

---

110 Die Abkürzung DRG steht für Diagnosis Related Groups (diagnosebezogene Fallgruppen).

- gemeinsame Selbstverwaltung durch die Verbände der Krankenhausträger und Krankenkassen.

Sicherstellungsauftrag der Länder: Die Bundesländer haben den «Sicherstellungsauftrag» für die Krankenhausversorgung. Dies leitet sich aus dem Sozialstaatsgebot des Grundgesetzes ab, nach dem der Staat zur Daseinsvorsorge für seine Bürger verpflichtet ist. Diese Daseinsvorsorge schließt nach herrschender Rechtsauffassung auch die Sicherstellung einer bedarfsgerechten Krankenhausversorgung der Bevölkerung ein. Die Länder als Träger des staatlichen Sicherstellungsauftrages sind darum verantwortlich dafür, dass eine ausreichende Zahl leistungsfähiger Krankenhäuser in erreichbarer Nähe vorhanden ist. Daraus ergibt sich keine Verpflichtung der Länder, in eigener Trägerschaft Krankenhäuser zu betreiben, sondern der Auftrag, die Rahmenbedingungen so zu gestalten, dass anderen Trägern – insbesondere den freigemeinnützigen und privaten – der Betrieb bedarfsgerechter Krankenhäuser ermöglicht wird. Dies ist insofern auch im Interesse der Länder, als sie im Falle einer anhaltenden Unterversorgung (beispielsweise wenn kein anderer Träger zum Betrieb von Krankenhäusern in diesem Bundesland bereit wäre) aus eigenen Haushaltsmitteln eine bedarfsgerechte Krankenhausversorgung sicherstellen müssten. Auch wenn eine Reihe von Ländern ihren Sicherstellungsauftrag an die kommunalen Gebietskörperschaften übertragen hat, so bleiben sie doch letztverantwortlich. Wenn Gemeinden den ihnen übertragenen Auftrag nicht erfüllen können, muss das Land einstehen, das sich dieser Letztverantwortung nicht entäußern darf.

Staatliche Krankenhausplanung: Seit dem Inkrafttreten des Krankenhausfinanzierungsgesetzes 1972 sind die Länder verpflichtet, eine staatliche Krankenhausplanung durchzuführen, um den Bedarf an Krankenhausleistungen und Krankenhäusern in den verschiedenen Versorgungsregionen zu ermitteln und die zur Deckung dieses Bedarfes notwendigen und geeigneten Krankenhäuser in einen Krankenhausplan aufzunehmen, der regelmäßig fortzuschreiben ist. Die Krankenhausplanung ordnet die Krankenhäuser entsprechend ihrer Leistungsfähigkeit unterschiedlichen Versorgungsstufen zu (Grund-, Regel-, Schwerpunkt-, Zentralversorgung).

Duale Finanzierung: Dem System der Krankenhausfinanzierung liegt die Vorstellung zu Grunde, dass – abgeleitet aus der Verantwortung des Staates für die Daseinsvorsorge – die Vorhaltung von Krankenhäusern aus Steuermitteln zu finanzieren ist. Die Benutzer der Krankenhäuser und ihre Sozialleistungsträger sollen nur die Kosten des laufenden Krankenhausbetriebes tragen. Die daraus abgeleitete «duale Finanzierung» sieht dementsprechend eine öffentliche Investitionsförderung für die in den Krankenhausplan des Landes aufgenommenen Krankenhäuser vor und eine strikte Trennung der Krankenhauskosten in solche, die aus der Investitionsförderung zu finanzieren sind, und solche, die aus den Entgelten der Benutzer zu bestreiten sind.

Versorgungsauftrag, Versorgungsvertrag und Kontrahierungszwang: Mit der Aufnahme in den Krankenhausplan des Landes wird das Krankenhaus zum «Plankrankenhaus» und übernimmt einen im Krankenhausplan definierten «Versorgungsauftrag». Die Aufnahme in den Krankenhausplan gilt auch zugleich als Abschluss eines «Versorgungsvertrages» mit den Krankenkassen (fingierter Versorgungsvertrag), so dass jedes Plankrankenhaus zur Versorgung der GKV-Versicherten zugelassen und verpflichtet ist. Bei Hochschulkliniken gilt die Aufnahme in das Hochschulverzeichnis als Abschluss eines Versorgungsvertrages. Im Gegenzug für die Übernahme des Versorgungsauftrages erhält das Krankenhaus gegenüber den Krankenkassen einen Anspruch auf Vergütung der erbrachten Leistungen. Die Krankenkassen unterliegen einem «Kontrahierungszwang» mit allen Plankrankenhäusern und müssen mit ihnen Budgetverhandlungen führen. Krankenhäuser, die nicht in den Krankenhausplan aufgenommen sind, müssen gesondert einen Versorgungsvertrag mit den Landesverbänden der Krankenkassen abschließen, um zur Versorgung von GKV-Versicherten zugelassen zu werden. Sie werden als «Vertragskrankenhäuser» bezeichnet.

Im Jahr 2007 gab es in Deutschland 1791 allgemeine Krankenhäuser, davon waren 1512 Plankrankenhäuser (85 %), 34 Hochschulkliniken (2 %) und 93 reine Vertragskrankenhäuser (5 %). 152 Krankenhäuser (8 %) waren weder in den Krankenhausplan aufgenommen, noch hatten sie einen Versorgungsvertrag. Die tatsächliche Bedeutung der staatlichen Krankenhausplanung zeigt sich noch deutlicher bei der Betrachtung der von ihr erfassten Zahl der Krankenhausbetten. 98 % der Betten in Allgemeinkrankenhäusern standen in Plankrankenhäusern und Hochschulkliniken, 1,5 % in reinen Vertragskrankenhäusern und weniger als 0,5 % des Bettenangebotes entfiel auf Krankenhäuser ohne Versorgungsvertrag.

Vergütungsverhandlungen: Für die Budgetverhandlungen gilt das so genannte «Individualprinzip». Jedes Krankenhaus hat Anspruch auf ein eigenes, mit den Krankenkassen verhandeltes Budget; es gibt folglich keine Gesamtvergütung für alle Leistungserbringer des Landes, wie in der ambulanten ärztlichen Versorgung üblich.

Freie Wahl des Krankenhauses: Versicherte der GKV haben Anspruch auf Krankenhausbehandlung zu Lasten der Krankenkasse in den durch die Krankenhausplanung oder durch einen gesonderten Versorgungsvertrag zugelassenen Krankenhäusern. Bei der Wahl des Krankenhauses haben sowohl einweisende Ärzte als auch Versicherte die Krankenhausverzeichnisse zu beachten, die die Landesverbände der Krankenkassen erstellen, und in denen die Leistungen und Entgelte der Krankenhäuser im Land verglichen werden. Wenn in einer Einweisung ein bestimmtes Krankenhaus genannt ist und die Versicherten wählen ein anderes, so können ihnen die Mehrkosten ganz oder teilweise auferlegt werden (§ 39 Abs. 2 SGB V). Im Versorgungsalltag wird von dieser Möglichkeit jedoch offenbar kein Gebrauch gemacht und Versicherte haben faktisch unter den Krankenhäusern in ihrer Umgebung die freie Wahl. Die durch das Gesetz ermöglichte Einschränkung der freien Krankenhauswahl wäre für die betreffende Krankenkasse sicherlich mit dem Risiko einer öffentlichen Thematisierung, eines darauf folgenden Ansehens- und Mitgliederverlustes verbunden.

Gemeinsame Selbstverwaltung: Auch im Krankenhausbereich hat der Gesetzgeber die Konkretisierung von allgemein gehaltenen Rechtsvorschriften und deren Umsetzung in wesentlichen Bereichen einer gemeinsamen Selbstverwaltung übertragen. Auf Landesebene wird die gemeinsame Selbstverwaltung von den Landesverbänden der GKV und PKV auf der einen und der Landeskrankenhausgesellschaft auf der anderen Seite gebildet, auf der Bundesebene von der Deutschen Krankenhausgesellschaft (DKG) und den Spitzenverbänden der GKV und PKV. Anders als in der ambulanten ärztlichen Versorgung sind die Krankenhausgesellschaften aber keine Körperschaften, sondern privatrechtlich verfasste Vereine. Sie haben ihren Mitgliedern, den Vereinigungen der Krankenhausträger, gegenüber weder Weisungsbefugnis noch Sanktionsmöglichkeiten. Der Gesetzgeber behandelt sie aber dennoch quasi wie Körperschaften und erklärt in vielen Bereichen ihre Vereinbarungen als bindend für die zugelassenen Krankenhäuser.

8.2
Basisdaten

Krankenhäuser und **Betten:** Im Jahr 2007 gab es in Deutschland 2 087 Krankenhäuser mit zusammen ca. 506 954 Betten (s. **Tab. 8-2**), darunter 1 791 Allgemeinkrankenhäuser und 296 sonstige Krankenhäuser. Sowohl die Zahl der Krankenhäuser als auch der Betten ist in der alten BRD seit Mitte der 1970er-

Tabelle 8-2: Ausgewählte Kennzahlen der Krankenhausversorgung in Deutschland

	1991	2000	2007	1991–2007 Veränd. in %
Krankenhäuser insgesamt	2 411	2 242	2 087	–13,4
• Betten	665 565	559 651	506 954	–23,8
• Betten je 10 000 Einwohner	83,2	68,0	61,6	–26,0
• Fallzahl	13 924 907	16 486 672	17 178 573	23,4
• Krankenhausfälle je 10 000 Einw.	1 741,0	2 004,2	2 088,2	19,9
• Mittlere Verweildauer (Tage)	14,6	10,1	8,3	–43,2
• Bettenauslastung (in %)	83,8	81,5	77,2	–7,9
Allgemeinkrankenhäuser	2 164	2 003	1 791	–17,2
• Betten	598 073	523 114	468 169	–21,7
• Fallzahl	13 664 939	16 096 353	16 670 545	22,0
• Mittlere Verweildauer (Tage)	13,4	9,6	7,8	–41,8
• Bettenauslastung (in %)	83,7	81,1	76	–9,2
Sonstige Krankenhäuser	247	239	296	19,8
• Betten	67 492	36 537	38 785	–42,5
• Fallzahl	259 968	390 319	508 028	95,4
• Mittlere Verweildauer (Tage)	80,4	30,3	25,5	–68,3
• Bettenauslastung (in %)	84,9	88,4	91,5	7,8

Quelle: Statistisches Bundesamt

Jahre rückläufig. Diese Entwicklung setzte sich auch im vereinten Deutschland fort. Zwischen 1991 und 2007 nahm die Zahl der Krankenhäuser um ca. 13 % und die Zahl der Betten um ca. 24 % ab. Der Bettenabbau erfolgte allerdings nicht in allen Bundesländern im gleichen Umfang. Während in den alten Bundesländern zwischen 1991 und 2000 ca. 7 % der Betten in Allgemeinkrankenhäusern abgebaut wurden, waren es in den neuen Bundesländern im gleichen Zeitraum ca. 31 %. Hintergrund des stärkeren Bettenabbaus in den neuen Bundesländern war die im Vergleich zur alten BRD höhere Bettendichte in der DDR. Seit Ende der 1990er liegt die Bettendichte in West- und Ostdeutschland auf vergleichbarem Niveau.

Patienten/Fälle: In den Krankenhäusern wurden im Jahr 2007 ca. 17,2 Mio. Fälle mit einer durchschnittlichen Verweildauer von 8,3 Tagen versorgt. Der seit Jahrzehnten zu beobachtende Trend zur Fallzahlsteigerung und Verweildauerreduzierung setzte sich auch seit den 1990er-Jahren fort. Zwischen 1991 und 2007 stieg die Zahl der stationären Krankenhausfälle um 23,4 % und sank die Verweildauer um 43,2 %. Besonders auffällig sind die Veränderungen in den psychiatrischen und neurologischen Kliniken. Während die Zahl der Betten um fast die Hälfte reduziert wurde, stieg die Fallzahl um ca. 90 % und wurde die Verweildauer um ca. 70 % reduziert.

Der Fallzahlanstieg und die gestiegene Krankenhaushäufigkeit (Krankenhausfälle je Einwohner) sollten jedoch nicht zu direkten Rückschlüssen auf die Entwicklung der Morbidität verleiten. Denn bei der Interpretation der Daten ist zu bedenken, dass die Krankenhausstatistik nur Fälle erfasst, nicht behandelte Patienten. Dadurch erscheint eine Aufteilung von zuvor längeren Krankenhausaufenthalten in mehrere Episoden – beispielsweise durch Entlassung nach einer Phase der stationären Diagnostik und Wiederaufnahme zur Operation – als Erhöhung der Fallzahl. Mit hoher Wahrscheinlichkeit ist ein wesentlicher Teil der in der Statistik ausgewiesenen Fallzahlsteigerung der letzten Jahre auf dieses Phänomen zurückzuführen. Auch die erheblichen Veränderungen im Bereich der psychiatrischen Kliniken deuten eher auf geänderte Behandlungskonzepte hin, als auf einen dramatischen Anstieg schwerer psychischer Erkrankungen. Offenbar wurde in vielen psychiatrischen Kliniken von der früher üblichen, teilweise Jahre dauernden stationären Langzeitbehandlung auf kürzere Behandlungsepisoden umgestellt und die Versorgung stärker in den ambulanten Bereich verlagert.

Systematik und zentrale Begriffe der Krankenhausstatistik

Grundlage der Daten dieses Kapitels ist die amtliche Krankenhausstatistik des Bundes. Deren Systematik wurde 1990/91 grundlegend umgestellt, so dass Längsschnittdaten von 1970 bis zur Gegenwart nicht mehr zur Verfügung stehen. Die alte Systematik unterschied zwischen «Akutkrankenhäusern» und «Sonderkrankenhäusern», die neue unterteilt in «Krankenhäuser» und «Vorsorge- und Rehabilitationseinrichtungen». Die Abgrenzung der neuen Systematik erfolgt auf Grundlage der Definitionen des § 107 SGB V. Zu den Krankenhäusern werden seit 1991 nur noch Allgemeinkrankenhäuser und Krankenhäuser mit ausschließlich psychiatrischen und/oder neurologischen Betten gerechnet und nicht mehr wie früher auch die Rehabilitations- und

Kurkliniken. Aufgrund dieser veränderten Zuordnung sind die Zahlenangaben der Statistik vor und nach 1991 nicht mehr vergleichbar.

Zudem werden durch Änderungen der Krankenhausstatistik-Verordnung gelegentlich auch Abgrenzungen geändert, so dass Längsschnitt-Datenvergleiche teilweise nur noch bedingt aussagekräftig sind. Eine 2002 in Kraft getretene Novellierung der Verordnung änderte beispielsweise die Abgrenzung zwischen allgemeinen und sonstigen Krankenhäusern mit der Folge, dass eine Reihe von Krankenhäusern, die zuvor den allgemeinen zugeordnet wurde, seitdem den sonstigen zugerechnet wird (StBA 2006). Dies veränderte nicht nur die Angaben zur Zahl der Krankenhäuser und Betten, sondern auch Fallzahlen, Verweildauern, Belegung etc. Ab dem Erhebungsjahr 2005 gilt wieder die Abgrenzung, die bis 2001 galt. Bei der Fallzahl ist zudem zu berücksichtigen, dass seit 2002 Stundenfälle nicht mehr gesondert ausgewiesen, sondern den Fallzahlen zugerechnet werden. Dies führt zu höheren Fallzahlen, niedrigeren durchschnittlichen Verweildauern etc. in der Statistik. Wie viel der in der Statistik erkennbaren Veränderungen auf Veränderungen der Wirklichkeit und wie viel auf Änderungen der Berechnungsmethoden zurückgehen, ist anhand der veröffentlichten Krankenhausstatistik leider nicht erkennbar.

Die Krankenhausstatistik enthält zahlreiche Fachbegriffe, deren Bedeutungen sich nicht ohne Weiteres aus dem Alltagswissen erschließen. Einige der zentralen Begriffe sollen darum im Folgenden kurz erläutert werden (Stand 2006; vgl. StBA 2006).

Allgemeine Krankenhäuser: Zu den allgemeinen Krankenhäusern werden alle Einrichtungen gezählt, die nach § 107 Abs. 1 SGB V als Krankenhaus gelten, aber nicht ausschließlich psychiatrische und/oder neurologische Betten vorhalten. Sie werden unterteilt in Hochschulkliniken, Plankrankenhäuser, Krankenhäuser mit und Krankenhäuser ohne Versorgungsvertrag.

Sonstige Krankenhäuser: Zu ihnen werden Krankenhäuser mit ausschließlich psychiatrischen oder mit psychiatrischen und neurologischen Betten gerechnet sowie reine Tages- oder Nachtkliniken.

Bettenbelegung oder Bettennutzung: Unter diesen beiden synonym verwendeten Begriffen wird der durchschnittliche Belegungsgrad der Betten im Jahresdurchschnitt angegeben. Die Angabe erfolgt üblicherweise in Prozent der maximal erreichbaren Belegung. Da planbare Behandlungen aus Rücksicht auf Patientenbedürfnisse zu bestimmten Zeiten (Weihnachten/Neujahr, Ostern/Pfingsten) reduziert werden und für die Notfallversorgung immer auch gewisse Versorgungskapazitäten frei gehalten werden sollten, ist eine 100-prozentige Belegung im Jahresdurchschnitt unter normalen Bedingungen nicht erreichbar. Eine Belegung von ca. 80 bis 85 % gilt üblicherweise als normal.

Verweildauer: Die Verweildauer gibt die Zahl der Tage an, die ein Patient durchschnittlich in stationärer Behandlung verbringt.

Patienten und Fälle: Die Krankenhausstatistik enthält ausschließlich Angaben zur Zahl der Fälle und nicht zur Zahl der Patienten. Die beiden Kennzahlen unterscheiden sich nicht nur in ihrer Bezeichnung, sondern auch in ihrer Größe. Wird eine Person einmal im Jahr in ein Krankenhaus stationär aufgenommen, so erscheint sie als ein Fall in der Statistik. Wird sie dagegen zwei- oder dreimal in demselben oder in verschiedenen Krankenhäusern aufgenommen, so erscheint sie als zwei oder drei Fälle. Da ein nennenswerter Teil der Krankenhauspatienten mehr als einmal pro Jahr aufgenommen wird, ist die Zahl der Fälle höher als die der Patienten. Die Krankenhausstatistik macht aber keine Angaben zur Zahl der Patienten, sondern nur zur Fallzahl. Als Fall wird jede stationäre Krankenhausaufnahme gerechnet. Bis einschließlich 2001 wurden Stundenfälle (das sind Patienten, die am gleichen Tag wieder entlassen oder in ein anderes Krankenhaus verlegt wurden oder verstarben) nicht dazu gezählt. Ab 2002 werden sie der Fallzahl zugerechnet und nicht mehr gesondert ausgewiesen.

Personal, Beschäftigte und Vollkräfte: Die Zahl des Krankenhauspersonals wird üblicherweise in zwei Kennzahlen angegeben, die sich zum Teil deutlich unterscheiden. Die Zahl der Beschäftigten zeigt die Kopfzahl an, die Zahl der Vollkräfte das verfügbare Arbeitszeitvolumen. Die Zahl der Vollkräfte ergibt sich aus der Umrechnung der tatsächlichen vertraglich vereinbarten Arbeitszeit der Beschäftigten in Vollkraftäquivalente (100 % der tariflichen Arbeitszeit). Dies ist insofern von besonderem Interesse, da der Anteil der Teilzeitbeschäftigung im Krankenhausbereich traditionell relativ hoch und in den letzten Jahren zudem deutlich gestiegen ist. Als Leistungskennzahl ist daher die Zahl der Vollkräfte aussagekräftiger als die der Beschäftigten.

Größe und Versorgungsstufen: Die Krankenhausversorgung in Deutschland ist ähnlich einer Pyramide nach Versorgungsstufen gestaffelt. Das breite Fundament bilden Krankenhäuser mit unter 200 Betten, die in der Regel eine Basisversorgung vorhalten in den Bereichen Chirurgie, Innere Medizin, Gynäkologie/Geburtshilfe sowie einzelnen Spezialdisziplinen wie Hals-Nasen-Ohrenheilkunde und Augenheilkunde. Zu dieser Gruppe gehören ca. 50 % der Krankenhäuser, sie verfügen allerdings nur über ca. 20 % des Bettenangebotes (s. **Tab. 8-3**). Die Hauptlast der stationären Krankenversorgung tragen Krankenhäuser mittlerer Größe mit 200 bis 500 Betten, die zumeist der Regelversorgung oder Schwerpunktversorgung zugeordnet sind. Sie verfügen zusätzlich zu den Grunddisziplinen in der Regel über ein relativ breites Spektrum an Fachgebieten. Kliniken dieser Gruppe stellen zwar nur gut ein Drittel der Krankenhäuser, halten aber ca. 40 % des Bettenangebotes vor. Am Ende der stationären Versorgungskette und auf der Spitze der Versorgungspyramide stehen Krankenhäuser mit mehr als 500 Betten. Sie nehmen in der Regel Aufgaben der Zentral- oder Maximalversorgung wahr und halten die notwendigen Kapazitäten für die Versorgung von Schwerstkranken und schwer Unfallverletzten sowie seltenen Erkrankungen vor. Zu dieser Gruppe gehörten im Jahr 2007 zwar nur ca. 13 % der Krankenhäuser, sie hielten aber immerhin ca. 40 % der Betten vor. Teil dieser Gruppe waren 34 Hochschulkliniken mit zusammen ca. 43 000 Betten.

Trägerschaft: Die Strukturen der Trägerschaft allgemeiner Krankenhäuser haben sich in den letzten Jahren deutlich verändert. Die Zahl der öffentlichen Krankenhäuser ging zwischen 1991 und 2007 um ca. 40 % und die der dort vorgehaltenen Betten um ca. 37 % zurück. Auch bei den freigemeinnützigen Krankenhäusern ist in diesem Zeitraum ein Rückgang zu verzeichnen, der mit jeweils 19 % der Kliniken und Betten allerdings deutlich moderater ausfiel. Gewinner der Entwicklung waren die privaten Krankenhausträger. Sie konnten die Zahl ihrer Allgemeinkrankenhäuser um ca. 60 % und die der Betten sogar um fast 200 % steigern. An einem Vergleich der Fünfjahreszeiträume wird erkennbar, dass die stärksten Veränderungen seit 2000 zu verzeichnen sind. Insbesondere die Jahre 2002 und 2004 brachten zahlreiche Übernahmen vor allem öffentlicher Krankenhäuser (Bähr/Fuchs/Geis 2006). Der Trend setzte sich fort und fand Anfang 2006 mit dem Verkauf der Universitätskliniken Marburg/Gießen mit zusammen fast 2500 Betten einen vorläufigen Höhepunkt.

Zwischen 1991 und 2007 haben sich aufgrund dieser Entwicklungen die Anteile der Trägergruppen deutlich verschoben. Waren 1991 noch 46 % der Allgemeinrankenhäuser und ca. 61 % der Betten in öffentlicher Trägerschaft, so ging ihr Anteil bis 2007 auf ca. 33 % der Krankenhäuser und 50 % der Betten

Tabelle 8-3: Allgemeine Krankenhäuser und Betten nach Größenklassen

	1991		1995		2000		2007		1991–2007
	Anzahl	in %	Anzahl	in %	Anzahl	in %	Anzahl	in %	in %
Allgemeine Krankenhäuser	2 164	100,0	2 081	100,0	2 003	100,0	1 791	100,0	−17,2
mit … Betten									
unter 100	539	24,9	508	24,4	517	25,8	514	28,7	−4,6
100–200	551	25,5	530	25,5	528	26,3	444	24,8	−19,4
200–500	797	36,8	788	37,9	714	35,7	593	33,1	−25,6
500 und mehr	277	12,8	255	12,3	243	12,1	240	13,4	−13,4
Betten	598 073	100,0	564 624	100,0	523 114	100,0	468 169	100,0	−21,7
davon in Krankenhäusern mit … Betten									
unter 100	27 251	4,6	25 861	4,6	23 582	4,5	22 087	4,7	−18,9
100–200	79 548	13,3	77 061	13,6	77 210	14,8	63 828	13,6	−19,8
200–500	248 963	41,6	248 110	43,9	223 384	42,7	186 576	39,9	−25,1
500 und mehr	242 311	40,5	213 592	37,8	198 938	38,0	195 678	41,8	−19,2

Quelle: Statistisches Bundesamt

zurück. Die privaten Träger steigerten ihren Anteil bei den Krankenhäusern von ca. 15 % auf ca. 29 % und bei den Betten von 4 % auf ca. 15 %. Der Anteil freigemeinnütziger Träger blieb fast unverändert. Zwar wurden in den letzten Jahren auch einige freigemeinnützige Kliniken an private Träger verkauft, die dadurch bedingte Verringerung der Kapazitäten blieb jedoch im Rahmen des allgemeinen Bettenabbaus.

Personal: Krankenhäuser zählen mit ca. einer Million Beschäftigten zu den bedeutendsten Arbeitgebern in Deutschland. Sie boten im Jahr 2007 mehr Arbeitsplätze als beispielsweise die Maschinenbauindustrie (0,9 Mio. Beschäftigte), die Automobilindustrie (0,8 Mio. Beschäftigte) oder das gesamte Baugewerbe (0,6 Mio. Beschäftigte). Allerdings ist dabei zu bedenken, dass der Anteil der Teilzeitbeschäftigung im Krankenhausbereich traditionell deutlich über dem Durchschnitt anderer Wirtschaftsbereiche liegt. Zudem steigt er seit

Tabelle 8-4: Personal in Krankenhäusern nach Berufsgruppen (allgemeine und sonstige Krankenhäuser)

	1991		2000		2007		1991–2007
	Anzahl	in %	Anzahl	in %	Anzahl	in %	in %
Beschäftigte insgesamt	1 023 945	100,0	1 008 981	100,0	1 067 287	100,0	4,2
darunter							
• Teilzeitbeschäftigte	238 378	23,6	320 204	31,7	390 363	36,6	63,8
• Vollkräfte insgesamt	875 816		834 585		792 299		−9,5

Quelle: Statistisches Bundesamt

längerem kontinuierlich an. Waren 1991 noch ca. 24 % des Krankenhauspersonals teilzeitbeschäftigt, so lag der Anteil der Teilzeitbeschäftigten im Jahr 2007 bereits bei ca. 37 % **(Tab. 8-4)**.

Aussagekräftiger in Bezug auf den Arbeitskräfteeinsatz und das verfügbare Arbeitszeitvolumen ist die Umrechnung des arbeitsvertraglich vereinbarten Arbeitszeitvolumens auf Vollkraftäquivalente, wie sie in der Krankenhausstatistik vorgenommen wird (in der Tabelle als «Vollkräfte» bezeichnet). Daran wird deutlich, dass die Zahl der Beschäftigten zwischen 1991 und 2007 zwar insgesamt ungefähr gleich geblieben ist, es aber einen Abbau des Arbeitszeitvolumens um 9,5 % gegeben hat. Zu bedenken ist dabei, dass in diesem Zeitraum ca. 140 000 Betten abgebaut wurden, die Zahl der Krankenhausfälle – und damit der maßgebliche Indikator für die Arbeitsbelastung – aber um ca. 20 % gestiegen ist.

Der seit Mitte der 1990er Jahre zunehmende ökonomische Druck auf Krankenhäuser hat auch zu Veränderungen der Personalstrukturen geführt. Insgesamt ist ein deutlicher Stellenabbau zu verzeichnen, der allerdings die verschiedenen Berufsgruppen unterschiedlich stark traf.[111] Deutlich wird der Stellenabbau nicht an der Zahl der Beschäftigten, sondern an der Zahl der Vollkraftäquivalente (Vollzeitstellen). Während die Zahl der Vollkräfte im ärztlichen Dienst allgemeiner Krankenhäuser zwischen 1991 und 2007 um ca. 32 % erhöht wurde, erfolgte im Bereich des klinischen Hauspersonals, Wirtschafts- und Versorgungsdienstes sowie des technischen Dienstes ein erheblicher

---

111 Zur Entwicklung des Krankenhausbereichs seit Anfang der 1990er Jahre und den Hintergründen und Ursachen des Stellenabbaus vgl. Simon 2008.

Stellenabbau (Tab. 8-5). Vor allem hausinterne Reinigungsdienste, Wäschereien und Küchen wurden in zahlreichen Krankenhäusern geschlossen und durch Dienstleistungen privater Anbieter ersetzt. Dabei wurden die Beschäftigten des Krankenhauses nicht selten von den neuen Dienstleistungsunternehmen übernommen und im selben Krankenhaus mit den gleichen Aufgaben wieder eingesetzt, allerdings in der Regel zu deutlich schlechteren arbeitsvertraglichen und tariflichen Bedingungen. Insofern ist davon auszugehen, dass ein Teil der nicht mehr in der Krankenhausstatistik erscheinenden Beschäftigten und Vollkräfte dieser Bereiche auch weiterhin in den betreffenden Krankenhäusern beschäftigt ist, allerdings nicht mehr als Angestellte des Krankenhauses, sondern als Beschäftigte einer externen Firma.

Anders verhält es sich mit dem im Pflegedienst erfolgten Stellenabbau. Seit Mitte der 1990er Jahre wurden in Krankenhäusern insgesamt mehr als 50.000 Vollzeitstellen im Pflegedienst abgebaut. In Allgemeinkrankenhäusern waren es ca. 48.000 Vollkräfte (Tab. 8-5). Dies entspricht einer Reduzierung der Zahl der Vollkräfte im Zeitraum 1995–2007 um ca. 15%. Diese Stellen wurden tatsächlich reduziert, nur ein sehr kleiner Teil dürfte über Zeitarbeitsfirmen besetzt worden sein. Die dadurch verursachte steigende Arbeitsbelastung wurde in den letzten Jahren zunehmend Thema der Medienberichterstattung und führte zu zahlreichen Protestaktionen von Beschäftigten, die ihren Höhepunkt in einer bundesweiten Demonstration im Herbst 2008 fanden. Als Reaktion auf den erheblichen Stellenabbau und die Protestaktionen wurde Anfang 2009 im Rahmen des Krankenhausfinanzierungsreformgesetzes (KHRG) ein Förderprogramm zur Schaffung zusätzlicher Stellen im Pflegedienst der Krankenhäuser beschlossen. In den Jahren 2009, 2010 und 2011 sollen insgesamt bis zu ca. 16 000 zusätzliche Vollzeitstellen von den Krankenkassen finanziert werden.

Im Zusammenhang mit der Einführung des DRG-Systems wurde eine neue Datenquelle geschaffen, die Informationen über die inneren Strukturen und das Leistungsgeschehen einzelner Krankenhäuser für die Öffentlichkeit bereitstellt. Seit 2005 sind alle zugelassenen Krankenhäuser gesetzlich verpflichtet, den Krankenkassen in zweijährigem Abstand einen **Qualitätsbericht** vorzulegen. Die Berichte sind nach einem von der gemeinsamen Selbstverwaltung vereinbarten Schema zu erstellen und enthalten Grunddaten über die räumliche, apparative und personelle Ausstattung des jeweiligen Krankenhauses sowie eine Reihe von Daten über die im Berichtsjahr erbrachten Leistungen. Zahlreiche Krankenhäuser bieten in ihren Berichten auch weitere, über die geforderten Angaben hinausgehende Informationen.

Auf Grundlage der in den Qualitätsberichten enthaltenen internen Daten wurden in den letzten Jahren mehrere internetbasierte **Krankenhaus-Such-**

8. Die Krankenhausversorgung

Tabelle 8-5: Personal in allgemeinen Krankenhäusern nach Dienstarten (Angaben in Vollkräften)

	Vollkräfte	Ärztlicher Dienst	Pflegedienst	Med.-techn. Dienst	Funktionsdienst	darunter Klinisches Hauspersonal	Wirtschafts- u. Versorgungsdienst	Technischer Dienst	Verwaltungsdienst	Sonderdienste	Sonstiges Personal
1991	815 551	91 279	296 518	117 347	75 384	38 923	89 350	22 423	56 859	9 008	18 460
1992	827 011	93 921	303 990	118 698	75 943	37 469	88 960	21 884	57 501	9 553	19 092
1993	821 767	91 951	306 127	117 586	76 847	35 204	86 609	21 225	56 895	9 657	19 666
1994	822 930	93 035	313 359	115 864	77 198	33 107	83 315	21 274	56 165	9 745	19 868
1995	832 377	97 379	322 108	119 141	78 323	31 132	80 559	21 041	56 866	7 369	18 459
1996	827 228	100 039	322 418	120 144	78 329	29 505	77 249	20 842	57 002	5 241	16 459
1997	812 890	101 381	316 253	119 158	78 302	27 374	73 257	20 520	56 190	4 705	15 750
1998	803 356	102 912	313 280	118 580	78 786	25 123	70 269	20 184	55 444	4 466	14 312
1999	797 196	103 764	311 085	118 437	79 502	23 269	67 770	19 978	55 113	4 280	13 998
2000	787 694	104 340	308 139	118 525	80 020	20 887	64 640	19 580	54 368	4 287	12 908
2001	785 485	105 747	307 309	118 794	80 899	20 013	62 676	19 137	54 597	4 154	12 159
2002	777 721	107 488	299 512	117 199	81 285	18 604	59 817	18 611	54 209	4 117	16 879
2003	769 432	108 840	293 020	117 582	81 500	17 678	56 501	18 394	54 414	3 987	17 516
2004	752 432	112 242	282 890	116 200	81 563	15 522	52 690	17 883	53 546	3 799	16 097
2005	747 150	116 336	278 118	116 531	81 776	14 064	49 889	17 451	53 891	3 715	15 379

8.2 Basisdaten

	Vollkräfte	Ärztlicher Dienst	Pflegedienst	Med.-techn. Dienst	Funktionsdienst	darunter Klinisches Hauspersonal	Wirtschafts- u. Versorgungsdienst	Technischer Dienst	Verwaltungsdienst	Sonderdienste	Sonstiges Personal
2006	745106	118542	276269	116537	82612	13321	47810	17327	53744	3625	15319
2007	743797	120674	274481	117244	83780	12581	45243	16841	53699	3644	15610
1991 bis 1995	16826	6100	25590	1794	2939	−7791	−8791	−1382	7	−1639	−1
in %	2,1	6,7	8,6	1,5	3,9	−20,0	−9,8	−6,2	0,0	−18,2	0,0
1995 bis 2000	−44683	6961	−13969	−616	1697	−10245	−15919	−1461	−2498	−3082	−5551
in %	−5,4	7,1	−4,3	−0,5	2,2	−32,9	−19,8	−6,9	−4,4	−41,8	−30,1
2000 bis 2007	−43897	16334	−33658	−1281	3760	−8306	−19397	−2739	−669	−643	2702
in %	−5,6	15,7	−10,9	−1,1	4,7	−39,8	−30,0	−14,0	−1,2	−15,0	20,9
1995 bis 2007	−88580	23295	−47627	−1897	5457	−18551	−35316	−4200	−3167	−3725	−2849
in %	−10,6	23,9	−14,8	−1,6	7,0	−59,6	−43,8	−20,0	−5,6	−50,5	−15,4
1991 bis 2007	−71754	29395	−22037	−103	8396	−26342	−44107	−5582	−3160	−5364	−2850
in %	−8,8	32,2	−7,4	−0,1	11,1	−67,7	−49,4	−24,9	−5,6	−59,5	−15,4

Quelle: Statistisches Bundesamt; eigene Berechnungen

maschinen entwickelt, die vor allem Patienten und niedergelassenen Ärzten Informationen für die Wahl eines Krankenhauses zur Verfügung stellen sollen.

Ausgaben: Die Ausgaben für Krankenhäuser betrugen im Jahr 2007 ca. 67,3 Mrd. Euro (s. **Tab. 8-6** und **Tab. 8-7**). Hauptfinanzierungsträger der Krankenhäuser ist die gesetzliche Krankenversicherung mit einem Anteil von 78,5 % der Gesamtausgaben. Der Anteil der GKV steigt seit Jahrzehnten kontinuierlich an, vor allem bedingt durch den Rückzug des Staates aus der Krankenhausfinanzierung. Die Länder sind nach dem Krankenhausfinanzierungsgesetz (KHG) seit 1972 verpflichtet, öffentliche Investitionsförderung an Plankrankenhäuser zu zahlen, kommen dieser Pflicht aber seit Anfang der 1980er-Jahre nicht im erforderlichen Umfang nach. Die Summe der ausgezahlten KHG-Mittel ist seit 1992 auch absolut rückläufig, so dass der Anteil der öffentlichen Haushalte von 9,1 % der Gesamtausgaben im Jahr 1992 auf 4,6 % im Jahr 2007 gesunken ist. Der Anteil der privaten Krankenversicherung nahm im gleichen Zeitraum von 8,8 % auf 9,9 % zu und als Folge der Mitte der 1990er-Jahre erhöhten Zuzahlungen für Krankenhausbehandlung stieg der Anteil der privaten Haushalte von 1,6 % auf 2,3 % deutlich an.

Die Ausgaben für Krankenhäuser insgesamt sind im Verhältnis zum Bruttoinlandsprodukt in Westdeutschland seit Mitte der 1970er-Jahre und im vereinten Deutschland seit 1991 relativ konstant geblieben (s. **Abb. 8-1**). Der in der ersten Hälfte der 1970er-Jahre zu verzeichnende Ausgabenanstieg erfolgte vor dem Hintergrund eines breiten gesellschaftlichen Konsenses und sollte dazu dienen, die in den 1950er und 1960er-Jahren unterlassene Modernisierung der Krankenhäuser zu finanzieren (Simon 2000a). Eine «Kostenexplosion» im Krankenhausbereich hat es – entgegen der in den letzten zwei Jahrzehnten immer wieder publizierten Behauptung – seit 1975 folglich nicht gegeben.

Nach Herstellung der deutschen Einheit lag die Ausgabenquote gemessen am Bruttoinlandsprodukt zum einen etwas über der in der alten BRD, zum anderen stieg sie bis Mitte der 1990er-Jahre leicht an. Das Erste ist darauf zurückzuführen, dass die Wirtschaftskraft der neuen Bundesländer deutlich unter der Westdeutschlands lag und ein dem westdeutschen Niveau vergleichbarer Versorgungsstandard einen höheren Anteil der Wirtschaftsleistung Ostdeutschlands erforderte. Dies äußert sich in einem für Deutschland leicht erhöhten Anteil der Krankenhausausgaben am Bruttoinlandsprodukt. Der Anstieg Mitte der 1990er-Jahre dürfte vor allem darauf zurückzuführen sein, dass die ersten Jahre der 1993 eingeführten «Budgetdeckelung» den Krankenhäusern in einigen Bereichen deutliche Budgetzuwächse brachten. Die entsprechenden Regelungen wurden aber Mitte der 1990er-Jahre gestrichen. Zudem fielen die

8.2 Basisdaten

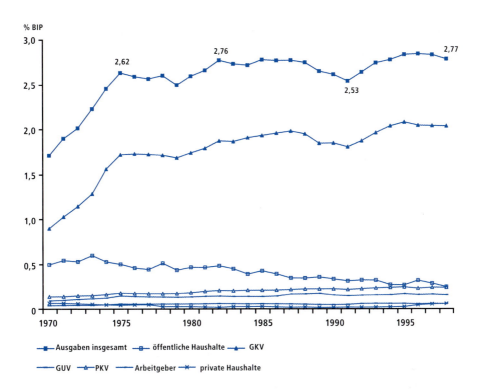

Abbildung 8-1: Ausgaben für Krankenhausbehandlung (alte BRD). Angaben in Prozent des Bruttoinlandsprodukts

Quelle: Statistisches Bundesamt (alte GAR)

Steigerungsraten der beitragspflichtigen Einnahmen der GKV-Mitglieder, die als Orientierungswert für die Budgetsteigerungen dienten, ab Mitte der 1990er-Jahre erheblich geringer aus als zuvor.

Internationaler Vergleich: Der internationale Vergleich von Kennzahlen der Krankenhausversorgung wird üblicherweise auf Grundlage der Gesundheitsdaten der OECD vorgenommen. Dabei wird aber häufig übersehen, dass die Abgrenzung der OECD einen Vergleich der Krankenhausversorgung nur sehr eingeschränkt erlaubt, da die Abgrenzung nicht in allen Ländern nach einheitlichen Kriterien erfolgt und die in den OECD-Daten verwendete Definition «stationäre Leistungen» nicht nur die Leistungen der Krankenhäuser, sondern auch die der stationären Rehabilitation und Langzeitpflege einschließt. Beides

Tabelle 8-6: Ausgaben für Krankenhäuser nach Finanzierungsträgern

	1992	1995	2000	2007	1992–2007 in Mio. Euro	in %
Ausgaben insgesamt						
in Mio. Euro	46 457	54 828	59 805	67 309	20 860	44,9
in % des BIP	2,82	2,97	2,90	2,78		
Ausgaben nach Finanzierungsträgern						
• Öffentliche Haushalte	4 247	4 260	4 030	3 033	–1 149	–27,0
davon						
– Investitionsförderung nach KHG	3 824	3 756	3 378	2 664	–1 161	–30,3
– Laufende Betriebsausgaben	423	504	652	435	12	2,8
• Gesetzliche Krankenversicherung	34 948	41 928	46 008	52 859	17 911	51,3
• Private Krankenversicherung	4 096	4 944	5 514	6 652	2 556	62,4
• Gesetzliche Unfallversicherung	731	804	825	841	110	15,0
• Arbeitgeber	1 673	1 826	2 033	2 307	628	37,4
• Private Haushalte*	762	1 066	1 395	1 551	803	107,4

* einschl. privater Organisationen ohne Erwerbszweck (Wohlfahrtsverbände, DRK etc.)
Quelle: Statistisches Bundesamt; DKG; eigene Berechnungen

wird in der deutschen Gesundheitsausgabenrechnung von der Krankenhausbehandlung abgegrenzt und gesondert erfasst. Dies ist insbesondere für den Vergleich der Ausgaben für Krankenhausbehandlung von Bedeutung. Darüber hinaus weist die Statistik der OECD zum Teil erhebliche Lücken bei einzelnen Ländern auf. Trotz der methodischen Probleme soll aber dennoch nicht auf einen kurzen internationalen Vergleich verzichtet werden, der allerdings mit der gebotenen Vorsicht zu interpretieren ist.

Im internationalen Vergleich weist das deutsche Krankenhauswesen einige Besonderheiten auf, die seit Jahren immer wieder Gegenstand der Kritik sind. Im Mittelpunkt der Kritik stehen die im internationalen Vergleich überdurchschnittliche Bettendichte und Verweildauer. Entgegen einer weit verbreiteten Meinung, dies würde zu überdurchschnittlichen Ausgaben führen, ist der Anteil der Ausgaben am Bruttoinlandsprodukt im internationalen Vergleich

Tabelle 8-7: Ausgaben für Krankenhäuser (Anteile der Finanzierungsträger)

	1992	2000	2007
Ausgaben insgesamt (in Mio. Euro)	46 449	59 787	67 309
davon in %			
• Öffentliche Haushalte	9,1	6,7	4,6
• Gesetzliche Krankenversicherung	75,2	77,0	78,5
• Gesetzliche Unfallversicherung	1,6	1,4	1,2
• Private Kranken- und Pflegeversicherung	8,8	9,2	9,9
• Arbeitgeber	3,6	3,4	3,4
• Private Haushalte und private Organisationen ohne Erwerbszweck*	1,6	2,3	2,3

* einschl. privater Organisationen ohne Erwerbszweck (Wohlfahrtsverbände, DRK etc.)
Quelle: Statistisches Bundesamt; DKG; eigene Berechnungen

keineswegs überproportional. So lag die Bettendichte in Deutschland beispielsweise im Jahr 2003 zwar um mehr als das Doppelte über der Bettendichte der USA, die Ausgabenquote lag aber auf gleicher Höhe und im Vergleich zu anderen Ländern eher im Mittelfeld **(Tab. 8-8)**. Auch ein Zusammenhang zwischen Krankenhaushäufigkeit und Ausgabenhöhe ist anhand der verfügbaren Daten nicht zu erkennen.

So wenig wie aus den verfügbaren Daten der OECD eine grundsätzliche Unwirtschaftlichkeit des Krankenhausbereichs in Deutschland abgeleitet werden kann, so wenig kann die Ausgabenquote aber auch als Beleg für eine wirtschaftliche Krankenhausversorgung gedeutet werden. Dazu ist der Gegenstand zu komplex und zu viele Einflussfaktoren spielen eine Rolle, als dass einfache Erklärungen überzeugen könnten. So ist die Ausgabenquote für die Krankenhausbehandlung beispielsweise auch von den umgebenden Strukturen des jeweiligen Gesundheitssystems abhängig, insbesondere von der jeweiligen Arbeitsteilung zwischen dem ambulanten und stationären Sektor. Die unterscheidet sich aber zum Teil erheblich. Während beispielsweise in den Niederlanden und Großbritannien die ambulante fachärztliche Versorgung

Tabelle 8-8: Ausgewählte Kennzahlen der Krankenhausversorgung im internationalen Vergleich (2003). EU (15), Schweiz und USA (Gruppierung nach Spalte 1)

	Krankenhausfälle je 1000 Einwohner	Krankenhausbetten je 1000 Einwohner	mittlere Verweildauer in Akut-versorgung	Krankenhauspersonal je 1000 Einwohner	Ausgaben* in % des BIP
Österreich	302,0	8,3	5,8	–**	–
Frankreich	251,1	7,7	5,6	19,3	3,8
Finnland	249,8	–	4,3	16,6	2,3
Großbritannien	236,6	4,2	6,7	24,0	–
Deutschland	201,6	8,7	8,9	14,8	3,0
Dänemark	197,4	4,0	3,6	18,1	3,0
Luxemburg	175,2	6,0	7,4	–	2,1
Schweden	160,1	–	4,8	–	–
Belgien	159,9	6,9	7,7	16,3	–
Schweiz	154,9	–	9,0	22,2	3,4
Italien	140,5	4,4	6,8	11,5	–
Irland	124,1	4,3	6,5	17,4	–
USA	117,1	3,3	5,7	–	3,0
Spanien	108,9	3,8	–	–	2,0
Niederlande	97,1	–	–	17,8	3,1
Portugal	78,2	3,6	–	11,0	–
Griechenland	–	–	–	–	–

* Ausgaben für kurative und rehabilitative Leistungen
** «–» keine OECD-Daten verfügbar
Quelle: OECD

ausschließlich oder überwiegend durch Krankenhausärzte erfolgt, sind die deutschen Krankenhäuser nur in eng begrenzten Bereichen zur ambulanten Behandlung zugelassen.

8.3
Organisation

Das System der stationären Krankenversorgung ist in hohem Maße staatlich reguliert. Zum einen sind alle Krankenhäuser, die für die Versorgung von Versicherten der GKV zugelassen sind – ca. 90 % der Krankenhäuser mit über 99 % des Bettenangebotes – in das Recht der gesetzlichen Krankenversicherung eingebunden. Zum anderen gibt es eine staatliche Krankenhausplanung, die darüber entscheidet, welche Krankenhäuser zur Versorgung der Versicherten zugelassen sind und einen Anspruch auf öffentliche Investitionsförderung erhalten. Außerhalb dieses staatlich regulierten Systems existieren nur sehr wenige Kliniken. Die folgende Darstellung der Organisation der Krankenhausversorgung wird sich darum auf das System der Versorgung durch «zugelassene» Krankenhäuser beschränken.

8.3.1
Krankenhausbehandlung

Versicherte der GKV haben einen gesetzlichen Anspruch auf Krankenhausbehandlung in einem zugelassenen Krankenhaus, sofern diese erforderlich ist und das Behandlungsziel nicht durch andere Formen der Versorgung erreicht werden kann (§ 39 Abs. 1 SGB V). Die Aufnahme in ein Krankenhaus erfolgt in der Regel aufgrund einer Verordnung für Krankenhausbehandlung, die durch einen niedergelassenen Vertragsarzt ausgestellt wurde. Lediglich im Notfall können Versicherte auch ohne Einweisung direkt ein Krankenhaus aufsuchen. Voraussetzung für die vollstationäre Aufnahme in das Krankenhaus ist jedoch in beiden Fällen, dass der zuständige Krankenhausarzt die Notwendigkeit einer Krankenhausbehandlung feststellt. Ist in der Verordnung ein bestimmtes Krankenhaus genannt und wählen die Versicherten ohne zwingenden Grund ein anderes, so kann ihnen die Krankenkasse dadurch entstehende Mehrkosten ganz oder teilweise auferlegen (§ 39 Abs. 2 SGB V). Von dieser Möglichkeit machen die Krankenkassen jedoch, wenn überhaupt, nur extrem selten Gebrauch.

Zur Krankenhausbehandlung gehören alle Leistungen, die nach Art und Schwere der Erkrankung medizinisch notwendig sind (§ 39 Abs. 1 SGB V). Auf das einzelne Krankenhaus bezogen erstreckt sich dieser Anspruch beziehungsweise die daraus resultierende Behandlungspflicht aber nur auf die Leistungen, zu denen das Krankenhaus im Rahmen des von ihm übernommenen Versorgungsauftrages verpflichtet ist. So wird man nicht von einem Krankenhaus der Grundversorgung erwartet können, dass es eine sehr seltene schwere Erkrankung oder ein schwer verletztes Unfallopfer angemessen versorgt. Gegebenenfalls werden diese Patienten nach einer Erstversorgung in ein anderes Krankenhaus verlegt, das zur Behandlung dieser Fälle in der Lage ist, beispielsweise in ein Kreiskrankenhaus oder eine Universitätsklinik.

Krankenhäuser können Patienten sowohl vollstationär als auch vor- und nachstationär sowie teilstationär und in begrenztem Umfang auch ambulant behandeln.

Vollstationäre Behandlung: Als vollstationär gilt eine Krankenhausbehandlung, wenn der Patient stationär aufgenommen wurde und ihm während der Behandlung Unterkunft und Verpflegung gewährt wird. Sofern ein vollstationär aufgenommener Patient noch am gleichen Tag wieder entlassen oder in ein anderes Krankenhaus verlegt wird oder stirbt, gilt dies als so genannter «Stundenfall» oder «Tagesfall».

Vor- und nachstationäre Behandlung: Seit 1993 haben Krankenhäuser das Recht, Patienten auch vor- und nachstationär zu behandeln (§ 115a SGB V). Vor- und nachstationäre Behandlung umfasst alle medizinisch notwendigen Leistungen, erfolgt aber ohne Unterkunft und Verpflegung. Vorstationäre Behandlung ist zulässig, um die Erforderlichkeit einer vollstationären Behandlung abzuklären oder diese vorzubereiten. Nachstationäre Behandlung soll im Anschluss an eine vollstationäre Behandlung dazu dienen, den Behandlungserfolg zu sichern oder zu festigen.

Teilstationäre Behandlung: Als teilstationär gilt eine Behandlung, wenn sie zwar auch Unterkunft und Verpflegung einschließt, aber nur tagsüber oder nachts erfolgt. Die Patienten erscheinen bei dieser Versorgungsform entweder morgens und verlassen das Krankenhaus nachmittags oder abends (Tagesklinik) oder sie erscheinen abends und verlassen das Krankenhaus morgens wieder (Nachtklinik). Diese Versorgungsform ist in der psychiatrischen Versorgung seit langem relativ weit verbreitet, findet aber auch in anderen Fachgebieten in den letzten Jahren zunehmend Anwendung.

Ambulante Behandlung: In bestimmten relativ eng begrenzten Fällen können Krankenhäuser Patienten auch ambulant behandeln. Als ambulant gilt eine Behandlung, wenn sie ohne Unterkunft und Verpflegung erfolgt. In diesem Sinne sind vor- und nachstationäre Behandlung auch Formen der ambulanten Behandlung, die jedoch im Unterschied zu einer ausschließlich ambulanten Behandlung im Zusammenhang zu einer abzuklärenden, geplanten oder durchgeführten vollstationären Behandlung stehen. Eine ambulante ärztliche Behandlung im Krankenhaus darf in der Regel nur durch dazu gesondert zugelassene (ermächtigte) Krankenhausärzte durchgeführt werden. Die so genannte «Ermächtigung» erteilt der Zulassungsausschuss der zuständigen Kassenärztlichen Vereinigung (§ 116 SGB V; § 31 Ärzte-ZV). Krankenhausärzte können zur ambulanten Behandlung nur für einen eingegrenzten Bereich der fachärztlichen Versorgung zugelassen werden, in dem ohne die Ermächtigung des betreffenden Krankenhausarztes eine ausreichende Versorgung nicht sichergestellt wäre. Die Ermächtigung ist zudem zeitlich befristet und ihre Verlängerung muss jeweils erneut beantragt werden. Nur den Hochschulambulanzen von Universitätskliniken ist eine grundsätzliche und unbefristete Zulassung zur ambulanten Behandlung durch Gesetz eingeräumt. Die Zulassungsausschüsse sind verpflichtet, sie in dem Umfang zur ambulanten Behandlung zuzulassen, wie es für Forschung und Lehre erforderlich ist (§ 117 SGB V). Im Jahr 2004 entfielen lediglich 1,9 % der Abrechnungsfälle für ambulante vertragsärztliche Versorgung auf ermächtigte Krankenhausärzte und 2,2 % auf Hochschulinstitute und Kliniken.

Durch das GKV-Modernisierungsgesetz (GMG) wurde den Krankenhäusern ab dem 1. Januar 2004 eine Reihe neuer Optionen für die ambulante Versorgung eröffnet. So kann seitdem ein Krankenhaus – und nicht nur einzelne Krankenhausärzte – als Institution zur ambulanten ärztlichen Behandlung in einer bestimmten Region zugelassen werden, sofern der Landesausschuss Ärzte und Krankenkassen für diese Region eine Unterversorgung festgestellt hat (§ 116a SGB V). Zudem steht Krankenhäusern, die sich an der Durchführung von Disease-Management-Programmen beteiligen, die Möglichkeit offen, Verträge mit den Landesverbänden der Krankenkassen über die ambulante ärztliche Versorgung im Rahmen der Disease-Management-Programme zu schließen. Darüber hinaus wurde ein Katalog hoch spezialisierter Leistungen, seltener Erkrankungen und Erkrankungen mit besonderen Verläufen in Kraft gesetzt, für die Krankenhäuser durch Verträge mit Krankenkassen zur ambulanten Versorgung zugelassen werden können und keine gesonderte Ermächtigung durch den Zulassungsausschuss benötigen (§ 116b Abs. 3 SGB V). Dieser Katalog ist vom Gemeinsamen Bundesausschuss weiterzuentwickeln.

Ebenfalls durch das GKV-Modernisierungsgesetz 2004 initiiert wurden die Medizinischen Versorgungszentren (MVZ) als neue Organisationsform für die ambulante Versorgung (§ 95 SGB V). **Medizinische Versorgungszentren** sind fachübergreifende ärztlich geleitete Einrichtungen, in denen Ärzte als Angestellte oder selbständige Vertragsärzte tätig sind. Zahlreiche Krankenhäuser haben MVZ als Chance für den Einstieg in die ambulante Versorgung genutzt und sind

Träger eines selbst gegründeten MVZ geworden, das dann aus nahe liegenden Gründen eng mit dem Trägerkrankenhaus kooperiert. Seit 2004 ist die Zahl der MVZ kontinuierlich gestiegen. Waren es Ende 2004 noch 70, so lag ihre Zahl Ende 2007 bereits bei ca. 950 und im 4. Quartal 2008 bei 1200 (KBV 2009). Davon befanden sich Ende 2008 ca. 37 % in Trägerschaft eines Krankenhauses.

Mit dem GKV-Wettbewerbsstärkungsgesetz 2007 wurde der Weg einer schrittweisen Ausweitung des Zugangs der Krankenhäuser zur ambulanten Versorgung weiter gegangen. Seit dem 1. April 2007 ist ein Krankenhaus grundsätzlich zur ambulanten Behandlung der im Katalog nach § 116b SGB V aufgeführten hoch spezialisierten Leistungen berechtigt, wenn es durch den Krankenhausplan des Landes dazu bestimmt wurde (§ 116b Abs. 2 SGB V i. d. F. d. GKV-WSG). Damit geht die Ermächtigung faktisch auf die zuständigen Landesbehörden über und eine vertragliche Vereinbarung mit Krankenkassen ist nicht mehr notwendig.

Ebenfalls der ambulanten Behandlung zuzurechnen sind die **ambulanten Operationen**. Seit dem 1. Januar 1993 sind Krankenhäuser grundsätzlich zum ambulanten Operieren zugelassen und nicht mehr von einer entsprechenden Ermächtigung eines Krankenhausarztes abhängig (§ 115b SGB V). Es bedarf dazu lediglich einer Mitteilung an die Krankenkassen, an die Kassenärztliche Vereinigung und den Zulassungsausschuss.

Krankenhausbehandlungen werden in der Regel von hauptamtlichen Krankenhausärzten durchgeführt. Es gibt aber auch die Möglichkeit der **belegärztlichen Versorgung** in Krankenhäusern. **Belegärzte** sind niedergelassene Vertragsärzte, die eine Anerkennung als Belegarzt haben und einen Teil ihrer ambulanten Patienten auch stationär behandeln. Dies geschieht zumeist in so genannten Belegkrankenhäusern, aber auch in «Belegbetten» regulärer Krankenhäuser. Die Anerkennung als Belegarzt wird von der zuständigen Kassenärztlichen Vereinigung im Einvernehmen mit den Krankenkassen ausgesprochen (§ 121 SGB V). Die Vergütung der belegärztlichen Leistungen erfolgt aus der vertragsärztlichen Gesamtvergütung für ambulante ärztliche Versorgung (§ 121 Abs. 3 SGB V), die Krankenhausleistungen werden dem Patienten beziehungsweise der Krankenkasse gesondert in Rechnung gestellt. Dementsprechend gibt es auch zwei getrennte Fallpauschalenkataloge für die vollstationäre Behandlung: einen für die Versorgung in Hauptabteilungen durch hauptamtliche Ärzte und einen für die belegärztliche Versorgung, ohne die entsprechenden Vergütungsanteile der Belegärzte.

Im Jahr 2007 waren 5982 Vertragsärzte als Belegärzte tätig (KBV 2008a). Die größten Anteile stellten Frauenärzte (1291) und HNO-Ärzte (1527), Chirurgen

(615), Orthopäden (626) und Augenärzte (583). Unter den 1791 allgemeinen Krankenhäusern waren 155 reine Belegkrankenhäuser mit insgesamt 5551 Belegbetten. Das durchschnittliche Belegkrankenhaus hatte somit ca. 36 Betten.

In den letzten Jahren wurde mit Einführung der Integrierten Versorgung auch für Krankenhäuser eine interessante neue Organisationsform und zusätzliche Finanzierungsquelle für die Patientenversorgung geschaffen (DKG 2004a, 2004b; Klauber/Robra/Schellschmidt 2006). Der Einstieg in die **Integrierte Versorgung** erfolgte zunächst durch das GKV-Gesundheitsreformgesetz 2000 (§§ 140a–h SGB V i. d. F. d. GKV-GRG 2000). Das zum 1. Januar 2004 in Kraft getretene Gesetz sah vor, dass die Krankenkassen durch entsprechende Verträge mit Leistungserbringern eine verbesserte Koordination von Versorgungsprozessen über institutionelle und sektorale Grenzen hinweg bewirken. Als Vertragspartner waren im Gesetz Kassenärztliche Vereinigungen, Gemeinschaften von Vertragsärzten und zugelassene Krankenhäuser genannt. Ausgangspunkt der Integrierten Versorgung war die seit langem geübte Kritik am deutschen Gesundheitssystem, dass es hochgradig fragmentiert ist und die Überwindung der zahlreichen Schnittstellen zwischen den Versorgungsinstitutionen und Sektoren zu häufig den Patienten und ihren Angehörigen überlassen wird (vgl. u. a. Badura 1996).

Mit den gesetzlichen Regelungen zur Integrierten Versorgung sollte den Leistungserbringern ein Anreiz gegeben werden, mehr zu kooperieren und ihre Leistungen stärker entlang der Patientenbedürfnisse zu koordinieren. Die hierzu erforderlichen zusätzlichen Leistungen sollten durch zusätzliche Vergütungen honoriert werden. Da aber daraus keine Erhöhung der Gesamtausgaben der Krankenkassen resultieren sollte, waren die Gesamtvergütungen der betreffenden Kassenärztlichen Vereinigungen bzw. die Budgets der beteiligten Krankenhäuser um die Mehrausgaben zu kürzen. Die praktische Umsetzung dieser Regelungen erwies sich zwischen 2000 und 2003 insbesondere wegen der Vergütungsfrage als ausgesprochen schwierig und das Zustandekommen von Verträgen scheiterte vor allem an Kassenärztlichen Vereinigungen.

Mit dem GKV-Modernisierungsgesetz 2004 wurden die gesetzlichen Regelungen überarbeitet, mit dem Ziel, Hemmnisse zu beseitigen und wirksame finanzielle Anreize für Verträge zu schaffen (§§ 140a-d SGB V). Die wichtigsten Neuregelungen waren sicherlich, dass die Kassenärztlichen Vereinigungen aus dem Kreis der Vertragspartner ausgeschlossen wurden und ein Finanzierungssystem für die Integrierte Versorgung gesetzlich vorgegeben wurde. Für die Jahre 2004 bis zunächst 2006 und nach Verlängerung bis Ende 2008 wurde eine «Anschubfinanzierung» im Volumen von bis zu 1 % der vertragsärztlichen Gesamtvergütung und der Krankenhausbudgets geschaffen. Das Finanzierungssystem für die Integrierte Versorgung sah vor, dass Krankenkassen die Gesamtvergütungen Kassenärztlicher Vereinigungen und die Budgets von Krankenhäusern um bis zu 1 % kürzen dürfen, um damit die zusätzlichen Leistungen im Rahmen einer vertraglich vereinbarten Integrierten Versorgung zu vergüten (§ 140d SGB V). Bundesweit handelte es sich dabei um ein Volumen von zunächst ca. 700 Mio. Euro.

Nach anfänglich zögerndem Beginn, hat sich die Neuregelung durch das GKV-Modernisierungsgesetz als wirksam erwiesen. Seit 2004 wurden zunehmend mehr Verträge zur Integrierten Versorgung geschlossen (Tab. 8-9). Ende 2005 waren es knapp 2 000 Verträge und Ende 2008 bereits über 6 000. Es bleibt abzuwarten, ob sich dieser Trend auch nach Auslaufen der Anschubfinanzierung fortsetzt.

Bei der angegebenen Zahl der Vertragspartner ist zu bedenken, dass nur die direkten Vertragspartner der Krankenkassen erfasst wurden, nicht aber alle an den jeweiligen Modellen der Integrierten Versorgung beteiligten Leistungserbringer. Es ist durchaus möglich und anzutreffen, dass beispielsweise ein Krankenhaus Vertragspartner einer Krankenkasse ist, die Integrierte Versorgung aber nicht allein, sondern gemeinsam mit weiteren Leistungserbringern durchführt, die aber nicht als Vertragspartner der Krankenkasse in Erscheinung treten. Vertragspartner aufseiten der Kostenträger können einzelne Krankenkassen oder mehrere Krankenkassen gemeinsam sein.

Durch das GKV-Wettbewerbsstärkungsgesetz wurde der Kreis der Vertragspartner für die Integrierte Versorgung auf Pflegekassen und zugelassene Pflegeeinrichtungen ausgeweitet, so dass seit dem 1. April 2007 auch Pflegebedürftige in die Integrierte Versorgung einbezogen werden können.

8.3.2
Krankenhausplanung

Im Unterschied zur ambulanten ärztlichen Versorgung liegt die Verantwortung für die Planung der Versorgungskapazitäten im Krankenhausbereich unmittelbar beim Staat. Seit Inkrafttreten des Krankenhausfinanzierungsgesetzes (KHG) 1972 sind die Bundesländer verpflichtet, eine **staatliche Krankenhausplanung** durchzuführen und regelmäßig fortzuschreiben. Diese Verpflichtung ist aus dem Sicherstellungsauftrag der Länder abgeleitet, der sich wiederum aus dem Sozialstaatsgebot des Grundgesetzes ergibt (Art. 20 und 28 GG). Der Staat ist danach zur Daseinsvorsorge für seine Bevölkerung verpflichtet und hierzu wird auch die Sicherstellung einer ausreichenden, bedarfsgerechten

Tabelle 8-9: Verträge zur Integrierten Versorgung

	2005	2006	2007	2008
Verträge zur Integrierten Versorgung	1 913	3 309	5 069	6 183
Vertragspartner auf Seiten der Leistungserbringer				
• Vertragsarzt	189	639	1 334	1 854
• Krankenhaus	434	662	889	990
• Sonstige	327	603	860	1 156
• Vertragsarzt/Krankenhaus	332	583	1 010	1 157
• Rehabilitationseinrichtung/Krankenhaus	389	531	630	664
• Rehabilitationseinrichtung/Vertragsarzt	172	165	178	180
• Rehabilitationseinrichtung/Vertragsarzt/Krankenhaus	70	126	168	182
Vertragspartner auf Seiten der Kostenträger				
• Einzelne Krankenkasse	1 024	1 531	2 209	2 472
• Mehrere Krankenkassen	889	1 778	2 860	3 711
Einbezogene Versicherte	3 159 564	3 594 548	5 960 585	4 490.308
Vergütungsvolumen (Mio. Euro)	446,2	570,7	839,5	944,4

Quelle: BQS

Krankenhausversorgung gerechnet (vgl. u. a. Isensee 1990). Das Krankenhausfinanzierungsgesetz nennt dementsprechend auch als primäres Ziel staatlicher Krankenhauspolitik die «bedarfsgerechte Versorgung der Bevölkerung mit leistungsfähigen, eigenverantwortlich wirtschaftenden Krankenhäusern» (§ 1 Abs. 1 KHG).

Der **Sicherstellungsauftrag** für die stationäre Krankenversorgung liegt beim jeweiligen Bundesland. Eine Reihe von Bundesländern hat ihre kommunalen Gebietskörperschaften aber in die Erfüllung dieses Auftrages eingebunden, indem sie beispielsweise ihre Landkreise und Städte verpflichten, eigene Krankenhäuser zu errichten und zu unterhalten, soweit die Krankenhausversorgung nicht durch andere Träger gewährleistet wird. Der staatliche Sicherstellungsauftrag bedeutet also nicht, dass der Staat oder kommunale Gebietskörperschaften die gesamte

Versorgung mit eigenen Krankenhäusern zu gewährleisten haben, sondern nur, dass sie für eine ausreichende Versorgung die Gewähr zu tragen haben. Solange und in dem Maße wie sich andere Träger an der Krankenhausversorgung beteiligen, wird der Staat von dieser Aufgabe entlastet. Würden sich andere Träger aber zurückziehen und könnten auch die Städte und Landkreise diese Aufgabe nicht ausreichend erfüllen, wären letztlich die Länder in der Pflicht, aus eigenen Mitteln die notwendigen Versorgungskapazitäten bereitzustellen (Bruckenberger 1996; Quaas 1993). Aus dieser Letztverantwortung der Länder ist auch eine Letztentscheidung der zuständigen Länderressorts in einigen zentralen Fragen der Krankenhausplanung und Krankenhausfinanzierung abgeleitet.

Um das Ziel einer bedarfsgerechten Versorgung erreichen zu können und ihren Sicherstellungsauftrag zu erfüllen, sind die Länder gesetzlich verpflichtet, eine **Krankenhausplanung** durchzuführen (§ 6 KHG). Die Krankenhausplanung besteht aus zwei Elementen: dem Krankenhausplan und einem Investitionsprogramm (Bruckenberger 1998; Depenheuer 1986; DKG 2008). In den **Krankenhausplan** sind alle für eine bedarfsgerechte Versorgung notwendigen und geeigneten Krankenhäuser aufzunehmen. In das für einen mehrjährigen Planungszeitraum aufzustellende **Investitionsprogramm** werden die vom Land zu fördernden größeren Investitionsmaßnahmen aufgenommen wie Neubauten, Umbauten, Renovierungen etc. (Antragsförderung). Kleinere Investitionen werden über jährliche Pauschalbeträge gefördert (Pauschalförderung).

Zuständige Landesbehörde für die Krankenhausplanung und das Investitionsprogramm ist in der Regel das Sozial- oder Gesundheitsministerium beziehungsweise in Stadtstaaten die entsprechende Senatsbehörde. Bei der Krankenhausplanung sind die zuständigen Behörden allerdings verpflichtet, mit den an der Krankenhausversorgung im Lande Beteiligten eng zusammenzuarbeiten und mit den unmittelbar Beteiligten einvernehmliche Regelungen anzustreben (§ 7 KHG). Wer zu den «Beteiligten» und wer zu den «unmittelbar Beteiligten» gezählt wird, ist in den jeweiligen Landeskrankenhausgesetzen festgelegt.

Zu den **unmittelbar Beteiligten** zählen außer der zuständigen Landesbehörde zumeist die kommunalen Spitzenverbände, die Landesverbände der Krankenkassen und der privaten Krankenversicherung sowie die Landeskrankenhausgesellschaft. Sie bilden in der Regel gemeinsam mit der Landesbehörde einen Krankenhausplanungsausschuss, der grundsätzliche Fragen der Krankenhausplanung erörtert und Empfehlungen für Planungsziele und -kriterien erarbeitet. Die Letztentscheidung über den Krankenhausplan liegt zwar bei der zuständigen Landesbehörde, in der Regel wird der Krankenhausplan aber im Einvernehmen mit den unmittelbar Beteiligten aufgestellt beziehungsweise fortgeschrieben.

Das Verfahren der **Krankenhausplanung** unterliegt zum einen den Vorschriften des KHG und des jeweiligen Landeskrankenhausgesetzes, darüber hinaus existiert mittlerweile eine umfangreiche Rechtssprechung, die die eher allgemein gehaltenen Vorgaben des KHG konkretisiert und Vorgaben für die Entscheidungen der Planungsbehörden enthält. Danach hat die Grundlage des Krankenhausplans eine **Bedarfsanalyse** zu sein, die den gegenwärtigen und den in Zukunft zu erwartenden Bedarf an Krankenhausleistungen analysiert. Überwiegend wurde dafür bislang eine Formel verwendet, die aus den USA stammt (Hill-Burton-Formel) und den Bedarf aus der Einwohnerzahl, Verweildauer, Krankenhaushäufigkeit (Krankenhausaufnahmen je 1000 Einw.) und Bettennutzung (belegte Betten je 100 Betten) ableitet (s. **Abb. 8-2**).

Die Entwicklung der Determinanten der Vergangenheit wird dabei aber nicht linear fortgeschrieben, sondern unter Berücksichtigung zukünftig zu erwartender Einflussfaktoren geschätzt oder normativ gesetzt. So wird die zukünftige Entwicklung der Verweildauer in einigen Ländern unter Rückgriff auf Expertenbefragungen eingeschätzt; die meisten Länder setzen bei der zu Grunde gelegten Bettennutzung seit Jahrzehnten als Richtwert eine Bettenbelegung von durchschnittlich 85 % ein.

Seit einigen Jahren ist aber ein Trend zur stärker morbiditäts- und leistungsorientierten Krankenhausplanung erkennbar, bei der die Entwicklung von Erkrankungshäufigkeiten und erbrachte Leistungen als Planungskriterium genutzt werden. Zur Weiterentwicklung der Krankenhausplanung sind in den letzten Jahren von verschiedener Seite mehrere wissenschaftliche Gutachten in Auftrag gegeben worden, die alternative Planungsmethoden vorstellten (vgl. DKG 2008: 13 f.). Die Einführung des DRG-Systems wird den Trend zu einer morbiditätsorientierten Krankenhausplanung sicherlich verstärken, nicht zuletzt auch weil nun Diagnose- und Leistungsdaten in einem Umfang und Detaillierungsgrad zur Verfügung stehen, der zuvor nicht erreichbar war.

Ergänzend zur Bedarfsanalyse ist eine **Krankenhausanalyse** durchzuführen, in der die Versorgungsbedingungen der vorhandenen Krankenhäuser

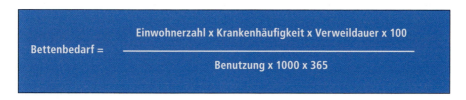

Abbildung 8-2: Hill-Burton-Formel zur Ermittlung des Bettenbedarfs

daraufhin analysiert werden, ob sie hinsichtlich der personellen und sachlichen Ausstattung zur Deckung des festgestellten Bedarfs geeignet sind.

Aufbauend auf diesen Analysen wird über die Aufnahme einzelner Krankenhäuser in den Krankenhausplan entschieden. Der Krankenhausplan weist für definierte Versorgungsregionen, zumeist Landkreise und bei Stadtstaaten Bezirke oder Stadtviertel, die als bedarfsgerecht in den Plan aufgenommenen Krankenhäuser und Betten nach Fachabteilungen aus. Dabei werden die Krankenhäuser **Versorgungsstufen** zugeordnet, die Unterschiede in den Leistungsanforderungen und der Leistungsfähigkeit ausdrücken. Die Definition und Zahl der Versorgungsstufen variiert zwischen den Ländern, so weisen einige Länder Versorgungsstufen nach Leistungsanforderungen und andere nur nach Bettenzahl aus. Die Zahl der in der Planung ausgewiesenen Versorgungsstufen reicht von drei bis fünf. Überwiegend werden jedoch die vier aus dem KHG stammenden Versorgungsstufen verwendet: Grundversorgung, Regelversorgung, Schwerpunktversorgung und Zentralversorgung.

- Krankenhäuser der **Grundversorgung** (1. Versorgungsstufe) müssen in der Regel nur eine Grundversorgung in den Fachgebieten Innere Medizin und Allgemeine Chirurgie gewährleisten.

- Krankenhäuser der **Regelversorgung** (2. Versorgungsstufe) müssen darüber hinaus weitere Fachabteilungen vorhalten, darunter in der Regel eine Abteilung für Gynäkologie und Geburtshilfe sowie eine Abteilung für Hals-, Nasen-, Ohrenheilkunde, Augenheilkunde oder Orthopädie.

- Krankenhäuser der **Schwerpunktversorgung** (3. Versorgungsstufe) haben bereits überregionale Aufgaben zu erfüllen und dementsprechend ein breites Spektrum an Fachgebieten abzudecken, darunter unter anderem Fachabteilungen für Pädiatrie, Neurologie, Mund-, Kiefer- und Gesichtschirurgie etc.

- Aufgaben der **Zentralversorgung** oder Maximalversorgung (4. Versorgungsstufe) werden häufig von Hochschulkliniken wahrgenommen. Sie verfügen über ein hoch differenziertes Spektrum der Diagnostik und Therapie insbesondere für seltene und sehr schwere Erkrankungen sowie schwer Unfallverletzte.

Neben den Versorgungsstufen der allgemeinen Krankenhausversorgung weisen einige Bundesländer in ihren Krankenhausplänen auch Fachkrankenhäuser aus, die sich auf die Versorgung bestimmter Erkrankungen oder Patientengruppen spezialisiert haben.

Die Entscheidung der Behörde über die Aufnahme oder Nichtaufnahme eines Krankenhauses in den Krankenhausplan wird dem Krankenhausträger in einem **Feststellungsbescheid** mitgeteilt. Ein Anspruch auf Aufnahme in den Krankenhausplan besteht nicht, allerdings kann der Krankenhausträger gegen den Bescheid vor dem Verwaltungsgericht klagen. Sollte er gegen die Nichtaufnahme klagen, so ist die Landesbehörde verpflichtet, vor Gericht die Gründe für die Nichtaufnahme darzulegen. Da die Planungsbehörde keinen Ermessensspielraum hat, sondern an die gesetzlichen Vorgaben und die einschlägige Rechtsprechung gebunden ist, muss sie objektivierbare Kriterien für ihre Entscheidung benennen, die vom Gericht überprüft werden. Zumeist ist es in der Vergangenheit so gewesen, dass die Verwaltungsgerichte die Bettenbelegung als maßgebliches Kriterium ansahen und ein nicht in den Plan aufgenommenes Krankenhaus dann gute Aussichten auf Aufnahme in den Krankenhausplan oder eine erfolgreiche Klage hatte, wenn es eine normale durchschnittliche Belegung nachweisen konnte (Quaas 1993, 1997a, 1997b). Die Rechtsprechung wird hier zukünftig sicherlich auch den angesprochenen Veränderungen der Krankenhausplanung durch die Umstellung auf ein DRG-System folgen.

Mit der Aufnahme in den Krankenhausplan, die bei Plankrankenhäusern auf Antrag des Krankenhausträgers erfolgt, übernimmt das Krankenhaus einen **Versorgungsauftrag**, dessen Art und Umfang sich aus den Festlegungen des Krankenhausplans und dem Feststellungsbescheid ergeben. Bei Hochschulkliniken ergibt sich der Versorgungsauftrag aus den Festlegungen des Krankenhausplans und des Hochschulverzeichnisses, bei Vertragskrankenhäusern aus dem Versorgungsvertrag. Als Gegenleistung für die Übernahme des Versorgungsauftrages erhält das Plankrankenhaus vom Land eine öffentliche Investitionsförderung.

Mit der Aufnahme in den Krankenhausplan gilt zugleich auch ein Versorgungsvertrag mit den Krankenkassen als abgeschlossen («fingierter» Versorgungsvertrag nach § 109 SGB V). Bei Hochschulkliniken gilt die Aufnahme in das Hochschulverzeichnis als Abschluss eines Versorgungsvertrages mit den Krankenkassen (§ 109 Abs. 1 SGB V). Hochschulkliniken und Plankrankenhäuser erhalten dadurch die **Zulassung** zur Versorgung von Versicherten der GKV. Sie übernehmen damit eine Versorgungspflicht gegenüber den Versicherten und erhalten im Gegenzug gegenüber der jeweiligen Krankenkasse einen Anspruch auf Vergütung der erbrachten Leistungen.

Die Krankenkassen wiederum unterliegen einem **Kontrahierungszwang** mit jeder Hochschulklinik und jedem Plankrankenhaus. Da ein Versorgungsvertrag mit der Aufnahme in das Hochschulverzeichnis oder den Krankenhausplan als abgeschlossen gilt, müssen sie Budget- und Pflegesatzverhandlungen mit jeder Hochschulklinik und jedem Plankrankenhaus führen.

Ist ein Krankenhaus nicht in den Krankenhausplan des Landes aufgenommen, will aber an der Versorgung von GKV-Versicherten teilnehmen, muss es einen **Versorgungsvertrag** mit den Landesverbänden der GKV abschließen (§ 109 SGB V). Dadurch wird es für die Dauer des Vertrages als **Vertragskrankenhaus** zur Behandlung von GKV-Versicherten zugelassen. Ein Anspruch auf Abschluss eines Versorgungsvertrages besteht nicht. Ist ein Krankenhaus nicht im Krankenhausplan und hat auch keinen Versorgungsvertrag, so kann es keine Versicherten der GKV auf Kosten der Krankenkassen behandeln, denn Krankenkassen dürfen Krankenhausbehandlung nur durch zugelassene Krankenhäuser erbringen lassen (§ 108 SGB V). Diesen Krankenhäusern bleibt somit nur die Versorgung von Privatpatienten.

Die **Kündigung des Versorgungsvertrages** eines Krankenhauses, das nicht in Krankenhausplan aufgenommen ist, kann mit einer Frist von einem Jahr ganz oder teilweise erfolgen (§ 110 SGB V). Die Krankenkassen dürfen den Vertrag allerdings nur kündigen, wenn das Krankenhaus nicht mehr die Gewähr für eine leistungsfähige und wirtschaftliche Behandlung bietet oder nicht mehr für die bedarfsgerechte Versorgung der Versicherten erforderlich ist. Die Kündigung wird erst nach der Genehmigung durch die zuständige Landesbehörde wirksam und kann vom betroffenen Krankenhausträger mit einer Klage angefochten werden. Die Kündigung des Versorgungsvertrages eines Plankrankenhauses ist deutlich schwieriger, sie muss zugleich mit einem Antrag der Krankenkassen auf Änderung des Feststellungsbescheids – und das heißt letztlich: des Krankenhausplans – verbunden werden (§ 110 Abs. 1 SGB V).

8.3.3
Krankenhausfinanzierung

Das System der Krankenhausfinanzierung teilt die Kosten der Krankenhäuser in zwei Bereiche mit jeweils unterschiedlicher Finanzierungszuständigkeit und wird darum **duale Finanzierung** genannt. Die laufenden **Betriebskosten** sind als «pflegesatzfähige Kosten» von den Benutzern und ihren Kostenträgern über Benutzerentgelte (Fallpauschalen, Pflegesätze) zu tragen. Die **Investitionskosten** dagegen sind nicht pflegesatzfähig und dürfen den Benutzern nicht in Rechnung gestellt werden. Sie werden über eine öffentliche Investitionsförderung aus Steuermitteln gefördert (§ 4 KHG). Investitionsmaßnahmen der Hochschulkliniken werden aus den Mitteln des Hochschulbauförderungsprogramms finanziert, Investitionen von Plankrankenhäusern aus den von den Ländern aufzubringenden KHG-Fördermitteln. Nicht in den Krankenhausplan aufgenommene Krankenhäuser dürfen ihre Investitionskosten den Krankenkassen über die Benutzerentgelte nicht in Rechnung stellen, es sei denn, dies wurde mit den Krankenkassen gesondert vertraglich vereinbart (§ 18b KHG).

Die duale Finanzierung wurde durch das KHG 1972 eingeführt und war getragen von der Überzeugung, dass die Vorhaltung von Krankenhäusern eine Aufgabe des Staates im Rahmen der Daseinsvorsorge ist und folglich auch nicht nur von den Beitragszahlern der GKV, sondern der Gesamtheit der Steuerzahler zu finanzieren sei (Simon 2000a). Die Benutzer und ihre Kostenträger sollten lediglich für die Kosten der unmittelbaren Versorgung aufkommen.

Die **Investitionsförderung** der Plankrankenhäuser ist in zwei Arten von Förderung unterteilt. Kleinere und mittlere Investitionen – wie beispielsweise kleinere Baumaßnahmen oder die Wiederbeschaffung von Mobiliar, Küchengeräten, Röntgenbild-Kassetten etc. – werden im Rahmen einer **Pauschalförderung** durch jährliche Pauschalbeträge gefördert (§ 9 Abs. 3 KHG). Nach welchen Kriterien und in welcher Höhe die Förderung erfolgt, ist in den jeweiligen Landeskrankenhausgesetzen und deren Ausführungsbestimmungen festgelegt. Früher wurde zumeist für jedes in den Krankenhausplan aufgenommene Bett ein pauschaler Betrag gezahlt, in den letzten Jahren sind zunehmend mehr Länder dazu übergegangen, die Pauschalförderung teilweise oder auch vollständig auf behandlungsfallbezogene Pauschalen umzustellen.[112] Sowohl bettenbezogene als auch fallbezogene Pauschalen werden in der Regel nach Versorgungsstufen gestaffelt. Je höher die Versorgungsstufe des Krankenhauses ist, desto höher ist auch die Pauschalförderung (vgl. hierzu beispielhaft **Tab. 8-10**).

Auf die Pauschalförderung hat jedes Plankrankenhaus einen gesetzlichen Anspruch, sofern es und in dem Umfang wie es in den Krankenhausplan des Landes aufgenommen wurde. Mit den Mitteln kann das Krankenhaus im Rahmen der Zweckbindung frei wirtschaften.

Anders verhält es sich mit der Förderung größerer Investitionsmaßnahmen, die einzeln beim Land beantragt werden müssen (§ 9 Abs. 1 KHG). Es besteht kein Anspruch auf Förderung, sondern die Förderung erfolgt nach Haushaltslage. Für die **Antragsförderung** stellen die Länder mehrjährige Investitionsprogramme auf, in die sie diejenigen Investitionsvorhaben aufnehmen, die in den nächsten Jahren gefördert werden sollen. Über die Antragsförderung wird insbesondere der Neubau, Umbau oder die Erweiterung von Krankenhäusern gefördert, einschließlich der Anschaffung der betriebsnotwendigen Wirtschaftsgüter. Voraussetzung der Förderung ist, dass die Investitionsmaßnahme mit den Vorgaben des Krankenhausplans abgestimmt ist.

Abweichend von den Grundsätzen der dualen Finanzierung werden in Ostdeutschland seit 1995 die Krankenkassen über einen Sonderbeitrag an

---

112 Einen Überblick über den Stand der Investitionsförderung bietet eine regelmäßig aktualisierte Veröffentlichung der DKG (DKG 2008).

Tabelle 8-10: Jährliche Pauschalförderung je Bett in Niedersachsen (Stand: Juni 2008)

1. Anforderungsstufe	1 612 Euro
2. Anforderungsstufe	1 952 Euro
3. Anforderungsstufe	2 261 Euro
4. Anforderungsstufe	2 891 Euro

Quelle: DKG 2008

der Finanzierung der Investitionskosten beteiligt. In Art. 14 des Gesundheitsstrukturgesetzes 1993 war festgelegt worden, dass sie von 1995 bis 2014 einen **Investitionszuschlag** in Höhe von zunächst 8 DM und mittlerweile 5,62 Euro je Belegungstag zu leisten haben. Dieser Beitrag soll vorrangig zur Finanzierung von Zinskosten für Kredite der Krankenhäuser dienen, die sie aufnehmen, um Modernisierungen außerhalb der KHG-Förderung vornehmen zu können.

Die Aufwendungen der Länder für die **Investitionsförderung** nach KHG sind gemessen am Investitionsbedarf seit langem unzureichend, so dass sich im Krankenhausbereich mittlerweile ein erhebliches Investitionsdefizit aufgestaut hat. In der alten BRD hält diese Entwicklung bereits seit Anfang der 1980er-Jahre an, in den neuen Bundesländern ist ebenfalls eine rückläufige Tendenz bei den Fördermitteln feststellbar. Für Deutschland insgesamt ist seit 1993 sogar ein absoluter Rückgang der Fördermittel zu verzeichnen (s. **Tab. 8-11**). Zur Höhe des mittlerweile erreichten Investitionsdefizits im Krankenhausbereich liegen unterschiedliche Schätzungen vor, die je nach dem zu Grunde gelegten Maßstab für den Investitionsbedarf variieren. Eine sinnvolle Vergleichsgröße zur Bestimmung des Investitionsbedarfs dürfte die volkswirtschaftliche Investitionsquote sein. Sie lag beispielsweise im Jahr 2006 bei ca. 18 %. Die von den Ländern bereitgestellten Fördermittel entsprachen 2006 lediglich 4,2 % der Gesamtausgaben für Krankenhäuser. Legt man die volkswirtschaftliche Investitionsquote zu Grunde, so hätten 2006 im Krankenhausbereich statt der tatsächlich gezahlten 2,7 Mrd. Euro Fördermittel insgesamt 11,8 Mrd. Euro Investitionsmittel bereitgestellt werden müssen. Allein für das Jahr 2006 ergibt sich daraus eine Investitionslücke in Höhe von ca. 9 Mrd. Euro.

Die seit Jahren unzureichende Investitionsförderung ist insofern von besonderer Bedeutung für den Krankenhausbereich, weil dringender Investitionsbedarf einer der wichtigsten Gründe für die Privatisierung insbesondere von

Tabelle 8-11: Entwicklung der KHG-Fördermittel

Jahr	Ausgaben für Krankenhäuser insgesamt in Mio. €	KHG-Fördermittel in Mio. €	in % der Ausgaben insgesamt
1992	46 449	3 824,45	8,2
1993	49 369	3 903,63	7,9
1994	52 761	3 665,19	6,9
1995	54 821	3 755,84	6,9
1996	55 207	3 704,69	6,7
1997	56 720	3 513,15	6,2
1998	58 422	3 494,28	6,0
1999	59 070	3 421,48	5,8
2000	59 787	3 378,31	5,6
2001	60 536	3 387,70	5,6
2002	61 811	3 232,09	5,2
2003	62 013	2 849,03	4,6
2004	63 350	2 786,73	4,4
2005	64 807	2 697,03	4,2
2006	66 660	2 772,06	4,2
2007	67 309	2 663,50	4,0

Quelle: DKG 2007, Statistisches Bundesamt; eigene Berechnungen

kommunalen Krankenhäusern ist. Da das Land überfällige Investitionen nicht oder nicht ausreichend fördert und der kommunale Träger aufgrund eigener Haushaltsprobleme die Investitionen nicht finanzieren kann, erscheint der Verkauf an eine private Krankenhauskette als Lösung des Problems. Häufig wird dabei der Verkauf an die Bedingung geknüpft, dass der neue Eigentümer diese dringend erforderlichen Investitionen vornimmt.

Die von den Versicherten der GKV zu leistenden **Zuzahlungen** zur Krankenhausbehandlung sind zwar an die Krankenhäuser zu entrichten, müssen von diesen aber an die jeweilige Mitgliedskrankenkasse weitergeleitet werden.

Sie dienen somit der Entlastung der Krankenkassen und bringen keine zusätzlichen Mittel für die Krankenhausfinanzierung. Seit dem 1. Januar 2004 sind pro vollstationärem Behandlungstag im Krankenhaus 10 Euro für längstens 28 Tage in einem Kalenderjahr zu zahlen (§ 39 Abs. 4 SGB V).

8.4
Vergütungssystem

Den weitaus größten Teil ihrer Kosten – insgesamt über 90 % – finanzieren die Krankenhäuser aus Entgelten, die sie den Patienten oder ihren Kostenträgern für erbrachte Leistungen in Rechnung stellen. Die Gesamtheit der Regelungen und Vorgaben zur Vergütung erbrachter Leistungen wird im Krankenhausbereich **Entgeltsystem** genannt. Dieses Entgeltsystem wurde in den letzten Jahrzehnten mehreren Reformen unterworfen und in den letzten Jahren grundlegend umgestellt. Die Phase der Umstellung, Konvergenzphase genannt, begann am 1. Januar 2003 und endete am 31. Dezember 2008. In dieser Zeit wurde das Entgeltsystem schrittweise von einem überwiegenden Pflegesatzsystem in ein Fallpauschalensystem umgewandelt. Von der Umstellung sind bislang nur die Psychiatrie, Psychosomatik und psychotherapeutische Medizin ausgenommen.[113] Die schrittweise Umstellung war notwendig, um unkalkulierbare Risiken und Verwerfungen zu vermeiden, die zu erwarten wären, wenn eine so tief greifende Veränderung der Krankenhausfinanzierung von einem Tag auf den nächsten vollzogen wird. Aber dennoch war auch diese schrittweise Umstellung mit erheblichen Veränderungen des Krankenhausbereiches verbunden. Am stärksten öffentlich wahrgenommen wurde sicherlich die Privatisierung öffentlicher Krankenhäuser, weniger öffentliche Wahrnehmung fanden dagegen Stellenabbau, Arbeitsplatzunsicherheit, Arbeitsintensivierung und Gehaltskürzungen (zu den Auswirkungen vgl. u. a. Simon 2008).

Beschlossen wurde die Umstellung des Entgeltsystems im Rahmen des GKV-Gesundheitsreformgesetzes 2000. Der neu in das KHG eingefügte § 17b erteilte dem Bundesministerium für Gesundheit den Auftrag, die Krankenhausfinanzierung zum 1. Januar 2003 auf ein vollständiges Fallpauschalensystem umzustellen, das sich an einem international bereits eingesetzten DRG-System orientiert.

---

113 Im Rahmen des KHRG 2009 wurde allerdings beschlossen, dass ab 2013 auch die Finanzierung psychiatrischer Abteilungen und Krankenhäuser auf ein pauschaliertes Entgeltsystem umgestellt werden soll (§ 17d KHG). Allerdings soll es kein fallbezogenes Vergütungssystem, sondern ein System von bundesweit einheitlichen und nach Versorgungsintensität gestuften Tagespauschalen sein.

DRGs – **Diagnosis Related Groups** – sind in erster Linie ein Patientenklassifikationssystem, durch das eine bestimmte Gesamtheit von Patienten nach überwiegend medizinischen Kriterien in Fallgruppen aufgeteilt wird (Arnold/Litsch/Schellschmidt 2001; Fischer 2000, 2001). Wichtigste Unterscheidungskriterien sind zumeist Haupt- und Nebendiagnosen sowie die zu diesen Diagnosen üblicherweise gehörenden medizinischen Leistungen. DRGs wurden in den 1960er-Jahren in den USA entwickelt und sollten zunächst vor allem der Qualitätssicherung und Leistungsmessung im Krankenhausbereich dienen. Im Auftrag der US-Regierung wurde auf Grundlage des Patientenklassifikationssystems ein Fallpauschalensystem für die staatliche Medicare-Krankenversicherung entwickelt und ab 1983 für die Vergütung der Krankenhausbehandlung der über 65-jährigen Medicare-Patienten eingesetzt.[114]

Ausgehend vom ersten DRG-System wurden sowohl in den USA als auch in anderen Ländern weitere DRG-Systeme entwickelt, die zum einen auf die Gesamtheit aller Krankenhauspatienten angewendet werden konnten und zum anderen auch zunehmend differenzierter bei der Fallgruppenbildung wurden (Fischer 2000). Das erste DRG-System hatte mit ca. 470 DRGs (Fallgruppen) begonnen und umfasst mittlerweile ca. 500 Fallgruppen. DRG-Systeme neuerer Generationen haben inzwischen bis zu ca. 1500 Fallgruppen. Je höher die Fallgruppenzahl ist, desto differenzierter können unterschiedliche Erkrankungen und Therapieformen abgebildet werden, desto komplexer und in der Praxis schwieriger handhabbar wird das System allerdings auch.

Mit Blick auf die internationalen Erfahrungen und den zunehmenden internationalen Einsatz verschiedenster DRG-Systeme in der Krankenhausfinanzierung beauftragte der Gesetzgeber die Spitzenverbände im Krankenhausbereich, unter den international bereits erprobten DRG-Systemen eines auszuwählen, das an die deutschen Verhältnisse angepasst werden sollte. Mitte 2000 fiel die Entscheidung für die australischen AR-DRGs (Australian Refined Diagnosis Related Groups).

Die Entwicklung eines deutschen DRG-Systems auf Grundlage der AR-DRGs erforderte jedoch noch umfangreiche Vorarbeiten, darunter vor allem die Übertragung des australischen Fallgruppensystems auf deutsche Diagnose- und Therapiestandards und die Kalkulation von Fallpauschalen auf Grundlage der Ist-Kosten deutscher Krankenhäuser.

Die vom Gesetzgeber vorgesehene Zeit war hierzu nicht ausreichend, und so musste der Zeitplan mehrfach gestreckt werden. Zwar blieb es bei dem geplanten

---

114 Um es von den mittlerweile zahlreichen anderen DRG-Systemen begrifflich unterscheiden zu können, wird dieses DRG-System häufig auch nach dem Auftraggeber, der für die Medicare-Versicherung zuständigen Health Care Financing Administration, als HCFA-DRGs bezeichnet.

Beginn des Umstiegs zum 1. Januar 2003, er war jedoch nicht – wie ursprünglich vorgesehen – verpflichtend für alle Krankenhäuser. Zu diesem Zeitpunkt lag ohnehin nur ein leicht modifizierter australischer Fallgruppenkatalog vor und es existierte noch keine ausreichende Datenbasis für eine auf deutschen Ist-Kosten basierende Kalkulation von Fallpauschalen. Als Anreiz, dennoch bereits im Jahr 2003 umzusteigen, wurden die Umsteiger- oder **Optionskrankenhäuser** von einer für die anderen Krankenhäuser verfügten Nullrunde bei den Budgetverhandlungen ausgenommen. Ihre Budgets durften im Unterschied zu den anderen Kliniken um die im SGB V vorgegebene Steigerungsrate erhöht werden. Zudem wurde ein Umstieg auch noch während des Jahres ermöglicht. Bis Ende 2003 stiegen unter diesen Bedingungen etwas über 1000 Krankenhäuser auf das DRG-System um. Seit dem 1. Januar 2004 ist die Abrechnung von DRG-Fallpauschalen allen Krankenhäusern verbindlich vorgegeben.

Die erste Phase der Umstellung in den Jahren 2003 und 2004 war eine so genannte **budgetneutrale Phase**. In diesen beiden Jahren wurde das bisherige Krankenhausbudget um die übliche Veränderungsrate fortgeschrieben und die Krankenhausleistungen wurden nicht mehr mit tagesbezogenen Pflegesätzen, sondern mit DRG-Fallpauschalen in Rechnung gestellt. Die DRG-Fallpauschalen wurden jedoch noch nicht auf Grundlage der durchschnittlichen Ist-Kosten aller Krankenhäuser, sondern auf Grundlage der Ist-Kosten des jeweiligen Krankenhauses kalkuliert. Es wurde folglich für die gleiche DRG je nach Krankenhaus eine unterschiedlich hohe Fallpauschale berechnet. Die budgetneutrale Phase sollte als Übungsphase dienen, in der sich die Krankenhäuser unter «geschützten Bedingungen» auf das neue Vergütungssystem vorbereiten können. Die Anwendung von DRG-Fallpauschalen sollte weder zu Überschüssen noch zu Verlusten führen.

Dies änderte sich in der zweiten Phase, der **Konvergenzphase**, die vom 1. Januar 2005 bis zum 31. Dezember 2008 dauerte. Innerhalb dieses Zeitraums wurden die zuvor krankenhausspezifisch kalkulierten DRG-Fallpauschalen schrittweise an eine landesweit einheitliche Vergütungshöhe angeglichen. Die schrittweise Anpassung an einen landesweiten Durchschnittswert führte dazu, dass Krankenhäuser mit überdurchschnittlichen Fallkosten ihre Preise senken mussten und Krankenhäuser mit unterdurchschnittlichen Fallkosten höhere Vergütungen erhielten. Es gab unter den Krankenhäusern folglich «Gewinner» und «Verlierer» der Umstellung, und ein Teil der Verlierer-Krankenhäuser geriet durch die Umstellung auf landesweit einheitliche Fallpauschalen in erhebliche wirtschaftliche Schwierigkeiten, die bei einigen auch zur Schließung führten. Die genaue Zahl der Schließungen ist nicht bekannt. An der Zahl der in der Krankenhausstatistik ausgewiesenen Kliniken ist sie nicht abzulesen, da der dort erkennbare Rückgang zu einem erheblichen – vermutlich weit überwiegenden – Teil auf Fusionen und Übernahmen von Krankenhäusern zurückzuführen ist.

Auch wenn die Umstellung auf ein DRG-Fallpauschalensystem nicht zu Krankenhausschließungen in dem von einigen «Experten» vorhergesagten Ausmaß geführt hat, so handelt es sich bei der gegenwärtigen Umstellung der Krankenhausfinanzierung aus westdeutscher Sicht doch um den wohl weitestgehenden politischen Eingriff in den Krankenhausbereich seit Jahrzehnten und eine der wichtigsten Reformen im Gesundheitswesen dieses Jahrzehnts. Im Folgenden wird darum ausführlicher auf die Grundzüge des deutschen DRG-Systems eingegangen.

Das Krankenhausfinanzierungsrecht

Das Krankenhausfinanzierungsrecht besteht mittlerweile aus zahlreichen verschiedenen Rechtsvorschriften und Regelungsbereichen. Der folgende Überblick beschränkt sich auf die wichtigsten Bereiche und soll die Orientierung in diesem zunehmend unübersichtlicher werdenden Regelungssystem etwas erleichtern.

SGB V: Auch im DRG-System gelten die bisherigen Vorschriften des SGB V zur Krankenhausversorgung weiter. Für die Krankenhausfinanzierung ist das SGB V insbesondere bei der Regelung der Vergütungen für das ambulante Operieren, die vor- und nachstationäre Behandlung sowie die Zuzahlungen der Versicherten von Bedeutung. Von zentraler Bedeutung sind zudem die Passagen zur Zulassung von Krankenhäusern für die Versorgung von GKV-Versicherten sowie zur Qualitätssicherung in Krankenhäusern.

Krankenhausfinanzierungsgesetz (KHG): Das KHG ist weiterhin zentrales Regelungswerk. Die Vorschriften zur Krankenhausplanung gelten weiterhin und es ist bei der Regelung der Investitionsförderung von Bedeutung, da sich auch das DRG-System innerhalb der dualen Finanzierung bewegt. DRG-Fallpauschalen enthalten keine Investitionskostenanteile, da diese nach KHG weiterhin nicht in die Benutzerentgelte eingerechnet werden dürfen.

Bundespflegesatzverordnung (BPflV): Die Bundespflegesatzverordnung, vor der Umstellung auf das DRG-System nach dem KHG die wichtigste Rechtsvorschrift zur Krankenhausfinanzierung, ist nur noch eine Restgröße zur Regelung der noch im Pflegesatzsystem verbliebenen Entgeltbereiche.

Krankenhausentgeltgesetz (KHEntG): Das Krankenhausentgeltgesetz trat 2002 neben das KHG und ist zentrale Rechtsvorschrift für die spezifischen Regelungen des DRG-Systems.

Fallpauschalenvereinbarung (FPV): Die konkrete Ausgestaltung des DRG-Katalogs und seine Weiterentwicklung hat der Gesetzgeber der gemeinsamen Selbstverwaltung aus DKG, Spitzenverbänden der GKV und dem Verband der PKV übertragen. Die jährlich zu treffende FPV enthält Einzelheiten der Abrechnung von DRG-Fallpauschalen und als Anhang den jeweils geltenden Fallpauschalenkatalog. Für den Fall, dass eine solche Einigung nicht zustande kommt, ist eine Ersatzvornahme durch das BMG vorgesehen.

Krankenhaus-Fallpauschalenverordnung (KFPV): Da es in den letzten Jahren vorgekommen ist, dass eine Fallpauschalenvereinbarung nicht erzielt werden konnte, musste das BMG im Rahmen einer so genannten Ersatzvornahme die notwendigen Regelungen mit einer Verordnung vornehmen (z. B. KFPV 2004). Sollten sich die Verbände in einem der kommenden Jahre nicht auf eine FPV einigen können, muss das BMG erneut eine KFPV erlassen.

Fallpauschalengesetz (FPG) und **Fallpauschalen-Änderungsgesetz** (FPÄndG): Die Einführung des deutschen DRG-Systems sowie seine Grundzüge wurden im 2002 in Kraft getretenen Fallpauschalengesetz geregelt. Es war als Artikelgesetz konzipiert und enthielt die notwendigen Änderungen bestehender Rechtsvorschriften (beispielsweise des KHG) sowie die neu geschaffenen Rechtsvorschriften (wie z. B. das Krankenhausentgeltgesetz). Die zahlreichen fortlaufenden Änderungen von Gesetzen und Verordnungen im Rahmen der Weiterentwicklung des DRG-Systems wurden in bislang zwei Fallpauschalen-Änderungsgesetzen zusammengefasst.

8.4.1
Das deutsche DRG-Fallpauschalensystem

Das deutsche DRG-Fallpauschalensystem ist zurzeit und sicherlich noch auf Jahre hin keineswegs ein reines Fallpauschalensystem, sondern ein Mischsystem aus Fallpauschalen und anderen, zum Teil auch weiterhin tagesbezogenen Entgelten. Zudem sind nicht nur die psychiatrischen und psychosomatischen Abteilungen vom Fallpauschalensystem ausgenommen, sondern auch einige andere Abteilungen und auch ganze Kliniken, die als «besondere Einrichtungen» krankenhausindividuelle Vergütungen kalkulieren dürfen. Durch die schrittweise Umstellung und zahlreiche Ausnahme- und Sonderregelungen weist das Krankenhausfinanzierungsrecht mittlerweile eine Komplexität auf, die es schwer durchschaubar macht. Die folgenden Ausführungen können von daher nur eine stark vereinfachte Darstellung zum Ziel haben. Der nachfolgende Überblick stellt zunächst die wichtigsten unterschiedlichen Entgeltformen vor (Stand: Anfang 2009).

DRG-Fallpauschalen: Mit einer Fallpauschale werden im Regelfall alle allgemeinen Krankenhausleistungen eines definierten Behandlungsfalles unabhängig von den tatsächlichen Kosten und der Verweildauer vergütet. Fallpauschalen sind für alle Benutzer des Krankenhauses einheitlich in Rechnung zu stellen, also auch für Privatpatienten in gleicher Höhe wie für Kassenpatienten (§ 17 Abs. 1 KHG). Über die allgemeinen Krankenhausleistungen hinausgehende Leistungen, so genannte Wahlleistungen, sind nicht durch die DRG-Fallpauschalen abgegolten, für sie können so genannte «Wahlleistungsentgelte» gesondert in Rechnung gestellt werden. Für welchen Fall welche DRG-Fallpauschale zu berechnen ist, ergibt sich aus dem Fallpauschalen-Katalog, der als Anhang zur Fallpauschalenvereinbarung beziehungsweise Krankenhaus-Fallpauschalenverordnung veröffentlicht wird (als Anhang 1). Der Katalog wurde bisher jährlich geändert und es ist damit zu rechnen, dass dies in den nächsten Jahren ebenfalls jährlich erfolgen wird.

Ergänzende Entgelte: Im Fallpauschalenkatalog ist für jede DRG eine obere Grenzverweildauer ausgewiesen. Überschreitet die Verweildauer eines Patienten diese Grenze, so kann das Krankenhaus zusätzlich zur Fallpauschale für jeden weiteren Belegungstag ein tagesbezogenes ergänzendes Entgelt berechnen (§ 7 KHEntG). Für die Berechnung des ergänzenden Entgelts ist eine im Katalog ausgewiesene Bewertungsrelation je Belegungstag mit dem Basisfallwert zu multiplizieren. Analog zur oberen ist auch eine untere Grenzverweildauer festgelegt. Wird sie unterschritten, erfolgt für jeden Tag ein festgelegter Abschlag von der Fallpauschale.

Zusatzentgelte: Für die noch nicht von den DRG-Fallpauschalen abgedeckten Untersuchungs- und Behandlungsmethoden kann das einzelne Krankenhaus mit den Krankenkassen zeitlich befristete, fall- oder tagesbezogene Zusatzentgelte vereinbaren, die zusätzlich zur Fallpauschale berechnet werden können. Für welche Leistungen krankenhausindividuelle Zusatzentgelte vereinbart werden können, ist in einem Zusatzentgelte-Katalog als Anlage zur FPV festgelegt.

Sonstige Entgelte: Für Behandlungsfälle, die noch nicht vom Fallpauschalenkatalog erfasst sind und noch nicht mit Fallpauschalen und Zusatzentgelten sachgerecht vergütet werden, können auf der Ebene des einzelnen Krankenhauses fall- oder tagesbezogene sonstige Entgelte vereinbart werden. Für welche Leistungen sonstige Entgelte berechnet werden können, ist ebenfalls in einem bundesweit verbindlichen Katalog festgelegt (Anlage zur FPV). Für andere als in diesem Katalog aufgeführte Leistungen dürfen keine sonstigen Entgelte vereinbart werden.

Sonstige Entgelte für besondere Einrichtungen: Krankenhäuser oder Teile von Krankenhäusern, deren Leistungen beispielsweise wegen einer Häufung von schwerkranken Patienten oder aufgrund der besonderen Versorgungsstruktur mit Fallpauschalen und Zusatzentgelten nicht sachgerecht vergütet werden, können insgesamt als so genannte «besondere Einrichtungen» von der Anwendung der DRG-Fallpauschalen ausgenommen werden. Hierzu zählen beispielsweise Isolierstationen oder Einrichtungen für Schwerbrandverletzte. Um von der Anwendung der DRG-Fallpauschalen ausgenommen zu werden, bedarf es einer ausdrücklichen Anerkennung. Welche Bedingungen für die Anerkennung als «besondere Einrichtung» erfüllt sein müssen und nach welchen Grundsätzen die Vergütung der Leistungen zu erfolgen hat, wird in einer «Vereinbarung zur Bestimmung von besonderen Einrichtungen» geregelt (VBE).

Entgelte für teilstationäre Behandlung: Für teilstationäre Behandlungen sind keine DRG-Fallpauschalen vorgesehen, für sie müssen krankenhausindividuell Entgelte vereinbart werden, die sowohl fall- als auch tagesbezogen sein können (§ 6 FPV 2007).

Entgelte für nachstationäre Behandlung: Soweit die Summe der Belegungstage aus vor-, voll- und nachstationärer Behandlung die Grenzverweildauer übersteigt, kann zusätzlich zur Fallpauschale eine Vergütung für nachstationäre Behandlung berechnet werden (§ 8 Abs. 2 KHEntG).

Sicherstellungszuschläge: Für die Vorhaltung von Leistungen, die aufgrund eines geringen Versorgungsbedarfes mit Fallpauschalen nicht kostendeckend finanzierbar, aber für die Versorgung der Bevölkerung notwendig sind, können Krankenhäuser und Krankenkassen Sicherstellungszuschläge vereinbaren (§ 5 KHEntG). Zuvor ist aber zu prüfen, ob die Voraussetzungen hierfür tatsächlich vorliegen und ob nicht ein anderes geeignetes Krankenhaus diese Leistungen ohne Zuschlag erbringen kann. Sicherstellungszuschläge sollen insbesondere zur Sicherung der bedarfsgerechten Versorgung in ländlichen Regionen dienen.

Zu- und Abschläge: Für mehrere Zwecke ist die Berechnung von unterschiedlichen Zu- und Abschlägen auf die Fallpauschalen oder anderen Vergütungen vorgesehen. So wird beispielsweise das DRG-Institut der gemeinsamen Selbstverwaltung über einen fallbezogenen DRG-Systemzuschlag finanziert; auch können Krankenhäuser, die an Maßnahmen der Qualitätssicherung nach § 137 SGB V teilnehmen, hierfür einen Zuschlag erheben. Krankenhäuser, die nicht an der Notfallversorgung teilnehmen oder die gesetzlichen Verpflichtungen zur Qualitätssicherung nicht einhalten, müssen dagegen mit einem Abschlag rechnen.

Abteilungspflegesätze: Da die Psychiatrie, Psychosomatik und psychotherapeutische Medizin bislang vom DRG-System ausgenommen wurden, sind für diese Bereiche weiterhin Pflegesätze zu vereinbaren.

Eine Sonderstellung nehmen auch im DRG-System die **Wahlleistungsentgelte** ein, die dem Krankenhaus weiterhin zusätzliche Einnahmen neben dem mit den Krankenkassen vereinbarten Budget ermöglichen. Es werden zwei Arten von Wahlleistungen und somit auch Wahlleistungseinnahmen unterschieden: «Wahlleistung Unterkunft» und «Wahlleistung Arzt».

Für eine medizinisch nicht notwendige, sondern auf Wunsch des Patienten erfolgte Unterbringung in einem Ein- oder Zweibettzimmer können Krankenhäuser dem Patienten ein gesondertes tagesbezogenes Entgelt für die **Wahlleistung Unterkunft** in Rechnung stellen. Bei der Festsetzung der Entgelte ist das Krankenhaus zwar grundsätzlich frei, die Höhe muss jedoch in einem angemessenen Verhältnis zu den Leistungen stehen, und zudem sind gemeinsame Empfehlungen von DKG und PKV zu beachten.

Wünscht ein Patient **wahlärztliche Behandlung** durch bestimmte Ärzte, in der Regel den Chefarzt oder liquidationsberechtigte Oberärzte, werden diese wahlärztlichen Leistungen auf Grundlage der Gebührenordnung für Ärzte beziehungsweise Zahnärzte dem Patienten in Rechnung gestellt. Die Abrechnung erfolgt durch eine hierzu vom Arzt beauftragte Abrechnungsstelle oder das Krankenhaus. Sowohl die «Wahlleistung Unterkunft» als auch die wahlärztliche Behandlung muss vor der Erbringung gesondert zwischen Krankenhaus und Patient vereinbart werden. Die Vereinbarung der wahlärztlichen Behandlung erstreckt sich auf alle an der Behandlung des Patienten beteiligten Ärzte. Es werden also nicht nur die Leistungen des unmittelbar behandelnden Arztes gesondert in Rechnung gestellt, sondern auch die Laborärzte, Röntgenärzte etc. stellen jeweils eigene Rechnung für die von ihnen erbrachten Leistungen aus.

Von ihren Einnahmen aus der Behandlung von Privatpatienten müssen die liquidationsberechtigten Ärzte in der Regel ein so genanntes «Nutzungsentgelt» und einen «Vorteilsausgleich» an das Krankenhaus zahlen. Das **Nutzungsentgelt** wird für die im Rahmen der privatärztlichen Behandlung erfolgte Nutzung der Einrichtungen des Krankenhauses und des Personals erhoben. Der **Vorteilsausgleich** dient dazu, das Krankenhaus am wirtschaftlichen Vorteil der Ärzte zu beteiligen. Die Höhe der Abgaben wird vertraglich zwischen Krankenhaus und Arzt vereinbart. Die Einnahmen aus Wahlleistungsentgelten sind von daher eine nicht unbedeutende Einnahmequelle für Krankenhäuser, aus der zusätzliches Personal oder beispielsweise auch kleinere Investitionsmaßnahmen finanziert werden können.

In den letzten Jahren sind zunehmend mehr Krankenhäuser dazu übergangen, in Verträgen mit neu eingestellten Chefärzten sich das Recht der Liquidation vorzubehalten und als Krankenhaus mit den Patienten abzurechnen. Den Chefärzten wird im Gegenzug beispielsweise eine Erfolgsbeteiligung an den Einnahmen aus der Behandlung von Privatpatienten eingeräumt. Für Chefärzte mit einem so genannten «Altvertrag» gelten die früher getroffene vertragliche Vereinbarung und das individuelle Liquidationsrecht des einzelnen Chefarztes weiter.

8.4.2
Das Fallgruppensystem

Grundlage eines jeden DRG-Fallpauschalensystems ist ein Fallgruppensystem, auch Patientenklassifikationssystem genannt (s. **Abb. 8-3**). Damit wird die Gesamtheit der Krankenhauspatienten nach bestimmten Kriterien in Fallgruppen (DRGs) aufgeteilt. Im deutschen DRG-System werden die Fallgruppen vor allem nach folgenden Kriterien gebildet:

- Hauptdiagnose
- Nebendiagnosen
- diagnostische und therapeutische Prozeduren.

Darüber hinaus ist bei einem Teil der DRGs für die Fallgruppenzuordnung auch relevant:

- Aufnahmegrund
- Alter
- Geschlecht
- Aufnahmegewicht (bei Neugeborenen)

8.4 Vergütungssystem

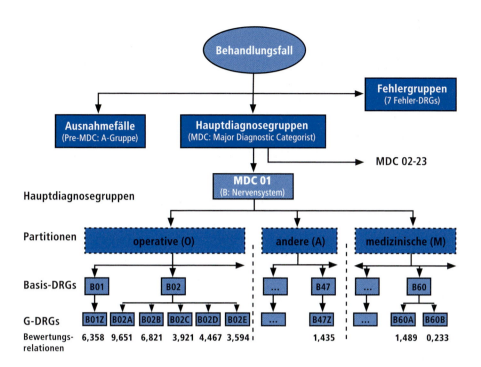

Abbildung 8-3: G-DRG Patientenklassifikationssystem (FPV 2009)

- Beatmungsstunden
- Verweildauer
- Entlassungsgrund.

Die Zuordnung eines Patienten zu einer Fallgruppe wird nicht vom Krankenhauspersonal direkt vorgenommen, sondern nach Eingabe der Patientendaten durch speziell für die Fallzuordnung entwickelte **Gruppierungssoftware** (so genannte «Grouper») auf Grundlage festgelegter Regeln vollzogen. Die Krankenhäuser dürfen für die Gruppierung und Abrechnung nur Software verwenden, die von einem gemeinsam von den Krankenkassen und der DKG getragenen Institut zertifiziert wurde. Dadurch soll sichergestellt werden, dass die Fallzuordnung in allen Krankenhäusern einheitlich nach den von den Spitzenverbänden vereinbarten Regeln erfolgt. Die Fallzuordnung zu einer DRG erfolgt durch die Gruppierungssoftware nach Abschluss der Krankenhausbehandlung auf Grundlage der eingegebenen Daten.

In einem ersten Schritt wird geprüft, ob die Eingaben plausibel sind und es sich tatsächlich um einen Krankenhausfall handelt. Sind die Eingaben nicht plausibel oder belegen nicht die Notwendigkeit einer Krankenhausbehandlung, wird der Fall als nicht gruppierbare **Fehler-DRG** ausgesondert. Ebenfalls im ersten Schritt wird eine Reihe besonders schwerer Fälle herausgefiltert und als Ausnahmefälle so genannten **Pre-MDCs** zugeordnet (MDC: Major Diagnostic Category).[115] Hierzu zählen vor allem Organtransplantationen und Langzeitbeamtungsfälle.

Ist der Fall weder einer Fehlergruppe noch einer Pre-MDC zugeordnet worden, erfolgt anhand der eingegebenen Hauptdiagnose auf einer zweiten Entscheidungsstufe die Zuordnung zu einer von insgesamt 23 Hauptdiagnosegruppen. Die **Hauptdiagnosegruppen** orientieren sich überwiegend an Organsystemen wie beispielsweise dem Nervensystem, den Atmungsorganen oder dem Kreislaufsystem und umfassen alle DRGs, die für die Behandlung von den Erkrankungen dieses Organsystems gebildet wurden.

Entsprechend der Art der erbrachten Hauptleistung werden die Fälle jeder Hauptdiagnosegruppe einer von drei so genannten **Partitionen** zugeordnet: einer für operative (O), einer für medizinische (M) oder einer anderen (A) Form der Behandlung.

Das Ergebnis des bisherigen Gruppierungsprozesses sind die **Basis-DRGs**, die vereinfacht als eine Art Kernbestand von Fallgruppen angesehen werden können, der sich primär an der jeweiligen Hauptdiagnose und Art der Hauptleistung orientiert. Für das Jahr 2009 sieht der Katalog beispielsweise insgesamt 609 Basis-DRGs vor.

Ein Teil der Basis-DRGs wird in einem letzten Gruppierungsschritt entsprechend der übrigen eingegebenen Daten nach dem Schweregrad der Erkrankung weiter unterteilt und es ergeben sich die insgesamt gruppierbaren **DRGs**. Die Ausdifferenzierung in verschiedene Schweregradstufen erfolgt in erster Linie anhand der eingegebenen Nebendiagnosen und Nebenleistungen, bei einem Teil der DRG aber auch nach Alter, Geschlecht, Aufnahmegewicht oder anderen Kriterien. Das System der Schweregradstufen wurde in den ersten Jahren des Umstiegs bereits mehrfach verändert und wird in den nächsten Jahren vermutlich noch weiteren Änderungen unterworfen.

Für das Jahr 2004 sah der Katalog eine Differenzierung in bis zu fünf Schweregradstufen vor (A bis E) und eine Kennzeichnung für Basis-DRGs, die nicht nach Schweregrad aufgespalten werden (Z). Die Schweregraddifferenzierung wurde in den darauf folgenden Jahren schrittweise verfeinert und seit dem Katalog für 2007 sind neun Schweregradstufen (A bis I) vorgesehen. Würde

---

115 Im Fallpauschalenkatalog werden sie als «Prä-MDC» bezeichnet. Hier wird jedoch einer durchgängig englischsprachigen Bezeichnung der Vorzug gegeben.

für alle 609 Basis-DRGs des Kataloges 2009 eine Schweregradunterteilung in neun Stufen vorgenommen, ergäbe dies eine Gesamtzahl von über 5000 DRGs. Es wird aber nur ein Teil der DRGs nach Schweregraden differenziert, so dass die Zahl der abrechenbaren G-DRGs (*German Diagnosis Related Groups*) im Jahr 2009 bei insgesamt 1 192 lag. Davon waren 1 147 mit Bewertungsrelationen versehen und 45 ohne Bewertungsrelation sowie fünf DRGs ausschließlich für teilstationäre Behandlungen (Schlottmann et al. 2006).

Begonnen hatte das deutsche DRG-System mit 664 DRGs im Jahr 2003 und sollte gemäß einer Vereinbarung der Spitzenverbände in seiner Endversion nicht mehr als 800 Fallgruppen haben. Die Entwicklung zeigte jedoch offenbar, dass man damit der komplexen Behandlungswirklichkeit in deutschen Krankenhäusern nicht gerecht würde. Dementsprechend erfolgte die weitergehende Differenzierung im Konsens auch mit den Krankenkassen als Vertragsparteien der Fallpauschalenvereinbarung.

Maßgeblich für die Zuordnung eines Falles zu einer von mehreren möglichen **Schweregradstufen** einer Basis-DRG ist die Frage, ob die eingegebenen Nebendiagnosen, Nebenleistungen oder anderen Patientenmerkmale zu einer signifikanten Veränderung der durchschnittlichen Behandlungskosten führen. Grundlage dieser Entscheidung sind nicht die jeweiligen Ist-Kosten des einzelnen gruppierenden Krankenhauses, sondern die für die Kalkulation auf Bundesebene zu Grunde gelegten Kostendaten. Die Entscheidung nimmt die Gruppierungssoftware nach den vorgegebenen Gruppierungsregeln vor. Dies kann dazu führen, dass beispielsweise die Eingabe von nur einer zusätzlichen Nebendiagnose zur Gruppierung in eine höher bewertete DRG führt. Eine lückenlose Dokumentation und Eingabe patientenbezogener Daten in die Gruppierungssoftware ist darum von hoher wirtschaftlicher Bedeutung für Krankenhäuser, ebenso wie die Kostenträger ein starkes Interesse daran haben müssen, Höhergruppierung durch Eingabe falscher Daten zu unterbinden oder – wenn erfolgt – durch Kontrollen aufzuspüren und zu ahnden.

Die Dateneingabe für die Fallzuordnung wird üblicherweise **Kodieren** genannt. Damit ist gemeint, dass die sprachlich definierten Zuordnungskriterien bei der Fallzuordnung durch die Gruppierungssoftware für die weitere Datenverarbeitung in einen vierstelligen kombinierten Buchstaben- und Zahlenkode umgewandelt werden. Die erste Stelle des DRG-Kodes gibt die Hauptdiagnosegruppe an. Hierzu werden die Buchstaben des Alphabets genutzt. So steht beispielsweise das A für die Pre-MDCs, B für Krankheiten des Nervensystems, C für Erkrankungen des Auges etc. Die Zahlen auf der zweiten und dritten Position des Kodes weisen für jede Hauptdiagnose die jeweilige Art der Behandlung aus, unterteilt in drei Partitionen. Für operative Prozeduren (O) werden die Zahlen 01–39 verwendet, für medizinische (M) die Zahlen 60–99 und für andere Prozeduren (A) die Zahlen 40–59. Die Buchstaben auf der vierten Position des Kodes kennzeichnen die Schweregradstufe der DRG. Sofern dort ein Z ausgewiesen wird, kennzeichnet der Kode eine nicht nach Schweregradstufen unterteilte Basis-DRG.

Die Kodierlogik des deutschen DRG-Fallgruppensystems soll im Folgenden am **Beispiel** der im Katalog 2007 enthaltenen DRGs B02A bis B02E erläutert werden (s. **Abb. 8-4**). Der an erster Stelle des Kodes stehende Buchstabe B zeigt an, dass es sich um eine DRG aus der Hauptdiagnosegruppe B (Krankheiten und Störungen des Nervensystems) handelt. Die Zahl 02 weist darauf hin, dass die entsprechende Erkrankung oder Verletzung mit einer chirurgischen Prozedur versorgt wird. Diese ersten drei Positionen des Kodes kennzeichnen die betreffende Basis-DRG. Basis-DRGs sind im Katalog aber nicht als gesondert abzurechnende DRG aufgelistet. Würde die in diesem Beispiel verwendete DRG nicht in Schweregradstufen unterteilt, erhielte sie in der vierten Position ein Z, und es wäre für sie im Katalog auch eine Bewertungsrelation ausgewiesen.

In dem hier verwendeten Beispiel wird die Basis-DRG in fünf Schweregradstufen unterteilt. Dafür stehen die Buchstaben A, B, C, D und E auf der vierten Position des Kodes. Der Buchstabe A gibt den höchsten Schweregrad an, der Buchstabe B den zweithöchsten etc. Zur besseren Verdeutlichung wurde der Teil der Definition, der den Schweregrad kennzeichnet – anders als im Katalog – kursiv gesetzt. Die für jede Schweregradstufe im DRG-Katalog ausgewiesene Bewertungsrelation soll den unterschiedlichen Behandlungsaufwand relativ zu anderen DRGs anzeigen.

Die Differenzierung in die verschiedenen Schweregradstufen erfolgt im Katalog durch die Angabe, ob besondere, mit höherem Ressourcenaufwand verbundene Diagnosen vorliegen oder bestimmte Prozeduren angewendet wurden, oder ob andere gruppierungsrelevante Merkmale vorliegen (beispielsweise das Über- oder Unterschreiten eines bestimmten Alters). Bei der Bestimmung von Schweregradstufen haben in den letzten Jahren Prozeduren zunehmend an Bedeutung gewonnen, so dass sich das DRG-System im Grunde von einem diagnoseorientierten zu einem prozedurenorientierten System entwickelt hat.

8.4.3
Zweistufiges System der Preisbildung

Die Höhe der DRG-Fallpauschalen ergibt sich aus einem zweistufigen Preisbildungsverfahren. Auf einer ersten Stufe werden zunächst für jede DRG bundesweit geltende so genannte Bewertungsrelationen gebildet und im Fallpauscha-

Kode			Sprachliche Definition	Bewertungsrelation
B			**Hauptdiagnosegruppe B:** Krankheiten und Störungen des Nervensystems	
	02		**Chirurgische Prozedur:** komplexe Kraniotomie oder Wirbelsäulen-Operation oder andere aufwendige Operation am Nervensystem mit Beatmung > 95 Stunden	
B	02	A	**Schweregrad A:** komplexe Kraniotomie oder Wirbelsäulen-Operation oder andere aufwendige Operation am Nervensystem mit Beatmung > 95 Stunden *mit Strahlentherapie, mehr als 8 Bestrahlungen*	7,614
B	02	B	**Schweregrad B:** komplexe Kraniotomie oder Wirbelsäulen-Operation oder andere aufwendige Operation am Nervensystem mit Beatmung > 95 Stunden *ohne Strahlentherapie mehr als 8 Bestrahlungen, Alter < 6 Jahre oder < 18 Jahre mit großem intrakraniellen Eingriff, mit äußerst schweren CC oder Beatmung > 95 Stunden*	6,571
B	02	C	**Schweregrad C:** komplexe Kraniotomie oder Wirbelsäulen-Operation oder andere aufwendige Operation am Nervensystem mit Beatmung > 95 Stunden *mit Strahlentherapie, weniger als 9 Bestrahlungen*	4,466
B	02	D	**Schweregrad D:** komplexe Kraniotomie oder Wirbelsäulen-Operation oder andere aufwendige Operation am Nervensystem mit Beatmung > 95 Stunden *ohne Strahlentherapie, mit komplizierenden Prozeduren oder großem intrakraniellen Eingriff ohne äußerst schwere CC, ohne Beatmung > 95 Stunden*	4,417
B	02	E	**Schweregrad E:** komplexe Kraniotomie oder Wirbelsäulen-Operation oder andere aufwendige Operation am Nervensystem mit Beatmung > 95 Stunden *ohne Strahlentherapie, Alter > 5 Jahre, ohne großen intrakraniellen Eingriff, ohne komplizierende Prozeduren*	3,273

Abbildung 8-4: Kodierlogik des deutschen DRG-Systems am Beispiel der Basis-DRG B02 (Fallpauschalenkatalog 2007)

lenkatalog ausgewiesen. Die **Bewertungsrelationen** drücken nur die ermittelte durchschnittliche Kostenintensität der jeweiligen DRG im Verhältnis zu den anderen DRGs aus. Die Versorgung von Patienten einer mit 2,0 bewerteten DRG ist demnach im Durchschnitt doppelt so kostenaufwendig wie die von Patienten einer mit 1,0 bewerteten DRG. Die Ermittlung der Bewertungsrelationen erfolgt bislang auf Grundlage der Ist-Kosten einer Auswahl von Krankenhäusern, die in jährlichen Kalkulationsrunden erhoben werden. Die Durchführung der Kalkulationsrunden und Auswertung der Daten liegt in der Verantwortung eines gemeinsamen von Krankenkassen und DKG getragenen DRG-Instituts.[116]

Die Übersetzung der Bewertungsrelationen in Preise erfolgt in einem zweiten Schritt auf Grundlage einer monetären Bewertung der Bewertungsrelation 1,0. Die in Euro bewertete 1,0 wird im deutschen DRG-System **Basisfallwert** genannt.[117] Aus der Multiplikation der im DRG-Katalog ausgewiesenen Bewertungsrelation mit dem für alle DRGs einheitlichen Basisfallwert ergibt sich die Höhe der für eine DRG abzurechnenden Fallpauschale (**Abb. 8-5**). Der Basisfallwert kann als eine Art Indikator für die durchschnittlichen Fallkosten betrachtet werden. Er ist mit ihnen aber nicht identisch, da der Basisfallwert keine rein rechnerische Größe ist, sondern das Ergebnis von Verhandlungen. In der Konvergenzphase von 2005 bis Ende 2008 wurde für die Berechnung der jeweils krankenhauseigene Basisfallwert zugrunde gelegt. Er wurde allerdings ab 2005 in Jahresschritten dem jeweiligen Landesbasisfallwert angepasst. Über dem Landesbasisfallwert liegende krankenhauseigene Basisfallwerte wurden abgesenkt, darunter liegende angehoben. Ab 2009 sollte für alle Krankenhäuser eines Bundeslandes ein einheitlicher Basisfallwert gelten. Durch das KHRG 2009 wurde die Konvergenzphase allerdings um ein Jahr verlängert, so dass erst ab dem 1. Januar 2010 der Landesbasisfallwert für alle Kliniken des Landes gilt. Der Landesbasisfallwert ist in jährlichen Verhandlungen zwischen der Landeskrankenhausgesellschaft und den Landesverbänden der GKV und der PKV zu vereinbaren.

8.4.4
Budget- und Pflegesatzverhandlungen

Auch im DRG-System finden auf der Ebene des einzelnen Krankenhauses Budget- und Pflegesatzverhandlungen statt. Es gilt weiterhin das so genannte **Individualprinzip**, nach dem jedes Krankenhaus Anspruch auf ein eigenes verhandeltes Budget hat (§ 18 Abs. 1 KHG). Insofern unterscheidet sich der Krankenhausbereich in diesem Punkt grundsätzlich vom Bereich der ambulanten ärztlichen Versorgung, für die von der zuständigen Kassenärztlichen Vereinigung eine Gesamtvergütung für alle Vertragsärzte mit den Krankenkassen vereinbart wird.

Für die **Budgetverhandlungen** gelten auch nach der Einführung des DRG-Systems die Grundzüge des bisherigen Pflegesatzverfahrens weiter, wenngleich

---

116 InEK: Institut für das Entgeltsystem im Krankenhaus (www.entgeltsystem.de)
117 Neben der amtlichen Bezeichnung «Basisfallwert» sind in der Literatur und Praxis gelegentlich auch die synonym gebrauchten Begriffe «Baserate» und «Punktwert» anzutreffen. Statt des Begriffs «Bewertungsrelation» werden gelegentlich bedeutungsgleich auch die Begriffe «Kostengewicht» oder «Relativgewicht» benutzt.

8.4 Vergütungssystem

Bewertungsrelation	x	Basisfallwert	=	DRG-Fallpauschale
1,0	x	2 500 €	=	2 500 €
2,0	x	2 500 €	=	5 000 €
4,0	x	2 500 €	=	10 000 €
6,0	x	2 500 €	=	15 000 €

Abbildung 8-5: Prinzip der Preisbildung im DRG-System (Berechnungsbeispiel auf Grundlage fiktiver Zahlen)

sich die Verhandlungsgegenstände in zentralen Bereichen durch die Umstellung auf ein Fallpauschalensystem naturgemäß gewandelt haben.

Im Mittelpunkt der Budgetverhandlungen steht die Vereinbarung eines so genannten Gesamtbetrages. Der **Gesamtbetrag** ist die Summe aller für den folgenden Budgetzeitraum vereinbarten Erlöse (§ 4 Abs. 4 KHEntG). Er kann vereinfacht als das Gesamtbudget des Krankenhauses betrachtet werden. Die **Erlöse** ergeben sich im Wesentlichen aus der Multiplikation der Zahl der Leistungen mit den für die jeweiligen Leistungen vorgegebenen oder vereinbarten Vergütungen. Die Budgetverhandlungen sind somit vor allem Leistungsverhandlungen, in denen vereinbart wird, wie viele Leistungen ein Krankenhaus auf Kosten der Krankenkassen erbringen darf. In der Regel sind die Krankenhäuser an einer Ausweitung ihrer Leistungen interessiert und die Krankenkassen müssen zur Vermeidung unkontrollierbarer Leistungsausweitungen, die mit dem Risiko der Ausgabensteigerungen verbunden sind, auf eine Begrenzungen der Leistungsentwicklung in den einzelnen Krankenhäusern achten.

Der Gesamtbetrag wird unterteilt in zwei Budgetbereiche (§ 3 KHEntG): Die Summe aller Erlöse aus DRG-Fallpauschalen, Zusatzentgelten und ergänzenden Entgelten – das so genannte **Erlösbudget** (§ 4 KHEntG) – und einen Bereich für die noch nicht durch das DRG-Fallpauschalensystem erfassten Leistungen. Das Erlösbudget kann insofern auch als das eigentliche «DRG-Budget» bezeichnet werden.

Vertragsparteien der Budget- und Pflegesatzvereinbarung sind der Krankenhausträger und diejenigen Sozialleistungsträger, auf die im Jahr vor Beginn der Budgetverhandlungen mehr als 5 % der Belegungstage entfielen (§ 18 Abs. 2 KHG). Das Budget ist für zukünftige Zeiträume zu vereinbaren und der **Budgetzeitraum** ist üblicherweise das Kalenderjahr. Daraus ergibt sich im Grunde, dass die Verhandlungen im Herbst geführt werden sollten, damit die Vereinbarung auch zu Beginn des kommenden Kalenderjahrs in Kraft treten kann. Durch die zahlreichen gesetzgeberischen Eingriffe und die dadurch ausgelöste Rechtsunsicherheit war dieser Grundsatz in den letzten Jahren häufig nicht einzuhalten – die Budgetverhandlungen zogen sich nicht selten bis in die Mitte des Jahres hin, für die die Budgetvereinbarung gelten soll.

Kommt eine Budgetvereinbarung innerhalb von sechs Wochen, nachdem eine Vertragspartei zur Aufnahme von Verhandlungen aufgefordert hat, nicht zustande oder erklärt eine der Vertragsparteien die Verhandlungen für gescheitert, so setzt auf Antrag eine paritätisch besetzte Schiedsstelle die Entgelte fest (§ 18 Abs. 4 KHG). Das KHG schreibt für jedes Bundesland die Bildung einer **Schiedsstelle** vor, die mit Vertretern der Landeskrankenhausgesellschaft und der Landesverbände der Krankenkassen sowie einem gemeinsam bestellten neutralen Vorsitzenden besetzt ist (§ 18a KHG). Der Schiedsstelle gehört auch ein Vertreter der PKV an, der aber die Sitze der GKV angerechnet wird. Gegen die Entscheidung der Schiedsstelle können die Vertragsparteien vor dem Verwaltungsgericht klagen.

Sowohl die Budgetvereinbarung als auch die Schiedsstellenentscheidung müssen der zuständigen Landesbehörde zur **Genehmigung** vorgelegt werden. Von der Landesbehörde ist allerdings nur eine Rechtmäßigkeitsprüfung vorzunehmen.

Durch die Umstellung auf ein DRG-Fallpauschalensystem hat sich auch die Bedeutung von **Kennzahlen** und **Leistungsindikatoren** für die Budgetvereinbarung verändert. Im Pflegesatzsystem waren die durchschnittliche Bettenbelegung und die durchschnittliche Verweildauer zentrale Leistungskennzahlen. Unter den Bedingungen eines Fallpauschalensystems sind diese Kennzahlen relativ bedeutungslos geworden, da sie keinen maßgeblichen Einfluss mehr auf die Vergütung und Budgetbemessung haben. Ökonomische Relevanz haben sie im Grunde nur noch für die Krankenhausplanung und Investitionsförderung, sofern diese sich an Betten orientiert.

Im Mittelpunkt des Interesses stehen im DRG-System nunmehr Kennzahlen, die Aussagen über die Fallstruktur, den durchschnittlichen Fallschweregrad und die bereinigten Fallkosten erlauben. Die Leistungsfähigkeit und Wirtschaftlichkeit von Krankenhäusern wird gegenwärtig vor allem anhand von zwei Kennzahlen diskutiert, die auch für die Budgetbemessung von hoher Relevanz sind: Case-Mix und Case-Mix-Index.

Die wichtigste Kennzahl des DRG-Systems ist der Case-Mix. Als **Case-Mix (CM)** wird die Summe der Bewertungsrelationen aller behandelten Fälle einer Einrichtung bezeichnet. Der Case-Mix kann als Kennzahl angesehen werden, die Auskunft über das Leistungsvolumen eines Krankenhauses oder einer Abteilung gibt. Dabei ist allerdings zu bedenken, dass die ihm zu Grunde liegenden Bewertungsrelationen keinen direkten Rückschluss auf die Leistungsintensität der behandelten Fälle erlauben. Bewertungsrelationen drücken lediglich das relative Kostengewicht, die relative Kostenaufwendigkeit im Vergleich zu den anderen DRGs aus. So kann ein Fall aufgrund eines sehr hohen Sachmitteleinsatzes (z. B. eines teuren Implantats) sehr kostenaufwendig sein, aber nur relativ geringen Arbeitszeitaufwand erfordern.

Die zweite zentrale Kennzahl des DRG-Systems ist der Case-Mix-Index (CMI). Der **Case-Mix-Index (CMI)** resultiert aus der Division des Case-Mix durch die Zahl der behandelten Fälle und gilt als Indikator für die durchschnittliche Kostenaufwendigkeit der Fälle einer Einrichtung (s. **Abb. 8-6**). Je höher der CMI einer Einrichtung ist, desto höher ist im Durchschnitt die Kostenaufwendigkeit der Fälle. Mit Einschränkungen kann der CMI auch als Indikator für den durchschnittlichen Fallschweregrad einer Einrichtung angesehen werden. Allerdings ist dabei zu bedenken, dass von der Kostenaufwendigkeit nicht direkt auf den Fallschweregrad geschlossen werden kann. Die Messung der Fallschwere erfolgt in dem bereits erwähnten System von Schweregradstufen.

Der CMI ist aber dennoch eine viel beachtete Kennzahl. So ist mit dem CMI erstmals eine Leistungskennzahl gegeben, die durchaus Rückschlüsse darauf zulässt, ob das Krankenhaus auch eine seinem Versorgungsauftrag und der im Krankenhausplan zugewiesenen Versorgungsstufe entsprechende Fallstruktur aufweist, oder ob es im Krankenhausplan herab- beziehungsweise heraufgestuft werden müsste. Durch die Umstellung auf DRGs werden folglich nicht nur die Budgetverhandlungen auf eine stärker leistungsbezogene Datengrundlage gestellt, sondern auch für die Krankenhausplanung sind neue und aufschlussreiche Daten verfügbar.

Bei der **Interpretation der neuen Kennzahlen** des Krankenhausbereiches ist generell Zurückhaltung geboten, da sie keineswegs so aussagekräftig und belastbar sind, wie dies vielfach angenommen wird. Das deutsche DRG-System befindet sich noch in der Entwicklung und weist zahlreiche Probleme und Mängel bei der sachgerechten Abbildung von Leistungen und Kosten auf. Die Leistungen der Hochschulkliniken wurden beispielsweise erst ab dem Fallpauschalenkatalog für 2004 in nennenswertem Umfang in die Kalkulation der Bewertungsrelationen einbezogen. Dies führte gegenüber dem Fallpauschalenkatalog des Jahres 2003 zu teilweise erheblichen Veränderungen am Fallgruppensystem und in der Bewertung zahlreicher DRGs. Es wurde eine Reihe hoch bewertete DRGs neu eingefügt und die Bewertungsrelationen für bereits vorhandene DRGs zum Teil erheblich verändert. Werden aber neue Fallgruppen gebildet und die

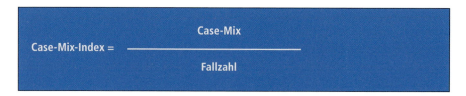

Abbildung 8-6: Ermittlung des Case-Mix-Index (CMI)

Bewertungsrelationen der bisherigen DRGs verändert, so verändern sich auch die krankenhausspezifischen Kennzahlen wie der Case-Mix, Basisfallwert oder Case-Mix-Index, ohne dass sich an der Leistungs- oder Kostenstruktur des einzelnen Krankenhauses etwas geändert haben muss. So führt im DRG-System die stärkere Berücksichtigung besonders behandlungsaufwendiger Fälle und die Anhebung der entsprechenden Bewertungsrelationen dazu, dass Krankenhäuser und Abteilungen, die diese Patienten versorgen, allein durch diese Veränderungen im Katalog einen höheren Case-Mix und Case-Mix-Index erzielen.

Auch für die nächsten Jahre sind weitere Anpassungen und Veränderungen des Fallgruppensystems und der Bewertungsrelationen zu erwarten, beispielsweise, weil besonders behandlungsaufwendige Fälle und eine Reihe von Spezialgebieten bislang noch nicht angemessen in Fallpauschalen abgebildet werden.

Auch für die Krankenhausversorgung gibt es eine **gemeinsame Selbstverwaltung**. Ein wesentlicher Unterschied zum System der ambulanten ärztlichen Versorgung besteht allerdings darin, dass aufseiten der Krankenhausträger keine Körperschaften des öffentlichen Rechts agieren, sondern privatrechtlich verfasste Vereine. Auf der Landesebene sind es **Landeskrankenhausgesellschaften** als freiwillige Zusammenschlüsse von Trägern zugelassener Krankenhäuser (§ 108a SGB V). Auf der Bundesebene ist es die **Deutsche Krankenhausgesellschaft** (DKG) als ebenfalls privatrechtlich verfasster Zusammenschluss der Landeskrankenhausgesellschaften und weiterer wichtiger Verbände des Krankenhausbereiches. Zu den Mitgliedern der DKG gehören unter anderem der Städte- und Gemeindebund, das Diakonische Werk, der Caritas Verband, der Verband der Universitätsklinika Deutschlands und der Bundesverband Privater Krankenanstalten.

Auf der **Landesebene** ist die gemeinsame Selbstverwaltung in die Krankenhausplanung eingebunden und trifft wichtige Rahmenentscheidungen für die Budget- und Pflegesatzverhandlungen. Die Krankenhausplanung der Länder erfolgt unter Beteiligung der Landeskrankenhausgesellschaften und Landesverbände der GKV und PKV, die als «unmittelbar Beteiligte» in der Regel dem jeweiligen Krankenhausplanungsausschuss angehören. Zwar sind einvernehmliche Regelungen mit den unmittelbar Beteiligten nur «anzustreben» (§ 7 Abs. 1 KHG), allgemeine Praxis ist aber, dass die zuständigen Landesbehörden die wichtigen krankenhausplanerischen Entscheidungen im Konsens mit der gemeinsamen Selbstverwaltung treffen.

In die Budget- und Pflegesatzverhandlungen sind die Verbände der gemeinsamen Selbstverwaltung über die Konfliktregulierung eingebunden. Sie benennen die Mitglieder der Schiedsstelle und – soweit sie sich auf eine Person einigen können – auch den unabhängigen Vorsitzenden (§ 18a KHG). Im DRG-System erfährt die gemeinsame Selbstverwaltung auf Landesebene einen erheblichen Bedeutungszuwachs, da der landesweite Basisfallwert von ihr vereinbart werden muss (§ 10 KHEntG). Damit wird ein zentraler Orientierungswert für die Bemessung der Krankenhausbudgets erstmals auf Landesebene festgelegt.

Auf der **Bundesebene** wird die gemeinsame Selbstverwaltung von der Deutschen Krankenhausgesellschaft und den Spitzenverbänden der GKV und PKV gebildet. Ihnen wurden in den letzten Jahrzehnten zunehmend mehr Aufgaben und Kompetenzen bei der Konkretisierung und Umsetzung von Gesetzen und Verordnungen übertragen und in verschiedenen Bereichen haben sie den Auftrag, gemeinsame Empfehlungen auszusprechen und vertragliche Vereinbarungen zu treffen sowie Grundsatzfragen zu klären. Ihre Vereinbarungen werden in der Regel durch Gesetz für alle zugelassenen Krankenhäuser und alle Krankenkassen als unmittelbar verbindlich erklärt.

Im DRG-System ist ihr Aufgaben- und Kompetenzbereich deutlich ausgeweitet und gestärkt worden. Wie bereits erwähnt, hatten die Spitzenverbände beispielsweise den Auftrag, dasjenige international bereits eingesetzte DRG-Fallgruppensystem auszuwählen, das als Vorbild für das deutsche DRG-System dienen sollte. Sie haben auch den Auftrag, das deutsche DRG-System kontinuierlich weiterzuentwickeln, sich auf einen jährlich zu überarbeitenden Fallpauschalenkatalog zu einigen und Grundsatzentscheidungen über die Vergütung von noch nicht mit DRG-Fallpauschalen sachgerecht zu finanzierenden Leistungen zu treffen (§ 9 KHEntG). Zur Unterstützung bei der Weiterentwicklung des DRG-Systems haben die Verbände der gemeinsamen Selbstverwaltung ein gemeinsames DRG-Institut gegründet. Das **Institut für das Entgeltsystem im Krankenhaus** (InEK) trägt die Verantwortung für die jährlichen Kalkulationsrunden und die notwendigen Anpassungen des Fallgruppensystems. Es prüft und zertifiziert auch die Gruppierungssoftware für Krankenhäuser, die für die Falldokumentation und Abrechnung gegenüber den Kostenträgern eingesetzt werden darf.

Sofern sich die gemeinsame Selbstverwaltung auf Bundesebene nicht einigen kann – was in den zentralen Fragen bereits mehrfach geschah –, liegt die Verantwortung für eine entsprechende Regelung beim Bundesministerium für Gesundheit. Das Ministerium muss in diesem Fall im Rahmen einer so genannten «Ersatzvornahme» für die betreffenden Bereiche eine Verordnung erlassen.

8.5
Zusammenfassung: Der Regelkreis der stationären Krankenversorgung

Abschließend wird die Struktur und Funktionsweise der Krankenhausversorgung noch einmal in konzentrierter Form zusammengefasst **(Abb. 8-7)**.

Versicherte der GKV haben einen gesetzlichen Anspruch auf Krankenhausbehandlung, die alle medizinisch notwendigen Leistungen umfasst. Voraussetzung für eine vollstationäre Krankenhausbehandlung ist in der Regel die Verordnung von Krankenhausbehandlung durch einen niedergelassenen Arzt und die Feststellung der Notwendigkeit von Krankenhausbehandlung durch den aufnehmenden Krankenhausarzt.

GKV-Versicherte haben prinzipiell die freie Wahl unter allen zur ihrer Versorgung zugelassenen Krankenhäusern. Ist in der Verordnung für Krankenhausbehandlung jedoch ein bestimmtes Krankenhaus genannt und wählen sie ohne zwingenden Grund ein anderes, so kann ihnen die Krankenkasse dadurch entstehende Mehrkosten in Rechnung stellen.

Zur Versorgung von Versicherten der GKV zugelassen sind alle Krankenhäuser, die in den Krankenhausplan des jeweiligen Bundeslandes aufgenommen sind (Plankrankenhäuser) sowie alle Hochschulkliniken. Ist ein Krankenhaus weder Hochschulklinik noch in den Krankenhausplan aufgenommen, so kann es durch einen gesondert mit den Landesverbänden der GKV abzuschließenden Versorgungsvertrag zugelassen werden (Vertragskrankenhaus). Mit der Aufnahme in den Krankenhausplan beziehungsweise das Hochschulverzeichnis oder durch den Abschluss eines Versorgungsvertrages übernehmen Krankenhäuser einen Versorgungsauftrag für eine bestimmte Versorgungsregion und bestimmte medizinische Fachgebiete. Sie sind im Rahmen ihres Versorgungsauftrages zur Behandlung von Versicherten verpflichtet und erhalten dafür gegenüber den Krankenkassen einen Anspruch auf leistungsgerechte Entgelte.

Die Benutzerentgelte dürfen jedoch keine Vergütungen für Investitionskosten beinhalten, da diese im Rahmen einer dualen Finanzierung aus Steuermitteln gefördert werden. Die in den Krankenhausplan des Landes auf-

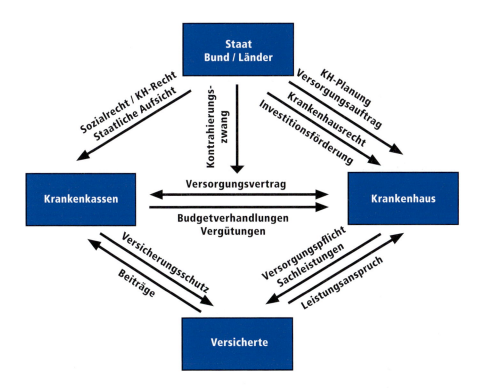

Abbildung 8-7: Regelkreis der Krankenhausversorgung

genommenen Krankenhäuser erhalten als Gegenleistung für die Übernahme eines im Krankenhausplan definierten Versorgungsauftrages öffentliche Investitionsförderung. Kleinere und mittlere Investitionsvorhaben werden über pauschale Beträge gefördert, größere Vorhaben über einzeln zu beantragende Fördermaßnahmen, sofern sie in ein mehrjähriges Investitionsprogramm des Landes aufgenommen wurden.

Über Art und Umfang von Leistungen sowie die Höhe der krankenhausspezifischen Entgelte verhandelt das Krankenhaus jährlich mit den Landesverbänden der Krankenkassen. Seit der Umstellung des Entgeltsystems auf ein DRG-Fallpauschalensystem steht im Mittelpunkt der jährlichen Budgetverhandlungen die Vereinbarung von Fallzahlen für die einzelnen Fallgruppen. Für welche Leistungen welche DRG-Fallpauschalen zu berechnen sind, ist für alle Krankenhäuser in einem bundesweit geltenden Fallpauschalenkatalog verbindlich festgelegt. Für noch nicht über DRG-Fallpauschalen sachgerecht vergütete Leistungen können auch andere Entgelte krankenhausindividuell vereinbart werden.

Die Höhe der vom Krankenhaus in Rechnung zu stellenden Fallpauschale ergibt sich aus der Multiplikation einer im Fallpauschalenkatalog für die jeweilige DRG ausgewiesenen Bewertungsrelation mit dem Landesbasisfallwert. Der Landesbasisfallwert wird zwischen der Landeskrankenhausgesellschaft und den Landesverbänden der GKV und PKV vereinbart.

Können sich die Vertragsparteien der Budgetvereinbarung nicht einigen, so entscheidet eine von der Landeskrankenhausgesellschaft und den Landesverbänden gebildete Schiedsstelle. Gegen die Schiedsstellenentscheidung kann jede der Vertragsparteien vor dem Verwaltungsgericht klagen. Die Budgetvereinbarung beziehungsweise Schiedsstellenentscheidung muss der zuständigen Landesbehörde zur Genehmigung vorgelegt werden. Dabei ist von der Behörde allerdings nur die Rechtmäßigkeit der Vereinbarung oder der Schiedsstellenentscheidung zu prüfen. Auch die Vereinbarung über den landesweiten Basisfallwert bedarf der Genehmigung durch die Landesbehörde, nicht zuletzt auch wegen seiner zentralen Bedeutung für die Bemessung der einzelnen Krankenhausbudgets und damit auch der Erreichbarkeit krankenhausplanerischer Ziele des Landes.

Wesentliche Grundsatzentscheidungen über die Weiterentwicklung des DRG-Systems wurden vom Gesetzgeber auf die gemeinsame Selbstverwaltung übertragen **(Abb. 8-8)**. Die Spitzenverbände sollen nicht nur den Fallpauschalenkatalog fortentwickeln, sich auf die Bewertungsrelationen einigen und grundlegende Festlegungen für die übrigen Entgelte treffen, sondern beispielsweise auch gemeinsame Empfehlungen für die Vereinbarung der Landesbasisfallwerte aussprechen. Sofern sich die Spitzenverbände nicht einigen können, hat das zuständige Bundesministerium die entsprechenden Bereiche über Verordnungen zu regeln.

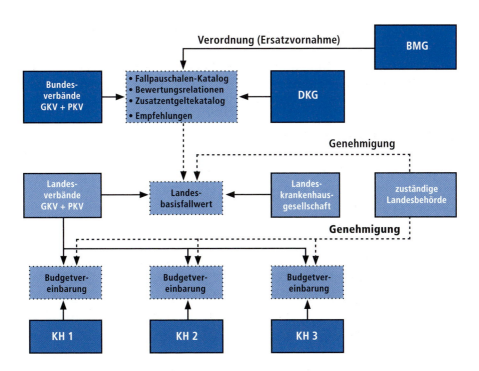

Abbildung 8-8: Entscheidungsebenen im DRG-System

Literatur

Daten der Krankenhausversorgung

DKG, Deutsche Krankenhausgesellschaft (lfd. Jge.): Zahlen/Daten/Fakten. Düsseldorf: Deutsche Krankenhaus Verlagsgesellschaft.
Die Daten der Krankenhausstatistik stehen ab dem Berichtsjahr 1999 auf der Internetseite des Statistischen Bundesamtes unter «Statistik-Shop» als Exceldateien zum kostenlosen Download zur Verfügung (http://www.destatis.de).

Krankenhausrecht

Szabados, Tibor (2009): Krankenhäuser als Leistungserbringer in der gesetzlichen Krankenversicherung. Heidelberg: Springer.
Tuschen, K.-H.; Trefz, U. (2004): Krankenhausentgeltgesetz. Kommentar mit einer umfassenden Einführung in die Vergütung stationärer Krankenhausleistungen. Stuttgart: Kohlhammer.

Krankenhausplanung

DKG, Deutsche Krankenhausgesellschaft (2008): Bestandsaufnahme zur Krankenhausplanung und Investitionsfinanzierung in den Bundesländern – Stand: Juni 2008. Online verfügbar unter: http://www.dkgev.de/media/file/4507.Anlage_Bestandsaufnahme_KH-Planung_neu_060608.pdf (17.06.2009).

DRG-System

Arnold, M.; Litsch, M.; Schellschmidt, H. (2001): Krankenhaus-Report 2000. Schwerpunkt: Vergütungsreform mit DRGs. Stuttgart/New York: Schattauer.

Klauber, J.; Robra, B.-P.; Schellschmidt, H. (Hrsg.) (2004): Krankenhaus-Report 2003: Schwerpunkt: G-DRGs im Jahre 1. Stuttgart: Schattauer.

Metzger, F. (2004): DRGs für Einsteiger. Lösungen für Kliniken im Wettbewerb. Stuttgart: Wissenschaftliche Verlagsgesellschaft.

Sehr hilfreiche Materialien, einen umfangreichen Überblick über das jeweils gültige DRG-System, Literaturhinweise sowie einen Online DRG-Grouper bietet die DRG-Research-Group der Universitätsklinik Münster auf ihrer Internetseite (http://drg.uni-muenster.de).

Internationaler Vergleich

Stapf-Finé, H.; Schölkopf, M. (2003): Die Krankenhausversorgung im internationalen Vergleich. Zahlen, Fakten, Trends. Düsseldorf: Deutsche Krankenhaus Verlagsgesellschaft.

Internetseiten

Das Bundesministerium für Gesundheit veröffentlicht auf seiner Internetseite insbesondere die maßgeblichen Rechtsvorschriften für den Krankenhausbereich sowie auch Gesetzes- und Verordnungsentwürfe in sehr frühem Stadium (http://www.bmg.bund.de).

Die Deutsche Krankenhausgesellschaft hält auf ihrer Internetseite ein sehr breites Spektrum an Informationen und Dokumenten zu den verschiedensten Themen des Krankenhausbereiches vor (http://www.dkgev.de).

Die Krankenkassen bieten Informationen zu krankenhausspezifischen Themen, so hat der AOK-Bundesverband beispielsweise eine eigene Seite für den Krankenhausbereich eingerichtet, auf der u. a. auch aufbereitete Daten veröffentlicht werden, die die AOKn im Zusammenhang mit den Budgetverhandlungen erhalten (http://www.aok-gesundheitspartner.de).

Die gemeinsame Selbstverwaltung auf Bundesebene unterhält eine Internetseite zum DRG-System, auf der sie über das DRG-System informiert und relevante Dokumente bereit stellt (http://www.g-drg.de).

9 Die Pflegeversicherung

Nachdem die drei wichtigsten Bereiche der medizinischen Versorgung vorgestellt wurden, soll im Folgenden das System der ambulanten und stationären pflegerischen Versorgung in seinen Grundzügen erläutert werden. Da für diesen Versorgungsbereich eine eigenständige, noch relativ junge Sozialversicherung – die Pflegeversicherung – zuständig ist, wird zunächst auf die Entstehung und auf die Grundzüge der Pflegeversicherung eingegangen. Daran schließt sich eine Darstellung der ambulanten Pflege durch Sozialstationen und ambulante Pflegedienste sowie der stationären Pflege durch Pflegeheime an.

Seit Anfang der 1970er-Jahre wurde in der alten Bundesrepublik Deutschland über die Notwendigkeit einer sozialen Absicherung bei Pflegebedürftigkeit diskutiert (vgl. u. a. Bäcker 1990; Gerlinger/Röber 2009; Meyer 1996; Rothgang 1997; Simon 2000b). Da pflegerische und hauswirtschaftliche Versorgung im Falle einer Pflegebedürftigkeit bis 1991 nicht Bestandteil des Leistungskataloges der gesetzlichen Krankenversicherung war, mussten Pflegebedürftige oder ihre Angehörigen die Kosten einer ambulanten oder stationären Langzeitpflege selbst tragen. Erst wenn deren finanzielle Leistungsfähigkeit erschöpft war, trat die Sozialhilfe als letztes Sicherungssystem der sozialen Sicherung ein und übernahm die anfallenden Kosten der ambulanten oder stationären Pflege. Dies führte seit Ende der 1960er-Jahre insbesondere im Falle einer Heimunterbringung immer häufiger dazu, dass ältere Menschen infolge von Pflegebedürftigkeit zu Sozialhilfeempfängern wurden. Dadurch wiederum wurden die Kommunen als Träger der örtlichen Sozialhilfe zunehmend belastet.

Zwar wurde parteiübergreifend eine soziale Absicherung bei Pflegebedürftigkeit als notwendig anerkannt, in welcher Form die Absicherung erfolgen sollte, war allerdings umstritten. In der Diskussion wurden im Wesentlichen drei Modelle der Absicherung vertreten (Meyer 1996):

- **Sozialversicherungsmodell**: Absicherung im Rahmen der Sozialversicherung, entweder als Teil des Leistungskataloges der gesetzlichen Krankenversicherung oder durch einen neuen, eigenständigen Zweig der Sozialversicherung. Zentrale Merkmale dieses Modells sind: Beitragsfinanzierung, Leistungsanspruch durch Mitgliedschaft und Beitragszahlung, keine Bedürftigkeitsprüfung.

- **Leistungsgesetz des Bundes**: Gesetzlicher Anspruch auf Versorgungsleistungen im Rahmen eines Pflegeleistungsgesetzes des Bundes. Zentrale Merkmale: Finanzierung durch Steuermittel, Leistungsanspruch für alle Staatsbürger, Leistungen nur bei Bedürftigkeit (Prüfung der Einkommensverhältnisse, gegebenenfalls Rückgriff auf die Angehörigen analog zur Sozialhilfe).

- **Private Vorsorge**: Gesetzliche Pflicht zur privaten Vorsorge gegen das Risiko der Pflegebedürftigkeit, Absicherung über private Zusatzversicherungen. Zentrale Merkmale: Beitragsfinanzierung durch einen einkommensunabhängigen, risikoäquivalenten Beitrag, individuell vertraglich vereinbarter Leistungsumfang.

Da auch innerhalb der Regierungskoalition in den 1980er-Jahren unterschiedliche Vorstellungen existierten, konnten sich die Koalitionsparteien zunächst nur auf eine Übergangslösung einigen. Im Rahmen der Gesundheitsreform 1989 wurde der Leistungskatalog der GKV um «Leistungen bei Schwerpflegebedürftigkeit» erweitert, die jedoch erst ab dem 1. Januar 1991 gewährt werden sollten (§ 53–57 SGB V i. d. F. d. Gesundheitsreformgesetzes 1989). Erst Mitte der 1990er-Jahre fiel schließlich die endgültige Entscheidung, und zwar für das Sozialversicherungsmodell. Das 1994 verabschiedete Pflegeversicherungsgesetz führte die gesetzliche Pflegeversicherung als neuen Zweig der sozialen Sicherung ein und strich die Leistungen bei Schwerpflegebedürftigkeit wieder aus dem Leistungskatalog der Krankenkassen, da diese nun durch die Pflegeversicherung finanziert wurden.

Die Einführung der Pflegeversicherung erfolgte in mehreren Stufen. Ab dem 1. Januar 1995 wurde zunächst nur ein Beitrag in Höhe von 1 % der beitragspflichtigen Einkommen erhoben, ohne dass diesem zugleich auch Leistungen gegenüber standen. Die Erhebung von Beiträgen bereits zum 1. Januar 1995 sollte dazu dienen, ein Finanzpolster zum Ausgleich von Einnahmen- und Ausgabenschwankungen anzulegen. Die Leistungen der Pflegeversicherung wurden zeitversetzt und in zwei Schritten eingeführt. Seit dem 1. April 1995 gewährt die Pflegeversicherung Leistungen für die ambulante Pflege (erste Stufe) und seit dem 1. Juli 1996 Leistungen der vollstationären Pflege in Heimen (zweite Stufe).

Zugleich mit der Einführung der Leistungen für vollstationäre Pflege wurde auch der Beitragssatz auf 1,7 % angehoben.

Die gesetzliche Pflegeversicherung weist gegenüber der gesetzlichen Krankenversicherung eine bedeutende Besonderheit auf. Erstmals wurde vom Gesetzgeber eine **allgemeine Versicherungspflicht** für fast alle Bürger verfügt. Durch das Pflegeversicherungsgesetz sind nicht nur die Mitglieder der gesetzlichen Krankenversicherung einer Versicherungspflicht unterworfen, sondern auch die Versicherten der privaten Krankenversicherung (§ 1 Abs. 2, § 20 und 23 SGB XI). Lediglich Personen, die weder in einer Krankenkasse noch einer privaten Krankenversicherung versichert waren, werden nicht erfasst. Dies wird sich aber in dem Maße ändern, wie die allgemeine Krankenversicherungspflicht für alle Einwohner schrittweise eingeführt wird.[118]

Durch die Vorgabe einer gesetzlichen Versicherungspflicht auch für die privat Versicherten griff die bisherige Unterscheidung in «gesetzliche» und «private» Versicherung nicht mehr und neue Definitionen wurden eingeführt. Die für die Versicherten der gesetzlichen Krankenversicherung eingeführte Pflegeversicherung heißt gemäß § 1 Abs. 1 SGB XI **soziale Pflegeversicherung (SPV)** und die für privat Versicherte verpflichtend vorgegebene private Pflegeversicherung wird üblicherweise als **private Pflegepflichtversicherung (PPV)** bezeichnet.[119] Beide zusammen bilden die **gesetzliche Pflegeversicherung**. Da analog zur gesetzlichen Krankenversicherung ca. 90 % der Bevölkerung in der sozialen Pflegeversicherung versichert sind, wird im Folgenden auch vorrangig auf die soziale Pflegeversicherung eingegangen. Besonderheiten der privaten Pflegepflichtversicherung werden in einem daran anschließenden Abschnitt angesprochen.

Träger der sozialen Pflegeversicherung sind die neu gegründeten **Pflegekassen**, die bei den Krankenkassen angesiedelt wurden (§ 1 Abs. 3 SGB XI). Jede Krankenkasse hatte eine eigene Pflegekasse einzurichten, deren Organe allerdings mit denen der betreffenden Krankenkasse identisch sind (§ 46 SGB XI). Der Verwaltungsrat und Vorstand der Krankenkasse ist somit zugleich auch zuständig für die jeweilige Pflegekasse. Strikt getrennt ist hingegen die Mittelverwaltung, da die Pflegekassen über eigene Haushalte und Finanzkreisläufe verfügen. Die Verwaltungsaufgaben der Pflegekassen werden von Mitarbeitern der Krankenkasse wahrgenommen und die Pflegekasse hat der betreffenden Krankenkasse die dadurch entstehenden Verwaltungskosten mit einem gesetz-

---

118 Zur Einführung der allgemeinen Versicherungspflicht vgl. die Ausführungen in Kapitel 3.6 «Versicherungspflicht» und Kapitel 5.1 «Gesetzliche Krankenversicherung».
119 Im SGB XI ist allerdings nur von einer «privaten Pflegeversicherung» die Rede (§ 1 Abs. 2 SGB XI).

lich festgelegten pauschalen Satz von 3,5 % des Mittelwertes ihrer Leistungsausgaben und Beitragseinnahmen zu erstatten (§ 46 Abs. 3 SGB XI).

Zentrale Aufgabe der Pflegekassen ist es, eine «bedarfsgerechte und gleichmäßige, dem allgemein anerkannten Stand medizinisch-pflegerischer Erkenntnisse entsprechende pflegerische Versorgung ihrer Versicherten zu gewährleisten (Sicherstellungsauftrag)» (§ 69 SGB XI). Damit wurde erstmals einem Sozialversicherungsträger der **Sicherstellungsauftrag** für einen Versorgungsbereich übertragen. Zur Erfüllung ihres Sicherstellungsauftrages haben die Pflegekassen Versorgungsverträge mit den Trägern von Pflegeeinrichtungen abzuschließen. Im Hintergrund bleibt allerdings die staatliche Letztverantwortung auch für diesen Bereich der Daseinsvorsorge erhalten. Letztlich ist es der Staat, und das sind auch für diesen Versorgungsbereich die Länder, der die Verantwortung für eine ausreichende Versorgung trägt. Dies zeigt sich unter anderem an der umfassenden Rechtsaufsicht des Staates gegenüber den Pflegekassen und einer ausdrücklich benannten Verantwortung der Länder für die Vorhaltung einer ausreichenden pflegerischen Versorgungsstruktur (§ 46 Abs. 6 und § 9 SGB XI). Und nicht zuletzt sind die Pflegekassen, wie die Krankenkassen auch, Körperschaften des öffentlichen Rechts und mittelbare Staatsverwaltung.

9.1
Grundlegende Prinzipien und Strukturmerkmale

Die soziale Pflegeversicherung wird weitgehend von den gleichen grundlegenden Prinzipien der sozialen Sicherung getragen, wie sie für die gesetzliche Krankenversicherung gelten.

- **Versicherungspflicht**: Die Mitgliedschaft in der gesetzlichen Pflegeversicherung wird durch Gesetz konstituiert. In diesem Punkt geht die Pflegeversicherung sogar, wie bereits angesprochen, über die gesetzliche Krankenversicherung hinaus, indem eine allgemeine Versicherungspflicht sowohl für die gesetzlich Versicherten als auch für die Versicherten der privaten Krankenversicherung vorgegeben wird. Die Versicherungspflichtgrenze hat insofern nur eine Bedeutung für die Entscheidung, ob eine gesetzliche oder private Pflegeversicherung abzuschließen ist.

- **Einkommensabhängige Beitragserhebung**: Ebenso wie die gesetzliche Krankenversicherung wird auch die soziale Pflegeversicherung durch einkommensabhängige Beiträge finanziert (§ 54 SGB XI).

- **Gemeinsame Beitragstragung durch Mitglieder und Arbeitgeber**: Wie auch in der gesetzlichen Krankenversicherung wird der Beitrag zur sozialen Pflegeversicherung gemeinsam von Mitgliedern und Arbeitgebern getragen. Allerdings wurde in der Pflegeversicherung erstmals vom Prinzip der paritätischen Finanzierung abgewichen. Zur Kompensation der zusätzlichen Belastung der Arbeitgeber wurde in allen Bundesländern (bis auf Sachsen) ein gesetzlicher Wochenfeiertag (Buß- und Bettag) zum normalen Arbeitstag erklärt, ohne dass dafür zusätzliches Arbeitsentgelt von den Arbeitgebern zu zahlen ist.

- **Beitragsbemessungsgrenze**: Es gilt die gleiche Beitragsbemessungsgrenze wie für die gesetzliche Krankenversicherung (§ 55 Abs. 2 SGB XI).

- **Sachleistungsprinzip**: Die Leistungen der Pflegeversicherung werden in der Regel als Sachleistungen gewährt. Die Pflegekassen schließen Versorgungsverträge mit den Leistungserbringern und zahlen die Vergütung direkt an die Pflegeeinrichtungen. Die Pflegebedürftigen erhalten von den Pflegeeinrichtungen pflegerische oder hauswirtschaftliche Leistungen als Sachleistungen. Eine Ausnahme stellt das Pflegegeld dar, das statt Sachleistungen bezogen werden kann, wenn eine ausreichende häusliche Pflege durch Angehörige oder Nachbarn sichergestellt ist.

- **Beitragsfreie Familienversicherung**: Analog zur gesetzlichen Krankenversicherung sind auch in der sozialen Pflegeversicherung die Familienangehörigen und «eingetragenen» Lebenspartner beitragsfrei mitversichert (§ 1 Abs. 6, § 56 Abs. 1 SGB XI).

- **Selbstverwaltungsprinzip**: Als Teil der Sozialversicherung ist auch die soziale Pflegeversicherung eine selbstverwaltete Körperschaft des öffentlichen Rechts (§ 46 Abs. 2 SGB XI). Wie bereits erwähnt, wurden aber keine neuen und zusätzlichen Selbstverwaltungsorgane eingerichtet, sondern die Organe der jeweiligen Krankenkasse sind zugleich auch für die ihr angeschlossene Pflegekasse zuständig. Die Kompetenzen der Selbstverwaltung sind allerdings um einen zentralen Punkt beschnitten. Während in der GKV der Beitragssatz vom Verwaltungsrat festgelegt wird, ist der Beitragssatz der sozialen Pflegeversicherung durch Gesetz festgesetzt und folglich auch nur durch den Gesetzgeber zu ändern (§ 55 Abs. 1 SGB XI).

In einigen Punkten weist die Pflegeversicherung allerdings Abweichungen von der gesetzlichen Krankenversicherung auf. Die wichtigste ist sicherlich die ausdrückliche Abkehr vom **Bedarfsdeckungsprinzip**. Ziel der gesetzlichen

Pflegeversicherung ist nicht eine umfassende Bedarfsdeckung im Sinne der Finanzierung aller notwendigen Leistungen, sondern lediglich die Finanzierung einer Grundversorgung. Die Pflegeversicherung wird darum auch gelegentlich mit einer «Teilkaskoversicherung» verglichen, wie sie im Bereich der Kfz-Versicherung üblich ist. Die Leistungen der Pflegeversicherung sollen nur die erforderliche Grundpflege und hauswirtschaftliche Versorgung gewährleisten. Vor allem die Kosten der Unterkunft und Verpflegung, aber auch pflegerische Leistungen, die über die Grundversorgung hinausgehen, sind nicht nur in der häuslichen Umgebung, sondern auch im Pflegeheim von den Pflegebedürftigen selbst zu tragen (§ 4 SGB XI).

Im Unterschied zur gesetzlichen Krankenversicherung, in der die Bedarfsdeckung Vorrang vor dem Grundsatz der Beitragssatzstabilität genießt und die Beitragssätze so zu gestalten sind, dass sie zur Finanzierung der medizinisch notwendigen Leistungen ausreichen, hat in der sozialen Pflegeversicherung die Beitragssatzstabilität Vorrang vor der Bedarfsdeckung. Dadurch sind der Leistungsgewährung Grenzen gesetzt. Dementsprechend wurden die im SGB XI enthaltenen Leistungsbeträge, bis auf kleinere Ausnahmen, mehr als zehn Jahre nicht erhöht. Da keine Anpassung an die Preisentwicklung erfolgt, sank der reale Wert der Zahlbeträge, denn für die unveränderten Leistungssätze konnten Jahr für Jahr weniger Sachleistungen in Anspruch genommen werden.

Erst das Mitte 2008 in Kraft getretene Pflege-Weiterentwicklungsgesetz (PfWG) brachte eine schrittweise Anhebung der Leistungsbeträge für die verschiedenen Pflegestufen. Eine erste Anhebung trat zum 1. Juli 2008 in Kraft. Eine zweite soll am 1. Januar 2010 und eine dritte am 1. Januar 2012 erfolgen (Tab. 9-1). Um die Leistungsverbesserungen finanzieren zu können, wurde der Beitragssatz zum 1. Juli 2008 auf 1,95 % erhöht.

Ein weiterer wesentlicher Unterschied zur gesetzlichen Krankenversicherung ist die Feststellung des Versorgungsbedarfs. Während in der Krankenversorgung Art und Umfang des Versorgungsbedarfs durch Ärzte festgestellt wird, die in keinem Abhängigkeitsverhältnis zu den Versicherungen stehen, wird in der sozialen Pflegeversicherung der Pflegebedarf durch eine Institution festgestellt, die sich in Trägerschaft der Kranken- und Pflegekassen befindet. Voraussetzung für die Leistungsgewährung der Pflegeversicherung ist ein Gutachten des Medizinischen Dienstes der Krankenversicherung, über Art und Umfang der Pflegebedürftigkeit.[120] Das Gutachten wird im Auftrag der zuständigen Pflegekasse erstellt, die auf Grundlage des Gutachtens über die Leistungsgewährung

---

120 Ein Teil der Pflegebegutachtungen wird von einigen MDKs an externe Gutachter vergeben. Dabei spielt aber weniger das Problem der Unabhängigkeit von Begutachtungen eine Rolle als Kapazitätsengpässe.

Tabelle 9-1: Leistungen der Pflegeversicherung (Stand: 2009), Angaben in Euro

	Pflegestufe I	Pflegestufe II	Pflegestufe III
Häusliche Pflege			
Pflegesachleistungen *(monatlich bis zu)*	420	980	1 470 (Härtefälle: 1 918)
ab 1. Januar 2010	*440*	*1 040*	*1 510 (Härtefälle: 918)*
Pflegegeld *(monatlich)*	215	420	675
ab 1. Januar 2010	*225*	*430*	*685*
Pflegevertretung *(für bis zu vier Wochen im Kalenderjahr bis zu)*			
• durch nahe Angehörige*	215	420	675
ab 1. Januar 2010	*225*	*430*	*685*
• durch sonstige Personen	1 470	1 470	1 470
ab 1. Januar 2010	*1 510*	*1 510*	*1 510*
Kurzzeitpflege *(jährlich bis zu)*	1 470	1 470	1 470
ab 1. Januar 2010	*1 510*	*1 510*	*1 510*
Teilstationäre Tages- und Nachtpflege *(monatlich bis zu)*	420	980	1 470
ab 1. Januar 2010	*440*	*1 040*	*1 510*
Ergänzende Leistungen für Pflegebedürftige mit erheblichem allgemeinen Betreuungsbedarf *(jährlich bis zu)*	2 400	2 400	2 400
Vollstationäre Pflege			
Vollstationäre Pflege *(pauschal monatlich)*	1 023	1 279	1 432 (Härtefälle: 1 688)
ab 1. Januar 2010	*1 023*	*1 279*	*1 510*
Pflege in vollstationären Einrichtungen der Behindertenhilfe	10 % des Heimentgelts höchsten jedoch 256 € monatlich		
Sonstige Leistungen			
Hilfsmittel, die zum Verbrauch bestimmt sind	Aufwendungen in Höhe von bis zu 31 Euro monatlich		
Technische Hilfsmittel	Aufwendungen in Höhe von 90 % der Kosten, unter Berücksichtigung von höchstens 25 Euro Eigenbeteiligung je Hilfsmittel		
Maßnahmen zur Verbesserung des Wohnumfeldes	Aufwendungen in Höhe von bis zu 2 557 Euro je Maßnahme, unter Berücksichtigung einer angemessenen Eigenbeteiligung		

* Auf Nachweis werden den ehrenamtlichen Pflegepersonen notwendige Aufwendungen (Verdienstausfall, Fahrkosten usw.) bis zum Gesamtbetrag von 1432 € erstattet.

Quelle: BMG

Zentrale Begriffe des SGB XI

Durch das Pflegeversicherungsgesetz wurde eine Reihe von Begriffen im Bereich der ambulanten und stationären Pflege neu eingeführt, beziehungsweise für den Geltungsbereich des SGB XI mit einer bestimmten Bedeutung belegt.

Um pflegende Angehörige, Nachbarn und unentgeltlich tätige Helferinnen und Helfer von professionellen Kranken- und Altenpflegekräften begrifflich zu unterscheiden, wurde im SGB XI der Begriff der Pflegeperson eingeführt. Als **Pflegeperson** im Sinne des SGB XI gelten Personen, die nicht erwerbsmäßig einen Pflegebedürftigen in seiner häuslichen Umgebung pflegen (§ 19 SGB XI).

Als **Pflegekraft** werden hingegen Personen bezeichnet, die Pflegeleistungen für Pflegebedürftige gegen Entgelt erbringen. Dies kann als Angestellte einer Pflegeeinrichtung erfolgen oder im Rahmen eines Einzeldienstvertrages mit einem Pflegebedürftigen.

Als **Pflegefachkraft** gelten gemäß § 71 Abs. 3 SGB XI ausgebildete Krankenschwestern/-pfleger, Kinderkrankenschwestern/-pfleger, Altenpflegerinnen/-pfleger mit einer mindestens zweijährigen Berufserfahrung innerhalb der letzten fünf Jahre. Bei Pflegediensten, die überwiegend behinderte Menschen pflegen, gelten auch Heilerziehungspflegerinnen/-pfleger und Heilerzieherinnen/-erzieher als Pflegefachkraft.

Der Begriff **Pflegeeinrichtung** steht im Sozialrecht sowohl für ambulante Pflegedienste und Sozialstationen als auch für Pflegeheime (§ 71 SGB XI), sofern sie die Anforderungen des SGB XI erfüllen.

An **ambulante Pflegeeinrichtungen** stellt das SGB XI die Anforderung, dass sie selbständig wirtschaften, unter ständiger Leitung einer ausgebildeten Pflegefachkraft stehen und Pflegebedürftige in ihrer Wohnung pflegen sowie hauswirtschaftlich versorgen.

Als **stationäre Pflegeeinrichtung** gelten nach SGB XI selbständig wirtschaftende Pflegeheime, die unter ständiger Leitung einer ausgebildeten Pflegefachkraft stehen und Pflegebedürftige ganztägig oder nur tagsüber beziehungsweise nachts unterbringen, pflegen und verpflegen.

entscheidet. Da es sich bei der Entscheidung um einen Verwaltungsakt handelt, können die Betroffenen dagegen Widerspruch einlegen und gegebenenfalls auch vor dem Sozialgericht klagen. Die Einschaltung unabhängiger Sachverständiger erfolgt in der Regel erst, wenn ein Widerspruch des Pflegebedürftigen gegen das MDK-Gutachten erfolglos war und es zum Rechtsstreit vor einem Sozialgericht kommt.

Eine weitere sehr interessante Besonderheit der sozialen Pflegeversicherung ist der allgemeine **Finanzausgleich** zwischen allen Pflegekassen. Sowohl die Leistungsausgaben als auch die Verwaltungskosten werden von allen Pflegekassen nach dem Verhältnis ihrer Beitragseinnahmen gemeinsam getragen (§ 66 Abs. 1 SGB XI). Diesen Finanzausgleich führt das Bundesversicherungsamt durch und das Nähere der Durchführung haben die Spitzenverbände der Pflegekassen zu vereinbaren. Jede Pflegekasse hat dazu monatlich ihre Einnahmen und Ausgaben einschließlich der Betriebsmittel und Rücklagen zu ermitteln. Sind die Einnahmen höher als die Ausgaben, hat die Pflegekasse den überschüssigen Betrag an einen Ausgleichsfonds zu überweisen. Sind die Ausgaben höher als die Einnahmen, erhält die Pflegekasse den Unterschiedsbetrag aus dem Ausgleichsfonds erstattet (§ 67 Abs. 2 SGB XI). Nach Ablauf des Kalenderjahres erfolgt ein Jahresausgleich (§ 68 SGB XI).

Dieses Modell eines Risikostrukturausgleichs ist nicht nur erheblich einfacher als der in der GKV durchgeführte RSA, sondern scheint auch reibungsloser zu funktionieren. Bislang gab es offenbar keinen Anlass für auch nur annähernd so kontroverse gesundheitspolitische Diskussionen wie sie seit Jahren über den Risikostrukturausgleich der GKV geführt werden.

9.2 Leistungen

Die soziale Pflegeversicherung gewährt ihren Versicherten im Falle von Pflegebedürftigkeit Dienst-, Sach- und Geldleistungen insbesondere für die Grundpflege und hauswirtschaftliche Versorgung. Voraussetzung ist allerdings, dass eine gesetzlich definierte Vorversicherungszeit nachgewiesen wird. Seit dem 1. Juli 2008 werden Leistungen nur gewährt, wenn der Antragsteller in den letzten zehn Jahren vor Antragstellung mindestens zwei Jahre als Mitglied versichert oder familienversichert war (§ 33 Abs. 2 Nr. 6 SGB XI). Bei Kindern gilt die Voraussetzung als erfüllt, wenn ein Elternteil die geforderte Vorversicherungszeit erreicht. Auch in diesem Punkt unterscheidet sich die soziale Pflegeversicherung von der gesetzlichen Krankenversicherung, in der die Gewährung von Leistungen nicht an die Erfüllung von Vorversicherungszeiten gebunden ist.

9.2.1
Pflegebedürftigkeit und Pflegestufen

Leistungen der Pflegeversicherung können in Anspruch genommen werden, wenn Pflegebedürftigkeit festgestellt wurde. Wegen seiner zentralen Bedeutung für die Pflegeversicherung ist der Begriff der **Pflegebedürftigkeit** gesondert definiert (§ 14 SGB XI). Danach müssen folgende Kriterien erfüllt sein, damit ein Versicherter als pflegebedürftig gilt und Leistungen erhalten kann:

- Es muss aufgrund einer körperlichen, geistigen oder seelischen Krankheit oder Behinderung ein Hilfebedarf für die «gewöhnlichen und regelmäßig wiederkehrenden Verrichtungen im Ablauf des täglichen Lebens» vorliegen
- und zwar nicht nur in geringfügigem, sondern in «erheblichem oder höherem Maße».
- Der Hilfebedarf muss zudem auf Dauer bestehen, mindestens jedoch für sechs Monate.

Die gewöhnlichen und regelmäßig wiederkehrenden **Verrichtungen des täglichen Lebens** sind für die Pflegeversicherung zu vier Bereichen zusammengefasst. Als Verrichtungen gelten

- «im Bereich der **Körperpflege** das Waschen, Duschen, Baden, die Zahnpflege, das Kämmen, Rasieren, die Darm- und Blasenentleerung
- im Bereich der **Ernährung** das mundgerechte Zubereiten oder die Aufnahme der Nahrung
- im Bereich der **Mobilität** das selbständige Aufstehen und Zu-Bett-Gehen, An- und Auskleiden, Gehen, Stehen, Treppensteigen, Verlassen und Wiederaufsuchen der Wohnung
- im Bereich der **hauswirtschaftlichen Versorgung** das Einkaufen, Kochen, Reinigen der Wohnung, Spülen, Wechseln und Waschen der Wäsche und Kleidung oder das Beheizen» (§ 14 Abs. 4 SGB XI).

Die erforderliche **Hilfe** bei den genannten Verrichtungen kann in der Unterstützung, in der teilweisen oder vollständigen Übernahme der Verrichtungen, in der Beaufsichtigung oder auch in der Anleitung des Pflegebedürftigen bei der eigenständigen Durchführung der Verrichtungen bestehen.

Die Feststellung von Pflegebedürftigkeit erfolgt in der Regel durch den Medizinischen Dienst der Krankenversicherung (MDK), der gegebenenfalls aber auch geeignete externe Fachkräfte damit beauftragen kann (§ 18 SGB XI). Nachdem der Versicherte einen Antrag auf Leistungen bei der für ihn zuständigen Pflegekasse eingereicht hat, beauftragt die Pflegekasse den MDK mit der Durchführung einer **Pflegebegutachtung**. Die dafür erforderliche Untersuchung des Pflegebedürftigen hat nach vorheriger Vereinbarung in dessen Wohnung oder im Wohnbereich des Pflegeheimes zu erfolgen. Nur in Ausnahmefällen ist die Begutachtung aufgrund einer eindeutigen Aktenlage zulässig. Befindet sich ein Pflegebedürftiger im Krankenhaus oder in einer stationären Rehabilitationseinrichtung, ist die Begutachtung spätestens eine Woche nach Eingang des Antrages dort durchzuführen.

Pflegekassen sind verpflichtet, vor der Leistungsgewährung eine Begutachtung durch den MDK vornehmen zu lassen, und Pflegebedürftige sind verpflichtet, sich untersuchen zu lassen, wenn sie Leistungen in Anspruch nehmen wollen. Lehnt ein Pflegebedürftiger die Begutachtung ab, ist die Pflegekasse berechtigt, die beantragten Leistungen zu verweigern (§ 18 Abs. 2 SGB XI).

Aufgabe der Begutachtung ist es, zu prüfen, ob und in welchem Umfang Pflegebedürftigkeit vorliegt. Dabei sind die **Pflegebedürftigkeits-Richtlinien** und **Begutachtungsrichtlinien** der Spitzenverbände der Pflegekassen zu beachten, die detaillierte Vorschriften zur Bestimmung der Merkmale von Pflegebedürftigkeit, der Abgrenzung der Pflegestufen und zum Ablauf und Inhalt der Begutachtung enthalten.[121] Wird Pflegebedürftigkeit festgestellt, so hat der Gutachter Empfehlungen zur Pflegestufe sowie zu Art und Umfang von Maßnahmen abzugeben, die zur Beseitigung, Minderung oder der Verhinderung einer weiteren Verschlimmerung der Pflegebedürftigkeit beitragen können (§ 18 Abs. 1 SGB XI).

Auf Grundlage des Gutachtens entscheidet die Pflegekasse über den Leistungsantrag des Pflegebedürftigen, lehnt den Antrag ab oder bewilligt eine Pflegestufe und die damit verbundenen Sach- und Geldleistungen. Gegen den Leistungsbescheid kann der Pflegebedürftige Widerspruch einlegen und im Falle der Ablehnung des Widerspruchs gegebenenfalls vor dem Sozialgericht klagen.

Wird im Rahmen der Begutachtung Pflegebedürftigkeit im Sinne des § 14 SGB XI festgestellt, so wird der Pflegebedürftige nach dem Grad seiner Pfle-

---

[121] Die Richtlinien sind auf der Internetseite des Medizinischen Dienstes der Spitzenverbände als PDF-Dateien veröffentlicht (http://www.mds-ev.org).

gebedürftigkeit einer von drei **Pflegestufen** zugeordnet (§ 15 SGB XI). Für die Zuordnung ist der Zeitbedarf für Hilfeleistungen im Bereich der Grundpflege maßgeblich, also für Unterstützung bei der Körperpflege, Ernährung und Mobilität. Um einer der Pflegestufen zugeordnet zu werden, müssen Pflegebedürftige die folgenden Voraussetzungen erfüllen:

Pflegestufe I (erheblich Pflegebedürftige):

- Es muss Hilfebedarf für mindestens zwei der in § 14 Abs. 4 SGB XI genannten Verrichtungen bestehen und
- der Pflegebedürftige muss mindestens einmal täglich im Umfang von mindestens 90 Minuten Unterstützung benötigen, davon mehr als 45 Minuten im Bereich der Grundpflege.
- Zusätzlich müssen mehrfach in der Woche Hilfen bei der hauswirtschaftlichen Versorgung erforderlich sein.

Pflegestufe II (Schwerpflegebedürftige):

- Der Pflegebedürftige muss mindestens dreimal täglich zu verschiedenen Uhrzeiten im Umfang von mindestens 180 Minuten Unterstützung benötigen, davon mindestens 120 Minuten im Bereich der Grundpflege.
- Zusätzlich müssen mehrfach in der Woche Hilfen bei der hauswirtschaftlichen Versorgung erforderlich sein.

Pflegestufe III (Schwerstpflegebedürftige):

- Der Pflegebedürftige muss täglich rund um die Uhr, auch nachts, im Umfang von mindestens 300 Minuten Unterstützung benötigen, davon mindestens 240 Minuten im Bereich der Grundpflege.
- Zusätzlich müssen mehrfach in der Woche Hilfen bei der hauswirtschaftlichen Versorgung erforderlich sein.

Maßgeblich für den erforderlichen Zeitaufwand ist nicht die von einer professionellen Pflegekraft für die jeweilige Tätigkeit benötigte Zeit, sondern der Zeitbedarf einer Familienangehörigen oder anderen nicht ausgebildeten Pflegeperson (§ 15 Abs. 3 SGB XI). Dies gilt sowohl für die häusliche wie auch für die vollstationäre Pflege. Bei pflegebedürftigen Kindern erfolgt die Bemessung des erforderlichen Zeitbedarfs nach dem Hilfebedarf, der über den eines gesunden gleichaltrigen Kindes hinausgeht. Nur dieser zusätzliche Zeitbedarf wird berücksichtigt. Dazu hat der MDK Richtwerte festgelegt, die bei der Pflegestufenzuordnung zu beachten sind.

Die Leistungen der Pflegeversicherung für die jeweilige Pflegestufe sind als Geldbetrag gesetzlich festgelegt. Ist ein Pflegebedürftiger aufgrund des Pflegegutachtens einer bestimmten Pflegestufe zugeordnet worden, zahlt die Pflegeversicherung entweder **Pflegegeld** und/oder finanziert Pflegeeinsätze professioneller Pflegekräfte sowie hauswirtschaftliche Versorgung als so genannte **Pflegesachleistungen** (§§ 36 Abs. 3, 37 Abs. 1 SGB XI). Die Leistungen bei häuslicher Pflege können auch als so genannte **Kombinationsleistung** aus Pflegegeld und Pflegesachleistungen in Anspruch genommen werden (§ 38 SGB XI). Die Höhe der jeweiligen Leistungen richtet sich danach, wie viel anteilig von der anderen Leistungsart in Anspruch genommen wird. Nimmt ein Pflegebedürftiger beispielsweise nur 50 % des Volumens der ihm zur Verfügung stehenden Sachleistungen in Anspruch, so kann er noch 50 % des für seine Pflegestufe festgelegten Pflegegeldes erhalten. Für jede Leistungsart ist der jeweilige Leistungssatz maßgeblich. Es ist also nicht möglich, sich die verbleibende Summe der nicht abgerufenen Pflegesachleistungen auszahlen zu lassen.

In «besonders gelagerten Einzelfällen» (Härtefälle) kann die Pflegeversicherung über die Pflegestufe III hinausgehende Leistungen gewähren (§ 36 Abs. 4, § 43 Abs. 3 SGB XI). Das Volumen der insgesamt für Härtefälle bereit stehenden Mittel ist allerdings begrenzt, da das Gesetz vorschreibt, dass die Pflegekassen in der häuslichen Pflege nicht mehr als 3 % der Pflegebedürftigen der Pflegestufe III als Härtefälle anerkennen dürfen und in der stationären Pflege nicht mehr als 5 %.

9.2.2
Leistungskatalog

Die Pflegeversicherung gewährt abhängig von der festgestellten Pflegestufe Sach- und Geldleistungen in unterschiedlicher Höhe sowie in bestimmten Fällen auch sonstige Leistungen, wie beispielsweise Zuschüsse zur Verbesserung des individuellen Wohnumfeldes. Der gesetzliche Leistungskatalog der Pflegeversicherung ist getragen von der Überzeugung, dass Pflegebedürftige möglichst lange in ihrer gewohnten häuslichen Umgebung bleiben sollten und ihre Versorgung in erster Linie eine Aufgabe der Familienangehörigen ist. Die Leistungen der Pflegeversicherung sollen darum vorrangig dem Ziel dienen, die Pflegebereitschaft von Angehörigen und Nachbarn zu unterstützen und dadurch Pflegebedürftigen ein möglichst langes Verbleiben in ihrer Wohnung zu ermöglichen (§ 3 SGB XI).

Der folgende Überblick über die Leistungen der Pflegeversicherung orientiert sich am typischerweise progredienten Verlauf von Pflegebedürftigkeit, die zunächst in der häuslichen Umgebung beginnt, in fortgeschrittenem Stadium aber den Wechsel in die vollstationäre Pflege erfordern kann.

Im Zentrum des Leistungskatalogs der Pflegeversicherung stehen die **Leistungen bei häuslicher Pflege**. Ausgehend von dem Grundsatz, dass es Pflegebedürftigen ermöglicht werden sollte, möglichst lange in ihrer häuslichen Umgebung zu bleiben, lässt sich das Leistungsspektrum der Pflegeversicherung als gestuftes Versorgungsmodell begreifen. Wird ein Mensch pflegebedürftig, so kümmern sich in der Regel zunächst Familienangehörige oder Nachbarn um dessen Versorgung. Auch nach Einführung der Pflegeversicherung tragen sie die Hauptlast der Versorgung Pflegebedürftiger. Im Jahr 2007 erhielten 2,25 Mio. Pflegebedürftige Leistungen der gesetzlichen Pflegeversicherung, darunter 2,03 Mio. Leistungsempfänger der sozialen und ca. 220 000 Versicherte der privaten Pflegeversicherung (vgl. Abb. 9-1, S. ###, Tab. 9-3, S. ###). Von diesen 2,25 Mio. Pflegebedürftigen wurden ca. 1,03 Mio. oder ca. 46 % ausschließlich von Angehörigen oder Nachbarn in ihrer häuslichen Umgebung gepflegt und 504 000 oder ca. 22 % durch ambulante Pflegeeinrichtungen. Unter denen, die durch ambulante Pflegeeinrichtungen gepflegt wurden, befanden sich auch Empfänger so genannter Kombinationsleistungen, deren Versorgung auch von Angehörigen oder Nachbarn zumindest teilweise übernommen wird. In der sozialen Pflegeversicherung waren es im Jahr 2007 ca. 218 000 Leistungsempfänger (vgl. Tab. 9-3). Addiert man diese Zahl zu den ausschließlich durch Angehörige Versorgten, so zeigt sich, dass mehr als die Hälfte aller Pflegebedürftigen im Jahr 2007 von Angehörigen entweder vollständig oder zumindest teilweise gepflegt wurden. Wie repräsentative Umfragen in Haushalten mit Pflegebedürftigen ergaben, erfolgt die Versorgung eines Pflegebedürftigen in der häuslichen Umgebung zumeist durch mehrere Pflegepersonen im Rahmen eines sogenannten «Pflegearrangements».

Hauptpflegeperson sind weit überwiegend Frauen, entweder die Ehefrau oder die Tochter beziehungsweise Schwiegertochter (Schneekloth 2005; Schneekloth/Müller 2000).

Um deren Pflegebereitschaft zu fördern und zu erhalten, gewährt die Pflegeversicherung ein so genanntes **Pflegegeld**. Empfänger des Pflegegeldes ist der Pflegebedürftige, der es an eine oder mehrere Pflegepersonen weitergibt. Voraussetzung für die Gewährung von Pflegegeld ist allerdings, «dass der Pflegebedürftige mit dem Pflegegeld dessen Umfang entsprechend die erforderliche

Grundpflege und hauswirtschaftliche Versorgung in geeigneter Weise selbst sicherstellt» (§ 37 Abs. 1 SGB XI). Wird Pflegegeld beantragt, hat der Gutachter des MDK in seinem Gutachten auch darauf einzugehen, ob nach seinem Eindruck die häusliche Pflege in geeigneter Weise sichergestellt ist (§ 18 Abs. 6 SGB XI). Hierzu ist unter anderem auch eine Befragung der pflegenden Angehörigen oder sonstiger an der Pflege beteiligter Personen vorgesehen (§ 18 Abs. 4 SGB XI).

Mit der Gewährung von Pflegegeld ist zudem die Auflage verbunden, dass der Pflegebedürftige einmal im Halbjahr (Pflegestufe I und II) beziehungsweise einmal im Vierteljahr (Pflegestufe III) in seiner häuslichen Umgebung eine Beratung durch eine zugelassene Pflegeeinrichtung in Anspruch nimmt (§ 37 Abs. 3 SGB XI). Die Kosten der Beratung trägt die Pflegekasse, sie werden nicht mit dem Pflegegeld verrechnet. Die Beratung soll den Pflegepersonen Hilfestellung sowie praktische pflegefachliche Unterstützung bieten, sie dient aber auch der Qualitätskontrolle und Qualitätssicherung. Die bei dem Beratungsbesuch gewonnenen Erkenntnisse hat die beauftragte Pflegefachkraft sowohl dem Pflegebedürftigen als auch der zuständigen Pflegekasse auf einem eigens hierfür von den Pflegekassen zur Verfügung gestellten Formular mitzuteilen. Wird die Beratung von einem Pflegebedürftigen nicht abgerufen, ist die Pflegekasse gesetzlich verpflichtet, das Pflegegeld zu kürzen und im Wiederholungsfall zu entziehen (§ 37 Abs. 6 SGB XI).

Unabhängig davon, ob sie Pflegegeld oder Pflegesachleistungen erhalten, haben Pflegebedürftige auch Anspruch auf die Versorgung mit **Pflegehilfsmitteln** und **technischen Hilfen** wie beispielsweise Lagerungsmittel, Rollstühle oder Katheter (§ 40 SGB XI). Um ihre Wohnsituation besser an ihre Bedürfnisse anzupassen, haben sie zudem auch Anspruch auf einen Zuschuss der Pflegekasse für «Maßnahmen zur **Verbesserung des individuellen Wohnumfeldes**» (§ 40 Abs. 4 SGB XI). Die Höhe des Zuschusses richtet sich nach dem Einkommen des Pflegebedürftigen und beträgt maximal 2557 Euro.

Zur Unterstützung pflegender Angehöriger und sonstiger ehrenamtlicher Pflegepersonen sollen die Pflegekassen unentgeltliche Pflegekurse anbieten (§ 45 SGB XI). Die Kurse haben zum einen der Vermittlung pflegefachlicher Fertigkeiten zu dienen, darüber hinaus aber auch zur Minderung psychischer Belastungen beizutragen, die mit einer häuslichen Langzeitpflege verbunden sind. Die Pflegekassen können diese Kurse entweder selbst durchführen oder andere Einrichtungen damit beauftragen.

Um eine gewisse Kompensation für wirtschaftliche Nachteile durch die Langzeitpflege von Angehörigen oder Nachbarn zu bieten, sieht das Pflegeversicherungsgesetz auch die Zahlung von Beiträgen zur **sozialen Sicherung von Pflegepersonen** vor. Die betreffenden Regelungen gelten sowohl für die soziale als auch für die private Pflegeversicherung. Für Pflegepersonen, die einen Pflegebedürftigen mindestens 14 Stunden wöchentlich nicht erwerbsmäßig pflegen und nicht mehr als 30 Stunden wöchentlich erwerbstätig sind, entrichtet die Pflegeversicherung Beiträge zur gesetzlichen Rentenversicherung (§ 44 SGB XI, § 3 SGB VI). Die Höhe der Beiträge richtet sich nach der Pflegestufe des Pflegebedürftigen (§ 166 Abs. 2 SGB VI). Ebenso werden Beiträge zur gesetzlichen Unfallversicherung überwiesen, damit die Pflegeperson während der Pflege gegen Arbeitsunfälle versichert ist. Wenn Pflegepersonen nach einer längeren Phase der Pflege eines Angehörigen wieder berufstätig werden möchten, haben sie im Falle der Teilnahme an Maßnahmen der beruflichen Weiterbildung Anspruch auf Unterhaltsgeld.

Auch wenn das Pflegegeld ca. 50 % der ambulanten Leistungsausgaben der sozialen Pflegeversicherung ausmacht, so bilden den Kern des Leistungskatalogs der Pflegeversicherung doch die Pflegesachleistungen. Pflegegeld ist im Grunde nur ein Substitut für Sachleistungen, das «anstelle» von Pflegesachleistungen gewährt werden kann, wenn die erwähnten Voraussetzungen erfüllt sind (§ 37 Abs. 1 SGB XI). Als **Pflegesachleistungen** gelten pflegerische Leistungen, die gegen Entgelt durch professionelle Pflegefachkräfte erbracht werden. Während im Falle des Pflegegeldes der Leistungsbetrag an den Pflegebedürftigen ausgezahlt wird, erhält der Pflegebedürftige bei der Inanspruchnahme von Pflegesachleistungen die personalen Dienstleistungen einer Pflegeeinrichtung. Diese Dienstleistungen dürfen allerdings nur von Pflegeeinrichtungen in Anspruch genommen werden, die einen Versorgungsvertrag mit den Pflegekassen haben (§ 29 Abs. 2 SGB XI). Die Vergütung der Dienstleistungen erfolgt direkt von der Pflegekasse an die Pflegeeinrichtung.

Der Anteil der Pflegebedürftigen, die Pflegesachleistungen in Anspruch nehmen, ist seit Einführung der Pflegeversicherung kontinuierlich gestiegen. Entfielen 1995 noch 68,6 % der Ausgaben für ambulante Leistungen auf Geldleistungen und nur 15,6 % auf Pflegesachleistungen, so sank der Anteil der Geldleistungen an den ambulanten Leistungsausgaben bis 2007 auf 48,1 % und der Anteil der Sachleistungen stieg auf 29,5 % (vgl. Tab. 9-4, S. 346).

Das Spektrum der von der Pflegeversicherung finanzierten Pflegesachleistungen reicht von der zeitlich befristeten und nur vorübergehenden professionellen Pflege in der häuslichen Umgebung bis hin zur zeitlich unbefristeten vollstationären Langzeitpflege. Begreift man dieses Spektrum als ein gestuftes Versorgungsmodell und betrachtet es auf einen fiktiven Pflegebedürftigen bezogen, so könnte der Übergang von der Geldleistung zur Sachleistung zunächst mit der Inanspruchnahme einer so genannten **Ersatzpflege** oder **Pflegevertretung** beginnen. Um Pflegepersonen die Möglichkeit eines Erholungsurlaubs zu geben oder einen Wechsel in die vollstationäre Pflege im Falle einer Erkrankung der Pflegeperson zu vermeiden, kann die Pflegekasse für bis zu vier Wochen im Kalenderjahr die Kosten der Versorgung durch eine andere Pflegeperson oder eine Pflegeeinrichtung übernehmen (§ 39 SGB XI). Der Leistungsbetrag richtet sich danach, ob die Vertretung durch nahe Angehörige oder eine sonstige Pflegeperson erfolgt (Tab. 9-1).

Kann die häusliche Pflege in einer Krisensituation weder durch eine andere Pflegeperson noch durch eine Pflegeeinrichtung sichergestellt werden, so besteht für bis zu vier Wochen und einem Gesamtbetrag von 1 470 Euro im Kalenderjahr Anspruch auf eine vorübergehende vollstationäre **Kurzzeitpflege** (§ 42 SGB XI).

Ebenfalls zur Überbrückung von Krisensituationen, aber auch als Modell der langfristigen Versorgung kann **teilstationäre Pflege** (Tages- oder Nachtpflege) gewährt werden (§ 41 SGB XI). Durch dieses Leistungsangebot der Pflegeversicherung können beispielsweise häusliche Pflegearrangements gestützt werden, in denen berufstätigen Pflegepersonen die häusliche Pflege nur abends und nachts übernehmen und die Pflegebedürftigen tagsüber in einer stationären Pflegeeinrichtung versorgt werden. Nachtpflege wiederum kann zur Entlastung pflegender Angehöriger eingesetzt werden, wenn Pflegebedürftige beispielsweise aufgrund einer demenziellen Erkrankung auch in der Nacht aktiv sind. Die Leistungen der Pflegeversicherung bei teilstationärer Pflege schließen auch die Beförderung der Pflegebedürftigen sowie soziale Betreuung und gegebenenfalls erforderliche medizinische Behandlungspflege mit ein.

Der Leistungsanspruch wurde durch das Pflege-Weiterentwicklungsgesetz ab dem 1. Juli 2008 deutlich erhöht, um die Inanspruchnahme dieser Leistungsart zu fördern. War das Leistungsvolumen zuvor auf den jeweiligen Höchstbetrag der Pflegestufe begrenzt, so kann teilstationäre Pflege nun zusätzlich zu regulären Sachleistungen und Geldleistungen bis zu einem Höchstsatz von 150 % der Sachleistungen der jeweiligen Pflegestufe in Anspruch genommen werden (§ 41 Abs. 4 SGB XI). Bei Bezug von Geldleistungen erfolgt keine Minderung der Leistung.

Eine weitere deutliche Verbesserung des Leistungskatalogs für die häusliche Pflege wurde mit der Pflegereform 2008 für Menschen mit eingeschränkter Alltagskompetenz und erheblichem allgemeinen Betreuungsbedarf beschlossen. Statt der zuvor höchstens zu gewährenden 460 Euro pro Jahr können seit dem 1. Juli 2008 als Grundbetrag 100 Euro pro Monat bzw. 200 Euro als «erhöhter Betrag» bewilligt werden (§§ 45a, 45b, SGB XI).

Kann eine ausreichende pflegerische Versorgung in der häuslichen Umgebung nicht beziehungsweise nicht mehr sichergestellt werden, so haben Pflegebedürftige Anspruch auf **vollstationäre Pflege** in einer Pflegeeinrichtung (§ 43 SGB XI). Die Pflegeversicherung übernimmt in diesem Fall die Kosten der Pflege und sozialen Betreuung bis zu der für die jeweilige Pflegestufe gesetzlich festgelegten Höhe (vgl. Tab. 9-1). Für Pflegebedürftige, die in einer vollstationären Behinderteneinrichtung leben, übernimmt die Pflegeversicherung 10 % des Heimentgelts, jedoch nicht mehr als 256 Euro monatlich (§ 43a SGB XI).

Zur Entlastung der Krankenkassen wurde der Pflegeversicherung mit Inkrafttreten des stationären Teils 1996 zunächst nur für eine Übergangszeit auch die Finanzierungszuständigkeit für die **medizinische Behandlungspflege** übertragen, einer Leistung, die im ambulanten Bereich eindeutig den Krankenkassen zugeordnet ist (§ 37 SGB V). Nach mehrfacher Verlängerung der Übergangsregelung wurde die Finanzierung der medizinischen Behandlungspflege mit dem GKV-Wettbewerbsstärkungsgesetz 2007 zur dauerhaften Aufgabe der Pflegeversicherung erklärt (§§ 43, 82 und 84 SGB XI). Lediglich für Bewohner mit besonders hohem Bedarf an medizinischer Behandlungspflege wie beispielsweise Wachkomapatienten oder dauerbeatmete Pflegebedürftige wurde «ausnahmsweise» ein Anspruch auf Finanzierung der medizinischen Behandlungspflege durch die GKV eingeräumt (§ 37 Abs. 2 SGB V).

Die Frage der Finanzierung der medizinischen Behandlungspflege ist insofern von besonderer Bedeutung, weil die Leistungsausgaben der Pflegeversicherung gedeckelt sind. Werden der Pflegeversicherung zusätzliche Finanzierungszuständigkeiten übertragen, kommt dies einer Leistungskürzung gleich. Kosten werden von der Pflegeversicherung nicht getragen mit der Folge, dass dies entweder die Heime unentgeltlich machen müssen oder sie diese Mehrkosten den Pflegebedürftigen und ihren Angehörigen in Rechnung stellen. Darum wurde die Ausnahmeregelung im Gesetzentwurf auch mit dem Hinweis begründet, dass die Übertragung der Finanzierungszuständigkeit für die medizinische Behandlungspflege auf die Pflegeversicherung bei den Betroffenen sehr häufig zur finanziellen Überforderung und schließlich auch Sozialhilfebedürftigkeit geführt hat (BT-Drs. 16/3100: 105).

Von der Pflegeversicherung grundsätzlich nicht übernommen werden die Kosten der Unterkunft und Verpflegung, die ebenso wie in der häuslichen Pflege von den Pflegebedürftigen selbst zu tragen sind. Sofern das zuständige Bundesland nicht die vollen Investitionskosten des Heimes trägt, kann der Heimträger dem Pflegebedürftigen die nicht geförderten Investitionskosten gesondert in Rechnung stellen. Auch diese Kosten übernimmt die Pflegeversicherung nicht, da die Zuständigkeit für die Finanzierung der Investitionskosten analog zur dualen Finanzierung der Krankenhäuser bei den Ländern liegt.

Wechseln Pflegebedürftige in die vollstationäre Pflege, obwohl dies nach Feststellung der zuständigen Pflegekasse nicht notwendig ist, so erhalten sie lediglich einen Zuschuss zu den Kosten der stationären Pflege in Höhe der für ihre Pflegestufe vorgesehenen Sachleistungen bei häuslicher Pflege (§ 43 Abs. 4 SGB XI).

Um das von den meisten Pflegebedürftigen gewünschte möglichst lange Verbleiben in der häuslichen Umgebung zu unterstützen, wurden mit der Pflegereform 2008 die gesetzlichen Grundlagen für einen bundesweiten Auf- und Ausbau von Unterstützungs- und Beratungsstrukturen für Pflegebedürftige, vor allem aber für ihre Angehörigen geschaffen. Im Mittelpunkt steht ein gesetzlicher Anspruch auf individuelle Pflegeberatung (§ 7a SGB XI) und die Aufforderung an Pflegekassen, Länder und Träger von Pflegeeinrichtungen so genannte Pflegestützpunkte zu schaffen und auszubauen (§ 92c SGB XI).

Die gesetzliche Umschreibung von **Pflegeberatung** orientiert sich deutlich erkennbar am Leistungsspektrum des Case Management, und in der Gesetzesbegründung wird auch ausdrücklich festgestellt, dass Pflegeberatung «im Sinne von Fallmanagement» erfolgen soll (BT-Drs. 16/7439: 46). Zu den Aufgaben von Pflegeberatung im Sinne des § 7a SGB XI zählt die Erfassung und Analyse des Hilfebedarfs, die Erstellung eines individuellen Versorgungsplans, der alle im Einzelfall erforderlichen Leistungen zu enthalten hat, die Einleitung der Ausführung des Versorgungsplans, sowie die Überwachung und gegebenenfalls erforderliche Anpassung der Leistungserbringung und abschließende Dokumentation und Auswertung der Versorgung. Verantwortlich für die Bereitstellung von Pflegeberatung sind die Pflegekassen, die hierzu entweder selbst ausreichend qualifiziertes Personal vorzuhalten haben oder Pflegeberatung durch externe Leistungsanbieter erbringen lassen können. Pflegeberatung kann in den Räumen der Pflegekasse oder in den neu einzurichtenden Pflegestützpunkten angeboten werden.

Pflegestützpunkte sollen sowohl der individuellen Beratung, Information und Unterstützung Pflegebedürftiger und ihrer Angehörigen dienen als auch Aufgaben der Steuerung und Gestaltung lokaler und regionaler Versorgungsstrukturen wahrnehmen (§ 92c SGB XI). Die ursprünglich im Gesetzentwurf vorgesehene bundesweite Verpflichtung zur flächendeckenden Einrichtung von Pflegestützpunkten wurde im Laufe des Gesetzgebungsverfahrens gestrichen, stattdessen überantwortet das Gesetz die Entscheidung über Art und Weise der Einrichtung von Pflegestützpunkten den Bundesländern. Sie können Pflegekassen zur Einrichtung von Pflegestützpunkten verpflichten, haben aber bislang überwiegend den Weg gewählt, die Einrichtung von Pflegestützpunkten im Rahmen von Vereinbarungen mit Pflegekassen und kommunalen Trägern zu regeln. Träger von Pflegestützpunkten können sowohl Pflegekassen als auch kommunale Einrichtungen und Träger von Pflegeeinrichtungen sein.

9.3
Basisdaten

Für die Zeit vor Einführung der Pflegeversicherung bietet die bundesdeutsche Sozialstatistik leider weder repräsentative Daten zur Pflegebedürftigkeit noch zur Versorgungsstruktur. Eine eigenständige Erhebung von Daten über Pflegebedürftigkeit und Pflegeinfrastruktur erfolgt erst ab 1995 beziehungsweise 1999. Auf Grundlage der Versicherten- und Leistungsdaten der Pflegekassen veröffentlicht das Bundesministerium für Gesundheit ab dem Berichtsjahr 1995 jährlich eine Statistik der sozialen Pflegeversicherung. Seit 1999 gibt es auch eine **Pflegestatistik** des Statistischen Bundesamtes. Sie wird alle zwei Jahre auf Grundlage von Daten erstellt, die von der sozialen und privaten Pflegeversicherung sowie allen Pflegeeinrichtungen verpflichtend an das Statistische Bundesamt zu liefern sind. Gesetzliche Grundlage hierfür ist die Pflegestatistikverordnung. Die Pflegestatistik des Statistischen Bundesamtes enthält sowohl Angaben zur Zahl der Pflegebedürftigen als auch Daten zur ambulanten und stationären Pflegeinfrastruktur.

Unterschiedliche Daten durch unterschiedliche Datenquellen und Zählweisen

Zur Zahl der Pflegebedürftigen weisen die Veröffentlichungen des BMG und Statistischen Bundesamtes teilweise unterschiedliche Daten aus. Dies ist vor allem darauf zurückzuführen, dass die Pflegestatistik des Statistischen Bundesamtes Daten verschiedener Quellen zusammenführt und dabei unter anderem auch Pflegebedürftige in Pflegeheimen erfasst, die noch keine Pflegestufe erhalten haben und somit noch nicht in der Statistik der Pflegeversicherung erscheinen. Deshalb weist die Pflegestatistik eine etwas höhere Zahl der Pflegebedürftigen aus als die Statistiken des BMG.

Innerhalb der Statistik der sozialen Pflegeversicherung erscheinen zum Teil ebenfalls unterschiedliche Angaben zur Zahl der Leistungsempfänger. Dies ist auf so genannte «Mehrfachzählungen» zurückzuführen. Erhält ein Pflegebedürftiger mehrere Leistungsarten gleichzeitig, beispielsweise eine Kombination aus Geld- und Sachleistungen, so wird er für jede Leistungsart einzeln als Leistungsempfänger in der Statistik erfasst. Die verlässlichere Angabe zur Gesamtzahl der Leistungsempfänger der sozialen Pflegeversicherung ist die Summe der Leistungsempfänger nach Pflegestufen, da jeder Pflegebedürftige nur eine Pflegestufe erhält.

> In Bezug auf die Validität der Daten über die Leistungsempfänger der sozialen und privaten Pflegeversicherung ist zu bedenken, dass es sich nicht um Daten über die Häufigkeit «objektiv» gegebener Pflegebedürftigkeit handelt, die mit wissenschaftlichen Methoden erhoben wurden. Die Statistiken geben vielmehr nur Auskunft über die Zahl der von Sozialleistungsträgern als pflegebedürftig anerkannten Personen und der bewilligten Pflegestufen. Abgelehnte Anträge erscheinen nicht in der Statistik. Es ist auch nicht erkennbar, ob die betroffenen Antragsteller bei Zugrundelegung anderer Kriterien als der für die MDK-Begutachtung vorgegebenen unter Umständen dennoch als pflegebedürftig gelten würden.

9.3.1
Pflegebedürftigkeit

Im Jahr 2007 waren in Deutschland nach Angaben des Statistischen Bundesamtes insgesamt ca. 2,25 Mio. Menschen pflegebedürftig (StBA 2007b). Von den 2,25 Mio. Pflegebedürftigen erhielten 2,03 Mio. oder ca. 90 % Leistungen der sozialen Pflegeversicherung.

Die Wahrscheinlichkeit, pflegebedürftig zu werden (**Pflegequote**), steigt mit zunehmendem Alter deutlich an. Dieser Anstieg setzt gegenwärtig im Alter von ca. Mitte 70 Jahren ein. Waren 2007 gemessen an der Gesamtbevölkerung über alle Altersgruppen hinweg 2,73 % der Menschen in Deutschland pflegebedürftig, so lag die Pflegequote unter den 75- bis 85-Jährigen bei 14,2 %, unter den 85- bis 90-Jährigen bei 37,2 % und den über 90-Jährigen bei 61,6 % (ebd.).

Insgesamt sind ca. 68 % der Pflegebedürftigen weiblich und 32 % männlich. Dies ist vor allem darauf zurückzuführen, dass in der Gruppe der über 85-jährigen Pflegebedürftigen die Frauen weit überproportional vertreten sind. Bis zur Altersgruppe der 85-Jährigen sind die Geschlechter unter den Pflegebedürftigen weitgehend gleich verteilt.

Pflegebedürftige werden in Deutschland überwiegend in ihrer häuslichen Umgebung und zumeist von ihren Angehörigen oder Nachbarn gepflegt. Von den ca. 2,25 Mio. Pflegebedürftigen des Jahres 2007 wurden ca. 1,54 Mio. (68 %) zu Hause und ca. 709 000 (32 %) in einem Pflegeheim versorgt (StBA 2009b, **Abb. 9-1**). Die in ihrer häuslichen Umgebung gepflegten Menschen wurden zu ca. 67 % ausschließlich durch Angehörige oder Nachbarn und in ca. 33 % der Fälle teilweise oder vollständig durch ambulante Pflegedienste betreut. Angehörige tragen somit auch nach Einführung der Pflegeversicherung immer noch die Hauptlast der Versorgung von Pflegebedürftigen.

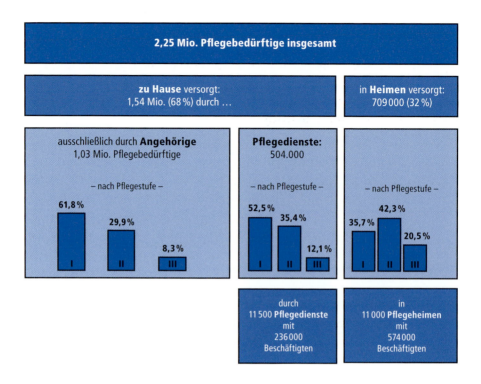

Abbildung 9-1: Pflegebedürftige nach Ort der Versorgung und Pflegestufe (2007)

Quelle: Statistisches Bundesamt

Die Bedeutung pflegender Angehöriger in der ambulanten Pflege zeigt sich auch daran, dass im Jahr 2007 sogar von den in häuslicher Umgebung lebenden Pflegebedürftigen der Pflegestufe III in der sozialen Pflegeversicherung noch knapp 60 % allein durch Angehörige oder Nachbarn gepflegt wurden und weitere ca. 24 % als Empfänger von Kombinationsleistungen zumindest teilweise. Allerdings ist seit einigen Jahren ein Rückgang der Inanspruchnahme von Geldleistungen durch pflegende Angehörige und eine deutliche Zunahme der Pflegesachleistungen in der sozialen Pflegeversicherung zu beobachten. Auch steigt seit 1997 der Anteil stationär versorgter Pflegebedürftiger. Lag er 1997 noch bei 27,9 % so waren es 2007 bereits 33,1 % (vgl. Tab. 9-2, S. 342).

Beides deutet auf eine Erosion familiärer Pflegepotenziale hin. Professionelle Pflege wird darum mit hoher Wahrscheinlichkeit in den nächsten Jahren eine weiter steigende Bedeutung in der Versorgung Pflegebedürftiger erlangen.

In Pflegeheimen werden gegenwärtig vor allem alte und hochbetagte Frauen versorgt (s. **Abb. 9-2**). Wesentliche Ursache hierfür ist zumeist ein fehlendes oder nicht funktionierendes familiäres Unterstützungsnetzwerk. Dabei spielt zum einen die um ca. zwei bis drei Jahre höhere Lebenserwartung von Frauen eine Rolle, was dazu führt, dass gegen Ende des Lebens der Ehepartner als Pflegeperson nicht mehr zur Verfügung steht. Zum anderen zeigen sich in dieser Generation aber auch noch die Folgen des Zweiten Weltkrieges. Viele der Männer dieser Generation starben im Krieg.

9.3.2
Leistungsempfänger und Pflegestufen

Im ersten Jahr ihres Bestehens (1995) gewährte die Pflegeversicherung nur Leistungen bei häuslicher Pflege. Die Zahl der Leistungsempfänger lag bei ca. 1 Mio. Zum 1. Juli 1996 trat die zweite Stufe der Pflegeversicherung in Kraft,

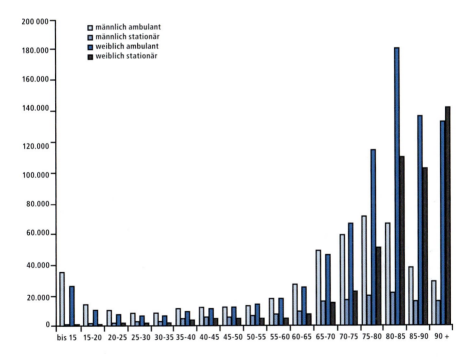

Abbildung 9-2: Leistungsempfänger der sozialen Pflegeversicherung nach Alter, Geschlecht und Ort der Versorgung (2005)

Quelle: BMG; eigene Berechnungen

durch die der Leistungskatalog um Leistungen bei stationärer Pflege erweitert wurde. Zu der bis dahin auf 1,16 Mio. angestiegenen Zahl der ambulanten Leistungsempfänger kamen weitere ca. 384 000 Pflegebedürftige in stationären Einrichtungen, so dass die Zahl der Leistungsempfänger der sozialen Pflegeversicherung bis Ende 1996 auf ca. 1,5 Mio. stieg. Bei den Angaben über Leistungsempfänger der Jahre 1995 und 1996 ist zu bedenken, dass aufgrund der hohen

Tabelle 9-2: Leistungsempfänger der sozialen Pflegeversicherung insgesamt und nach Pflegestufen (ohne Mehrfachzählungen)

	1997	2000	2005	2007	1997 bis 2007	1997 bis 2007 in %
Leistungsempfänger insgesamt	1 660 710	1 822 104	1 951 953	2 029 285	368 575	22,2
darunter						
– Pflegestufe I	728 235	892 541	1 010 844	1 077 718	349 483	48,0
– Pflegestufe II	676 200	683 242	688 371	693 077	16 877	2,5
– Pflegestufe III	256 275	246 321	258 738	258 490	2 215	0,9
Ambulant						
• Insgesamt	1 198 103	1 260 760	1 309 506	1 358 201	160 098	13,4
darunter						
– Pflegestufe I	568 768	681 658	759 114	804 628	235 860	41,5
– Pflegestufe II	486 338	448 406	425 843	426 855	−59 483	−12,2
– Pflegestufe III	142 997	130 696	124 549	126 718	−16 279	−11,4
Stationär						
• Insgesamt	462 607	561 344	642 447	671 084	208 477	45,1
darunter						
– Pflegestufe I	159 467	210 883	251 730	273 090	113 623	71,3
– Pflegestufe II	189 862	234 836	262 528	266 222	76 360	40,2
– Pflegestufe III	113 278	115 625	128 189	131 772	18 494	16,3
Anteile Leistungsempfänger ambulant/stationär an Leistungsempfängern insgesamt						
• ambulant	72,1	69,2	67,1	66,9	−5,2	
• stationär	27,9	30,8	32,9	33,1	5,2	

Quelle: Bundesministerium für Gesundheit; eigene Berechnungen

Zahl von Erstanträgen der Medizinische Dienst der Krankenversicherung nicht in der Lage war, alle Pflegebegutachtungen zeitnah durchzuführen. Ein erheblicher Teil der Anträge aus dem Jahr 1995 konnte erst 1996 und aus dem Jahr 1996 erst 1997 entschieden werden. Aussagekräftige Daten über die Zahl der Pflegebedürftigen liegen somit im Grunde erst ab dem Jahr 1997 vor.

Betrachtet man die Entwicklung der Zahl der Leistungsempfänger der sozialen Pflegeversicherung zwischen 1997 und 2007, so zeigen sich folgende Trends (s. **Tab. 9-2**):

- Die **Zahl der Pflegebedürftigen** insgesamt ist um 22,2 % gestiegen, ein erheblicher Teil des Anstiegs (ca. 10 %) erfolgte in den Jahren 1997 bis 1999 und ist sicherlich auch noch der Einführungsphase der Pflegeversicherung zuzuschreiben. In der Zeit von 2000 bis 2007 ist ein Anstieg um ca. 11 % zu verzeichnen.

- Das **Pflegestufenspektrum** hat sich deutlich in Richtung niedrigere Pflegestufen verändert. In der ambulanten Pflege scheint zunehmend nur noch die Pflegestufe I gewährt zu werden und die Zahl der Leistungsempfänger der Pflegestufen II und III ist sogar absolut rückläufig.

- Zunehmend mehr Pflegebedürftige wechselten in die **stationäre Pflege**. Während die Zahl der ambulant versorgten Pflegebedürftigen zwischen 1997 und 2007 insgesamt um 13,4 % stieg, nahm die Zahl der vollstationär versorgten Pflegebedürftigen mit 45,1 % überproportional zu. Dadurch sank der Anteil der ambulanten Leistungsempfänger von ca. 72 % im Jahr 1997 auf ca. 67 % im Jahr 2007 und der Anteil der stationär versorgten Leistungsempfänger stieg von 28 % auf ca. 33 %.[122]

Diese Entwicklungen sind für die Pflegeversicherung in mehrfacher Hinsicht sehr problematisch. Zum einen scheint die Pflegeversicherung eines ihrer vorrangigen Ziele, den Pflegebedürftigen ein möglichst langes Verbleiben in der häuslichen Umgebung zu ermöglichen, zunehmend zu verfehlen. Zum anderen gefährdet der zunehmend häufigere Wechsel in die stationäre Pflege die Kalkulationsgrundlage der Pflegeversicherung, da im gegenwärtigen Leistungskata-

---

122 Im Jahr 2007 ist Zahl der vollstationär versorgten Leistungsempfänger erstmals weniger stark gestiegen als die der Pflegebedürftigen in häuslicher Umgebung. Dadurch sank der Anteil der vollstationär versorgten Leistungsempfänger der sozialen Pflegeversicherung gegenüber dem Vorjahr, von 33,5 % (2006) auf 33,1 % (2007). Die Gründe hierfür sind noch unbekannt, und ob es sich dabei um eine Trendwende handelte, bleibt abzuwarten.

log bei gleicher Pflegestufe die Leistungssätze für die stationäre Pflege deutlich höher sind als für häusliche Versorgung.

Die einzelnen Leistungsarten werden in sehr unterschiedlichem Maße in Anspruch genommen (s. **Tab. 9-3**). So war im Jahr 2007 die mit weitem Abstand häufigste Leistungsart der sozialen Pflegeversicherung das **Pflegegeld** bei häuslicher Pflege. Immerhin entschieden sich ca. 986 000 oder ca. 68 % der ambulanten Leistungsempfänger für Geldleistungen und lediglich ca. 184 000 oder ca. 13 % nahmen ausschließlich **Pflegesachleistungen** in Anspruch. Die **Kombination** aus Pflegegeld und Pflegesachleistungen erhielten 217 700 oder ca. 15 % der ambulanten Leistungsempfänger. Fast überhaupt nicht nachgefragt wurden **Tages- und Nachtpflege** (0,8 %) sowie **Kurzzeitpflege** (0,9 %) und Pflege bei Verhinderung der Pflegeperson (1,6 %). Bemerkenswert ist, dass die Inanspruchnahme von Pflegesachleistungen in allen drei Pflegestufen nur bei ca. 13 % lag. Diese Daten können so gedeutet werden, dass Familienangehörige auch bei höherer Pflegebedürftigkeit weiterhin ihre Angehörigen pflegen, aber zunehmend Sachleistungen zur Unterstützung «hinzukaufen» (Kombinationsleistung).

9.3.3
Einnahmen und Ausgaben

Die finanzielle Situation der sozialen Pflegeversicherung war in den ersten Jahren durch die Bildung einer Rücklage und jährliche Überschüsse der Einnahmen über die Ausgaben gekennzeichnet (s. **Tab. 9-4**). Da bereits zum 1. Januar 1995 Beiträge zu entrichten waren, die ambulanten Leistungen aber erst ab dem 1. April 1995 gewährt wurden, und da nicht alle eingegangenen Anträge zeitnah bearbeitet werden konnten, erzielte die Pflegeversicherung 1995 bei Beitragseinnahmen von 8,4 Mrd. Euro einen Überschuss in Höhe von ca. 4 Mrd. Euro. Aus diesem Volumen gewährte sich der Bund ein zinsloses Darlehen in Höhe von 0,56 Mrd. Euro, das er im Jahr 2002 zurückzahlte. Der Rest in Höhe von ca. 3,4 Mrd. Euro bildete den Grundstock für eine Rücklage. Der anfängliche Überschuss der Einnahmen über die Ausgaben schrumpfte jedoch in den Jahren 1996 bis 1998 zusammen und ab 1999 lagen die Ausgaben über den Einnahmen. Da die soziale Pflegeversicherung diese Unterdeckungen bislang noch von den in den ersten Jahren aufgebauten Rücklagen decken kann, entstand kein Defizit im engeren Sinne. Hätte sich diese Entwicklung fortgesetzt und wären keine Gegenmaßnahmen ergriffen worden, war jedoch absehbar, dass in wenigen Jahren die Rücklage aufgebraucht und das gesetzlich vorgeschriebene Rücklagensoll von einer halben Monatsausgabe unterschritten würde.

Tabelle 9-3: Leistungsempfänger der sozialen Pflegeversicherung nach Leistungsarten und Pflegestufen (2007)

Leistungsart	Leistungsempfänger Pflegestufen				
	I	II	III	Härtefälle	Insgesamt
Anzahl der Leistungsempfänger					
Ambulant insgesamt (einschl. Mehrfachzählungen[1])	844 482	461 220	134 912	1 159	1 441 772
davon					
Pflegesachleistung	105 677	60 170	17 655	778	184 280
Pflegegeld	617 117	292 044	77 133		986 294
Kombination von Pflegegeld und Pflegesachleistung	98 282	86 971	32 090	381	217 724
Tages- und Nachtpflege	7 208	7 818	2 001		17 027
Häusliche Pflege bei Verhinderung der Pflegeperson	8 959	9 216	4 660		22 834
Kurzzeitpflege	7 239	5 001	1 373		13 613
Stationär insgesamt	260 862	266 625	128 504	4 353	660 344
davon					
Vollstationäre Pflege	204 804	256 776	122 919	4 328	588 827
Vollstationäre Pflege in Behindertenheimen	56 058	9 849	5 585	25	71 517
Insgesamt (einschl. Mehrfachzählungen*)	1 105 345	727 845	263 415	5 511	2 102 116
Anteile der Leistungsempfänger an der jeweiligen Pflegestufe ambulant/stationär					
Ambulant insgesamt (einschl. Mehrfachzählungen*)	100,0	100,0	100,0	100,0	100,0
davon					
Pflegesachleistung	12,5	13,0	13,1	67,1	12,8
Pflegegeld f. selbstbeschaffte Pflegehilfen	73,1	63,3	57,2		68,4
Kombination von Geld- u. Sachleistung	11,6	18,9	23,8	32,9	15,1
Tages- und Nachtpflege	0,9	1,7	1,5		1,2
Häusliche Pflege bei Verhinderung der Pflegeperson	1,1	2,0	3,5		1,6
Kurzzeitpflege	0,9	1,1	1,0		0,9
Stationär insgesamt	100,0	100,0	100,0	100,0	100,0
davon					
Vollstationäre Pflege	78,5	96,3	95,7	99,4	89,2
Vollstationäre Pflege in Behindertenheimen	21,5	3,7	4,3	0,6	10,8

* Aufgrund der Möglichkeit des Bezugs von mehr als einer Leistungsart (z.B. Kombi-Leistungen) stimmt die Gesamtzahl der ambulanten und stationären Leistungsempfänger nicht mit der Summe der einzelnen Leistungsarten überein.

Quelle: BMG; eigene Berechnungen

Tabelle 9-4: Einnahmen und Ausgaben der sozialen Pflegeversicherung (in Mrd. Euro)

	1995	1996	1997	1998	1999	2000	2001	2002	2003	2004	2005	2006	2007
Einnahmen insgesamt	8,41	12,04	15,94	16,00	16,32	16,54	16,81	16,98	16,86	16,87	17,49	18,49	18,02
Beitragseinnahmen	8,31	11,90	15,77	15,80	16,13	16,31	16,56	16,76	16,61	16,64	17,38	18,36	17,86
davon													
• Beiträge an Pflegekassen	6,85	9,84	13,06	13,04	13,32	13,46	13,66	13,57	13,30	13,28	13,98	14,94	14,44
• Beiträge an den Ausgleichsfonds	1,46	2,06	2,71	2,76	2,80	2,86	2,90	3,19	3,31	3,36	3,40	3,42	3,42
Sonstige Einnahmen	0,09	0,14	0,17	0,20	0,19	0,23	0,25	0,22	0,25	0,23	0,12	0,13	0,16
Ausgaben insgesamt	4,97	10,86	15,14	15,88	16,35	16,67	16,87	17,36	17,56	17,69	17,86	18,03	18,34
Leistungsausgaben	4,42	10,25	14,34	15,07	15,55	15,86	16,03	16,47	16,64	16,77	16,98	17,14	17,45
davon in %													
• Geldleistung	68,8	43,3	30,1	28,4	27,3	26,4	25,6	25,4	24,7	24,3	23,9	23,5	23,1
• Pflegesachleistung	15,6	15,0	12,3	13,2	13,7	14,1	14,3	14,4	14,3	14,1	14,1	14,1	14,2
• Pflegeurlaub	2,9	1,3	0,3	0,4	0,5	0,6	0,7	0,8	1,0	1,0	1,1	1,2	1,4
• Tages-/Nachtpflege	0,2	0,3	0,3	0,3	0,3	0,4	0,4	0,5	0,5	0,5	0,5	0,5	0,5
• Zusätzliche Betreuungsleistungen	–	–	–	–	–	–	–	0,0	0,1	0,1	0,1	0,2	0,2
• Kurzzeitpflege	1,1	0,9	0,7	0,7	0,8	0,9	0,9	1,0	1,0	1,2	1,2	1,3	1,4
• Soziale Sicherung der Pflegepersonen	7,0	9,1	8,3	7,7	7,3	6,7	6,1	5,8	5,7	5,5	5,3	5,0	4,9
• Pflegemittel/technische Hilfen etc.	4,5	3,8	2,3	2,5	2,7	2,5	2,2	2,3	2,2	2,0	2,2	2,2	2,3
• Vollstationäre Pflege	–	26,2	44,7	45,4	46,2	47,2	48,3	48,6	49,3	49,8	50,2	50,6	50,6
• Vollstationäre Pflege in Behindertenheimen	0,0	0,1	0,9	1,5	1,3	1,3	1,3	1,3	1,4	1,4	1,4	1,4	1,4
Hälfte der Kosten des Medizinischen Dienstes	0,23	0,24	0,23	0,24	0,24	0,24	0,25	0,26	0,26	0,27	0,28	0,27	0,27
Verwaltungsausgaben	0,32	0,36	0,55	0,56	0,55	0,56	0,57	0,58	0,59	0,58	0,59	0,62	0,62
Sonstige Ausgaben	0,00	0,01	0,01	0,02	0,01	0,02	0,02	0,01	0,06	0,07	0,00	0,00	0,00

	1995	1996	1997	1998	1999	2000	2001	2002	2003	2004	2005	2006	2007
Liquidität													
Überschuss der Einnahmen	3,44	1,18	0,80	0,13	–	–	–	–	–	–	–	0,45	–
Überschuss der Ausgaben	–	–	–	–	0,03	0,13	0,06	0,38	0,69	0,82	0,36	–	0,32
Investitionsdarlehen an den Bund	–0,56	–	–	–	–	–	–	0,56	–	–	–	–	–
Mittelbestand am Jahresende	2,87	4,05	4,86	4,99	4,95	4,82	4,76	4,93	4,24	3,42	3,05	3,50	3,18
in Monatsausgaben lt. Haushaltsplänen der Kassen	3,93	2,96	3,77	3,70	3,61	3,37	3,27	3,34	2,82	2,27	2,01	2,29	2,06

Quelle: BMG; eigene Berechnungen

Bedingt durch ein Urteil des Bundesverfassungsgerichts konnte die Entwicklung zumindest vorübergehend gestoppt und die Finanzlage der sozialen Pflegeversicherung kurzzeitig gebessert werden. Das Verfassungsgericht hatte 2001 in einem Urteil den Gesetzgeber aufgefordert, in der Pflegeversicherung die Mitglieder mit Kindern beitragsmäßig besser zu stellen als Mitglieder ohne Kinder, und ihm dafür eine Frist bis zum 31. Dezember 2004 eingeräumt. Die Besserstellung wurde mit dem **Kinder-Berücksichtigungsgesetz** zum 1. Januar 2005 vollzogen.[123] Seitdem haben in der sozialen Pflegeversicherung kinderlose Mitglieder, die älter als 23 Jahre sind, einen um 0,25 % höheren Beitragssatz zu zahlen. Ausgenommen von der Zahlung des Sonderbeitrags sind Mitglieder, die vor 1940 geboren wurden, Wehr- und Zivildienstleistende sowie Empfänger von Arbeitslosengeld II.

Diese Beitragssatzerhöhung für einen Teil der Mitglieder brachte der sozialen Pflegeversicherung zumindest für zwei Jahre eine gewisse Entlastung. Der Überschuss der Ausgaben über die Einnahmen ging im Jahr 2005 um ca. 0,5 Mrd. Euro zurück und im Jahr 2006 erzielte die soziale Pflegeversicherung erstmals seit 1998 einen Überschuss der Einnahmen über die Ausgaben (s. Tab. 9-4). Aber bereits im folgenden Jahr (2007) verzeichnete die soziale Pflegeversicherung wieder ein Defizit.

Die Frage nach den **Ursachen der Finanzierungsprobleme** wird häufig mit dem Hinweis auf die gestiegenen Ausgaben beantwortet, wobei vor allem der Ausgabenanstieg für Pflegesachleistungen und stationäre Pflege von Bedeutung sind. Der Verweis auf die Ausgabenseite greift jedoch zu kurz. Die soziale Pflegeversicherung hat – ebenso wie die gesetzliche Krankenversicherung – in erster Linie ein Einnahmeproblem. Dies wird deutlich, wenn man die Entwicklung der Einnahmen und Ausgaben in Relation zum Bruttoinlandsprodukt betrachtet. Dabei ist es nicht sinnvoll, die Jahre 1995 und 1996 einzubeziehen, da in diesen Jahren noch nicht alle Leistungen der Pflegeversicherung gewährt wurden. Erst ab dem Jahr 1997 läuft die soziale Pflegeversicherung sozusagen im «Volllastbetrieb».

Eine Betrachtung des Zeitraums 1997 bis 2004 zeigt, dass das Bruttoinlandsprodukt um 15,7 % stieg, die Beitragseinnahmen der Pflegeversicherung aber lediglich um 5,5 % zunahmen (s. **Tab. 9-5**). Hauptursache dieser unterproportionalen Entwicklung der Beitragseinnahmen ist die relativ zur Wirtschaftskraft unterproportionale Entwicklung der beitragspflichtigen Einnahmen der Mitglieder. Sie stiegen in diesem Zeitraum lediglich um 7,7 %. Bezieht man das

---

123 Gesetz zur Berücksichtigung der Kindererziehung im Beitragsrecht der sozialen Pflegeversicherung (Kinder-Berücksichtigungsgesetz – KiBG) (BGB. I, S. 3448 vom 20. Dezember 2004).

Jahr 2005 mit ein, so ergibt sich mit 10,2 % ein deutlich höherer Wert für die Steigerung der Beitragseinnahmen. Dies ist Folge der Einführung eines allein von den kinderlosen Mitgliedern der sozialen Pflegeversicherung zu zahlenden zusätzlichen Beitrages.

Vor dem Hintergrund der Einnahmeschwäche, aber auch um eine Erweiterung des Leistungskataloges und Erhöhung von Leistungssätzen finanzieren zu können, wurde im Rahmen des zum 1. Juli 2008 in Kraft getretenen Pflege-Weiterentwicklungsgesetzes der von allen Mitgliedern zu zahlende Beitragssatz von 1,7 % auf 1,95 % erhöht.

Tabelle 9-5: Soziale Pflegeversicherung – Entwicklung der Finanzierungsbasis, Beitragseinnahmen und Ausgaben

	1997	2000	2001	2002	2003	2004	2005	1997–2004 in %	1997–2005 in %
Bruttoinlandsprodukt									
in Mrd. Euro	1 915,6	2 062,5	2 113,2	2 145,0	2 163,4	2 215,7	2 245,5	15,7	17,2
Beitragspflichtige Einnahmen									
in Mrd. Euro	895,4	943,0	956,2	960,4	954,7	964,6	969,4	7,7	8,3
in % des BIP	46,7	45,7	45,2	44,8	44,1	43,5	43,2		
Beitragseinnahmen									
in Mrd. Euro	15,77	16,31	16,56	16,76	16,61	16,64	17,38	5,5	10,2
in % des BIP	0,823	0,791	0,784	0,781	0,768	0,751	0,774		
Ausgaben der Pflegeversicherung									
in Mrd. Euro	15,14	16,67	16,87	17,36	17,56	17,69	17,86	16,8	18,0
in % des BIP	0,790	0,808	0,798	0,809	0,812	0,798	0,795		

Quelle: Statistisches Bundesamt; BMG; eigene Berechnungen

9.4 Private Pflegeversicherung

Parallel zur Einführung der sozialen Pflegeversicherung wurde auch für die Versicherten der privaten Krankenversicherung eine Pflegeversicherung eingeführt, die sich in starkem Maße an der sozialen Pflegeversicherung orientiert.

Besonders bemerkenswert an der Einführung einer privaten Pflegepflichtversicherung dürfte sein, dass die private Krankenversicherung in diesem Bereich zur Einhaltung einiger zentraler Prinzipien der gesetzlichen Kranken- und Pflegeversicherung verpflichtet wurde. Die private Pflegepflichtversicherung ist dadurch in ihren zentralen Merkmalen der gesetzlichen Krankenversicherung ähnlicher als der privaten.

Mit Inkrafttreten des Pflegeversicherungsgesetzes wurden erstmals auch die Versicherten der privaten Krankenversicherung einer **Versicherungspflicht** unterworfen (§ 1 Abs. 2, § 23 Abs. 1 SGB XI). Damit kommt die gesetzliche Pflegeversicherung im Grunde einer allgemeinen Bürgerversicherung nahe, die gemeinsam von den Trägern der sozialen und privaten Krankenversicherung angeboten wird. Die Unternehmen der privaten Krankenversicherung unterliegen beim Abschluss eines Versicherungsvertrages ebenso wie die GKV einem **Kontrahierungszwang** (§ 110 Abs. 1 Nr. 1 SGB XI): Sie müssen Antragsteller aufnehmen, die bei ihnen krankenversichert sind und dürfen niemanden aufgrund von Vorerkrankungen oder bereits bestehender Pflegebedürftigkeit ausschließen. Das in der privaten Krankenversicherung übliche Rücktritts- und Kündigungsrecht der Versicherung wurde für die private Pflegepflichtversicherung ausgeschlossen.

Die **Leistungen** der privaten Pflegeversicherung müssen nach Art und Umfang den Leistungen der sozialen Pflegeversicherung gleichwertig sein (§ 23 Abs. 1 SGB XI). Da die private Krankenversicherung grundsätzlich keine Sachleistungen, sondern nur Kostenerstattung gewährt, tritt an die Stelle der Pflegesachleistungen dementsprechend die **Kostenerstattung** auf Grundlage der gesetzlich vorgegebenen beziehungsweise vertraglich vereinbarten Leistungssätze. Bei der **Feststellung von Pflegebedürftigkeit** und **Zuordnung zu einer Pflegestufe** sind dieselben Maßstabe anzulegen wie bei der sozialen Pflegeversicherung (§ 23 Abs. 6 Nr. 1 SGB XI). Analog zum MDK haben die Unternehmen der privaten Krankenversicherung einen eigenen Begutachtungsdienst aufgebaut.[124]

Auch bei der **Beitragsgestaltung** wurde die PKV gesetzlichen Einschränkungen unterworfen, die sich an der sozialen Pflegeversicherung orientieren (§ 110 SGB XI). Die Beiträge der privaten Pflegeversicherung durften für Personen, die zum 1. Januar 1995 bereits privat versichert waren, nicht nach Geschlecht und Gesundheitszustand gestaffelt werden. Für alle später abgeschlossenen Versicherungsverträge darf der Beitrag zwar nach Gesundheitszu-

---

124 Informationen zum Begutachtungsverfahren in der privaten Pflegeversicherung und zum Medizinischen Dienst der PKV sind auf dessen Internetseite veröffentlicht (http://www.medicproof.de).

stand, nicht aber nach Geschlecht differenziert werden. Es wurde ein Höchstbeitrag vorgegeben, der für alle vor dem 1. Januar 1995 Versicherten nicht den in der sozialen Pflegeversicherung geltenden Höchstbeitrag übersteigen darf. Zudem gilt auch für die private Pflegeversicherung die **beitragsfreie Mitversicherung von Kindern**.

Analog zum **Risikoausgleich** der sozialen Pflegeversicherung sind auch die Unternehmen der privaten Pflegeversicherung verpflichtet, einen Ausgleich der Versicherungsrisiken durchzuführen (§ 111 SGB XI). Dessen Ausgestaltung und Durchführung unterliegt der Aufsicht des Bundesaufsichtsamtes für das Versicherungswesen.

Literatur

Daten zur Pflegebedürftigkeit und Pflegeinfrastruktur

Statistisches Bundesamt (lfd. Jge.): Pflegestatistik. Pflege im Rahmen der Pflegeversicherung. Deutschlandergebnisse. Download unter: http://www.destatis.de.

Statistisches Bundesamt (lfd. Jge.): Pflegestatistik. Pflege im Rahmen der Pflegeversicherung. Ländervergleich: Pflegebedürftige. Download unter: http://www.destatis.de.

Statistisches Bundesamt (lfd. Jge.): Pflegestatistik. Pflege im Rahmen der Pflegeversicherung. Ländervergleich: Ambulante Pflegedienste. Download unter: http://www.destatis.de.

Statistisches Bundesamt (lfd. Jge.): Pflegestatistik. Pflege im Rahmen der Pflegeversicherung. Ländervergleich: Pflegeheime. Download unter: http://www.destatis.de.

Daten zur sozialen Pflegeversicherung

Bundesministerium für Gesundheit (lfd. Jge.): Daten zur Pflegeversicherung. Download unter: http://www.bmg.bund.de.

Medizinischer Dienst der Spitzenverbände der Krankenkassen e. V. (lfd. Jge.): Pflegebericht des Medizinischen Dienstes. Download unter: http://www.mds-ev.org.

Entstehung, Entwicklung und Funktionsweise der Pflegeversicherung

Bundesregierung (1997): Erster Bericht über die Entwicklung der Pflegeversicherung. Bundestags-Drucksache 13/9528 vom 19. Dezember 1997.

Bundesregierung (2001): Zweiter Bericht über die Entwicklung der Pflegeversicherung. Bundestags-Drucksache 14/5590 vom 15. März 2001.

Bundesregierung (2004): Dritter Bericht über die Entwicklung der Pflegeversicherung. Bundestags-Drucksache 15/4125 vom 04.11.2004.

Bundesregierung (2008): Vierter Bericht über die Entwicklung der Pflegeversicherung. Bundestags-Drucksache 16/7772 vom 17.01.2008.

Gerlinger, T.; Röber, M. (2009): Die Pflegeversicherung. Bern: Hans Huber.

Klie, T.; Krahmer, U. (Hrsg.) (2003): Lehr- und Praxiskommentar LPK – SGB XI. Baden-Baden: Nomos.

Meyer, J. A. (1996): Der Weg zur Pflegeversicherung. Positionen – Akteure – Politikprozesse. Frankfurt/M.: Mabuse Verlag.

Rothgang, H. (1997): Ziele und Wirkungen der Pflegeversicherung: Eine ökonomische Analyse. Frankfurt/M.: Campus.

Schneekloth, U.; Wahl, H. W. (Hrsg.): Möglichkeiten und Grenzen selbständiger Lebensführung in Privathaushalten (MuG III). Repräsentativstudie zu häuslichen Pflegearrangements, Demenz und professionellen Versorgungsangeboten. Integrierter Abschlussbericht im Auftrag des Bundesministeriums für Familie, Senioren, Frauen und Jugend. München, S. 55–98. Download unter: http://www.bmfsfj.de/Publikationen/mug.

10 Die ambulante Pflege

Ambulante Pflege wird in Deutschland von Sozialstationen und privaten Pflegediensten erbracht, die im Sozialrecht unter dem Begriff der **ambulanten Pflegeeinrichtungen** zusammengefasst werden. Sie erbringen ein breites Spektrum an Leistungen, das von der hauswirtschaftlichen Versorgung über die Grund- und Behandlungspflege bis zur ambulanten Intensivpflege reicht. Das Leistungsangebot ist wesentlich geprägt durch den gesetzlichen Leistungskatalog der Kranken- und Pflegeversicherung. Die gesetzliche Krankenversicherung gewährt ihren Versicherten einen Anspruch auf so genannte «häusliche Krankenpflege» nach § 37 SGB V, sofern es zur Unterstützung der ambulanten ärztlichen Behandlung erforderlich ist oder dadurch ein Krankenhausaufenthalt vermieden werden kann. Die soziale Pflegeversicherung gewährt ihren Versicherten im Falle dauerhafter Pflegebedürftigkeit einen Anspruch auf Geldleistungen oder ambulante Pflegesachleistungen, deren Umfang von der bewilligten Pflegestufe des Pflegebedürftigen abhängig ist. Ambulante Pflege ist somit zwei Versorgungsbereichen und Regelungskreisen zuzuordnen. Die häusliche Krankenpflege gilt im Recht der GKV als Unterstützungsleistung für die ambulante ärztliche Versorgung und wird dementsprechend auch nur aufgrund einer ärztlichen Verordnung gewährt. Die Versorgung Pflegebedürftiger im Sinne des SGB XI ist dagegen ein eigenständiger Versorgungsbereich der ambulanten Pflege.

10.1
Strukturmerkmale

Die ambulante Pflege weist einige zentrale Strukturmerkmale auf, die diesen Bereich von der ambulanten ärztlichen Versorgung und Krankenhausbehandlung unterscheiden:

- Der Sicherstellungsauftrag für die pflegerische Versorgung der Versicherten ist den Pflegekassen übertragen.
- Es gibt keine staatliche Kapazitätsplanung. Die Kapazitätssteuerung erfolgt im Wesentlichen durch Versorgungsverträge zwischen den Pflegekassen und Pflegeeinrichtungen.
- Die Leistungserbringung erfolgt fast ausschließlich durch freigemeinnützige und private Träger, öffentliche Träger spielen nur eine geringe Rolle.
- Es gibt kein einheitliches Vergütungssystem, sondern je nach Kostenträger unterschiedliche.

Sicherstellungsauftrag: Durch das Pflegeversicherungsgesetz wurde der Sicherstellungsauftrag für einen Versorgungsbereich erstmals in der Geschichte der Bundesrepublik einem Sozialversicherungsträger übertragen: «Die Pflegekassen haben im Rahmen ihrer Leistungsverpflichtung eine bedarfsgerechte und gleichmäßige, dem allgemein anerkannten Stand medizinisch-pflegerischer Erkenntnisse entsprechende pflegerische Versorgung ihrer Versicherten zu gewährleisten (Sicherstellungsauftrag)» (§ 69 SGB XI). Allerdings steht – ebenso wie in der ambulanten ärztlichen Behandlung und in der Krankenhausversorgung – der Staat, und das sind auch in diesem Fall die Länder, in der Letztverantwortung für die Vorhaltung einer ausreichenden pflegerischen Versorgungsstruktur (§ 9 SGB XI). Bei der Gestaltung der Angebotsstrukturen ist das Verhältnis zwischen Pflegekassen und zuständiger Landesbehörde dennoch deutlich anders als beispielsweise im Krankenhausbereich. Bis auf wenige Ausnahmen erfolgt die Zulassung der Krankenhäuser durch die Aufnahme in den Krankenhausplan des Landes, der Anspruch auf öffentliche Investitionsförderung ergibt sich aus den Festlegungen des staatlichen Krankenhausplans. Die Krankenkassen unterliegen einem Kontrahierungszwang mit den durch die Krankenhausplanung zugelassenen Krankenhäusern. In der ambulanten Pflege steht der für jede einzelne Pflegeeinrichtung zu vereinbarende Versorgungsvertrag mit den Pflegekassen im Zentrum des Regulierungssystems. Die öffentliche Investitionsförderung der Länder folgt dieser Vereinbarung, da nur die durch Versorgungsvertrag zugelassenen Pflegeeinrichtungen Anspruch auf Förderung haben.

Bedarfs- oder Kapazitätsplanung: Im Unterschied zur ambulanten ärztlichen Behandlung und dem Krankenhausbereich sieht das Sozialrecht für die ambulante Pflege keine Bedarfs- oder Kapazitätsplanung vor. Sofern die Qualitätsanforderungen der §§ 71 und 80 SGB XI erfüllt sind, haben alle Einrichtungen Zugang zur pflegerischen Versorgung der Sozialversicherten. Von den bislang vorgestellten Versorgungsbereichen des deutschen Gesundheitssystems erfüllt die ambulante Pflege somit als einziger Bereich gewisse Vorstellungen eines Gesundheitsmarktes. Zumindest der Markeintritt ist relativ frei. Zugelassene Pflegeeinrichtungen unterliegen allerdings einem ähnlich eng gefassten Regulierungssystem wie die Leistungserbringer in den anderen Versorgungsbereichen. In Bezug auf die Dokumentation und Überprüfung der Leistungsqualität gehen die Anforderungen sogar über das bislang in der ambulanten ärztlichen Versorgung und im Krankenhausbereich übliche Maß hinaus.

Trägerstrukturen: Auch die Trägerstrukturen unterscheiden sich deutlich beispielsweise vom Krankenhausbereich. Ambulante Pflege wird zu über 98 % von freigemeinnützigen und privaten Pflegeeinrichtungen erbracht und nur zu knapp 2 % von öffentlichen Einrichtungen (s. **Tab. 10-1**). Bereits nach Einführung der Krankenkassenleistungen bei Schwerpflegebedürftigkeit durch das Gesundheitsreformgesetz 1989 war eine Welle von Neugründungen privater ambulanter Pflegedienste zu verzeichnen. Die Einführung der Pflegeversicherung bewirkte einen weiteren Schub, so dass mittlerweile über 40 % der Pflegebedürftigen durch private Pflegedienste versorgt werden (StBA 2007c, vgl. Tab. 10-2, S. 354).

Tabelle 10-1: Ambulante Pflegeeinrichtungen nach Trägerschaft

	1999		2007		1999 bis 2007	
	Anzahl	in %	Anzahl	in %	Anzahl	in %
Pflegeeinrichtungen	10 820	100,0	11 529	100,0	+ 709	+ 6,6
davon nach Trägerschaft						
• Private	5 504	50,9	6 903	59,9	+ 1 399	+ 25,4
• Freigemeinnützige	5 103	47,2	4 110	35,6	− 993	− 19,5
• Öffentliche	213	2,0	175	1,5	− 38	− 17,8

Quelle: Statistisches Bundesamt; eigene Berechnungen

Vergütungssystem: Die Vergütung ambulanter Pflegeleistungen erfolgt nicht durch einen Kostenträger in einem einheitlichen Vergütungssystem, sondern durch mehrere Kostenträger, die jeweils verschiedene Leistungen im Rahmen unterschiedlicher Vergütungssysteme finanzieren. Wichtigster Finanzierungsträger ist seit ihrer Einführung die soziale Pflegeversicherung. Sie trug im Jahr 2007 einen Anteil von ca. 35 % der Gesamtausgaben für ambulante Pflege (vgl. Tab. 10-5, S. ##). An zweiter Stelle folgt die gesetzliche Krankenversicherung mit ca. 30 %, die auch nach Einführung der Pflegeversicherung weiterhin die Kosten der häuslichen Krankenpflege nach § 37 SGB V zu tragen hat. Da die Pflegeversicherung keine vollständige Bedarfsdeckung gewährt, sondern nur eine Grundversorgung, ist auch der Anteil der privaten Haushalte mit ca. 25 % vergleichsweise hoch.

10.2 Basisdaten

Ambulante Pflege wurde im Jahr 2007 von 11 500 Pflegeeinrichtungen erbracht, die sich in zwei große Gruppen unterteilen lassen: Sozialstationen in überwiegend freigemeinnütziger Trägerschaft sowie private Pflegedienste. Das Organisationskonzept der **Sozialstationen** wurde Ende der 1960er-Jahre in der alten BRD entwickelt und zeichnet sich im Idealtypus vor allem dadurch aus, dass unter dem Dach einer Einrichtung eine Vielzahl verschiedener Berufsgruppen ein breites Spektrum an pflegerischen, sozialarbeiterischen und hauswirtschaftlichen Leistungen erbringen (Grunow/Hegner/Lempert 1979). Da Sozialstationen häufig durch Zusammenlegung bereits bestehender und sehr unterschiedlicher Dienste und Einrichtungen entstanden sind, haben sie oft nicht nur einen Träger, sondern mehrere, von denen einer die Sozialstation federführend leitet. Träger von Sozialstationen sind vor allem Kirchengemeinden, die Diakonie und Caritas, das DRK, die Arbeiterwohlfahrt und andere Wohlfahrtsverbände. Öffentliche Träger von Sozialstation sind in der Regel vor allem Gemeinden und Landkreise. Vorläufer der Sozialstationen war die Gemeindepflege durch Gemeindeschwestern, die von Kirchengemeinden finanziert wurden. Auch heute noch sind darum Sozialstationen nicht selten in den Räumen einer Kirchengemeinde untergebracht.

Private Pflegedienste befinden sich weit überwiegend im Eigentum von Einzelpersonen, darunter häufig Pflegekräfte aus dem Krankenhausbereich, die sich selbständig gemacht haben. Bundesweit agierende private Träger, wie sie im Krankenhausbereich zunehmend Bedeutung erlangen, sind in der ambulanten

Pflege bislang nicht nennenswert in Erscheinung getreten. Private Pflegedienste sind in der Regel kleiner als Sozialstationen, sowohl in Bezug auf die Anzahl des Personals als auch betreuten Pflegebedürftigen und Patienten. Leistungsschwerpunkt der Pflegedienste ist zumeist die pflegerische und hauswirtschaftliche Versorgung von Pflegebedürftigen sowie die häusliche Krankenpflege nach § 37 SGB V. Die Vorhaltung sozialpflegerischer Dienste ist eher die Ausnahme.

Die **Strukturen der Trägerschaft** haben sich in den letzten zehn bis 15 Jahren deutlich verändert. War bis Ende der 1980er-Jahre in der alten BRD die Sozialstation der vorherrschende Typ von Versorgungseinrichtung, so haben mittlerweile kleinere und mittelgroße private Pflegedienste einen erheblichen Teil der ambulanten Pflege übernommen, mit seit Jahren steigender Tendenz. Im Jahr 2007 waren ca. 60 % aller ambulanten Pflegeeinrichtungen in privater Trägerschaft. Sie versorgten ca. 45 % der ambulant betreuten Pflegebedürftigen. In freigemeinnütziger Trägerschaft befanden sich ca. 35 % der Pflegeeinrichtungen, zumeist Sozialstationen, die insgesamt ca. 53 % der Pflegebedürftigen versorgten. Auf die öffentliche Trägerschaft entfielen lediglich knapp 2 % der Pflegeeinrichtungen, die ca. 2 % der Pflegebedürftigen betreuten. Die steigende Bedeutung privater Pflegedienste zeigt sich eindrucksvoll auch daran, dass ca. 90 % des Zuwachses der Zahl der Pflegebedürftigen zwischen 1999 und 2007 auf private Einrichtungen entfiel (s. **Tab. 10-2**).

Die **Personalstruktur** der ambulanten Pflege weist entsprechend ihres breiten Leistungsspektrums auch ein breites Spektrum der vertretenen Berufsgruppen auf (s. **Tab. 10-3**). Da das Leistungsspektrum von Reinigungs- und Einkaufsdiensten sowie sozialpflegerischen Diensten über die grundpflegerische Versorgung und medizinische Behandlungspflege bis hin zur häuslichen Intensivpflege reicht, werden in der ambulanten Pflege nicht nur Pflegekräfte beschäftigt, sondern auch Sozialarbeiterinnen, Ergotherapeutinnen, Familienpflegerinnen, Dorfhelferinnen, Fachhauswirtschafterinnen etc. Dies gilt in besonderem Maße für Sozialstationen, die von ihrer Grundkonzeption her darauf angelegt sind, die Integration dieser vielfältigen Leistungsangebote durch die Vorhaltung verschiedener Berufsgruppen unter dem Dach einer einzigen Einrichtung zu bieten.

Dass die ambulanten Pflegeeinrichtungen, deren Aufgabenschwerpunkt in der professionellen Pflege liegt, dennoch im Durchschnitt nur einen Anteil von ca. 60 bis 70 % an ausgebildeten Kranken-, Kinderkranken- und Altenpflegepersonals aufweisen, ist vor allem auf die relativ geringen Vergütungen für ambulante Pflegeleistungen zurückzuführen, die einen höheren Anteil qualifizierten Personals zumeist nicht ermöglichen. Neben den ausgebildeten Pflegekräften sind auch angelernte (z. B. Sechswochen-Kurse) und ungelernte Kräfte in der Pflege tätig.

Tabelle 10-2: Pflegebedürftige nach Trägerschaft der sie versorgenden Pflegeeinrichtung

	1999		2007		Veränderung 1999–2007		
	Anzahl	Anteil in %	Anzahl	Anteil in %	Anzahl	in %	Anteil an Zuwachs in %
Pflegebedürftige insgesamt	415 289	100,0	504 232	100,0	88 943	21,4	100,0
davon nach Trägerschaft der Einrichtung							
• Private	147 804	35,6	228 988	45,4	81 184	54,9	91,3
• Freigemeinnützige	259 648	62,5	265 296	52,6	5 648	2,2	6,4
• Öffentliche	7 837	1,9	9 948	2,0	2 111	26,9	2,4

Quelle: Statistisches Bundesamt; eigene Berechnungen

Tabelle 10-3: Ambulante Pflegeeinrichtungen, Personal nach Berufsabschluss

	1999		2007		Veränderung	
	Anzahl	in %	Anzahl	in %	Anzahl	in %
Personal insgesamt	183 782	100,0	236 162	100,0	52 380	28,5
darunter						
• Krankenpflege	58 144	31,6	78 184	33,1	20 040	34,5
• Krankenpflegehilfe	10 243	5,6	10 182	4,3	−61	−0,6
• Kinderkrankenpflege	4 384	2,4	7 295	3,1	2 911	66,4
• Altenpflege (staatl. anerk.)	25 456	13,9	44 975	19,0	19 519	76,7
• Altenpflegehilfe (staatl. anerk.)	3 896	2,1	6 077	2,6	2 181	56,0
• Sozialpädagogik/Sozialarbeit	1 539	0,8	1 535	0,6	−4	−0,3
• Familienpflege	1 866	1,0	1 480	0,6	−386	−20,7
• Sonstiger Pflegeberuf	15 823	8,6	17 043	7,2	1 220	7,7
• Sonstiger Berufsabschluss	41 586	22,6	54 379	23,0	12 793	30,8
• Ohne Berufsabschluss, noch in Ausbildung	20 845	11,3	15 012	6,4	−5 833	−28,0

Quelle: Statistisches Bundesamt; eigene Berechnungen

Tabelle 10-4: Beschäftigte in der ambulanten Pflege nach Beschäftigungsverhältnis

	1999		2007		1999–2007	
	Anzahl	in %	Anzahl	in %	Anzahl	in %
insgesamt	183 782	100,0	236 162	100,0	52 380	28,5
davon						
vollzeitbeschäftigt	56 914	31,0	62 405	26,4	5 491	9,6
teilzeitbeschäftigt	117 069	63,7	167 479	70,9	36 502	31,2
über 50%	49 149	26,7	77 762	32,9	28 613	58,2
50% und weniger (aber nicht geringfügig beschäftigt)	28 794	15,7	36 683	15,5	7 889	27,4
geringfügig beschäftigt	39 126	21,3	53 034	22,5	13 908	35,5
Zivildienstleistende	7 421	4,0	2 217	0,9	−5 204	−70,1
Praktikanten/freiw. soz. Jahr	2 378	1,3	4 061	1,7	1 683	70,8

Quelle: Statistisches Bundesamt

Weitere Besonderheiten der Personalstruktur sind zum einen der hohe Anteil von Frauen und zum anderen der traditionell hohe Anteil von Teilzeitbeschäftigten.

Während im gesellschaftlichen Durchschnitt ein Viertel der abhängig Beschäftigten teilzeitbeschäftigt ist, lag die Teilzeitquote in der ambulanten Pflege im Jahr 2007 bei über 70 % (s. **Tab. 10-4**). Der hohe Anteil der Teilzeitbeschäftigung ergibt sich zum einen daraus, dass ein Teil des ausgebildeten Pflegepersonals nur nebenberuflich in der ambulanten Pflege arbeitet. Zum anderen rekrutiert sich die ambulante Pflege und hauswirtschaftliche Versorgung traditionell in starkem Maße aus Frauen, die diese Tätigkeit neben der Kindererziehung ausüben oder nach einer Familienphase wieder in den ursprünglichen Pflegeberuf zurückkehren wollen, aber keine Vollzeitbeschäftigung aufnehmen können oder wollen.

Die **Ausgaben** für ambulante Pflege betrugen im Jahr 2007 ca. 7,9 Mrd. Euro, was einem Anteil an den Gesundheitsausgaben insgesamt in Höhe von ca. 3,1 % entsprach. Gemessen am Bruttoinlandsprodukt lagen die Ausgaben für die ambulante Pflege im Jahr 2007 bei 0,33 %. In den 1990er-Jahren war eine deutliche Erhöhung der Ausgaben zu verzeichnen, sowohl absolut als auch relativ zum Bruttoinlandsprodukt. Im Jahr 1992 lag der Anteil der Ausgaben für ambulante Pflege noch bei 0,17 % des Bruttoinlandsproduktes. Vor allem durch die Einführung der Pflegeversicherung im Jahr 1995 erfuhr die ambulante Pflege eine erhebliche Ausweitung der zur Verfügung gestellten Finanzmittel. Dies entsprach den politischen Zielen der Reform, die erklärtermaßen auch zu einer deutlichen Verbesserung der ambulanten Pflegeinfrastruktur beitragen sollte.

Für die Kosten der ambulanten Pflege kommen vor allem vier **Finanzierungsträger** auf: die soziale Pflegeversicherung, die Krankenkassen, die privaten und die öffentliche Haushalte. Die Pflegekassen trugen 2007 35,0 % der Aufwendungen, die Krankenkassen 29,9 %, die privaten Haushalte und Wohlfahrtsorganisationen 25,5 % und die öffentlichen Haushalte 5,6 % (s. **Tab. 10-5**). Auffällig ist, dass auf die private Kranken- und Pflegeversicherung lediglich 1,3 % der Gesamtausgaben entfallen, obwohl ca. 10 % der Bevölkerung privat kranken- und pflegeversichert sind. Dies dürfte insbesondere durch eine sozial ungleiche Verteilung von Morbidität und Pflegebedürftigkeit und entsprechend unterproportionale Inanspruchnahme der privat Versicherten bedingt sein. Während die soziale Pflegeversicherung in der Vergangenheit überwiegend Defizite zu verzeichnen hatte, weist die private Pflegeversicherung seit ihrer Einführung jedes Jahr Überschüsse aus (BMG 2009).

Dass der vom Statistischen Bundesamt leider nur als gemeinsame Gesamtsumme ausgewiesene Anteil der **privaten Haushalte** und **Wohlfahrtsorganisationen** 1992 so hoch lag, dürfte in erster Linie auf einen hohen Anteil der Wohlfahrtsorganisationen zurückzuführen sein. Sie leisteten vor Einführung der Pflegeversicherung als Träger von Sozialstationen Zuschüsse zu den laufenden Kosten ihrer Einrichtungen. Da das SGB XI den Pflegekassen vorgibt, Verträge nur mit wirtschaftlich selbständigen Einrichtungen zu schließen, wurde mit Einführung der Pflegeversicherung die Subventionierung von Sozialstationen durch ihre Träger zumindest erschwert, wenn nicht gar unterbunden. Der ab 1995 ausgewiesene Anteil für private Haushalte und Wohlfahrtsorganisationen dürfte darum wohl weit überwiegend Zahlungen von Pflegebedürftigen und ihren Angehörigen abbilden. Der Anstieg dieses Anteils ist nicht nur auf einen Anstieg der Zahl der ambulant versorgten Pflegebedürftigen zurückzuführen, sondern auch darauf, dass die Leistungssätze der Pflegeversicherung seit 1995 bis Mitte 2008 weitgehend unverändert blieben. Preissteigerungen gingen somit ausschließlich zu Lasten der Pflegebedürftigen.

Auch wenn der überwiegende Teil der ambulanten Leistungsausgaben der Pflegeversicherung seit 1995 in die Laienpflege floss, erhielt die professionelle ambulante Pflege durch die **Pflegeversicherung** dennoch einen deutlichen Ressourcenzuwachs. Allein zwischen 1994 und 1996 stiegen die Ausgaben für professionelle ambulante Pflege insgesamt um 25 %. Gegenüber dem Ausgangsstand

Tabelle 10-5: Ausgaben für ambulante Pflegeeinrichtungen

	1992	1995	2000	2005	2007
Ausgaben insgesamt					
in Mio. Euro	2 759	3 918	5 766	7 063	7 935
in % des BIP	0,17	0,21	0,28	0,30	0,33
Anteile der Finanzierungsträger in Prozent					
• Öffentliche Haushalte	8,0	4,2	3,2	3,2	5,6
• Gesetzliche Krankenversicherung	44,0	47,9	27,6	27,9	29,9
• Soziale Pflegeversicherung	–	25,0	41,0	37,6	35,0
• Gesetzliche Unfallversicherung	0,1	0,2	0,3	0,4	0,4
• Private Kranken-/Pflegeversicherung	0,0	0,5	1,5	1,4	1,3
• Arbeitgeber	2,0	2,7	2,1	2,3	2,2
• Private Haushalte*	45,9	19,6	24,3	27,2	25,5

* einschl. privater Organisationen ohne Erwerbszweck (Wohlfahrtsverbände, DRK etc.)

Quelle: Statistisches Bundesamt; eigene Berechnungen

vor Einführung der Pflegeversicherung (1994) flossen 2007 ca. 75 % mehr Mittel in die professionelle ambulante Pflege. Dabei ist allerdings zu bedenken, dass die ambulante Pflegeinfrastruktur vor Einführung der Pflegeversicherung als unzureichend galt und die Pflegeversicherung auch dem erklärten Ziel dienen sollte, Mittel für einen als dringend erforderlich angesehenen Ausbau der Pflegeinfrastruktur bereit zu stellen. Der Ausgabenzuwachs zwischen 1994 und 2007 stammt denn auch überwiegend aus den Mitteln der sozialen Pflegeversicherung.

Die Leistungen der **Krankenkassen** bei Schwerpflegebedürftigkeit, die bis zum Jahr 1994 auf ca. 1,5 Mrd. Euro angestiegen waren, entfielen mit der Einführung der Pflegeversicherung. Dennoch aber gingen die absoluten Ausgaben der GKV für ambulante Pflege nur um ca. 5 % zurück, was vor allem auf einen parallelen Anstieg der Ausgaben für häusliche Krankenpflege zurückzuführen ist. Da jedoch insgesamt mehr Mittel für die ambulante Pflege bereitgestellt wurden, reduzierte sich der Anteil der Krankenkassen an den Gesamtausgaben für ambulante Pflege von ca. 44 % im Jahr 1994 auf ca. 30 % im Jahr 2007. Dies war auch politisch intendiert, da die Leistungen bei Schwerpflegebedürftigkeit nicht als langfristige Krankenkassenleistung konzipiert waren, sondern nur die Zeit bis zur Schaffung einer dauerhaften sozialrechtlichen Absicherung des Pflegefallrisikos überbrücken sollten.

Der Finanzierungsbeitrag der **öffentlichen Haushalte** ging nach der Einführung der Pflegeversicherung von ca. 8% der Gesamtausgaben im Jahr 1994 auf ca. 3% im Jahr 2005 zurück, stieg danach aber wieder an. Beides ist in erster Linie auf die Entwicklung der Ausgaben der Sozialhilfeleistung «Hilfe zur Pflege» zurückzuführen (StBA 2009e). Die Einführung der Pflegeversicherung sollte auch die Sozialhilfeträger entlasten, was in den ersten Jahren gelang. Der erneute Anstieg in den letzten Jahren dürfte vor allem auf die fehlende Anpassung der Leistungssätze der Pflegeversicherung zurückzuführen sein.

> In den Daten zu den Ausgaben für die ambulante Pflege nicht enthalten sind die Aufwendungen der Pflegeversicherung für Pflegegeld und die soziale Sicherung von Pflegepersonen. Da dieser Teil der Aufwendungen der Pflegeversicherung nicht an Pflegeeinrichtungen fließt, dürfen diese Mittel auch nicht dem professionellen Versorgungssystem zugerechnet werden.

10.3
Organisation

Anders als in der ambulanten ärztlichen Versorgung und Krankenhausversorgung gibt es für die ambulante Pflege keine staatliche oder halbstaatliche Kapazitätsplanung. Die **Angebotsstrukturen** unterliegen in erster Linie dem Zusammenspiel von Angebot und Nachfrage. Allerdings sind sowohl die Anbieter als auch die Nachfrager zahlreichen gesetzlichen und kollektivvertraglichen Bindungen unterworfen, so dass nicht von einem «freien Markt», sondern nur von einem hochgradig «regulierten Markt» die Rede sein kann. Insbesondere in Bezug auf die Leistungsqualität ist seit einigen Jahren ein Ausbau der Regulierung zu beobachten, der mit hoher Wahrscheinlichkeit in den nächsten Jahren fortgesetzt wird.

Die **Regulierung des Leistungsangebotes** erfolgt in erster Linie durch ein System von Versorgungsverträgen und Vergütungsregelungen, wie es durch das SGB XI vorgegeben ist. Zur Erfüllung ihres Sicherstellungsauftrages haben die Pflegekassen Versorgungsverträge mit den Trägern von Pflegeeinrichtungen zu schließen (§ 69 SGB XI). In einem **Versorgungsvertrag** werden Art, Inhalt und

Umfang der allgemeinen Pflegeleistungen festgelegt, zu deren Erbringung die Pflegeeinrichtung gegenüber den Versicherten verpflichtet und berechtigt ist. Nur für diese vertraglich vereinbarten Leistungen hat die Pflegeeinrichtung aufgrund des Vertrages auch einen Vergütungsanspruch gegenüber den Pflegekassen. Die Einrichtung erhält durch den Versorgungsvertrag die **Zulassung** zur Versorgung und übernimmt einen **Versorgungsauftrag** zur Erbringung der vereinbarten allgemeinen Pflegeleistungen (§ 72 SGB XI). Pflegeeinrichtungen die vor dem 1. Januar 1995 bereits bestanden und Leistungsvereinbarungen mit den Sozialleistungsträgern hatten, gewährte das Pflegeversicherungsgesetz Bestandsschutz (§ 73 SGB XI). Für sie galt ein Versorgungsvertrag als bereits abgeschlossen.

Wenn die in den §§ 71 und 72 SGB XI genannten Voraussetzungen erfüllt sind, besteht für Pflegeeinrichtungen Anspruch auf den Abschluss eines Versorgungsvertrages. Zu den gesetzlichen Voraussetzungen zählt, dass die Pflegeeinrichtung

- von einer ausgebildeten Pflegefachkraft geleitet wird
- die Gewähr für eine leistungsfähige und wirtschaftliche pflegerischer Versorgung bietet und
- sich verpflichtet, ein einrichtungsinternes Qualitätsmanagement einzuführen und weiterzuentwickeln.

Darüber hinaus sind in Ausführungsbestimmungen zum § 80 SGB XI weitere personelle Voraussetzungen definiert, wie beispielsweise der Nachweis einer Fachweiterbildung der Leitungskraft.

Durch das Pflege-Weiterentwicklungsgesetz 2008 wurden die Anforderungen an Pflegeeinrichtungen um einen weiteren Punkt ergänzt. Um Anspruch auf einen Versorgungsvertrag zu erlangen, müssen sie zudem «eine in Pflegeeinrichtungen ortsübliche Arbeitsvergütung an ihre Beschäftigen zahlen» (§ 72 Abs. 3 SGB XI).

Die Pflegekassen dürfen Versorgungsverträge nur mit solchen Pflegeeinrichtungen abschließen, die die im SGB IX festgelegten Voraussetzungen erfüllen. Sie sind allerdings auch zum Abschluss verpflichtet, wenn die Voraussetzungen von einer Pflegeeinrichtung erfüllt werden (§ 72 Abs. 3 SGB XI).

Besteht ein Überangebot an Pflegeeinrichtungen und ist eine Auswahl zwischen mehreren Einrichtungen zu treffen, haben die Pflegekassen Versorgungsverträge vorrangig mit freigemeinnützigen und privaten Pflegeeinrichtungen abzuschließen (§ 72 Abs. 3 SGB XI). Wird der Abschluss eines Versorgungsvertrages durch die Pflegekassen abgelehnt, kann die abgelehnte Pflegeeinrichtung vor dem Sozialgericht gegen die Ablehnung klagen (§ 73 Abs. 2 SGB XI).

Die **Kündigung** eines Versorgungsvertrages ist mit einer Frist von einem Jahr möglich (§ 74 SGB XI). Werden die Vertragspflichten jedoch gröblich verletzt, kommen beispielsweise Pflegebedürftige zu Schaden oder werden nicht erbrachte Leistungen abgerechnet, können die Pflegekassen den Versorgungsvertrag auch fristlos kündigen.

Die Zulassung durch Versorgungsverträge nach § 72 SGB XI ist für die ambulante Pflege insofern von zentraler Bedeutung, weil Pflegekassen ambulante Pflegeleistungen nur durch zugelassene Pflegeeinrichtungen gewähren und Versicherte Leistungen zu Lasten der Pflegeversicherung ebenfalls nur durch zugelassene Pflegeeinrichtungen in Anspruch nehmen dürfen. Diese Regelung ist offensichtlich angelehnt an die Vorgaben des SGB V zur ambulanten ärztlichen Versorgung und zur Krankenhausbehandlung. Auch diese Leistungen dürfen nur durch zugelassene Vertragsärzte oder Krankenhäuser gewährt und in Anspruch genommen werden.

Die ambulante Pflege weist im Vergleich zur ambulanten ärztlichen Versorgung und Krankenhausbehandlung jedoch eine Besonderheit des Vertragssystems auf. Zusätzlich zum Versorgungsvertrag mit den Pflegekassen muss die Pflegeeinrichtung mit jedem Pflegebedürftigen einen gesonderten **Pflegevertrag** abschließen (§ 120 SGB XI). Im Pflegevertrag werden Art, Inhalt und Umfang der für den einzelnen Pflegebedürftigen zu erbringenden Leistungen sowie die dafür vereinbarte Vergütung festgehalten. Der Pflegedienst hat dem Pflegebedürftigen eine Ausfertigung des Vertrages auszuhändigen (§ 120 Abs. 2 SGB XI). Wurde vor Beginn der Versorgung kein Pflegevertrag vereinbart, so gilt er mit dem Beginn des ersten Pflegeeinsatzes als abgeschlossen und die Pflegeeinrichtung hat mit diesem ersten Einsatz die Verpflichtung zur Versorgung des Pflegebedürftigen übernommen. Der Vergütungsanspruch aus dem Pflegevertrag richtet sich allerdings nicht an den Pflegebedürftigen, sondern an die zuständige Pflegekasse (§ 120 Abs. 4 SGB XI).

Durch die Verpflichtung zum Abschluss eines Pflegevertrages mit jedem einzelnen Pflegebedürftigen ist die Stellung der Pflegebedürftigen gegenüber den ambulanten Pflegeeinrichtungen deutlich stärker, als die der Patienten gegenüber den Leistungserbringern der anderen Versorgungsbereiche des Gesundheitssystems. Allerdings sind die Pflegebedürftigen an die ihnen entstehenden Pflichten aus dem Vertrag gebunden und müssen insbesondere Kündigungsfristen einhalten, während beispielsweise der behandelnde Arzt oder Therapeut ohne Einhaltung von Fristen jederzeit gewechselt werden kann. Die gesetzliche Kündigungsfrist eines Pflegevertrages für Versicherte beträgt 14 Tage.

Ein in seiner Bedeutung zunehmendes Thema ist auch in der ambulanten Pflege die **externe Qualitätssicherung**. Durch das Pflege-Weiterentwicklungsgesetz 2008 wurde dieser Bereich verstärkt, insbesondere durch die Vorgabe, in Pflegediensten – ebenso wie in Pflegeheimen – häufigere Qualitätsprüfungen durch den MDK vornehmen zu lassen und die Ergebnisse der Qualitätsprüfungen zukünftig im Internet zu veröffentlichen (§§ 114, 114a, 115 SGB XI). Verantwortlich für die Veröffentlichung sind die Landesverbände der GKV. Die Konkretisierung der allgemeinen Vorgaben des Pflege-Weiterentwicklungsgesetzes wurde den Spitzenverbänden auf Bundesebene übertragen, die sich im Dezember 2008 auf die Einzelheiten eines neuen, seit dem 1. Januar 2009 geltenden Prüfungs- und Bewertungssystems einigten. In zwei **Pflege-Transparenzvereinbarungen**, jeweils eine für die ambulante und die stationäre Pflege, wurden die Bewertungssystematik sowie Verfahren und Kriterien der Veröffentlichung der Prüfergebnisse festgelegt.[125]

Auch wenn den Spitzenverbänden der Kostenträger und Träger von ambulanten Pflegeeinrichtungen in den letzten Jahren zunehmend mehr Aufgaben vom Gesetzgeber übertragen wurden, ist die **gemeinsame Selbstverwaltung** für die ambulante Pflege bisher doch nur relativ gering entwickelt und bei weitem nicht mit den Kompetenzen ausgestattet, wie dies in der ambulanten ärztlichen Versorgung oder im Krankenhausbereich der Fall ist. Von zentraler Bedeutung für die Regulierung dieses Leistungsbereiches sind die Vertragsverhandlungen zwischen den Verbänden der Kostenträger und Leistungserbringer auf **Landesebene**. Neben den Vergütungsvereinbarungen schließen sie auch Rahmenverträge ab, die für die Pflegekassen und zugelassenen Pflegeeinrichtungen unmittelbar verbindlich sind (§ 75 Abs. 1 SGB XI). In den Verträgen werden unter anderem der Inhalt der Pflegeleistungen, die Abrechnung der Entgelte oder auch Grundsätze für die personelle Ausstattung von Pflegeeinrichtungen geregelt (§ 75 Abs. 2 SGB XI). Ebenso wie in den anderen Bereichen des Gesundheitswesens sieht das Sozialrecht auch für die ambulante Pflege eine Konfliktregulierung durch Schiedsstellen vor. Für jedes Bundesland ist eine Schiedsstelle einzurichten, die mit Vertretern der Kostenträger und Pflegeeinrichtungen sowie einem unparteiischen Vorsitzenden und zwei weiteren unparteiischen Mitgliedern zu besetzen ist (§ 76 SGB XI). Die Aufsicht über die Schiedsstelle führt die für diesen Bereich zuständige Landesbehörde.

Als beratendes Gremium für die Landesbehörde sieht das SGB XI zudem einen **Landespflegeausschuss** vor (§ 92 SGB XI), in dem außer der zuständigen Landesbehörde sowie den Pflegekassen und Pflegeeinrichtungen auch die Träger der überörtlichen Sozialhilfe, der privaten Krankenversicherung und der

---

125 Die Pflege-Transparenzvereinbarungen sind auf der Internetseite des GKV-Spitzenverbandes veröffentlicht (https://www.gkv-spitzenverband.de/Rahmenvereinbarungen_Pflege.gkvnet).

kommunalen Spitzenverbände im Land vertreten sein sollen. Der Ausschuss hat Empfehlungen zu Fragen der ambulanten und stationären pflegerischen Versorgung abzugeben, beispielsweise zum Aufbau und zur Weiterentwicklung des Versorgungssystems oder zu den Pflegevergütungen.

Auf **Bundesebene** vereinbart der Spitzenverband Bund der Pflegekassen mit den Verbänden der Träger von Pflegeeinrichtungen Empfehlungen, beispielsweise zu den Inhalten der auf Landesebene abzuschließenden Verträge (§ 75 Abs. 6 SGB XI).

10.4
Vergütungssystem

Die Vergütung der ambulanten pflegerischen und hauswirtschaftlichen Leistungen erfolgt je nach Kostenträger in unterschiedlichen Finanzierungs- und Vergütungssystemen. Die vier wichtigsten **Kostenträger** in der ambulanten Pflege sind:

- die **soziale Pflegeversicherung**
- die **gesetzliche Krankenversicherung**
- die **öffentlichen Haushalte**
- die **privaten Haushalte**.

Welcher Kostenträger für die Vergütung welcher Leistungen zuständig ist, ergibt sich in erster Linie aus den entsprechenden Regelungen des SGB V und SGB XI sowie des SGB XII (Sozialhilfe). Als grobe Zuordnungsregel lässt sich jedoch festhalten, dass

- die **soziale Pflegeversicherung** für die Vergütung von Pflegesachleistungen der Langzeitpflege bei Pflegebedürftigen im Sinne des SGB XI zuständig ist
- die **gesetzliche Krankenversicherung** die häusliche Krankenpflege und die hauswirtschaftlichen Leistungen nach den §§ 37 und 38 SGB V vergütet
- die **öffentlichen Haushalte** ambulante Pflegeleistungen im Rahmen der Sozialhilfe finanzieren sowie Investitionsförderung für den Ausbau und die Erhaltung einer ausreichenden ambulanten Pflegeinfrastruktur (Länder) gewähren
- die **privaten Haushalte** für pflegerische und hauswirtschaftliche Leistungen aufkommen, die über den Leistungsrahmen der Pflegeversicherung, Krankenversicherung oder Sozialhilfe hinausgehen.

10.4.1
Häusliche Krankenpflege nach § 37 SGB V

Die folgende Darstellung beschränkt sich auf die beiden wichtigsten Regelungskreise zur Vergütung der ambulanten Pflege: die Vergütung der häuslichen Krankenpflege durch die gesetzliche Krankenversicherung und das Vergütungssystem der Pflegeversicherung. Die Sozialhilfeträger sind auf der Seite der Sozialleistungsträger an den Vergütungsverhandlungen zwischen Pflegekassen und ambulanten Pflegeeinrichtungen beteiligt und orientieren sich bei der Leistungsgewährung und Vergütung ambulanter pflegerischer und hauswirtschaftlicher Leistungen weitgehend an den Regelungen der Pflegeversicherung (§ 61–66 SGB XII). Für die Vergütung privat finanzierter Pflegeleistungen existiert bislang keine bundeseinheitliche Gebührenordnung wie beispielsweise die Gebührenordnung für Ärzte (GOÄ). Pflegeeinrichtungen sind im Prinzip frei bei der Gestaltung ihrer Gebührensätze für Privatpatienten. Sie berechnen aber wohl in der Regel die gleichen Gebühren, wie sie mit den Pflegekassen und Krankenkassen vereinbart sind.

Die häusliche Krankenpflege nach § 37 SGB V ist als Krankenkassenleistung eher dem System der ambulanten ärztlichen Versorgung zuzuordnen, für die sie unterstützend tätig wird. Ihr ist im Sozialrecht primär die Aufgabe zugewiesen, zur Vermeidung einer Krankenhausbehandlung oder zur Sicherung des Ziels der ambulanten ärztlichen Behandlung zu dienen. Dementsprechend ist häusliche Krankenpflege auch vom Hausarzt zu verordnen. Dennoch aber ist sie, ähnlich wie die Arzneimittelversorgung, eine eigene Ausgabenposition im Haushalt der GKV und nicht Teil der Gesamtvergütung der vertragsärztlichen Versorgung.

Häusliche Krankenpflege wird als Leistung der Krankenkassen den Versicherten der GKV aus zwei Anlässen gewährt. Wenn eine Krankenhausbehandlung zwar geboten, aber nicht ausführbar ist, oder wenn sie durch häusliche Krankenpflege vermieden oder verkürzt werden kann, haben Versicherte Anspruch auf Grund- und Behandlungspflege sowie hauswirtschaftliche Leistungen für bis zu 28 Tage je Krankheitsfall (so genannte «Krankenhausvermeidungspflege» nach § 37 Abs. 1 SGB V). In begründeten Ausnahmefällen kann die Krankenkasse diese Leistungen auch für einen längeren Zeitraum gewähren. Voraussetzung ist allerdings, dass der Medizinische Dienst der Krankenversicherung die Erforderlichkeit festgestellt hat.

Der zweite Anlass ist eine ambulante ärztliche Behandlung, zu deren Unterstützung häusliche Krankenpflege erforderlich ist (§ 37 Abs. 2 SGB V), beispielsweise um regelmäßige Verbandswechsel durchzuführen, den Blutzuckerwert zu messen oder Infusionen zu wechseln. In diesem Fall hat der Versicherte einen gesetzlichen Anspruch auf Maßnahmen der Behandlungspflege. Ob und welchem Umfang zusätzlich auch Grundpflege und hauswirtschaftliche Versorgung gewährt wird, ist von der einzelnen Krankenkasse im Rahmen ihrer Satzung festzulegen (als so genannte «Satzungsleistung»). Ein Anspruch auf häusliche Krankenpflege als Leistung der GKV besteht jedoch nur dann, wenn im Haushalt des Kranken keine Person lebt, die ihn im erforderlichen Umfang pflegen und versorgen kann (§ 37 Abs. 4 SGB V).

Durch das GKV-Wettbewerbsstärkungsgesetz 2007 wurden die zulässigen Orte der Leistungserbringung erweitert, so dass seit dem 1. April 2007 häusliche Krankenpflege außer im Haushalt des Versicherten auch «sonst an einem geeigneten Ort» (§ 37 Abs. 2 SGB V) gewährt werden kann, unter anderem in Schulen, Kindergärten, Behindertenwerkstätten oder Einrichtungen des betreuten Wohnens.

Bei der **Verordnung** häuslicher Krankenpflege hat der Arzt die vom Gemeinsamen Bundesausschuss erlassenen «Richtlinien über die Verordnung von häuslicher Krankenpflege» zu beachten.[126] Die Richtlinien regeln zum einen Voraussetzungen und Verfahren der Verordnung von häuslicher Krankenpflege und enthalten zum anderen ein «Verzeichnis verordnungsfähiger Maßnahmen der häuslichen Krankenpflege». Nur die in diesem Verzeichnis aufgelisteten Leistungen dürfen überhaupt verordnet und von den Versicherten zu Lasten der Krankenkasse in Anspruch genommen werden. Die Erstverordnung darf einen Zeitraum von 14 Tagen nicht überschreiten, die Folgeverordnung kann auch für einen längeren Zeitraum ausgestellt werden.

Mit der Verordnung kann sich der Versicherte an eine ambulante Pflegeeinrichtung seiner Wahl wenden und sie mit der Erbringung der verordneten Leistungen beauftragen. Die Leistungen der häuslichen Krankenpflege erhalten Versicherte als Sachleistung, allerdings erst nach Genehmigung durch die Krankenkasse und nur, wenn der behandelnde Arzt bestätigt, dass keine im Haushalt des Versicherten lebende Person die Leistungen erbringen kann (§ 37 Abs. 3 SGB V). Die Pflegeeinrichtung erhält ihre Vergütung direkt von der Krankenkasse. Seit dem 1. Januar 2004 müssen Versicherte eine **Zuzahlung** je Kalendertag der Inanspruchnahme in Höhe von 10 % der Kosten sowie 10 Euro je Verordnung an die Krankenkasse entrichten (§ 37 Abs. 5 i. V. m. § 61 SGB V). Die Zuzahlung ist begrenzt auf die ersten 28 Tage der Leistungsinanspruchnahme je Kalenderjahr.

---

126 Die Richtlinien sind auf der Internetseite des Gemeinsamen Bundesausschusses als PDF-Datei verfügbar (http://www.g-ba.de).

Die **Vergütung der häuslichen Krankenpflege** erfolgt in der Regel auf Grundlage eines Gebührenkataloges, der zwischen den Krankenkassen und Trägern der ambulanten Pflege vereinbart wird. Vertragspartner sind zumeist die örtlichen Krankenkassen und Träger von Pflegeeinrichtungen oder deren Verbände. Da die Vereinbarungen auf örtlicher oder Landesebene geführt werden, gibt es auch keine bundesweit einheitlichen Vergütungen für die häusliche Krankenpflege. Allerdings haben die Spitzenverbände der Krankenkassen und der Träger ambulanter Pflegeeinrichtungen entsprechend der gesetzlichen Forderung in § 132a SGB V Rahmenempfehlungen unter anderem auch zur Vergütungsstruktur der häuslichen Krankenpflege vereinbart. Danach werden für die Leistungen nach § 37 Abs. 1 SGB V (Krankenhausvermeidungspflege) Pauschalen je Einsatz gezahlt und für die Leistungen nach § 37 Abs. 2 SGB V Gebühren für Einzelleistungen (vgl. exemplarisch **Abb. 10-2**).

10.4.2
Vergütungssystem der sozialen Pflegeversicherung

Die folgenden Ausführungen beziehen sich nur auf die Vergütung ambulanter Pflegeleistungen, die als so genannte Pflegesachleistungen der Pflegeversicherung gewährt und finanziert werden. Ein so genanntes Pflegegeld, das von der Pflegeversicherung an Pflegebedürftige ausgezahlt wird und zur Finanzierung selbst beschaffter Pflegehilfen dient oder als finanzielle Anerkennung an pflegende Angehörige weiter gereicht wird, ist nicht Teil des Vergütungssystems der professionellen ambulanten Pflege.

Das Vergütungssystem der sozialen Pflegeversicherung steht mittlerweile im Zentrum der Finanzierung der ambulanten Pflege, da die Vergütungen der Pflegeversicherung für ambulante Pflegesachleistungen im Durchschnitt ca. 40 % der Einnahmen eines Pflegedienstes ausmachen. Zudem kommt den gesetzlichen und vertraglichen Vergütungsregelungen im Rahmen der Pflegeversicherung eine zentrale Steuerungsfunktion bei der Gestaltung der Angebotsstrukturen zu. Nur Pflegeeinrichtungen, die den Anforderungen des SGB XI genügen, haben Anspruch auf einen Versorgungsvertrag mit den Pflegekassen und nur Pflegeeinrichtungen mit einem Versorgungsvertrag haben Anspruch auf Vergütung ihrer Leistungen durch die Pflegekassen.

Die Pflegeversicherung ist zuständig für die Vergütung pflegerischer und hauswirtschaftlicher Leistungen, die für ihre pflegebedürftigen Versicherten erbracht werden. Wichtigste Voraussetzungen für die Vergütung von Pflegesachleistungen ist die **Feststellung der Pflegebedürftigkeit** im Sinne des SGB XI

10. Die ambulante Pflege

Position	Leistung	Vergütung in €
	Häusliche Krankenpflege nach § 37 Abs. 1 SGB V	
	je Einsatz	24,90
	Häusliche Krankenpflege nach § 37 Abs. 2 SGB V	
6.1	Absaugen der oberen Luftwege	5,51
6.2	Bronchialtoilette	5,51
7	Anleitung zur Behandlungspflege	Einzelabsprache
8	Bedienung des Beatmungsgeräts	Einzelabsprache
9	Blasenspülung	3,54
10	Blutdruckmessung	2,18
11	Blutzuckermessung	2,18
12	Dekubitusbehandlung	6,32
13	Drainagen	2,83
14.1	Einlauf	6,54
14.2	Klysma/Klistier	3,27
14.2	Digitale Enddarmausräumung	6,54
15	Flüssigkeitsbilanzierung	2,83
16	Infusion i. v.	5,51
17	Inhalation	2,78
18	Injektion	3,60
...	...	...
26.1	Einreibung	2,78
26.2	Verabreichung von Medikamenten	2,78
...	...	...
32.1	Maximalsumme pro Einsatz	15,81
32.2	Maximalsumme pro Einsatz mit den Positionen 26.3 und/oder 31.2 und/oder 31.4	20,42

Abbildung 10-2: Vergütungen für Leistungen der häuslichen Krankenpflege, Auszug aus einer Vergütungsvereinbarung (Stand: 2008)

durch einen Gutachter des MDK und **Bewilligung des Leistungsantrages** durch die zuständige Pflegekasse. Das Gesamtvolumen der für einen Pflegebedürftigen zur Verfügung stehenden Vergütung pflegerischer und hauswirtschaftlicher Leistungen ergibt sich aus der bewilligten Pflegestufe.[127]

Die Leistungen erhält der Pflegebedürftige als Sachleistung von einem Pflegedienst seiner Wahl, der seinerseits die erbrachten Leistungen gegenüber der zuständigen Pflegekasse abrechnet und von der Pflegekasse die vertraglich vereinbarten Vergütungen für die jeweiligen Leistungen erhält. Aufseiten des Leistungserbringers ist die wichtigste Voraussetzung für die Leistungsvergütung die Zulassung der Pflegeeinrichtung durch einen Versorgungsvertrag mit den Pflegekassen.

Die Vergütung der erbrachten Pflegeleistungen erfolgt auf Grundlage einer **Vergütungsvereinbarung**, die zwischen Pflegekassen und Pflegeeinrichtungen abgeschlossen wird. Vertragsparteien der Vergütungsvereinbarung sind gemäß § 89 SGB XI aufseiten der Kostenträger eine Arbeitsgemeinschaft der Sozialversicherungsträger sowie der für den Sitz der Pflegeeinrichtung zuständige Sozialhilfeträger und aufseiten der Pflegeeinrichtung der Träger der Pflegeeinrichtung oder ein Trägerverband. Ähnlich wie im Krankenhausbereich sind nur Kostenträger zugelassen, auf die im Jahr vor dem Abschluss der Vergütungsvereinbarung mindestens 5 % der betreuten Pflegebedürftigen entfielen.

Vergütungsvereinbarungen werden bislang überwiegend nicht zwischen einzelnen Pflegeeinrichtungen und Kostenträgern abgeschlossen, sondern von regionalen Trägerverbänden der ambulanten Pflege. Sofern die Trägerverbände ein formales Verhandlungsmandat für die gesamte vertretene Gruppe von Einrichtungen haben oder sogar Eigentümer der vertretenen Pflegeeinrichtungen sind, sind die abgeschlossenen Vergütungsvereinbarungen bindend für die vertretenen Pflegeeinrichtungen. Dies ist beispielsweise bei Verhandlungen zwischen Pflegekassen und Trägern freigemeinnütziger Pflegeeinrichtungen in der Regel der Fall (z. B. Diakonie, Caritas, DRK, AWO, Paritätischer Wohlfahrtsverband etc.).

Private Pflegedienste dagegen sind nicht an die Verhandlungsergebnisse ihrer Verbände gebunden, da es sich bei den Verbänden lediglich um Vereine handelt, die ihre Mitglieder nicht zur Übernahme der Vergütungsvereinbarung verpflichten können. Zudem gibt es mehrere Verbände der privaten Träger, die nicht immer gemeinsam mit den Pflegekassen verhandeln. Die keinem vertragsschließendem Verband angehörenden privaten Pflegedienste müssen folglich einer Vergütungsvereinbarung beitreten, damit sie auch für sie gilt. Die Alternative zur Übernahme des Verhandlungsergebnisses ist die gesonderte

---

127 zu den Leistungssätzen der Pflegeversicherung vgl. Kapitel 9

Verhandlung des einzelnen Pflegedienstes mit der Arbeitsgemeinschaft der Landesverbände der Pflegekassen. Eine solche Verhandlung lässt aufgrund des Machtungleichgewichts in der Regel eher schlechtere Ergebnisse für den Pflegedienst erwarten und dürfte von daher eine sehr seltene Ausnahme sein.

In der Vergütungsvereinbarung werden vor allem die Vergütungsform und Höhe der Vergütungen festgelegt. Als **Vergütungsformen** für pflegerische Leistungen sind gemäß § 89 SGB XI Vergütungen nach Zeitaufwand oder nach Leistungsinhalt zugelassen. Vergütungen nach Leistungsinhalt können sich an Einzelleistungen oder an Leistungskomplexen orientieren. Sonstige Leistungen wie beispielsweise die hauswirtschaftliche Versorgung können auch mit Pauschalen vergütet werden.

Die vorherrschende Vergütungsform für pflegerische und hauswirtschaftliche Leistungen in der Versorgung Pflegebedürftiger sind derzeit so genannte **Leistungskomplexe**.[128] In einem Leistungskomplex sind mehrere pflegerische Tätigkeiten zusammengefasst, die üblicherweise in einer typischen Pflegesituation anfallen. Entsprechend der gesetzlichen Beschränkung des Leistungskataloges der Pflegeversicherung umfassen die Leistungskomplexe nur Leistungen der Grundpflege in den Bereichen Körperpflege, Ernährung und Mobilität sowie hauswirtschaftliche Versorgung und pauschale Vergütungen für die An- und Abfahrt (vgl. **Abb. 10-3**). Leistungen der Behandlungspflege fallen in die Finanzierungszuständigkeit der Krankenkassen. Die monetäre Bewertung der Leistungskomplexe erfolgt, ähnlich wie in der ambulanten ärztlichen Versorgung und Krankenhausfinanzierung, in einem zweistufigen Verfahren. In der ersten Stufe werden für jeden Leistungskomplex Punktzahlen festgelegt, in denen der zu seiner Ausführung durchschnittlich notwendige Arbeitszeitaufwand im Verhältnis zu den anderen Leistungskomplexen ausgedrückt wird. Die Punktzahlen sind im Grunde – ähnlich wie im DRG-System der Krankenhäuser und dem EBM der vertragsärztlichen Versorgung – nur Bewertungsrelationen, in denen die Unterschiede im Ressourcenverbrauch ausgedrückt werden.

Die Vergütung der einzelnen Leistungskomplexe ergibt sich in der zweiten Stufe des Preisbildungsverfahrens durch die Multiplikation der Punktzahl mit einem für alle Leistungskomplexe einheitlichen Punktwert. Dieser Punktwert ist zentraler Gegenstand der Vergütungsverhandlungen zwischen den Pflegekassen und Trägern der Pflegeeinrichtungen. Der Vorteil dieses zweistufigen Preisbildungsverfahrens ist, dass nicht jedes Mal über die Bewertung jedes einzelnen Leistungskomplexes verhandelt werden muss, sondern nur über

---

128 Einen Überblick über die Vergütungsregelungen in den verschiedenen Bundesländern bietet der Dritte Bericht der Bundesregierung zur Entwicklung der Pflegeversicherung (Bundesregierung 2005: Anlage 5).

10.4 Vergütungssystem

Nr.	Leistungsbezeichnung	Punktzahl
1	Erstbesuch	600
2	Folgebesuch	300
3	Kleine Pflege (An-/Auskleiden, Teilwaschen, Mund-/Zahnpflege)	220
4	Große Pflege I (An-/Auskleiden, Duschen, Mund-/Zahnpflege)	360
5	Große Pflege II (An-/Auskleiden, Vollbad, Mund-/Zahnpflege)	450
6	Kämmen und Rasieren	70
7	Hilfe beim An-/Ausziehen von Kompressionsstrümpfen ab Kl. 2	65
8	Hilfe beim Aufsuchen/Verlassen des Bettes im Zusammenhang mit den Leistungskomplexen 3–5	50
9	Hilfe beim Aufsuchen/Verlassen des Bettes allein oder im Zusammenhang mit den Leistungskomplexen 12–16	100
10	Lagerung bei Immobilität im Zusammenhang mit den Leistungskomplexen 3–5	100
11	Spezielle Lagerungsmaßnahmen allein oder im Zusammenhang mit den Leistungskomplexen 12–16, 19	200
12	Einfache Hilfe bei der Nahrungsaufnahme (nicht in Zusammenhang mit Leistungskomplexen 13 und 19 wählbar)	100
13	Umfangreiche Hilfe bei der Nahrungsaufnahme (nicht in Zusammenhang mit Leistungskomplexen 12 und 19 wählbar)	300
14	Verabreichen von Sondenkost	100
15	Ergänzende Hilfen bei Ausscheidungen (nur im Zusammenhang mit Leistungskomplexen 3–5 wählbar)	80
16	Umfangreiche Hilfen bei Ausscheidungen (nicht im Zusammenhang mit Leistungskomplexen 3–5 und 15 wählbar)	200
17	Hilfestellung beim Verlassen oder Wiederaufsuchen der Wohnung (nicht zusammen mit Leistungskomplex 18)	80
18	Begleitung bei Aktivitäten (nicht zusammen mit Leistungskomplex 17)	600
19	Hauswirtschaftliche Versorgung (je begonnenen 10 Minuten)	80
20	Pflegeeinsatz nach § 37 Abs. 3 SGB XI • Pflegestufe I und II • Pflegestufe III und III+	16,00 € 26,00 €
21	Wegepauschalen • werktäglich zwischen 6.00 und 20.00 Uhr • werktäglich zwischen 20.00 und 6.00 Uhr sowie an Wochenenden und gesetzlichen Feiertagen • werktäglich zwischen 6.00 und 20.00 Uhr bei gleichzeitiger Leistung nach SGB V • werktäglich zwischen 20.00 und 6.00 Uhr sowie an Wochenenden und gesetzlichen Feiertagen bei gleichzeitiger Leistung nach SGB V	3,18 € 6,36 € 1,59 € 3,18 €

Abbildung 10-3: Auszug aus dem niedersächsischen Leistungskomplexkatalog für Leistungen nach dem SGB XI (Stand: 2009)

die Neubewertung des Einheitspunktwertes. Der Punktwert gilt in der Regel einheitlich sowohl für die pflegerischen als auch für die hauswirtschaftlichen Leistungen.

Der Inhalt der einzelnen Leistungskomplexe, also welche Tätigkeiten zu welchem Leistungskomplex gehören, wird in so genannten **Rahmenverträgen** zwischen den Verbänden der Sozialleistungsträger und Leistungserbringer auf Landesebene vereinbart (§ 75 SGB XI).

Der **Vergütungsanspruch** der Pflegeeinrichtung richtet sich an die Pflegekasse (§ 120 Abs. 4 SGB XI). Bei der **Abrechnung** gegenüber der Pflegekasse ist die Pflegeeinrichtung verpflichtet, in den Abrechnungsunterlagen nicht nur Art, Menge und Preis der Leistungen anzugeben, sondern auch Tag und Uhrzeit der Leistungserbringung (§ 105 SGB XI). Zudem muss sich die Pflegeeinrichtung die erfolgten Pflegeeinsätze durch die Unterschrift des Pflegebedürftigen in der Regel einmal monatlich bestätigen lassen und die Dokumentation der erbrachten Leistungen in der Wohnung des Pflegebedürftigen belassen.

Welche Leistungskomplexe ein Pflegebedürftiger im Einzelnen in Anspruch nimmt, liegt in seiner Entscheidung und wird im **Pflegevertrag** festgelegt. Das Volumen an Leistungen, die auf Kosten der Pflegekasse in Anspruch genommen werden können, ergibt sich aus der bewilligten Pflegestufe. Darüber hinausgehende Leistungen müssen von den Pflegebedürftigen selbst bezahlt werden.

10.4.3
Investitionsförderung

Zugelassene ambulante Pflegeeinrichtungen haben einen Anspruch auf **öffentliche Investitionsförderung** zur Finanzierung ihrer Investitionskosten (§ 9 SGB XI). Das Nähere hierzu regelt das jeweilige Landesrecht, in der Regel das jeweilige Landespflegegesetz. Zuständig für die öffentliche Investitionsförderung sind die Länder und – soweit im Landesrecht vorgesehen – die Gemeinden. Die Zuständigkeit ergibt sich aus der Verantwortung der Länder für die Vorhaltung einer ausreichenden pflegerischen Versorgungsstruktur (§ 9 SGB XI).

Die Finanzierung der Investitionsförderung soll gemäß § 9 SGB XI aus den Einsparungen erfolgen, die den Trägern der Sozialhilfe durch die Einführung der Pflegeversicherung entstanden sind. Damit ist zugleich eine Obergrenze für das Gesamtvolumen der Förderung genannt. Da auf die öffentlichen Haushalte vor Einführung der Pflegeversicherung (1994) lediglich ca. 8 % der Gesamtausgaben für ambulante Pflege entfielen und ihr Anteil bis zum Jahr 2004 auf knapp 6 % zurückging, ergibt sich insgesamt nur ein Volumen von ca. 2 % der Gesamtausgaben. Unterstellt man einen durchschnittlichen Anteil der

Vergütungen nach SGB XI in Höhe von ca. 40 %, so lag die Investitionsförderquote damit letztlich nur bei knapp 1 % des Gesamtumsatzes; vorausgesetzt, die Länder sind ihren Verpflichtungen und in vollem Umfange nachgekommen. Auch wenn man berücksichtigt, dass es sich bei der ambulanten Pflege fast ausschließlich um unmittelbare personale Dienstleistungen handelt, bleibt eine solche Investitionsquote immer noch äußerst gering.

Werden die betriebsnotwendigen Investitionsaufwendungen durch die öffentliche Förderung nicht vollständig gedeckt, kann die Pflegeeinrichtung diesen Teil der Aufwendungen den Pflegebedürftigen in Rechnung stellen (§ 82 Abs. 3 SGB XI). Die gesonderte Berechnung bedarf allerdings der Zustimmung der zuständigen Aufsichtsbehörde des Landes. Das Nähere zur Berechnung ist durch Landesrecht zu regeln. Da es ihre Wettbewerbsposition verschlechtern würde, scheinen ambulante Pflegeeinrichtungen von dieser Möglichkeit aber kaum Gebrauch zu machen.

10.5
Zusammenfassung: Der Regelkreis der ambulanten Pflege

Auf Grundlage der vorhergehenden Erläuterungen soll nun die Struktur und Funktionsweise der ambulanten Pflege anhand eines fiktiven Fallbeispiels noch einmal kurz zusammengefasst werden (s. **Abb. 10-4**).

Wird ein Versicherter der sozialen Pflegeversicherung pflegebedürftig, so hat er zunächst einen Antrag auf Leistungsgewährung an die zuständige Pflegekasse zu richten. Die Pflegekasse beauftragt den Medizinischen Dienst der Krankenversicherung mit einer Begutachtung, die klären soll, ob eine Pflegebedürftigkeit im Sinne des § 14 SGB XI vorliegt und welche Pflegestufe sich aus dem ermittelten Pflegebedarf ergibt. Der Gutachter des MDK sucht den Pflegebedürftigen in seiner häuslichen Umgebung auf und erhebt die für das Gutachten notwendigen Daten. Das Gutachten ist entsprechend den Begutachtungsrichtlinien der Pflegekassen zu erstellen. In seinem Gutachten empfiehlt der Gutachter – soweit er zu dem Ergebnis kommt, dass eine Pflegebedürftigkeit im Sinne des SGB XI vorliegt – eine Pflegestufe. Der MDK übermittelt das Gutachten der Pflegekasse und diese entscheidet auf Grundlage des Gutachtens über die Bewilligung und Höhe von Leistungen. Gegen den Bewilligungsbescheid der Pflegekasse kann der Pflegebedürftige gegebenenfalls Widerspruch einlegen und gegen den abgelehnten Widerspruch vor dem Sozialgericht klagen.

Erkennt die Pflegekasse das Vorliegen von Pflegebedürftigkeit an und bewilligt eine Pflegestufe, so kann der Pflegebedürftige entscheiden, ob er die

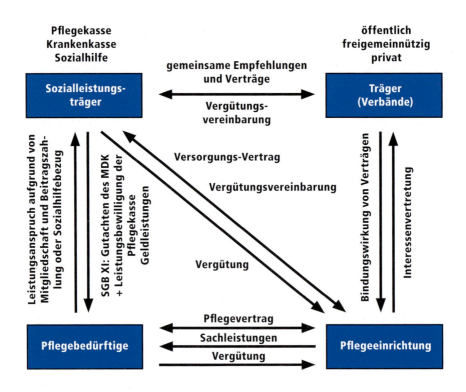

Abbildung 10-4: Regelkreis der ambulanten Pflege

Leistungen in Form von Geldleistungen oder Pflegesachleistungen in Anspruch nimmt. Entscheidet er sich für Pflegesachleistungen, so kann er eine Sozialstation oder einen Pflegedienst seiner Wahl mit der Leistungserbringung beauftragen. Zur Wahl stehen ihm allerdings nur Pflegeeinrichtungen, die durch einen Versorgungsvertrag mit den Pflegekassen zur Versorgung von Versicherten der sozialen Pflegeversicherung zugelassen sind. Vor der Beauftragung des Pflegedienstes erfolgt in der Regel zunächst ein Erstbesuch, zumeist durch eine leitende Pflegekraft, der dazu dient, den Leistungsbedarf zu ermitteln und die Modalitäten der Leistungserbringung zu vereinbaren.

Auf Grundlage des Erstbesuchs und der dabei getroffenen Vereinbarungen wird ein Pflegevertrag zwischen dem Pflegebedürftigen und der Pflegeeinrichtung geschlossen. Im Pflegevertrag wird insbesondere festgelegt, welche Leistungen in welchem Umfang wie häufig erbracht werden sollen und zu welchen Preisen sie vergütet werden. Bleibt die Summe der Vergütungen für die gewählten Leistungskomplexe innerhalb des von der Pflegekasse bewilligten Leistungssatzes, so richtet sich der Vergütungsanspruch der Pflegeeinrichtung an die zuständige Pflegekasse. Wird der bewilligte Leistungssatz überschritten, hat der Pflegebedürftige die Differenz zu tragen.

Tritt eine Verschlechterung im Zustand des Pflegebedürftigen auf, so kann er einen Antrag auf eine höhere Pflegestufe stellen. Die Pflegekasse beauftragt daraufhin den MDK mit der Erstellung eines erneuten Gutachtens (Folgegutachten) und entscheidet auf dessen Grundlage über die Bewilligung einer höheren Pflegestufe. Gegen die Entscheidung der Pflegekasse kann Widerspruch eingelegt und gegebenenfalls auch vor dem Sozialgericht geklagt werden.

Ist der Pflegebedürftige mit der Leistungsqualität der Pflegeeinrichtung nicht zufrieden, so kann er den Pflegevertrag innerhalb der ersten zwei Wochen nach Beginn der Pflege fristlos und danach mit einer Frist von 14 Tagen kündigen und eine andere Pflegeeinrichtung beauftragen.

Wird bei einem Versicherten der gesetzlichen Kranken- oder sozialen Pflegeversicherung medizinische Behandlungspflege notwendig, beispielsweise nach einem Krankenhausaufenthalt oder im Rahmen einer ambulanten ärztlichen Behandlung, so fällt dies in die Finanzierungszuständigkeit der gesetzlichen Krankenversicherung. Der behandelnde Arzt muss eine Verordnung über häusliche Krankenpflege nach § 37 SGB V ausstellen, die der zuständigen Krankenkasse einzureichen ist. Wird die häusliche Krankenpflege bewilligt, so kann der Pflegebedürftige eine Pflegeeinrichtung seines Vertrauens beauftragen, in der Regel sicherlich diejenige, die ihn bereits versorgt. Hierzu ist allerdings kein gesonderter Pflegevertrag erforderlich. Die Vergütung der Leistungen richtet sich nach den zwischen den Landesverbänden der Krankenkassen und Trägern der Pflegeeinrichtungen vereinbarten Vergütungssätzen.

Literatur

Daten zur ambulanten Pflege

Statistisches Bundesamt (lfd. Jge.): Pflegestatistik. Pflege im Rahmen der Pflegeversicherung. Deutschlandergebnisse. Download unter: http://www.destatis.de.

Statistisches Bundesamt (lfd. Jge.): Pflegestatistik. Pflege im Rahmen der Pflegeversicherung. Ländervergleich: Pflegebedürftige. Download unter: http://www.destatis.de.

Statistisches Bundesamt (lfd. Jge.): Pflegestatistik. Pflege im Rahmen der Pflegeversicherung. Ländervergleich: Ambulante Pflegedienste. Download unter: www.destatis.de.

Struktur und Funktionsweise der ambulanten Pflege

Brunen, H. M.; Herold, E. E. (Hrsg.) (1997 ff.): Ambulante Pflege. 3 Bde. Hannover: Schlütersche Verlagsanstalt.

Klie, T.; Krahmer, U. (Hrsg.) (2009): SGB XI. Soziale Pflegeversicherung. 3. Auflage. Baden-Baden: Nomos.
Schaeffer, D.; Ewers, M. (Hrsg.) (2002): Ambulant vor stationär. Perspektiven für eine integrierte ambulante Pflege Schwerkranker. Bern: Hans Huber.

11 Die stationäre Pflege

Die stationäre Versorgung Pflegebedürftiger erfolgt in Deutschland in stationären Pflegeeinrichtungen. Als **stationäre Pflegeeinrichtungen** im Sinne des Sozialrechts gelten Einrichtungen, in denen Pflegebedürftige vollstationär (ganztägig) oder teilstationär (tagsüber oder nachts) sowohl untergebracht und verpflegt als auch gepflegt werden (§ 71 Abs. 2 SGB XI). Um als stationäre Pflegeeinrichtung im Sinne des SGB XI anerkannt zu werden, muss die Einrichtung zudem von einer ausgebildeten Pflegefachkraft geleitet werden.

Anders als in einigen europäischen Ländern ist die Langzeitpflege in Krankenhäusern in der Bundesrepublik Deutschland bereits seit den 1960er-Jahren nicht mehr üblich und gilt spätestens seit den 1980er-Jahren als so genannte «Fehlbelegung», für die die Krankenkassen keine Vergütung zahlen. Von daher gelten Krankenhäuser auch ausdrücklich nicht als stationäre Pflegeeinrichtungen im Sinne des Sozialrechts (§ 71 Abs. 4 SGB XI). Nach Inkrafttreten des Pflegeversicherungsgesetzes hat eine Reihe von Krankenhäusern durch Bettenabbau frei gewordene Stationen in wirtschaftlich selbstständige Kurzzeitpflegestationen umgewidmet, um dort Patienten nach der Phase der Akutbehandlung bis zu vier Wochen weiter zu betreuen, bevor sie beispielsweise in eine Rehabilitationseinrichtung oder ein Pflegeheim verlegt werden. In diesem Fall handelt es sich nur bei der Kurzzeitpflegestation um eine stationäre Pflegeeinrichtung, die Versicherte auf Kosten der Pflegeversicherung versorgt. Das Krankenhaus darf diese Leistungen nicht zu Lasten der Pflegeversicherung erbringen.

Auch Altenheime, Altenwohnanlagen und Wohnstifte zählen nicht zu den stationären Pflegeeinrichtungen. Sofern diese Einrichtungen nur Leistungen der Unterbringung und Verpflegung erbringen, gelten sie im Sinne des SGB XI als «häusliche Umgebung». Werden beispielsweise Bewohner einer Altenwohnanlage pflegebedürftig und bleiben in ihrem Apartment beziehungsweise in ihrer dortigen Wohnung, haben sie nach Feststellung von Pflegebedürftigkeit Anspruch auf ambulante Leistungen der Pflegeversicherung. Sie können entweder eine vom Träger der Wohnanlage unabhängige ambulante Pflegeeinrichtung oder – sofern der Träger der Wohnanlage diese Leistungen anbietet – einen der Wohnanlage zugehörigen Pflegedienst mit der Leistungserbringung beauftragen.

Ein häufig anzutreffendes Leistungsarrangement im Bereich der Altenversorgung ist die Kombination von Wohnanlage und vollstationärer Pflegeeinrichtung. Dadurch wird den Bewohnern der Wohnanlage die Möglichkeit eröffnet, falls sie nicht mehr angemessen in ihrem Apartment versorgt werden können, in die stationäre Pflege zu wechseln, aber dennoch innerhalb der gewohnten Umgebung der Wohnanlage zu bleiben. Im Jahr 2007 waren ca. 20 % der stationären Pflegeeinrichtungen Teil eines solchen Leistungsarrangements (StBA 2009a). Dabei gilt aber nur die Pflegestation als stationäre Pflegeeinrichtung.

Das Leistungsspektrum stationärer Pflegeeinrichtungen umfasst Grundpflege, Behandlungspflege, soziale Betreuung und hauswirtschaftliche Versorgung. Nach Art der Versorgung werden unterschieden:

- **vollstationäre Pflege** (Pflege rund um die Uhr)
- **teilstationäre Pflege** (nur tagsüber oder nur nachts) und
- **Kurzzeitpflege** (vorübergehende vollstationäre Pflege bis zu maximal vier Wochen je Kalenderjahr).

Die **Regulierung** der stationären Pflege erfolgt durch ein Netz ineinander greifender Rechtsvorschriften. Die wichtigsten sind das SGB XI (Pflegeversicherung), das SGB XII (Sozialhilfe), das Heimgesetz, die Heimmindestbauverordnung, die Heimpersonalverordnung sowie die verschiedenen Landespflegegesetze. Während das SGB XI vorrangig die stationären Leistungen der Pflegeversicherung, die Beziehungen zwischen Pflegekassen und Leistungserbringern sowie die Vorgaben der Qualitätssicherung und des Qualitätsmanagements regelt, hat das SGB XII vor allem für die Finanzierung der stationären Pflege von Sozialhilfeempfängern Bedeutung. Heimgesetz, Heimmindestbauverordnung und Heimpersonalverordnung beziehen sich auf alle Arten von Heimen, also nicht nur Pflegeheime. Sie geben Mindeststandards für den Betrieb von Heimen vor und regeln insbesondere die staatliche Aufsicht gegenüber Alten-, Behinderten- und Pflegeheimen.

Im Rahmen der Föderalismusreform wurden auch für die stationäre Pflege Gesetzgebungskompetenzen zwischen Bund und Ländern neu verteilt. Es wurde vereinbart, die mit dem Heimgesetz abgedeckten Regelungsbereiche zu trennen. Der Bund soll – als Teil seiner Zuständigkeit für den Verbraucherschutz – zukünftig nur noch für die zivilrechtlichen Vorschriften zuständig sein, in denen vor allem die Vertragsbeziehungen zwischen Heimbewohnern und Heimträgern geregelt werden. Die im Heimgesetz enthaltenen ordnungsrechtlichen Vorschriften fallen in die Gesetzgebungskompetenz der Länder und sind in länderspezifischen Heimgesetzen zu regeln. Der Bund hat seinen Bereich mit einem Wohn- und Betreuungsvertragsgesetz (WBVG) neu geregelt, das zum 1. Oktober 2009 in Kraft getreten ist.[129] Die übrigen Vorschriften des bisherigen Heimgesetzes des Bundes gelten so lange fort, bis sie durch Landesrecht abgelöst werden. Da zum Zeitpunkt der Drucklegung dieses Buches nicht in allen Bundesländern entsprechende Nachfolgegesetze in Kraft getreten waren, wird in der folgenden Darstellung auch auf Regelungen des «alten» Heimgesetzes verwiesen.

Das System der stationären Pflege ähnelt in einer Reihe zentraler Punkte dem der ambulanten Pflege, was vor allem durch die Geltung des SGB XI für beide Versorgungsbereiche bedingt ist. Die für beide Bereiche geltenden Regelungen wurden in die folgende Darstellung einbezogen, auch wenn dies an einigen Stellen zu Wiederholungen gegenüber dem vorhergehenden Kapitel führt. Damit soll wird den Lesern, die sich nur über die stationäre Pflege informieren wollen, eine in sich geschlossene und nachvollziehbare Einführung in die Struktur und Funktionsweise der stationären Pflege ermöglicht werden.

11.1
Strukturmerkmale

Die stationäre Pflege weist einige zentrale Strukturmerkmale auf, die diesen Bereich – ebenso wie die ambulante Pflege – von der ambulanten ärztlichen Versorgung und Krankenhausbehandlung unterscheiden:

- Der Sicherstellungsauftrag für die pflegerische Versorgung der Versicherten ist den Pflegekassen übertragen.

- Es gibt keine Kapazitätsplanung durch den Staat oder die gemeinsame Selbstverwaltung. Die Kapazitätssteuerung erfolgt durch Versorgungsverträge zwischen den Pflegekassen und Pflegeeinrichtungen.

- Die Leistungserbringung erfolgt weit überwiegend durch freigemeinnützige und private Träger, öffentliche Träger spielen nur eine geringe Rolle.

---

129 Gesetz zur Neuregelung der zivilrechtlichen Vorschriften des Heimgesetzes nach der Föderalismusreform (WBVG) (BGBl. I, S. 2319 vom 31. Juli 2009).

Sicherstellungsauftrag: Ebenso wie für die ambulante Pflege liegt der Sicherstellungsauftrag für die bedarfsgerechte stationäre Pflege der Versicherten der sozialen Pflegeversicherung bei den Pflegekassen (§ 69 SGB XI). Allerdings steht auch hier – ebenso wie in der ambulanten ärztlichen und in der Krankenhausversorgung sowie in der ambulanten Pflege – der Staat (das sind auch in diesem Fall die Länder) in der Letztverantwortung für die Vorhaltung einer ausreichenden pflegerischen Versorgungsstruktur (§ 9 SGB XI). Bei der Gestaltung der Angebotsstrukturen ist das Verhältnis zwischen den Pflegekassen und der zuständigen Landesbehörde dennoch deutlich anders als beispielsweise im Krankenhausbereich. Bis auf wenige Ausnahmen erfolgt die Zulassung der Krankenhäuser durch die Aufnahme in den Krankenhausplan des Landes; der Anspruch auf öffentliche Investitionsförderung ergibt sich aus den Festlegungen des staatlichen Krankenhausplans. Die Krankenkassen unterliegen einem Kontrahierungszwang mit den durch die Krankenhausplanung zugelassenen Krankenhäusern. In der stationären Pflege steht der für jede einzelne Pflegeeinrichtung zu vereinbarende Versorgungsvertrag mit den Pflegekassen im Zentrum des Regulierungssystems. Die öffentliche Investitionsförderung der Länder folgt dieser Vereinbarung, da nur die durch den Versorgungsvertrag zugelassenen Pflegeeinrichtungen Anspruch auf Förderung haben.

Bedarfs- oder Kapazitätsplanung: Ebenso wie für die ambulante Pflege sieht das Sozialrecht auch für die stationäre Pflege keine Bedarfs- oder Kapazitätsplanung vor. Sofern die Anforderungen des SGB XI erfüllt sind, haben alle Einrichtungen Zugang zur pflegerischen Versorgung der Sozialversicherten und Sozialhilfeempfänger. Somit erfüllt auch die stationäre Pflege – ebenso wie die ambulante Pflege – gewisse Vorstellungen eines Gesundheitsmarktes. Zumindest der Markteintritt ist relativ frei. Entscheidende Voraussetzung für den Zugang zur Versorgung der Sozialversicherten ist die Zulassung durch einen Versorgungsvertrag mit den Pflegekassen. Ist die Pflegeeinrichtung zur Versorgung zugelassen, unterliegt sie allerdings einem ähnlich eng gefassten Regulierungssystem wie die Leistungserbringer in den anderen Versorgungsbereichen. In Bezug auf die Dokumentation und Überprüfung der Leistungsqualität gehen die Anforderungen sogar über das bislang beispielsweise im Krankenhausbereich übliche Maß hinaus.

Trägerstrukturen: Ähnlich wie in der ambulanten Pflege dominieren auch in der stationären Pflege die freigemeinnützigen und privaten Träger – die öffentlichen Träger spielen nur eine unbedeutende Rolle.

11.2
Basisdaten

Die Datenlage für die stationäre Pflege ist vor allem wegen fehlender Datenreihen zur Versorgungsstruktur für die Zeit vor Inkrafttreten der Pflegeversicherung unbefriedigend. Erst ab dem Berichtsjahr 1999 werden auf Grundlage der Pflegestatistikverordnung flächendeckend und systematisch Daten zur Pflegeinfrastruktur erhoben.

Pflegeinfrastruktur: Stationäre Pflege wurde in Deutschland im Jahr 2007 von 11 029 Pflegeheimen angeboten, die insgesamt 799 059 Pflegeplätze vorhielten (s. **Tab. 11-1**). Von den stationären Pflegeeinrichtungen waren 6 072 oder 55,1 % in freigemeinnütziger und 4 322 oder 39,2 % in privater Trägerschaft; öffentliche Träger betrieben lediglich 635 oder 5,8 % der Pflegeheime (s. **Tab. 11-2**). Durchschnittlich wurden in einer stationären Pflegeeinrichtung ca. 64 Pflegebedürftige gepflegt und betreut, wobei öffentliche mit durchschnittlich 77 und freigemeinnützige Einrichtungen mit durchschnittlich 71 Pflegebedürftigen je Einrichtung eine überdurchschnittliche und private mit ca. 54 Pflegebedürftigen eine eher unterdurchschnittliche Größe aufwiesen.

Die Zahl der Pflegeheime hat zwischen 1999 und 2007 um 24,5 %, die der Plätze um 23,8 % und die der stationär versorgten Pflegebedürftigen um 23,7 % zugenommen. Hauptsächliche pflegerische Leistung der Heime war die vollstationäre Langzeitpflege mit einem Anteil von ca. 96 % der Bewohner. Auf Kurzzeitpflege entfielen lediglich 1,4 % und auf Tagespflege nur 2,7 % der verfügbaren Plätze. Für ausschließliche Nachtpflege wurden bundesweit nur 434 Plätze angeboten, was einem Anteil von 0,1 % der Bettenkapazitäten entspricht (s. **Tab. 11-3**).

Die **Personalstruktur** der stationären Pflege lässt erkennen, dass das Leistungsspektrum der Pflegeeinrichtungen mehr als nur die reine körperbezogene Pflege umfasst. Von den ca. 574 000 Beschäftigten in stationären Pflegeeinrichtungen des Jahres 2007 waren 68,7 % in der Pflege und Betreuung tätig, 17,9 % im hauswirtschaftlichen Bereich und ca. 3,9 % in der sozialen Betreuung (s. **Tab. 11-4**). In den Jahren 1999 bis 2007 wurde offenbar in vielen Heimen der Bereich Pflege und Betreuung stärker als andere Bereiche ausgebaut, da sein Anteil 1999 noch bei 65,1 % lag.

Auffällig ist der im Vergleich zu den übrigen Leistungsbereichen des Gesundheitssystems hohe Anteil von Teilzeitbeschäftigten und gering qualifiziertem beziehungsweise unausgebildetem Personal. Im Jahr 2007 waren ca. 65 % des Personals teilzeitbeschäftigt gegenüber 52 % im Jahr 1999. Insgesamt 18 % des Personals hatte keine Berufsausbildung. Unausgebildete Kräfte waren nicht

11. Die stationäre Pflege

Tabelle 11-1: Basisdaten der stationären Pflege

	1999	2001	2003	2005	2007	1999 bis 2007 in %
Pflegeheime	8 859	9 165	9 743	10 424	11 029	24,5
Plätze in Pflegeheimen	645 456	674 292	713 195	757 186	799 059	23,8
Pflegebedürftige in Heimen	573 211	604 365	640 289	676 582	709 311	23,7
Personal in Pflegeheimen	440 940	475 368	510 857	546 397	573 545	30,1
davon nach Beschäftigungsverhältnis						
• Vollzeitbeschäftigte	211 544	218 898	216 510	208 201	202 764	–4,2
Anteil in %	48,0	46,0	42,4	38,1	35,4	
davon nach Beruf						
– Altenpfleger/in	83 705	96 700	110 208	122 333	133 927	60,0
Anteil in %	19,0	20,3	21,6	22,4	23,4	
– Krankenschwester/-pfleger	47 300	49 330	55 348	61 238	61 519	30,1
Anteil in %	10,7	10,4	10,8	11,2	10,7	
– Kinderkrankenschwester/-pfleger	2 881	3 129	3 587	3 764	3 996	38,7
Anteil in %	0,7	0,7	0,7	0,7	0,7	

Quelle: Statistisches Bundesamt; eigene Berechnungen

Tabelle 11-2: Pflegeheime nach Trägerschaft

	1999	2001	2003	2005	2007	1999 bis 2005 in %
Pflegeheime insgesamt	8 859	9 165	9 743	10 424	11 029	24,5
davon						
• Öffentliche	750	749	728	702	635	–15,3
Anteil in %	8,5	8,2	7,5	6,7	5,8	
• Freigemeinnützige	5 017	5 130	5 405	5 748	6 072	21,0
Anteil in %	56,6	56,0	55,5	55,1	55,1	
• Private	3 092	3 286	3 610	3 974	4 322	39,8
Anteil in %	34,9	35,9	37,1	38,1	39,2	

Quelle: Statistisches Bundesamt; eigene Berechnungen

Tabelle 11-3: Plätze in Pflegeheimen nach Art der Pflegeleistung

	1999		2007		Veränderung 1999 bis 2007 in %
	Anzahl	Anteil in %	Anzahl	Anteil in %	
Insgesamt	645 456	*100,0*	799 059	*100,0*	*23,8*
davon					
• Langzeitpflege	621 502	*96,3*	765 736	*95,8*	*23,2*
• Kurzzeitpflege	9 880	*1,5*	11 279	*1,4*	*14,2*
• Tagespflege	13 339	*2,1*	21 610	*2,7*	*62,0*
• Nachtpflege	735	*0,1*	434	*0,1*	*−41,0*

Quelle: Statistisches Bundesamt; eigene Berechnungen

Tabelle 11-4: Personal in Pflegeheimen nach Tätigkeitsbereich (Anteile in Prozent)

	1999	2001	2003	2005	2007
Pflege und Betreuung	65,1	66,3	67,6	68,5	68,7
Soziale Betreuung	3,4	3,5	3,5	3,7	3,9
Hauswirtschaftsbereich	21,2	20,4	19,3	18,4	17,9
Haustechnischer Bereich	3,1	2,9	2,7	2,6	2,6
Verwaltung, Geschäftsführung	5,6	5,5	5,5	5,5	5,5
Sonstige Bereiche	1,6	1,4	1,4	1,3	1,4

Quelle: Statistisches Bundesamt; eigene Berechnungen

nur im hauswirtschaftlichen Bereich tätig, sondern in erheblichem Umfang auch in der Pflege. Das ist unter anderem daran abzulesen, dass im Jahr 2005 zwar 68 % des Personals in der Pflege und Betreuung tätig waren, aber nur ca. 35 % des Heimpersonals eine pflegerische Ausbildung hatte. Für die stationäre Pflege gilt zudem, ebenso wie für die ambulante Pflege, dass sie weit überwiegend von Frauen geleistet wird. Im Jahre 2007 waren 85 % der Beschäftigten in Pflegeheimen weiblich.

Die **Ausgaben** für stationäre Pflege betrugen im Jahr 2007 insgesamt ca. 19,4 Mrd. Euro, was einem Anteil an den Gesundheitsausgaben insgesamt von ca. 7,7 % entsprach; relativ zum Bruttoinlandsprodukts waren es 0,8 % (s.

Tabelle 11-5: Ausgaben für stationäre Pflege (Anteile der Finanzierungsträger)

	1992	1996	2000	2001	2002
Ausgaben insgesamt					
in Mio. Euro	9 719	12 230	14 887	18 113	19 396
in % des BIP	0,59	0,66	0,72	0,78	0,80
nach Ausgabenträgern (Anteil in %)					
• Öffentliche Haushalte	74,5	73,6	17,9	15,4	14,1
• Gesetzliche Krankenversicherung			0,1	0,2	0,2
• Soziale Pflegeversicherung		0,5	53,0	49,9	48,5
• Gesetzliche Unfallversicherung	0,2	0,2	0,3	0,4	0,4
• Private Kranken-/Pflegeversicherung		0,0	1,6	1,5	1,4
• Arbeitgeber		2,6	2,6	2,6	2,4
• Private Haushalte*	25,3	23,0	24,5	29,9	32,9

einschl. privater Organisationen ohne Erwerbszweck (Wohlfahrtsverbände, DRK etc.)
Quelle: Statistisches Bundesamt; eigene Berechnungen

Tab. 11-5). Gegenüber 1992 sind die Ausgaben für stationäre Pflege bis 2007 insgesamt um 100 % gestiegen. Die Entwicklung der Ausgaben für stationäre Pflege weist seit 1992 drei Entwicklungsphasen auf: einen leichten Anstieg vor Einführung der Pflegeversicherung (1992 bis 1995), einen kurzfristigen Rückgang unmittelbar nach Einführung des stationären Teils der Pflegeversicherung (1996/1997) und einen deutlichen und anhaltenden Anstieg in der Zeit ab 1997 (s. **Abb. 11-1**). Betrachtet man die Entwicklung der Ausgaben als Prozentsatz des Bruttoinlandsprodukts, so zeigt sich, dass der Anstieg ab 1997 letztlich die Weiterführung eines Trends ist, der bereits zwischen 1992 und 1996 zu beobachten war und 1996 nur kurz unterbrochen wurde. Der Ausgabenanstieg kann in erster Linie auf die steigende Nachfrage einer alternden Gesellschaft nach Pflegeheimplätzen zurückgeführt werden. Allerdings sollte die Pflegeversicherung genau diesen Trend stoppen und dazu beitragen, dass Pflegebedürftige möglichst lange in ihrer häuslichen Umgebung bleiben können (§ 3 SGB XI). Wie die Entwicklung der Leistungsinanspruchnahme zeigt, hat sie dieses Ziel nicht erreicht.

Ein anderes zentrales Ziel hat die Pflegeversicherung jedoch zumindest in den ersten Jahren ihres Bestehens erreicht. Sie sollte Pflegebedürftige bei einem

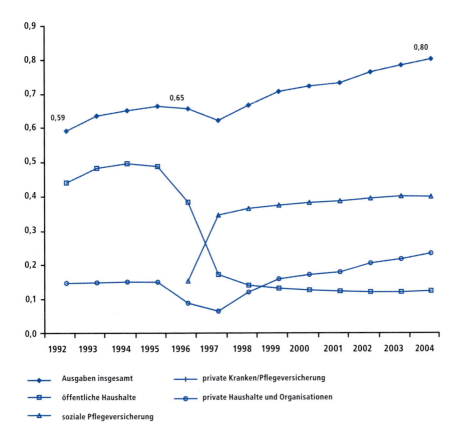

Abbildung 11-1: Ausgaben für stationäre Pflege (Angaben in Prozent des Bruttoinlandsprodukts)

Quelle: Statistisches Bundesamt; eigene Berechnungen

Wechsel in ein Pflegeheim vor Sozialhilfebedürftigkeit bewahren und dadurch zugleich auch die Sozialhilfeträger entlasten. An der Entwicklung der Ausgaben von Sozialhilfeträgern und sozialer Pflegeversicherung ist deutlich zu erkennen, dass die Ausgaben der öffentlichen Haushalte – und das sind in diesem Fall die Sozialhilfeträger – in dem Maße zurückgingen, wie die Pflegeversicherung mit ihren Leistungen eintrat.

Der seit 1998 zu beobachtende weit überproportionale Anstieg der Ausgaben der privaten Haushalte zählte allerdings nicht zu den politischen Zielen des Pflegeversicherungsgesetzes. Während die Ausgaben für stationäre Pflege zwischen 1997 und 2007 insgesamt um ca. 62 % von 11,9 Mrd. Euro auf 19,4 Mrd. Euro stiegen, war bei den Aufwendungen der privaten Haushalte ein Anstieg um ca.

370 % von 1,3 Mrd. Euro auf 6,5 Mrd. Euro zu verzeichnen. Die Ausgaben der sozialen Pflegeversicherung stiegen in diesem Zeitraum lediglich um ca. 42 % und damit unterproportional.

Diese Entwicklung dürfte im Wesentlichen durch zwei politische Rahmensetzungen beeinflusst sein: zum einen die Vorgabe einer Ausgabenobergrenze für die stationäre Pflege und zum anderen die seit Einführung der Pflegeversicherung unveränderten Leistungssätze. In § 43 Abs. 2 SGB XI wird den Pflegekassen vorgegeben, dass sie im Jahr nicht mehr als durchschnittlich 15 339 Euro je stationär versorgtem Pflegebedürftigen ausgeben dürfen. Dies entspricht den Ausgaben für die Pflegestufe II. Dadurch kann im Grunde nur eine Erhöhung der Zahl der stationären Leistungsempfänger zu einer Erhöhung der Ausgaben führen. Die Verteilung der Pflegestufen muss dagegen immer so gestaltet werden, dass im Gesamtdurchschnitt die Jahresausgaben für die Pflegestufe II nicht überschritten werden. Brauchen Pflegebedürftige in Pflegeheimen mehr Pflege, als ihnen von der Pflegekasse bewilligt wird, so müssen sie diese als Zusatzleistung selbst zahlen. Als zweite Rahmensetzung bewirkte die Unterlassung von Anpassungen der Leistungssätze der Pflegeversicherung an die übliche Preisentwicklung, dass die Erhöhungen der Pflegeheimentgelte ausschließlich zu Lasten der Pflegebedürftigen gehen. Beides führte dazu, dass im Jahr 200 Pflegebedürftige oder ihre Angehörigen je nach Pflegestufe für die stationäre Pflege durchschnittlich zwischen ca. 1 200 und 1 700 Euro selbst zahlen mussten (s. Tab. 11-6, S. ###).

11.3
Organisation

Die **Versorgungsstrukturen** der stationären Pflege unterliegen in erster Linie dem Zusammenspiel von Angebot und Nachfrage. Allerdings sind sowohl die Anbieter als auch die Nachfrager zahlreichen gesetzlichen und kollektivvertraglichen Bindungen unterworfen, so dass nicht von einem «freien Markt», sondern wenn nur von einem hochgradig «regulierten Markt» die Rede sein kann. Insbesondere in Bezug auf die Leistungsqualität ist seit einigen Jahren ein Ausbau der Regulierung zu beobachten, der mit hoher Wahrscheinlichkeit in den nächsten Jahren fortgesetzt wird.

Die **Regulierung des Leistungsangebotes** erfolgt in erster Linie durch ein System von Versorgungsverträgen und Vergütungsregelungen, wie es vor allem durch das SGB XI vorgegeben ist. Zur Erfüllung ihres Sicherstellungsauftrages haben die Pflegekassen Versorgungsverträge mit den Trägern von Pflegeeinrichtungen zu schließen (§ 69 SGB XI). In einem **Versorgungsvertrag** werden Art, Inhalt und Umfang der allgemeinen Pflegeleistungen festgelegt, zu deren Erbringung die Pflegeeinrichtung gegenüber den Versicherten verpflichtet ist. Nur für diese vertraglich vereinbarten Leistungen hat die Pflegeeinrichtung einen Vergütungsanspruch gegenüber den Pflegekassen. Die Pflegeeinrichtung erhält durch den Versorgungsvertrag die **Zulassung** zur Versorgung und übernimmt einen **Versorgungsauftrag** zur Erbringung der vereinbarten allgemeinen Pflegeleistungen (§ 72 SGB XI).

Wenn die in den §§ 71 und 72 SGB XI genannten Voraussetzungen erfüllt sind, besteht für Pflegeeinrichtungen Anspruch auf Abschluss eines Versorgungsvertrages. Zu den Voraussetzungen zählt, dass die Pflegeeinrichtung

- von einer ausgebildeten Pflegefachkraft geleitet wird
- die Gewähr für eine leistungsfähige und wirtschaftliche pflegerische Versorgung bietet
- sich verpflichtet, ein einrichtungsinternes Qualitätsmanagement einzuführen und weiterzuentwickeln
- an ihre Beschäftigen ortsübliche Arbeitsvergütungen zahlt.

Die Pflegekassen dürfen Versorgungsverträge nur mit Pflegeeinrichtungen abschließen, die diese Voraussetzungen erfüllen. Besteht ein Überangebot an Pflegeeinrichtungen und ist eine Auswahl zwischen mehreren Einrichtungen erforderlich, so haben die Pflegekassen Versorgungsverträge vorrangig mit freigemeinnützigen und privaten Pflegeeinrichtungen abzuschließen (§ 72 Abs. 3 SGB XI). Wird der Abschluss eines Versorgungsvertrages durch die Pflegekassen abgelehnt, kann die Pflegeeinrichtung vor dem Sozialgericht gegen die Ablehnung klagen (§ 73 Abs. 2 SGB XI).

Der Versorgungsvertrag kann mit einer Frist von einem Jahr gekündigt werden, wenn die gesetzlichen Voraussetzungen für einen Versorgungsvertrag nicht mehr erfüllt werden (§ 74 SGB XI). Werden die Vertragspflichten jedoch gröblich verletzt, kommen beispielsweise Pflegebedürftige zu Schaden oder werden nicht erbrachte Leistungen abgerechnet, können die Pflegekassen den Versorgungsvertrag auch fristlos kündigen (§ 74 Abs. 2 SGB XI).

Zusätzlich zum Versorgungsvertrag ist zwischen dem Heimträger und jedem einzelnen Bewohner ein **Heimvertrag** abzuschließen, ähnlich dem Pflegevertrag in der ambulanten Pflege. Der Abschluss des Heimvertrages ist nicht durch das SGB XI vorgegeben, sondern durch das Heimgesetz (§ 5 HeimG). Im Heimvertrag sind insbesondere die Rechte und Pflichten der Vertragsparteien zu regeln, die Leistungen des Heimes aufzulisten sowie die zu entrichtenden Entgelte zu benennen.

Insgesamt ist die rechtliche Stellung der Leistungsempfänger in der stationären Pflege deutlich stärker entwickelt als in den übrigen Bereichen des Gesundheitswesens. Dies ist vor allem auf die entsprechenden Bestimmungen des Heimgesetzes zurückzuführen, das auch dem Zweck dienen soll, die Interessen und Bedürfnisse der Bewohner zu schützen und zu stärken (§ 2 Abs. 1 HeimG). So ist beispielsweise in jedem Heim ein Heimbeirat zu bilden (§ 10 HeimG), der in allen Angelegenheiten des Heimbetriebes Mitwirkungsrechte hat, dem auch Einsicht in die Kalkulationsunterlagen zu gewähren und der am Pflegesatzverfahren zu beteiligen ist. Kann ein Heimbeirat nicht gewählt werden, so hat die zuständige Aufsichtsbehörde einen ehrenamtlichen Heimfürsprecher zu bestellen, der die Aufgaben eines Heimbeirates wahrnimmt.

Durch das im Oktober 2009 in Kraft getretene Wohn- und Betreuungsvertragsgesetz (WBVG) wurde der Schutz der Heimbewohner weiter ausgedehnt. So schreibt das WBVG beispielsweise vor, dass Interessenten für einen Heimplatz Anspruch auf vorvertragliche Informationen in leicht verständlicher Sprache haben, insbesondere über Leistungen, Entgelte und die Ergebnisse von Qualitätsprüfungen. Verträge sind grundsätzlich auf unbestimmte Zeit und schriftlich zu vereinbaren, das vereinbarte Entgelt muss angemessen sein, und eine Entgelterhöhung ist nur unter bestimmten Voraussetzungen erlaubt und bedarf zudem einer Begründung. Eine Kündigung des Vertrages ist für das Heim nur aus wichtigem Grund möglich. Im Falle einer Kündigung hat der Heimträger zudem dem betroffenen Bewohner einen angemessenen Ersatz in einem anderen Heim nachzuweisen und die Kosten des Umzugs in angemessenem Umfang zu tragen. Für die Heimbewohner gelten dagegen besondere erweiterte Kündigungsmöglichkeiten. So können sie unter anderem jederzeit ohne Einhaltung einer Kündigungsfrist kündigen, wenn eine Fortsetzung des Vertrages nicht zumutbar ist, beispielsweise auf Grund erheblicher Leistungsmängel. Erfolgt eine Kündigung des Bewohners auf Grund unzureichender Leistungsqualität des Heimes, hat der Heimträger auch im Falle einer Kündigung des Bewohners die Umzugskosten in angemessenem Umfang zu tragen.

Auch Pflegeheime unterliegen einem System **staatlicher Aufsicht** und unmittelbarer **Qualitätsprüfungen**. Sie werden gemeinsam von der staatlichen Heimaufsicht und vom Medizinischen Dienst der Krankenversicherung durchgeführt (§ 15 HeimG; § 114 SGB XI). Beide sind verpflichtet, sich gegenseitig zu informieren, ihre Prüftätigkeit zu koordinieren und Einvernehmen über Maßnahmen der Qualitätssicherung anzustreben. Sie können zum Zweck der Qualitätsprüfung jederzeit angemeldet oder auch unangemeldet die Räume eines Pflegeheimes betreten, Unterlagen einsehen sowie Pflegebedürftige, ihre Angehörigen, Beschäftigte und den Heimbeirat befragen. Werden bei einer Prüfung Qualitätsmängel festgestellt, hat die Heimaufsicht und der MDK den Heimträger zunächst über die Möglichkeiten der Verbesserung zu beraten. Die Landesverbände der Pflegekassen können dem Träger in einem Bescheid eine Frist zur Abstellung der Mängel setzen. Werden die Mängel nicht beseitigt, kann die Heimaufsicht eine Anordnung erlassen und gegebenenfalls auch einen Bußgeldbescheid verhängen. Die Pflegekassen können Sanktionen ergreifen bis hin zur Kürzung der Vergütung oder Kündigung des Versorgungsvertrages. Darüber hinaus kann die Heimaufsicht einem Träger auch den Betrieb eines Heimes untersagen.

Der Bereich der **externen Qualitätssicherung** wurde durch das Pflege-Weiterentwicklungsgesetz 2008 noch einmal deutlich erweitert und gestärkt. So sind in der Pflegesatzvereinbarung nun auch Leistungs- und Qualitätsmerkmale der Einrichtung festzulegen (§ 84 Abs. 5 SGB XI). Dazu gehören insbesondere Art, Inhalt und Umfang der zu erwartenden Leistungen und die von der Einrichtung vorzuhaltende Personalausstattung. Der Träger des Pflegeheims ist verpflichtet, die vereinbarte Personalbesetzung jederzeit sicherzustellen und bei Personalengpässen oder -ausfällen geeignete Maßnahmen zur Sicherstellung einer ausreichenden Versorgung zu ergreifen (§ 84 Abs. 6 SGB XI). Auf Verlangen einer der Vertragsparteien muss er in einem Personalabgleich nachweisen, dass er die vereinbarte Personalausstattung auch tatsächlich bereitstellt.

Die Häufigkeit der externen **Qualitätsprüfungen** soll zudem erhöht werden, und die Ergebnisse der Qualitätsprüfungen sind durch die Landesverbände der Pflegekassen im Internet zu veröffentlichen (§§ 114, 114a, 115 SGB XI). Die Konkretisierung der allgemeinen Vorgaben des Pflege-Weiterentwicklungsgesetzes wurde den Spitzenverbänden auf Bundesebene übertragen, die sich im Dezember 2008 auf die Einzelheiten des neuen seit dem 1. Januar 2009 geltenden Prüfungs- und Bewertungssystems einigten. In zwei **Pflege-Transparenzvereinbarungen**, jeweils eine für die ambulante und die stationäre Pflege, wurden die Bewertungssystematik sowie Kriterien und Verfahren der Veröffentlichung der Prüfergebnisse festgelegt.[130] Das neue Verfahren sieht sowohl eine externe Überprüfung definierter Qualitätskriterien vor, als auch eine stichprobenartige Befragung der Bewohner der zu überprüfenden Pflegeheime.

Mit der Vorgabe der Veröffentlichung von Qualitätsprüfungen wird im Grund kein neuer Weg beschritten, sondern ein bereits eingeschlagenen fortgesetzt. Ähnlich wie bereits im Krankenhausbereich, wurden in den letzten Jahren auch

---

130 Die Pflege-Transparenzvereinbarungen sind auf der Internetseite des GKV-Spitzenverbandes veröffentlicht (https://www.gkv-spitzenverband.de/Rahmenvereinbarungen_Pflege.gkvnet).

für die ambulante und stationäre Pflege Internetseiten und -portale aufgebaut, die der Unterstützung insbesondere bei der Auswahl einer Pflegeeinrichtung dienen sollen, so beispielsweise der Pflegeheimnavigator der AOK[131] oder eine bundesweite Pflege-Datenbank der BKK[132], die auch einen Preisvergleich ermöglicht. Gegenüber dem Krankenhausbereich wird in der ambulanten und stationären Pflege allerdings ein deutlich weitergehender Schritt vollzogen. Bei den Qualitätsberichten der Krankenhäuser handelt es sich bislang im Grunde nur um Selbstberichte, in die lediglich einige Daten der externen Qualitätssicherung verpflichtend eingehen, und noch dazu – verglichen mit der Komplexität der Gesamtleistung – relativ wenige. Eine umfassende externe Prüfung und Bewertung aller Leistungsbereiche ist für Krankenhäuser noch nicht vorgeschrieben. Es bleibt abzuwarten, ob und wann dieser Schritt auch für den Krankenhausbereich vollzogen wird.

Eine **gemeinsame Selbstverwaltung** für die stationäre Pflege existiert – ähnlich wie in der ambulanten Pflege – bislang nur in Ansätzen und ist bei weitem nicht mit den Kompetenzen ausgestattet, wie dies in der ambulanten ärztlichen Versorgung oder im Krankenhausbereich der Fall ist. Von zentraler Bedeutung für die Regulierung dieses Leistungsbereiches sind auch hier die Vertragsverhandlungen zwischen den Verbänden der Kostenträger und Leistungserbringer auf **Landesebene**. Neben den Vergütungsvereinbarungen schließen sie auch **Rahmenverträge** ab, die für die Pflegekassen und zugelassenen Pflegeeinrichtungen unmittelbar verbindlich sind (§ 75 Abs. 1 SGB XI). Die Rahmenverträge regeln insbesondere:

- die Inhalte der zu erbringenden Pflegeleistungen
- Grundsätze der Abgrenzung zwischen den allgemeinen, von der Pflegeversicherung zu tragenden Pflegeleistungen und den von den Versicherten zu tragenden Kosten der Unterkunft und Verpflegung
- Vorgaben für die Abrechnung der vereinbarten Entgelte sowie die von den Heimen vorzulegenden Bescheinigungen und Berichte
- Maßstäbe und Grundsätze der personellen Ausstattung von Pflegeheimen, so unter anderem einheitliche Verfahren zur Ermittlung des Personalbedarfs, landesweite Richtwerte für die Personalausstattung, Personalanhaltszahlen für das Verhältnis zwischen der Zahl der Bewohner und der Zahl der Pflege-

---

131 http://www.aok-pflegeheimnavigator.de
132 http://www.bkk-pflege.de/Paula

und Betreuungskräfte, den Anteil der ausgebildeten Fachkräfte an der Gesamtpersonalzahl sowie

- Grundsätze für Wirtschaftlichkeitsprüfungen von Heimen.

Ebenso wie in den anderen Bereichen des Gesundheitswesens sieht das Sozialrecht auch für die stationäre Pflege eine Konfliktregulierung durch Schiedsstellen vor. Für jedes Bundesland ist eine **Schiedsstelle** einzurichten, die mit Vertretern der Kostenträger und Pflegeeinrichtungen sowie einem unparteiischen Vorsitzenden und zwei weiteren unparteiischen Mitgliedern zu besetzen ist (§ 76 SGB XI). Die Aufsicht über die Schiedsstelle führt die für diesen Bereich zuständige Landesbehörde.

Als beratendes Gremium für die Landesbehörde sieht das SGB XI zudem einen **Landespflegeausschuss** vor (§ 92 SGB XI), in dem außer der Landesbehörde und den Pflegekassen und Pflegeeinrichtungen auch die Träger der überörtlichen Sozialhilfe, der privaten Krankenversicherung und der kommunalen Spitzenverbände im Land vertreten sein sollen. Der Ausschuss hat Empfehlungen zu Fragen der ambulanten und stationären pflegerischen Versorgung abzugeben, beispielsweise zum Aufbau und zur Weiterentwicklung des Versorgungssystems oder zu den Pflegevergütungen.

Auf **Bundesebene** haben der Spitzenverband der Pflegekassen und die Vereinigungen der Träger von Pflegeeinrichtungen Empfehlungen zu den Inhalten der auf Landesebene abzuschließenden Verträge sowie Maßstäbe zur Sicherung und Weiterentwicklung der Pflegequalität zu vereinbaren.

11.4
Vergütungssystem

Die Kosten der stationären Pflege werden zu ca. 95 % von drei Finanzierungsträgern aufgebracht:

- Der **sozialen Pflegeversicherung** (2007: ca. 49 %)

- den **öffentlichen Haushalten** (2007: ca. 14 %)

- den **privaten Haushalten** (2007: ca. 33 %).

Auf die **übrigen Kostenträger** entfielen im Jahr 2004 zusammen lediglich ca. 4 % der Gesamtkosten, davon auf die private Pflegeversicherung 1,4 % und die Arbeitgeber 2 %. Die gesetzliche Krankenversicherung hatte im Jahr 2005 nur 0,2 % der Kosten der stationären Pflege zu tragen, was vor allem darauf zurückzuführen ist, dass die Kosten der Behandlungspflege in Pflegeheimen den Pflegekassen zugeordnet sind (§ 43 SGB XI).

Welcher Kostenträger für die Vergütung welcher Leistungen zuständig ist, ergibt sich vor allem aus den entsprechenden Regelungen des SGB XI (Pflegeversicherung) und SGB XII (Sozialhilfe). Als grobe Zuordnungsregel lässt sich jedoch festhalten:

- Die **soziale Pflegeversicherung** zahlt entsprechend der bewilligten Pflegestufe die Vergütung der für ihre Versicherten erbrachten Leistungen, sozialen Betreuung und medizinischen Grundpflege sowie Behandlungspflege, allerdings nur bis zur Höhe des im SGB XI für die jeweilige Pflegestufe vorgegebenen Leistungssatzes.

- Die Kosten für Unterkunft und Verpflegung sowie die nicht durch die Leistungssätze der Pflegeversicherung gedeckten Kosten der Pflege müssen **Pflegebedürftige** und deren Angehörige tragen. Sofern die Länder keine oder keine ausreichende Investitionsförderung gewähren, können die Pflegeeinrichtungen den Bewohnern eine entsprechende Beteiligung an den Investitionskosten in Rechnung stellen.

- Können Pflegebedürftige für die Kosten der stationären Pflege nicht selbst aufkommen, treten die **Sozialhilfeträger** ein und übernehmen sowohl die Kosten der Pflege als auch der Unterkunft und Verpflegung sowie die Beteiligung an den Investitionskosten.

Im Zentrum des Vergütungssystems der stationären Pflege stehen die Regelungen des SGB XI, nicht nur weil die Pflegeversicherung in der Regel die Hälfte der Kosten einer stationären Pflegeeinrichtung trägt, sondern auch, weil den gesetzlichen und vertraglichen Vergütungsregelungen im Rahmen der Pflegeversicherung eine zentrale Steuerungsfunktion bei der Gestaltung der Angebotsstrukturen zukommt. Wichtigste Voraussetzungen für die Vergütung von stationären Pflegesachleistungen durch die Pflegeversicherung ist ebenso wie in der ambulanten Pflege die **Feststellung der Pflegebedürftigkeit** im Sinne des SGB XI durch einen Gutachter des MDK und die **Bewilligung des Leistungsantrages** durch die zuständige Pflegekasse.

Das Gesamtvolumen der für einen Pflegebedürftigen zur Verfügung stehenden **Vergütung** ergibt sich aus der bewilligten Pflegestufe. Für eine eng begrenzte Zahl von Härtefällen, in denen ein außergewöhnlich hoher und intensiver Pflegeaufwand erforderlich ist, kann eine über die Pflegestufe III hinausgehende Leistung gewährt werden. Die Zahl der maximal zu bewilligenden Härtefälle ist gesetzlich allerdings auf 5% der Leistungsempfänger der Pflegestufe III der jeweiligen Pflegekasse begrenzt (§ 43 Abs. 3 SGB XI). Die bewilligten Leistungsbeträge der Pflegeversicherung werden, so wie bei dem Bezug von Pflegesachleistungen in der ambulanten Pflege, an die jeweilige Pflegeeinrichtung direkt überwiesen.

Verschlechtert sich der Zustand eines Pflegebedürftigen, so ist er nach schriftlicher Aufforderung des Heimträgers verpflichtet, bei der zuständigen Pflegekasse eine **Höherstufung** zu beantragen (§ 87a Abs. 2 SGB XI). Die Pflegekasse beauftragt daraufhin den MDK mit einer **Folgebegutachtung** und bewilligt auf Grundlage des Gutachtens gegebenenfalls eine höhere Pflegestufe. Ohne eine entsprechende Höherstufung durch den Bescheid der Pflegekasse darf das Heim dem Bewohner keine höhere Pflegestufe in Rechnung stellen.

Analog zum Krankenhausbereich gibt es in der stationären Pflege auch ein Pflegesatzverfahren und eine Pflegesatzvereinbarung. Vertragsparteien der **Pflegesatzverhandlung** sind der Träger des Pflegeheimes auf der einen und eine Arbeitsgemeinschaft der Pflegekassen und sonstigen Sozialversicherungsträger sowie der zuständige Sozialhilfeträger auf der anderen Seite (§ 85 SGB XI). Ebenso wie im Krankenhausbereich sind auch hier nur die Kostenträger an den Verhandlungen zu beteiligen, auf die im Vorjahr mehr als 5% der Berechnungstage entfielen. Zur Vorbereitung der Verhandlungen muss das Pflegeheim eine Reihe von Unterlagen den Kostenträgern zur Verfügung stellen. Neben dem Nachweis über Art, Inhalt, Umfang und Kosten der Leistungen gehört auf Verlangen der Kostenträger gegebenenfalls auch eine Aufstellung zur personellen Ausstattung und Eingruppierung des Personals dazu (§ 85 Abs. 3 SGB XI).

Primärer Gegenstand der Pflegesatzverhandlungen sind die **Vergütungen** für die allgemeinen Pflegeleistungen und für Unterkunft und Verpflegung. Die Vergütungen sind für alle Heimbewohner, unabhängig von der Art des Kostenträgers, nach einheitlichen Grundsätzen zu bemessen (§ 84 SGB XI). Für die **allgemeinen Pflegeleistungen** wird ein nach drei Pflegebedürftigkeitskategorien gestaffelter Pflegesatz vereinbart, der für jeden Tag des Heimaufenthaltes in Rechnung gestellt wird (Berechnungstag). Zusätzlich zu den Vergütungen für die allgemeinen Pflegeleistungen wird ein **Entgelt für Unterkunft und Verpflegung** vereinbart, das die Pflegebedürftigen der sozialen Pflegeversicherung selbst zu tragen haben. Bei den sozialhilfeberechtigten Pflegebedürftigen kommt auch hierfür der Sozialhilfeträger auf.

Über die allgemeinen Pflegeleistungen hinaus kann das Pflegeheim zusätzliche Leistungen anbieten, sowohl pflegerisch-betreuende als auch Komfortleistungen bei der Unterkunft und Verpflegung. Diese müssen allerdings gesondert als **Zusatzleistungen** mit den betreffenden Bewohnern vor der Leistungserbringung vertraglich vereinbart und von diesen allein finanziert werden (§ 88 SGB XI).

Zusatzleistungen dürfen nicht zu Lasten der Pflegeversicherung erbracht werden und sind nur zulässig, wenn ihre Erbringung die notwendigen allgemeinen Leistungen nicht beeinträchtigt. Pflegeheime sind verpflichtet, die Pflegekassen und Träger der Sozialhilfe über das Angebot an Zusatzleistungen und die Leistungsbedingungen zu informieren, damit diese gegebenenfalls im Interesse von Bewohnern intervenieren können. Zur Abgrenzung der allgemeinen Leistungen von den Zusatzleistungen werden auf Landesebene entsprechende Passagen in den Rahmenverträgen zwischen den Pflegekassen und Heimträgern vereinbart.

Können sich die Vertragsparteien nicht einigen, ist auch für diesen Bereich als Konfliktregulierung ein **Schiedsstellenverfahren** vorgegeben. Gegen den Schiedsstellenspruch kann vor dem zuständigen Sozialgericht geklagt werden. Nachverhandlungen des Pflegesatzes sind möglich, sofern eine der Vertragsparteien dies wegen wesentlicher Änderungen im laufenden Pflegesatzzeitraum verlangt.

Anstelle von Pflegesatzverhandlungen auf der Ebene der einzelnen Heime können auch landesweit einheitliche Vergütungsvereinbarungen zwischen den Pflegeheimträgern des Bundeslandes und den jeweiligen Pflegekassen und Sozialhilfeträgern getroffen werden. Hierzu ist eine **Pflegesatzkommission** auf Landesebene zu bilden, in der neben den genannten Kostenträgern auch der Verband der privaten Krankenversicherung vertreten ist.

Zur Finanzierung der Investitionskosten haben zugelassene stationäre Pflegeeinrichtungen einen Anspruch auf **öffentliche Investitionsförderung** (§ 9 SGB XI). Das Nähere hierzu regelt das jeweilige Landesrecht, in der Regel das

Tabelle 11-6: Durchschnittliche Entgelte vollstationärer Langzeitpflege, Leistungssätze der Pflegeversicherung und Eigenbetrag von Pflegebedürftigen (Stand: 31.12.2007)

	Pflegestufe I	Pflegestufe II	Pflegestufe III
Pflegeheimvergütung	2 282	2 708	3 133
davon			
• Pflegesatz	1 307	1 733	2 158
• Entgelt für Unterkunft und Verpflegung	608	608	608
• Pauschale für Investitionskosten	367	367	367
Leistungssatz nach SGB XI	1 023	1 279	1 432
Eigenbetrag der Pflegebedürftigen	1 259	1 429	1 701

Quelle: Statistisches Bundesamt; eigene Berechnungen

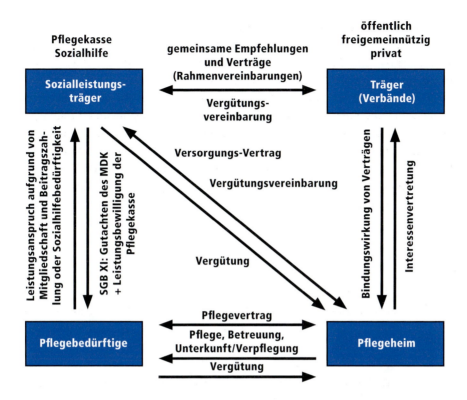

Abbildung 11-2: Regelkreis der stationären Pflege

jeweilige Landespflegegesetz. Zuständig für die öffentliche Investitionsförderung sind die Länder und – soweit im Landesrecht vorgesehen – die Gemeinden. Die Zuständigkeit ergibt sich aus der Verantwortung der Länder für die Vorhaltung einer ausreichenden pflegerischen Versorgungsstruktur (§ 9 SGB XI). Die Finanzierung der Investitionsförderung soll gemäß § 9 SGB XI aus den Einsparungen erfolgen, die den Trägern der Sozialhilfe durch die Einführung der Pflegeversicherung entstanden sind.

Werden die betriebsnotwendigen Investitionsaufwendungen durch die öffentliche Förderung nicht vollständig gedeckt, kann die Pflegeeinrichtung diesen Teil der Aufwendungen den Pflegebedürftigen in Rechnung stellen (§ 82 Abs. 3 SGB XI). Die gesonderte Berechnung bedarf allerdings der Zustimmung der zuständigen Aufsichtsbehörde des Landes.

Eine Gegenüberstellung der durchschnittlichen Vergütungen für vollstationäre Langzeitpflege und der Leistungssätze der Pflegeversicherung zeigt den

«Teilkasko-Charakter» der Pflegeversicherung (s. **Tab. 11-6**). Pflegebedürftige in Heimen müssen trotz Leistungen der Pflegeversicherung einen erheblichen Teil der Kosten als **Eigenanteil** selbst tragen. So lagen die Pflegesätze für Pflege und Betreuung im Jahr 2007 im Bundesdurchschnitt in der Pflegestufe I bei 1 300 Euro, in der Pflegestufe II bei 1 700 Euro und in der Pflegestufe III bei 2 150 Euro. Das von den Pflegebedürftigen allein zu tragende Entgelt für Unterkunft und Verpflegung lag bundesweit bei durchschnittlich ca. 600 Euro, und als zusätzliche Pauschale für Investitionskosten wurde von den Pflegebedürftigen ein Betrag von durchschnittlich ca. 370 Euro erhoben (s. Tab. 11-6). Nach Abzug der Leistungssätze der Pflegeversicherung ergibt sich daraus ein von den Pflegebedürftigen zu tragender Restbetrag in Höhe von ca. 1 260 Euro in Pflegestufe I, 1 430 Euro in Pflegestufe II und 1 700 Euro in Pflegestufe III (s. Tab. 11-9).

11.5
Zusammenfassung: Der Regelkreis der stationären Pflege

Auf Grundlage der vorhergehenden Erläuterungen wird im Folgenden die Struktur und Funktionsweise der stationären Pflege an einem fiktiven Beispielfall noch einmal kurz zusammengefasst (s. **Abb. 11-2**).

Wechselt ein pflegebedürftiger Versicherter der sozialen Pflegeversicherung von der häuslichen Pflege in ein Pflegeheim und hat bereits ambulante Leistungen erhalten, so hat die Pflegekasse zunächst durch den MDK prüfen zu lassen, ob stationäre Pflege tatsächlich notwendig ist. Nur wenn häusliche Pflege nicht möglich ist oder wegen der Besonderheiten des Einzelfalles nicht in Betracht kommt, hat der Versicherte Anspruch auf die bei gleicher Pflegestufe deutlich höheren Leistungssätze für stationäre Pflege. Ist stationäre Pflege nach Auffassung der Pflegekasse nicht erforderlich, so hat der Pflegebedürftige nur Anspruch auf die Leistungssätze für ambulante Pflegesachleistungen im Rahmen der bewilligten Pflegestufe (§ 43 Abs. 4 SGB XI).

Gibt es keine Einwände der Pflegekasse gegen die Inanspruchnahme stationärer Pflege, kann der Versicherte zwischen den durch Versorgungsvertrag zugelassenen Pflegeeinrichtungen wählen. Vor Aufnahme in das Pflegeheim ist zwischen dem Heim und dem Pflegebedürftigen ein Heimvertrag abzuschließen, in dem insbesondere Art und Umfang der Leistungen und die für die einzelnen Leistungsarten zu zahlenden Vergütungen geregelt werden. Ein Muster des Heimvertrages musste der Heimträger zuvor der staatlichen Heimaufsicht zur Kenntnis geben. Art und Inhalt der Leistungen sowie die dafür zu zahlenden Entgelte wurden zwischen der Arbeitsgemeinschaft der Kostenträger und dem Heimträger im Rahmen von Pflegesatzverhandlungen vereinbart. Die Pflegesatzvereinbarung wiederum hat sich an Rahmenverträgen zu orientieren, die von den Landesverbänden der Pflegekassen und Verbänden der Heimträger auf Landesebene vereinbart wurden.

Zur Deckung der Kosten für allgemeine Pflegeleistungen zahlt die Pflegeversicherung den bewilligten Leistungssatz direkt an das Pflegeheim. Der Pflegebedürftige hat die Differenz zwischen dem bewilligten Leistungssatz der Pflegeversicherung und den tatsächlichen Entgelten für Pflege und soziale Betreuung sowie die Vergütung für Unterkunft und Verpflegung zu tragen. Darüber hinaus kann ihm das Heim auch Investitionskosten, die nicht durch öffentliche Förderung gedeckt werden, in Rechnung stellen. Nimmt er Zusatzleistungen in Anspruch, hat er deren Kosten ebenfalls allein zu tragen.

Verschlechtert sich im Laufe des Heimaufenthaltes der Zustand des Pflegebedürftigen, so ist der Pflegebedürftige nach Aufforderung durch den Heimträger verpflichtet, einen Antrag auf Höherstufung zu stellen. Die Pflegekasse beauftragt daraufhin den Medizinischen Dienst der Krankenversicherung mit einer Folgebegutachtung des Pflegebedürftigen. Wird eine Höherstufung abgelehnt, so kann der Pflegebedürftige dagegen Widerspruch einlegen und gegen die Ablehnung des Widerspruchs gegebenenfalls auch vor dem Sozialgericht klagen.

Literatur

Daten zur stationären Pflege

Statistisches Bundesamt (lfd. Jge.): Pflegestatistik. Pflege im Rahmen der Pflegeversicherung. Deutschlandergebnisse. Download unter: http://www.destatis.de.
Statistisches Bundesamt (lfd. Jge.): Pflegestatistik. Pflege im Rahmen der Pflegeversicherung. Ländervergleich: Pflegebedürftige. Download unter: http://www.destatis.de.
Statistisches Bundesamt (lfd. Jge.): Pflegestatistik. Pflege im Rahmen der Pflegeversicherung. Ländervergleich: Pflegeheime. Download unter: http://www.destatis.de.

Struktur und Funktionsweise der stationären Pflege

Gühlstorf, T. (2004): Leistungserbringung und Finanzierung bei vollstationärer Pflege im Bundes- und Landesrecht. Berlin: Duncker & Humblot.
Klie, T.; Krahmer, U. (Hrsg.) (2009): SGB XI. Soziale Pflegeversicherung. Baden-Baden: Nomos.

Literatur

ABDA, Bundesvereinigung Deutscher Apothekerverbände (2007): Medikamentenzuzahlung. Abgerufen am 9.03.2007 von http://www.aponet.de/apotheke/ampreise/zuzahlung/index.html.
Alber, Jens (1989): Der Sozialstaat in der Bundesrepublik 1950-1983. Frankfurt; New York: Campus.
Alber, Jens (Hrsg.) (1992): Bundesrepublik Deutschland. New York; Frankfurt/M: Campus.
AOK-Bundesverband (2007): Krankenhausbezogene Zusammenstellung der vereinbarten Basisfallwerte (Stand: 14.02.2007). Abgerufen am 14.03.2007 von http://www.aok-gesundheitspartner.de/bundesverband/krankenhaus/budgetverhandlung/basisfallwerte.
Arnold, Michael; Litsch, Martin; Schellschmidt, Henner (2001): Krankenhaus-Report 2000. Schwerpunkt: Vergütungsreform mit DRGs. Stuttgart; New York: Schattauer.
Bäcker, Gerhard (1990): Pflegenotstand: Soziale Absicherung bei Pflegebedürftigkeit – ein weiterhin ungelöstes Problem. In: Jahrbuch für kritische Medizin 15: 46 – 63.
Badura, Bernhard (1996): Patientenorientierte Systemgestaltung im Gesundheitswesen. In: Badura, Bernhard; Feuerstein, Günter (Hrsg.), Systemgestaltung im Gesundheitswesen. Zur Versorgungskrise der hochtechnisierten Medizin und den Möglichkeiten ihrer Bewältigung. Weinheim; München: Juventa, 255 – 327.
Bähr, Christa; Fuchs, Patrick; Geis, Ulrich (2006): Kliniken-Privatisierungswelle. Frankfurt/M.: DZ-Bank AG Deutsche Zentral-Genossenschaftsbank.
BASYS, Beratungsgesellschaft für angewandte Systemforschung (1998): Gesundheitssysteme im internationalen Vergleich. Übersichten 1997. Augsburg: BASYS.
Behrends, Behrend (2000): Markt und Wettbewerb geben den Universitätskliniken eine Zukunft. In: führen und wirtschaften im Krankenhaus 17, 6: 626 – 631.
Berg, Heinz (1986): Bilanz der Kostendämpfungspolitik im Gesundheitswesen 1977 – 1984. Sankt Augustin: Asgard.
Berner, Barbara (2004): Einführung in das Vertragsarztrecht. Fortbildungsheft der Kassenärztlichen Bundesvereinigung. Abgerufen am 5.03.2007 von http://www.kbv.de/publikationen/114.html.
Bethusy-Huc, Viola Gräfin von (1976): Das Sozialleistungssystem der Bundesrepublik Deutschland. Tübingen: Mohr.
BKA (2002): Jahresbericht Wirtschaftskriminalität 2001. Wiesbaden: BKA.
BKK (2003): Arzneimittel Vertragspolitik. Oktober 2003. Essen: BKK Bundesverband.
BMG, Bundesministerium für Gesundheit (2009): Zahlen und Fakten zur Pflegeversicherung (07/09). Abgerufen am 07.07.2009 von http://www.bmg.bund.de/cln_100/nn_1193090/SharedDocs/Downloads/DE/Statistiken/Statistiken_20Pflege/Zahlen-und-Fakten-Pflegereform-Juli__2009.html (7.07.2009)

BMG, Bundesministerium für Gesundheit (o.J.): Medizinische Versorgungszentren – Fragen und Antworten. Abgerufen am 9.02.2007 von http://www.die-gesundheitsreform.de/zukunft_entwickeln/medizinische_versorgungszentren/grundlagen/index.html.

BMGS, Bundesministerium für Gesundheit und Soziale Sicherung (2003): Nachhaltigkeit in der Finanzierung der sozialen Sicherungssysteme. Bericht der Kommission. Abgerufen am 30.03.2007 von http://www.bmas.bund.de/BMAS/Navigation/Soziale-Sicherung/berichte,did=105578.html.

Bollmann, Dieter (2004): Abrechnung vertragsärztlicher Leistungen, Fremdkassenzahlungsausgleich und Honorarverteilung. Fortbildungsheft der Kassenärztlichen Bundesvereinigung. Abgerufen am 05.03.2007 von http://www.kbv.de/publikationen/114.html.

Bruckenberger, Ernst (1996): Künftige Krankenhausplanung in Deutschland. In: Adam, Dietrich (Hrsg.), Krankenhausmanagement. Wiesbaden: Gabler, 133–143.

Bruckenberger, Ernst (1998): Krankenhaus-Planung und Planungsgrundlagen. In: Arnold, Michael; Paffrath, Dieter (Hrsg.), Krankenhaus-Report, 98. Stuttgart: Gustav Fischer, 93–107.

Bundesregierung (2005). Dritter Bericht über die Entwicklung der Pflegeversicherung. BT-Drs. 15/4125 vom 04.11.2004.

Depenheuer, Otto (1986): Staatliche Finanzierung und Planung im Krankenhauswesen. Berlin: Duncker & Humblot.

Deppe, Hans-Ulrich (1987): Krankheit ist ohne Politik nicht heilbar. Frankfurt/Main: Suhrkamp.

Diehl, Manfred (2004): Die Teilnahme an der vertragsärztlichen Versorgung. Fortbildungsheft der Kassenärztlichen Bundesvereinigung. Abgerufen am 01.03.2007 von http://www.kbv.de/publikationen/114.html.

DKG, Deutsche Krankenhausgesellschaft (2004a): GKV-Modernisierungsgesetz: Neue Versorgungsformen im Krankenhaus. Abgerufen am 14.03.2007 von http://www.dkgev.de/pdf/489.pdf?title=DKG-Brosch%FCre+%22GKV-Modernisierungsgesetz%3A+Neue+Versorgungsformen+im+Krankenhaus+-+Orientierungshilfe%22.

DKG, Deutsche Krankenhausgesellschaft (2004b): Informationen für Krankenhäuser zur integrierten Versorgung §§ 140 a bis d SGB V. Abgerufen am 13.03.2007 von http://www.dkgev.de/pdf/291.pdf?title=DKG-Informationen+f%FCr+Krankenh%E4user+zur+Integrationsversorgung.

Fischer, Wolfram (2000): Diagnosis Related Groups (DRG's) und verwandte Patientenklassifikationssysteme. Eine Studie im Auftrag der Deutschen Krankenhausgesellschaft. Wolfertswil: Zentrum für Informatik und wirtschaftliche Medizin (ZIM).

Fischer, Wolfram (2001): Grundzüge von DRG-Systemen. In: Arnold, Michael; Litsch, Martin; Schellschmidt, Henner (Hrsg.), Krankenhaus-Report 2000. Schwerpunkt: Vergütungsreform mit DRGs. Stuttgart; New York: Schattauer, 13–31.

Frerich, Johannes; Frey, Martin (1996a): Handbuch der Geschichte der Sozialpolitik in Deutschland. Band 1: Von der vorindustriellen Zeit bis zum Ende des Dritten Reiches, 2. Aufl. München; Wien: Oldenbourg.

Frerich, Johannes; Frey, Martin (1996b): Handbuch der Geschichte der Sozialpolitik in Deutschland. Band 2: Sozialpolitik in der Deutschen Demokratischen Republik. München; Wien: Oldenbourg.

Frerich, Johannes; Frey, Martin (1996c): Handbuch der Geschichte der Sozialpolitik in Deutschland. Band 3: Sozialpolitik in der Bundesrepublik Deutschland bis zur Herstellung der Deutschen Einheit, 2. Aufl. München; Wien: Oldenbourg.

G-BA, Gemeinsamer Bundesausschuss (2007): Richtlinien über die Verordnung von Arzneimitteln in der vertragsärztlichen Versorgung. Abgerufen am 06.03.2007 von http://www.g-ba.de/cms/front_content.php?idcat=95.

G-BA, Gemeinsamer Bundesausschuss (2009): Richtlinie des Gemeinsamen Bundesausschusses über die Bedarfsplanung sowie die Maßstäbe zur Feststellung von Überversorgung und Unterversorgung in der vertragsärztlichen Versorgung (Bedarfsplanungs-Richtlinie), zuletzt geändert am 19. Februar 2009. Online verfügbar unter: www.g-ba.de/downloads/62-492-335/RL_Bedarf-2009-02-19.pdf (25.04.2009).

Greß, Stefan; Walendzik, Anke; Wasem, Jürgen (2005): Nichtversicherte Personen im Krankenversicherungssystem der Bundesrepublik Deutschland – Bestandsaufnahme und Lösungsmöglichkeiten. Expertise für die Hans-Böckler-Stiftung. Abgerufen am 30.03.2007 von http://www.boeckler.de/cps/rde/xchg/SID-3D0AB75D-CAFB4335/hbs/hs.xsl/show_project_fofoe.html?projectfile=S-2005-738-4.xml.

Grunow, Dieter; Hegner, Friedhart; Lempert, Jürgen (1979): Sozialstationen. Analysen und Materialien zur Neuorganisation ambulanter Sozial- und Gesundheitsdienste. Bielefeld: B. Kleine Verlag.

Herzog-Kommission (2003): Bericht der Kommission «Soziale Sicherheit» zur Reform der sozialen Sicherungssysteme. Berlin: CDU-Bundesvorstand.

Isensee, Josef (1990): Verfassungsrechtliche Rahmenbedingungen einer Krankenhausreform. In: Stiftung, Robert Bosch (Hrsg.), Krankenhausfinanzierung in Selbstverwaltung – Verfassungsrechtliche Stellungnahmen. Gerlingen: Bleicher Verlag, 97 – 203.

Jacobs, Klaus; Reschke, Peter; Bohm, Steffen (1996): Notwendigkeit und Möglichkeiten eines Umbaus der Finanzierung in der gesetzlichen Krankenversicherung. Konzeptionelle und empirische Analysen in wettbewerblicher Perspektive. Studie im Auftrag der Hans Böckler Stiftung. Berlin: IGES Institut für Gesundheits- und Sozialforschung GmbH.

Jetter, Dieter (1973): Grundzüge der Hospitalgeschichte. Darmstadt: Wissenschaftliche Buchgesellschaft.

Jetter, Dieter (1986): Das europäische Hospital. Von der Spätantike bis 1800. Köln: DuMont.

KBV, Kassenärztliche Bundesvereinigung (2007c): Köhler: Wir werden das eskalieren lassen. In: KBV Klartext, Januar: 2.

Klauber, Jürgen; Robra, Bernt-Peter; Schellschmidt, Henner (Hrsg.) (2006): Krankenhaus-Report 2005. Schwerpunkt: Wege zur Integration. Stuttgart: Schattauer.

Kosanke, Bodo (2004): Die Kassenärztliche Vereinigung – Eine Verwaltung der lebendigen Art. Fortbildungsheft der Kassenärztlichen Bundesvereinigung. Abgerufen am 01.03.2007 von http://www.kbv.de/publikationen/114.html.

Labisch, Alfons; Spree, Reinhard (Hrsg.) (2001): Krankenhaus-Report 19. Jahrhundert. Krankenhausträger, Krankenhausfinanzierung, Krankenhauspatienten. Frankfurt/Main: Campus.

Lampert, Heinz; Althammer, Jörg (2004): Lehrbuch der Sozialpolitik. 7. Auflage. Berlin; Heidelber; New York: Springer.

Lauterbach, Karl W.; Wille, Eberhard (2001): Modell eines fairen Wettbewerbs durch den Risikostrukturausgleich. Gutachten im Auftrag des Verbandes der Angestellten-Krankenkassen e.V. (VdAK), des Arbeiter-Ersatzkassenverbandes e.V. (EAV), des AOK-Bundesverbandes (AOK-BV) und des IKK-Bundesverbandes (IKK-BV). Köln; Mannheim.

MDK, Medizinischer Dienst der Krankenversicherung (2009): Die Medizinischen Dienste in Zahlen. Abgerufen am 29.04.2009 von http://www.mdk.de/314.htm.

Meinhold, Helmut (2000a): 5 Jahre «KMK-Papier» – einige Bemerkungen zum Stand und zu den Perspektiven der Hochschulmedizin (I). In: Das Krankenhaus 92, 11: 882 – 892.

Meinhold, Helmut (2000b): 5 Jahre «KMK-Papier» – einige Bemerkungen zum Stand und zu den Perspektiven der Hochschulmedizin (II). In: Das Krankenhaus 92, 12: 1012–1017.

Meinhold, Helmut (2001): 5 Jahre «KMK-Papier» – einige Bemerkungen zum Stand und zu den Perspektiven der Hochschulmedizin (III). In: Das Krankenhaus 93, 1: 36–39.

Meyer, Jörg Alexander (1996): Der Weg zur Pflegeversicherung. Positionen – Akteure – Politikprozesse. Frankfurt/M.: Mabuse Verlag.

Nink, Katrin; Schröder, Helmut (2007): Ökonomische Aspekte des deutschen Arzneimittelmarktes 2005. In: Schwabe, Ulrich; Paffrath, Dieter (Hrsg.), Arzneiverordnungs-Report 2006. Heidelberg: Springer, 182–244.

Orlowski, U.; Wasem, J. (2007): Gesundheitsreform 2007. Änderungen und Auswirkungen auf einen Blick. Heidelberg: Hüthig.

Paffrath, Dieter; Reiners, Hartmuth (1987): 10 Jahre Kostendämpfungspolitik. Eine empirische Bilanz. In: Die Ortskrankenkasse 69, 13: 369–372.

Pfaff, Anita; Rindsfüßer, Christian; Busch, Susanne (1996): Die Finanzierung der gesetzlichen Krankenversicherung – Möglichkeiten zur Umgestaltung und Ergebnisse ausgewählter Modellrechnungen. Endbericht an die Hans Böckler Stiftung. Stadtbergen: Hans Böckler Stiftung.

PHAGRO, Bundesverband des pharmazeutischen Großhandels (2007): Wir über uns. Abgerufen am 06.03.2007 von http://www.phagro.de/Verband/Bundesverband%20PHAGRO.aspx.

Quaas, Michael (1993): Staatliche Krankenhausplanung und -finanzierung im Spiegel der Rechtsprechung – zugleich Anmerkungen zum Gesundheitsstrukturgesetz 1993. In: Neue Zeitschrift für Sozialrecht, 2: 102–109.

Quaas, Michael (1997a): Der Anspruch des Krankenhauses auf Abschluß eines Versorgungsvertrages. Zum Urteil des Bundessozialgerichts (BSG) vom 29 Mai 1996. In: führen und wirtschaften im Krankenhaus 14, 1: 44–47.

Quaas, Michael (1997b): Der Struktur-Crash durch Aufhebung und/oder Änderung des Krankenhausplans. In: führen und wirtschaften im Krankenhaus 14, 6: 548–552.

Quasdorf, Ingrid (2004): Aufgaben und Organisation ärztlicher Körperschaften und Verbände. Fortbildungsheft der Kassenärztlichen Bundesvereinigung. Abgerufen am 01.03.2007 von http://www.kbv.de/publikationen/114.html.

Rohde, Johann Jürgen (1974): Soziologie des Krankenhauses. 2., überarb. Auflage. Stuttgart: Enke.

Rothgang, Heinz (1997): Ziele und Wirkungen der Pflegeversicherung: Eine ökonomische Analyse. Frankfurt/M.: Campus.

Sachße, Christoph; Tennstedt, Florian (1988): Geschichte der Armenfürsorge in Deutschland. Band 2. Fürsorge und Wohlfahrtspflege 1871 bis 1929. Stuttgart: Kohlhammer.

Sachße, Christoph; Tennstedt, Florian (1992): Geschichte der Armenfürsorge in Deutschland. Band 3. Der Wohlfahrtsstaat im Nationalsozialismus. Stuttgart: Kohlhammer.

Sachße, Christoph; Tennstedt, Florian (1998): Geschichte der Armenfürsorge in Deutschland. Band 1. Vom Spätmittelalter bis zum 1. Weltkrieg. 2., erweiterte und verbesserte Auflage. Stuttgart: Kohlhammer.

Schewe, Dieter (2000): Geschichte der sozialen und privaten Versicherung im Mittelalter in den Gilden Europas. Berlin: Duncker & Humblot.

Schlottmann, Nicole; Fahlenbach, Claus; Brändle, Guido et al. (2006): G-DRG-System 2007. Abbildungsgenauigkeit deutlich erhöht. In: Das Krankenhaus 98, 11: 939–951.

Schneekloth, Ulrich (2005): Entwicklungstrends beim Hilfe- und Pflegebedarf in Privathaushalten - Ergebnisse der Infratest-Repräsentativerhebung. In: Schneekloth, Ulrich;

Wahl, Hans Werner (Hrsg.), Möglichkeiten und Grenzen selbständiger Lebensführung in Privathaushalten (MuG III). Repräsentativstudie zu häuslichen Pflegearrangements, Demenz und professionellen Versorgungsangeboten. Integrierter Abschlussbericht im Auftrag des Bundesministeriums für Familie, Senioren, Frauen und Jugend. Bonn: Download unter http://www.bmfsfj.de/Publikationen/mug, 55 – 98.

Schneekloth, Ulrich; Müller, Udo (2000): Wirkungen der Pflegeversicherung. Forschungsprojekt im Auftrag des Bundesministeriums für Gesundheit. Baden-Baden: Nomos.

Schroeder, W.; Paquet, R. (Hrsg.) (2008): Gesundheitsreform 2007. Nach der Reform ist vor der Reform. Wiesbaden: VS Verlag.

Schwabe, Ulrich (2007a): Analogpräparate. In: Schwabe, Ulrich; Paffrath, Dieter (Hrsg.), Arzneiverordnungs-Report 2006. Heidelberg: Springer, 105-181.

Schwabe, Ulrich (2007b): Arzneiverordnungen 2005 im Überblick. In: Schwabe, Ulrich; Paffrath, Dieter (Hrsg.), Arzneiverordnungs-Report 2006. Heidelberg: Springer, 3 – 46.

Schwabe, Ulrich; Paffrath, Dieter (Hrsg.) (2007): Arzneiverordnungs-Report 2006. Heidelberg: Springer.

Simon, Michael (2000a): Krankenhauspolitik in der Bundesrepublik Deutschland. Historische Entwicklung und Probleme der politischen Steuerung stationärer Krankenversorgung. Wiesbaden: Westdeutscher Verlag.

Simon, Michael (2000b): Ökonomische Rahmenbedingungen der Pflege. In: Rennen-Allhoff, Beate; Schaeffer, Doris (Hrsg.), Handbuch Pflegewissenschaft. Weinheim; München: Juventa, 243 – 269.

Sitte, Ralf (2001): Sachlicher Reformbedarf im Kontext politischer Rationalität. Die Umbasierung der Sozialversicherungsbeiträge in der gesetzlichen Krankenversicherung im Vergleich mit anderen einnahmeorientierten Reformoptionen. In: Sozialer Fortschritt, 12: 289 – 297.

StBA, Statistisches Bundesamt (2009): Fachserie 12/Reihe 6.1.1: Grunddaten der Krankenhäuser 2007. Abgerufen am 09.03.2007 von https://www-ec.destatis.de/csp/shop/sfg/bpm.html.cms.cBroker.cls?cmspath=struktur,vollanzeige.csp&ID=1019677.

StBA, Statistisches Bundesamt (2009a): Pflegestatistik 2007. Pflege im Rahmen der Pflegeversicherung: Deutschlandergebnisse. Abgerufen am 12.05.2009 von https://www-ec.destatis.de/csp/shop/sfg/bpm.html.cms.cBroker.cls?cmspath=struktur,Warenkorb.csp.

StBA, Statistisches Bundesamt (2009b): Pflegestatistik 2007. Pflege im Rahmen der Pflegeversicherung. 2. Bericht: Ländervergleich – Pflegebedürftige. Abgerufen am 20.03.2009 von https://www-ec.destatis.de/csp/shop/sfg/bpm.html.cms.cBroker.cls?cmspath=struktur,Warenkorb.csp.

StBA, Statistisches Bundesamt (2009c): Pflegestatistik 2007. Pflege im Rahmen der Pflegeversicherung. 3. Bericht: Ländervergleich – ambulante Pflegedienste. Abgerufen am 20.03.2009 von https://www-ec.destatis.de/csp/shop/sfg/bpm.html.cms.cBroker.cls?cmspath=struktur,Warenkorb.csp.

StBA, Statistisches Bundesamt (2009d): Pflegestatistik 2007. Pflege im Rahmen der Pflegeversicherung. 4. Bericht: Ländervergleich – Pflegeheime. Abgerufen am 20.03.2009 von https://www-ec.destatis.de/csp/shop/sfg/bpm.html.cms.cBroker.cls?cmspath=struktur,Warenkorb.csp.

StBA, Statistisches Bundesamt (2009e): Statistik der Sozialhilfe 2007. Hilfe zur Pflege. Abgerufen am 07.07.2009 von https://www-ec.destatis.de/csp/shop/sfg/bpm.html.cms.cBroker.cls?CSPCHD=0040000100043812m1f000000WRLAEAx_3INCcaKvNIU1qA--&cmspath=struktur,Warenkorb.csp

Steiner, Peter; Mörsch, Michael (2005): Kritische Bestandsaufnahme der Investitionsfinanzierung in den Bundesländern. In: Das Krankenhaus 97, 6: 473–477.
SVR, Sachverständigenrat zur Begutachtung der Entwicklung im Gesundheitswesen (2005): Koordination und Qualität im Gesundheitswesen. Gutachten 2005. BT-Drs. 15/5670. Abgerufen am 30.03.2007 von http://dip.bundestag.de/parfors/parfors.htm.
SVRKAiG, Sachverständigenrat für die Konzertierte Aktion im Gesundheitswesen (1991): Das Gesundheitswesen im vereinten Deutschland. Jahresgutachen 1991. Baden-Baden: Nomos.
SVRKAiG, Sachverständigenrat für die Konzertierte Aktion im Gesundheitswesen (1994): Gesundheitsversorgung und Krankenversicherung 2000. Eigenverantwortung, Subsidiarität und Solidarität bei sich ändernden Rahmenbedingungen. Baden-Baden: Nomos.
SVRKAiG, Sachverständigenrat für die Konzertierte Aktion im Gesundheitswesen (2003): Gutachten 2003: Finanzierung, Nutzerorientierung und Qualität. Band I: Finanzierung und Nutzerorientierung. Bonn.
SVRKAiG, Sachverständigenrat für die Konzertierte Aktion im Gesundheitswesen (2002): Gutachten 2000/2001. Bedarfsgerechtigkeit und Wirtschaftlichkeit. Band I: Zielbildung, Prävention, Nutzerorientierung und Partizipation. Baden-Baden: Nomos.
Szabados, T. (2009): Krankenhäuser als Leistungserbringer in der gesetzlichen Krankenversicherung. Berlin; Heidelberg: Springer.
VFA, Verband Forschender Arzneimittelhersteller e.V. (2006): Die Arzneimittelindustrie in Deutschland. Abgerufen am 5.3.2007
Wille, Eberhard (2003): Finanzierungsoptionen in der Gesetzlichen Krankenversicherung – Reformüberlegungen aus der Sicht des Sachverständigenrates. In: Die Krankenversicherung 55, 4: 107–112.
Winkelhake, Olaf; Miegel, Ulrich; Thormeier, Klaus (2002): Die personelle Verteilung von Leistungsausgaben in der Gesetzlichen Krankenversicherung. In: Sozialer Fortschritt 51, 3: 58–61.
Zacher, Hans (1984): Der gebeutelte Sozialstaat in der wirtschaftlichen Krise. In: Sozialer Fortschritt 33, 1: 1–12.
Zalewski, Thomas (2004): Gesamtverträge und Gesamtvergütung. Fortbildungsheft der Kassenärztlichen Bundesvereinigung. Abgerufen am 05.03.2007 von http://www.kbv.de/publikationen/114.html.
Zöllner, Detlef (1981): Landesbericht Deutschland. In: Köhler, Peter A.; Zacher, Hans F. (Hrsg.), Ein Jahrhundert Sozialversicherung in der Bundesrepublik Deutschland, Frankreich, Großbritannien, Österreich und der Schweiz. Berlin: Duncker & Humblot, 45–180.

Abkürzungen

ABDA	Bundesvereinigung Deutscher Apothekerverbände
AKV	Allgemeine Krankenversicherung (GKV)
AMG	Arzneimittelgesetz
AMPreisV	Arzneimittelpreisverordnung
ApoG	Apothekengesetz
Ärzte-ZV	Zulassungsverordnung für Vertragsärzte
AEV	Arbeiter-Ersatzkassen-Verband e. V.
AO	Approbationsordnung für Ärzte
AOK	Allgemeine Ortskrankenkasse
AR-DRG	Australian Refined Diagnosis Related Group
BAH	Bundesfachverband der Arzneimittelhersteller
BÄK	Bundesärztekammer
BfArM	Bundesinstitut für Arzneimittel und Medizinprodukte
BIP	Bruttoinlandsprodukt
BKK	Betriebskrankenkasse
BMA	Bundesministerium für Arbeit und Sozialordnung
BMG	Bundesministerium für Gesundheit
BMGS	Bundesministerium für Gesundheit und Soziale Sicherung
BPflV	Bundespflegesatzverordnung
BPI	Bundesverband der Pharmazeutischen Industrie
BR-Drs.	Bundesrats-Drucksache
BSHG	Bundessozialhilfegesetz
BT-Drs.	Bundestags-Drucksache
BuKn	Bundesknappschaft
BVA	Bundesversicherungsamt
BVerfG	Bundesverfassungsgericht
BVerfGE	Entscheidungen des Bundesverfassungsgerichts
DKG	Deutsche Krankenhausgesellschaft
DRG	Diagnosis Related Group

EBM	Einheitlicher Bewertungsmaßstab
FPÄndG	Fallpauschalen-Änderungsgesetz
FPG	Fallpauschalengesetz
FPVBE	Fallpauschalenverordnung besondere Einrichtungen
GAR	Gesundheitsausgabenrechnung (des Statistischen Bundesamtes)
G-BA	Gemeinsamer Bundesausschuss
GG	Grundgesetz
GKV	Gesetzliche Krankenversicherung
GKV-BSV	GKV-Beitragssatzverordnung
GKV-OrgWG	GKV-Organisationsweiterentwicklungsgesetz
GMG	GKV-Modernisierungsgesetz (2004)
GOÄ	Gebührenverordnung Ärzte
GRG	Gesundheitsreformgesetz (1989)
GRV	Gesetzliche Rentenversicherung
GSG	Gesundheitsstrukturgesetz (1993)
GUV	Gesetzliche Unfallversicherung
HVM	Honorarverteilungsmaßstab
i. d. F. d.	in der Fassung des (Gesetzes vom …)
IKK	Innungskrankenkasse
IQWiG	Institut für Qualität und Wirtschaftlichkeit im Gesundheitswesen
KBV	Kassenärztliche Bundesvereinigung
KFPV	Krankenhaus-Fallpauschalenverordnung
KFPVBE	Krankenhaus-Fallpauschalenverordnung für Besondere Einrichtungen
KHEntgG	Krankenhaus-Entgeltgesetz
KHG	Krankenhausfinanzierungsgesetz
KHRG	Krankenhausfinanzierungsreformgesetz
KV	Kassenärztliche Vereinigung
LKK	Landwirtschaftliche Krankenkasse
MDK	Medizinischer Dienst der Krankenversicherung
MDS	Medizinischer Dienst der Spitzenverbände der Krankenkassen e. V.
MVZ	Medizinisches Versorgungszentrum
NJW	Neue Juristische Wochenzeitschrift
OECD	Organisation for Economic Cooperation and Development
SeeKK	See-Krankenkasse
PEI	Paul-Ehrlich-Institut

PfWG	Pflege-Weiterentwicklungsgesetz
PKV	Private Krankenversicherung
PPV	Private Pflegepflichtversicherung
RSA	Risikostrukturausgleich (GKV)
RSAV	Risikostruktur-Ausgleichsverordnung
SGB	Sozialgesetzbuch
SPV	Soziale Pflegeversicherung
StBA	Statistisches Bundesamt
SVR	Sachverständigenrat zur Begutachtung der Entwicklung im Gesundheitswesen (bis 2002: Sachverständigenrat für die Konzertierte Aktion im Gesundheitswesen)
SVRKAiG	Sachverständigenrat für die Konzertierte Aktion im Gesundheitswesen
VAG	Gesetz über die Beaufsichtigung der Versicherungsunternehmen (Versicherungsaufsichtsgesetz)
VdAK	Verband der Angestellten-Krankenkassen e. V.
VFA	Verband Forschender Arzneimittelhersteller
VVG	Gesetz über den Versicherungsvertrag (Versicherungsvertragsgesetz)
WBVG	Wohn- und Betreuungsvertragsgesetz
WHO	World Health Organization

Weitere Erläuterungen zu relevanten Abkürzungen für Institutionen, Rechtsvorschriften etc. im Gesundheitswesen sind auf der Internetseite des Gemeinsamen Bundesausschusses unter «Glossar» zu finden (http://www.g-ba.de) oder in verschiedenen Online-Lexika der Krankenkassen oder des BMGS (vgl. u. a. http://www.aok-bv.de/lexikon).

Sachregister

A

Abrechnung, PKV 228
Abrechnungsfälle 215
Abteilungspflegesatz 301
Allgemeine Ortskrankenkasse (AOK) 23, 129
Alterungsrückstellungen, PKV 174
–, Portabilität von 174
Ambulatorien, DDR 49
Analog-Präparat 244
Angehörige, pflegende 339f.
AOK (s. Allgemeine Ortskrankenkasse)
Apotheke 233, 238f.
–, Ausstattung 249
–, Umsatzstruktur 242
Apothekenbetriebsordnung 234
Apothekengesetz 234
Apothekervereine 238
Arbeitgeber, Ausgaben 191
Arbeitgeberbeitrag 23
Arbeitgeberzuschuss, GKV 152
Arbeitsverhältnis und KV 20
Arzneimittel 233ff.
–, apothekenpflichtige 234
–, Ausgaben 239ff.
–, Definition 233
–, Einzelhandel 249
–, Festbeträge 251
–, freiverkäufliche 233, 249
–, Großhandel 248
–, Herstellung 246
–, internationaler Vergleich 245
–, Patentschutz 247
–, Preisbildung und Vergütung 236, 250ff.
–, verkehrsfähige 240
–, Versandhandel 249
–, verschreibungspflichtige 234
–, Vertrieb und Handel 248ff.
–, Zulassung 246ff.
–, Zuzahlung 242, 252
–, zuzahlungsfreie 252
Arzneimittelabgabe 236
Arzneimittelgesetz 234
–, Anpassung 67
Arzneimittelpreisverordnung 234, 250
Arzneimittelüberwachung, staatliche 236
Arzneimittelverordnung 242f.
Arzneimittelversorgung 233ff.
–, Basisdaten 238ff.
–, DDR 50
–, gemeinsame Selbstverwaltung 237
–, Leistungsanspruch 236
–, Leistungserbringung 236
–, Organisation 246ff.
–, Privatpatient 253
–, Rabattverträge 252
–, staatliche Regulierung 235
–, Strukturmerkmale 235ff.
Arztdichte
–, BRD 35
–, DDR 48
Arzteinkommen, Transparenz 69
Ärztekammer 202
Arztpraxis
–, Ausgaben nach Trägern 190
–, Einnahmen 192ff.
–, staatliche 50
Arztwahl, freie 31, 184
Arztzahlen
–, BRD 35
–, DDR 48
–, Entwicklung der 187

Assistenzarzt, angestellter 186
Auffälligkeitsprüfung 224
Ausgaben
–, ambulante Versorgung 116
–, Arbeitgeber 191
–, GKV 159ff.
–, stationäre und teilstationäre Versorgung 116
Ausgabenentwicklung 116ff.
Ausgabenträger, Gesundheitsausgaben 119

B

Basis-DRG 304
Basisfallwert 308
Basistarif, PKV 61, 177
Beamte 144, 167
Bedarfsdeckungsprinzip 83f., 146, 323f.
Bedarfsplanung 185
–, Krankenversicherung 196
Bedarfsplanungs-Richtlinien 197
Begutachtungsrichtlinien, MDK 329
Behandlungsanspruch 229
Behandlungsfall 214
Behandlungspflege, medizinische 336
Behandlungspflicht 206, 229
Beihilfe, Beamte 144
Beiträge
–, GKV 150ff.
–, PKV 174
Beitragsbemessungsgrenze 36, 151
–, Pflegeversicherung 323
Beitragsfinanzierung 20
–, paritätische 150
Beitragskalkulation, PKV 173
Beitragspflicht 23, 150
Beitragsrückerstattung 59
–, PKV 176
Beitragssatz
–, allgemeiner 151
–, ermäßigter 152
–, freiwillige Mitglieder 152
–, paritätisch finanzierter 151
–, Rentner 152
–, Studenten und Praktikanten 152
–, zusätzlicher 150
Beitragssatzmodelle, GKV 154
Beitragssatzstabilität 84

Beitragszuschuss Arbeitgeber, PKV 174
Belastungsgrenze, Zuzahlungen 83, 149
Belegarzt 282
Bergbau 21
Bergleute, soziale Sicherung 22
Berufsrecht, ärztliches 206
Beschäftigte
– in der gesetzlichen Krankenkasse 135f.
– im Gesundheitswesen 112ff.
Beschäftigte und Einrichtungen 110ff.
Betäubungsmittel 234
Betriebsgesundheitswesen (BGW) 44
–, DDR 50
Betriebskrankenkasse (BKK) 23, 129
Bevölkerung nach Art des Versicherungsschutzes 128
Bismarck'sche Sozialgesetzgebung 24ff.
BKK (s. Betriebskrankenkasse)
Botschaft, kaiserliche 25f.
BRD
–, Arztdichte 35
–, Arztzahlen 35
–, Gesundheitswesen 32ff.
Bruttoinlandsprodukt 118
Bruttosozialprodukt 118
Budgetierung, prospektive, Krankenhaus 54
Budgetverhandlung 308ff.
–, Kennzahlen und Leistungsindikatoren 310
Bund 98, 106
Bundesapothekerkammer 238
Bundesärztekammer (BÄK) 203
Bundesinstitut für Arzneimittel und Medizinprodukte 99
Bundeskonvergenz 66
Bundesministerium für Gesundheit (BMG) 99
Bundespflegesatzverordnung (BPflV) 38, 297
Bundesrat 98
Bundesverband 134
Bundesvereinigung Deutscher Apothekerverbände (ABDA) 238
Bundesversicherungsamt 99
Bundeszentrale für gesundheitliche Aufklärung 99
Bundeszuschuss, GKV 150

C

Case-Mix (CM) 310
Case-Mix-Index (CMI) 311ff.

D

Daseinsvorsorge 75
DDR
–, ambulante Versorgung 47ff.
–, Ambulatorien 49
–, Arzneimittelversorgung 50
–, Arztdichte 48
–, Arztzahlen 48
–, Betriebsgesundheitswesen 50
–, Einnahmen und Ausgaben der Sozialversicherung 47
–, Finanzierung der Sozialversicherung 46
–, Gesundheitswesen 43ff.
–, Krankenhäuser und Betten nach Trägerschaft 51
–, Krankenhausversorgung 50ff.
–, Leistungen der Sozialversicherung 46
–, Neuordnung der Sozialversicherung 45
–, Polikliniken 49
–, Sozialversicherung 44ff.
–, stationäre Krankenversorgung 50ff.
Deutsche Krankenhausgesellschaft (DKG) 312
Deutscher Apothekerverband 238
Deutscher Ärztetag 203
Deutsches Institut für Medizinische Dokumentation und Information 99
Deutschland nach 1990, Gesundheitswesen 53ff.
Diagnosis Related Group (DRG) 56, 295ff.
–, Basisfallwert 307
–, Bewertungsrelation 307
Direktvertrag 217
Disease-Management-Programme (DMP) 57
Dispensierverbot 233
DMP (s. Disease-Management-Programme)
DRG (s. Diagnosis Related Group)
DRG-Fallpauschalensystem 295ff., 315f.
–, deutsches 298ff.
DRG-System
–, Kodierlogik 307
–, Prinzip der Preisbildung 308

E

EBM-Punkte 213
Einheitlicher Bewertungsmaßstab (EBM) 212, 217ff.
–, exemplarische Leistungspositionen 218
–, pauschale Erstattung 226
Einrichtungen und Beschäftigte 110ff.
Einzelleistungsabrechung 222ff.
Einzelleistungsvergütung 33
Einzelpraxis 188
Entgelte
–, ergänzende 299
–, sonstige 300
Entgeltsystem, Krankenhaus 294ff.
Erlösbudget 309
Ersatzkasse 27
Ersatzpflege 334

F

Facharzt 189
Fallaufbereitung 223
Fallgruppensystem 302ff.
Fallpauschalen-Änderungsgesetz (FPÄndG) 298
Fallpauschalengesetz (FPG) 298
Fallpauschalensystem 295ff.
Fallpauschalenvereinbarung (FPV) 298
Familienversicherung 20, 27, 80, 323, 351
–, GKV 140ff.
Fehler-DRG 304
Fertigarzneimittel 234
Festbetragsarzneimittel 251
Feststellung der Pflegebedürftigkeit 369
Feststellungsbescheid 289
Filialapotheke 249
Finanzausgleich, Pflegekasse 327
Finanzierung
–, duale 38, 261, 290
–, Gesundheitswesen 103ff.
–, Krankenhaus 290
–, Pflegeversicherung 344ff.
Finanzierungsträger, Anteile 104
Finanzprobleme, Ursachen der 348
Folgebegutachtung, nach SGB XI 395
Fremdarzt 215, 226
Fremdkassenzahlungsausgleich 215
Früherkennung von Krankheiten 147

G

G-DRG (s. German Diagnosis Related Group)
G-DRG-Patientenklassifikationssystem 303
Gebührenordnung für Ärzte (GOÄ) 226f.
–, Regelspanne 227
–, Schwellenwert 227
–, Steigerungssatz 227
Geldleistung 147
Gemeinde 106
Gemeindeschwesternstation 50
Gemeinsame Selbstverwaltung 101, 186, 200
–, ambulante Pflege 365
–, Arzneimittelversorgung 237
–, Krankenhaus 263, 312
–, stationäre Pflege 392
Gemeinsamer Bundesausschuss (G-BA) 102
Gemeinschaftspraxis 188
Generika 247
German Diagnosis Related Group 305
Gesamtausgaben für Gesundheit 117
Gesamtvergütung 41, 229
– und Gesamtverträge 211ff.
–, morbiditätsbedingte 213
–, Zahlung der 214
Gesamtvertrag 229
Geschichte des deutschen Gesundheitswesens 15ff.
Gesellenbruderschaft 18
Gesetz über das Kassenarztrecht 33
Gesetzgebungskompetenz 98
Gesetzliche Krankenkasse
–, nach Kassenart 129
–, Zahl der Beschäftigten 135f.
Gesetzliche Krankenversicherung (GKV) 127ff., 366
– als mittelbare Staatsverwaltung 130
–, Aufgaben 137ff.
–, Ausgaben 159ff.
–, Beiträge 150ff.
–, beitragspflichtige Einnahmen 165
–, Beitragssatzmodelle 154
–, Beitragszuschuss Arbeitgeber 152
–, Einnahmen 149f.
–, Entwicklung der Leistungsausgaben 37
–, Familienversicherung 140ff.
–, Finanzierung 149ff.
–, freiwillig Versicherte 140ff.
–, Kontrahierungszwang 88, 141
–, Leistungen 146ff.
–, Nicht-Versicherungspflichtige 144
–, Organisation der Selbstverwaltung 133
–, Pflichtversicherte 140ff.
–, Prämien 154f.
–, Reform der 54
–, Selbstbehalte 154
–, Sozialversicherungsgrenze 151
–, Strukturreform 60
–, Versicherte 140ff.
–, Versicherungsstruktur 143f.
–, Wahlfreiheit 141
Gesundheitsausgaben 116ff.
– nach Ausgabenträger 119
– nach Einrichtungen 115
– im internationalen Vergleich 122ff.
– in Prozent des Bruttosozialprodukt 121
–, EU-Staaten 123
Gesundheitsausgabenrechnung, alte und neue 119
Gesundheitsfonds 60, 64, 155ff.
–, Bundeszuschuss 67
Gesundheitskarte, elektronische 59
Gesundheitsreform 2000 56
Gesundheitsstrukturgesetz 54
Gesundheitssystem
–, Grundstrukturen und Basisdaten 93ff.
–, historische Entwicklung 15ff.
–, internationaler Vergleich 93ff.
–, marktwirtschaftliches 95
–, mittelalterliche und frühkapitalistische Wurzeln 16ff.
–, Modelle 93ff.
–, staatliches 94
–, Verbände 101
Gesundheitssystem, deutsches
–, Basisdaten 110ff.
–, Grundmerkmale 96ff.
–, Grundstruktur 109
Gesundheitswesen
– der DDR 43ff.
– in der früheren BRD 32ff.
– im vereinten Deutschland 53ff.
–, Beschäftigte 112
–, deutsches 15ff.
–, Finanzierung 103ff.

Sachregister

Gewährleistungsauftrag 223
Gewährleistungspflicht, KV 198
GKV (s. Gesetzliche Krankenversicherung)
GKV-Mitglieder, beitragspflichtige Einnahmen 162
GKV-Modernisierungsgesetz 57ff.
GKV-Organisationsweiterentwicklungsgesetz 62f.
GKV-Wettbewerbsstärkungsgesetz 60ff.
GOÄ (s. Gebührenordnung für Ärzte)
Grundprinzipien der sozialen Sicherung im Krankheitsfall 73ff.
Grundversorgung 288
Gruppenverhandlungen 185
Gruppierungssoftware 303

H

Härtefallregelung 83
Hauptdiagnosegruppe 304
Hausarzt 189
Hausarztvertrag 64, 182, 216
Haushalt
–, öffentlicher 105, 191, 366, 393
–, privater 106, 190, 366, 393
Heimvertrag 389
Hill-Burton-Formel 287
Honorarbescheid 222ff.
Honorarreform 209
Honorarverteilung
– und Regelleistungsvolumina 220
–, vertragsärztliche Versorgung 225
Honorarverteilungsvertrag 212, 220, 224
Hospital, kirchliches 17
Hospizdienst, Finanzierung 69

I

Individualprinzip 308
Innungskrankenkassen (IKK) 129
Insolvenz von Krankenkassen 63
Institut für das Entgeltsystem im Krankenhaus (InEK) 313
Institut für Qualität und Wirtschaftlichkeit im Gesundheitswesen (IQWiG) 102
Interpretation der neuen Kennzahlen 311
Investitionen 116
Investitionsförderung 66
–, ambulante Pflege 374f.
–, stationäre Pflege 396

K

Kaiserreich und Bismarck'sche Sozialgesetzgebung 24ff.
Kassenarzt 181
–, Zulassung 31
Kassenärztliche Bundesvereinigung (KVB) 201
Kassenärztliche Vereinigung (KV) 184, 195ff.
–, Geschichte 30ff.
KHG-Fördermittel 293
Kinder-Berücksichtigungsgesetz 348
KlinikCard 175
Kodieren, Krankenhaus 305f.
Kodierlogik des deutschen DRG-Systems 307
Kollektivvertragssystem 30
Kontrahierungszwang
–, GKV 88, 141
–, Krankenhaus 289
–, private Pflegeversicherung 350
Konvergenzphase, Verlängerung 65
Kopfpauschale 31, 156, 212
Körperschaft des öffentlichen Rechts 101
Kostendämpfungsgesetze 40ff.
Kostenerstattung, PKV 59, 146, 155, 174
Kostenerstattungsprinzip 85
Kostenexplosion 116
Krankenbehandlung 147
Krankengeld 58, 155
– für Selbständige 69
Krankenhaus
–, allgemeines 256, 266
–, ambulante Operationen 282
–, Antragsförderung 291
–, Ausgaben 274ff.
–, Belegarzt 282
–, Beschäftigte 267
–, Betten nach Größenklassen 269
–, Bettenbelegung 266
–, duale Finanzierung 261, 290
–, Entgeltsystem 294ff.
–, Finanzierungsträger 274
–, freie Wahl des 263
–, freigemeinnütziges 258
–, gemeinsame Selbstverwaltung 263
–, Größe und Versorgungsstufen 268
–, innere Organisation 258f.

–, Investitionsförderung 291f.
–, Investitionskosten 290
–, Investitionszuschlag 292
–, Kodieren 305f.
–, Kontrahierungszwang 289
–, Konvergenzphase 296
–, öffentliches 256
–, Pauschalförderung 291
–, Personal 269ff.
–, Pre-MDC 304
–, privates 258
–, sonstiges 256, 266
–, Vergütungssystem 294ff.
–, Vergütungsverhandlung 262
–, Versorgungsauftrag 262, 289
–, Versorgungsstufen 288
–, Versorgungsvertrag 290
–, Verweildauer 267
–, Wahlleistung Arzt und Unterkunft 301
–, Zulassung 289
Krankenhausanalyse 287
Krankenhausapotheke 250
Krankenhausbehandlung 279ff.
–, ambulante 280
–, Ausgaben 275
–, teilstationäre/vollstationäre 280
Krankenhausentgeltgesetz (KHEntG) 298
Krankenhaus-Fallpauschalenverordnung (KFPV) 298
Krankenhausfinanzierung 41, 290ff.
–, Reform 56
Krankenhausfinanzierungsgesetz (KHG) 38, 297
Krankenhausfinanzierungs-
reformgesetz 65f.
Krankenhausinvestition, Förderung 67
Krankenhausplan 262, 286
Krankenhausplanung 284ff.
–, staatliche 38, 261
Krankenhausstatistik, Systematik und zentrale Begriffe 265
Krankenhausträger 256, 268
Krankenhausversorgung 28, 33, 255ff.
–, ausgewählte Kennzahlen 264
–, Basisdaten 263ff.
–, Bedarfsanalyse 287
–, gemeinsame Selbstverwaltung 312
–, internationaler Vergleich 275ff.

–, Investitionsprogramm 286
–, Leistungskennzahlen 39
–, Organisation 279ff.
–, Patienten/Fälle 265
–, Sicherstellungsauftrag 260f., 285
–, Strukturmerkmale 260ff.
Krankenkasse
– als öffentlicher Auftraggeber 63
–, bundesunmittelbare 131
–, Finanzierung 149ff.
–, Einnahmeprobleme 164
–, Insolvenz 63
–, landesunmittelbare 131
–, Organisationsstruktur 132ff.
–, örtliche Geschäftsstellen 133
–, Schwerpflegebedürftigkeit 361
–, Versicherte 140ff.
Krankenpflege, häusliche 367ff.
Krankenversichertenkarte 228
Krankenversicherung (KV) 110ff., 127ff.
– und Arbeitsverhältnis 20
– der Rentner 34
–, Abrechnung 229
–, Anzahl Versicherte 128
–, Aufgaben und Pflichten 195
–, Bedarfsplanung 196
–, Disziplinarausschuss 199
–, Finanzierung 195
–, Gewährleistungspflicht 198
–, Interessenvertretung 199
–, konstitutionelle Merkmale 20
–, Organisation 195
–, Prüfung der Abrechnung 223
–, Schiedsamt 200
–, Staatsaufsicht 201
–, Vertreterversammlung 195
–, wichtige Leistungen 27
–, Wurzeln 19
–, Zulassungsausschuss und Berufungsausschuss 200
Krankenversicherungsgesetz von 1883 26
Krankenversicherungspflicht, allgemeine 61
Krankenversorgung
–, Regelkreis 314ff.
–, stationäre in der DDR 50ff.
Kurzzeitpflege 335, 344, 380
KV (s. Krankenversicherung)

L

Länder 98, 106
Landesapothekerkammer 237
Landesausschuss der Ärzte
und Krankenkassen 200
Landesgesundheitsamt 100
Landeskrankenhausgesellschaft 312
Landespflegeausschuss 365, 393
Landesverband 134
Landwirtschaftliche Krankenkasse
(LKK) 129
Lebenserwartung, internationaler
Vergleich 125
Leistungen
– der GKV 146ff.
–, arztgruppenspezifische 219
–, arztgruppenübergreifende
 allgemeine 219
–, arztgruppenübergreifende spezielle 219
–, privatärztliche, Vergütung 226f.
Leistungs- und Qualitätsnachweis,
nach SGB XI 390
Leistungsausgaben der GKV,
Entwicklung 37
Leistungserbringung 106ff.
Leistungsgesetz des Bundes 320
Leistungskatalog, gesetzlicher 146
Leistungskomplex, nach SGB XI 372
Leistungsumfang, eingeschränkter 155
Lohnfortzahlung 34

M

Major Diagnostic Category (MDC) 304
Maximalversorgung 288
Medizinische Versorgungszentren 188, 281
Medizinischer Dienst der
Krankenversicherung (MDK) 135 ff.
–, Begutachtungsrichtlinien 329
Medizinischer Dienst der Spitzenverbände
der Krankenkassen (MDS) 137
Me-too-Präparat 244
Mitglied, freiwilliges 142
Mutterschaftsgeld 59, 148

N

Nationalsozialismus 31f.
– und Weimarer Zeit 30ff.
Nicht-Vertragsarzt 215

Niederlassungsfreiheit 33, 184
Notdienst, Teilnahme am 206

O

Operation, ambulante 282
Optionskrankenhaus 296
Orden, weltliche 17
Organisationsstruktur der
Krankenkassen 132ff.
Orientierungspunktwert, bundesweit
einheitlicher 217

P

Partition 304
Patientenvertreter 60, 204
Paul-Ehrlich-Institut 99
Pflege
–, häusliche 332
–, teilstationäre 335, 380
–, vollstationäre 335, 380
Pflege, ambulante 353ff.
–, Ausgaben 359ff.
–, Basisdaten 356ff.
–, Bedarfs- und Kapazitätsplanung 355
–, externe Qualitätssicherung 364
–, Finanzierungsträger 360
–, gemeinsame Selbstverwaltung 365
–, Organisation 362ff.
–, Personal 357
–, Regelkreis 375ff.
–, Sicherstellungsauftrag 354
–, Strukturmerkmale 354ff.
–, Trägerstrukturen 355ff.
–, Vergütungssystem 356, 366ff.
–, Vergütungsvereinbarung 371
–, Versorgungsauftrag 362ff.
–, Zulassung 363
Pflege, stationäre 343, 379ff.
–, Ausgaben 385ff.
–, Basisdaten 383ff.
–, Bedarfs- und Kapazitätsplanung 382
–, gemeinsame Selbstverwaltung 392
–, Investitionsförderung 396
–, Organisation 388ff.
–, Personal 383ff.
–, Regelkreis 397ff.
–, Regulierung des Leistungsangebotes 388
–, Sicherstellungsauftrag 382

–, Strukturmerkmale 381ff.
–, Trägerstrukturen 382
–, Vergütungssystem 393ff.
–, Versorgungsauftrag 389
–, Versorgungsstrukturen 388
–, Zulassung 389
Pflegebedürftige 394
–, Anzahl 343
–, nach Versorgungsort und Pflegestufe 340
Pflegebedürftigkeit 328ff.
–, Feststellung der 369
Pflegebedürftigkeits-Richtlinien 329
Pflegebegutachtung 329
Pflegeberatung 337
Pflegedienst
–, Förderprogramm 66
–, privater 356f.
Pflegeeinrichtung
–, ambulante 353
–, nach SGB XI 326
–, stationäre 379
Pflegefachkraft, nach SGB XI 326
Pflegefallrisiko, soziale Absicherung 41
Pflegegeld 331f., 344
Pflegeheim 339f.
–, nach Trägerschaft 384
–, Plätze nach Art der Pflegeleistung 385
–, Qualitätsprüfungen 390
–, staatliche Aufsicht 390
–, Vergütungsvereinbarung 395
Pflegeheimvergütung 396
Pflegehilfsmittel 333
Pflegeinfrastruktur 383
Pflegekasse 321
–, Abrechnung 374
–, Finanzausgleich 327
Pflegekraft, nach SGB XI 326
Pflegeleistung, allgemeine 395
Pflegeperson, nach SGB XI 326
–, nach SGB XI
–, soziale Sicherung 333
Pflegequote 339
Pflegesachleistung 331, 334, 344
Pflegesatz, allgemeiner 38
Pflegesatzkommission, nach SGB XI 396
Pflegesatzverhandlung 308ff., 395
Pflegestatistik 338
Pflegestufe 328ff., 341ff.

–, nach SGB XI 330f.
–, Vergütung 394
Pflegestufenspektrum 343
Pflegestützpunkt 337
Pflege-Transparenzvereinbarung 365, 391
Pflegeversicherung 319ff.
–, Basisdaten 338ff.
–, Bedarfsdeckung 84
–, Beitragsbemessungsgrenze 323
–, Beitragserhebung 322f.
–, Einnahmen und Ausgaben 344ff.
–, Entwicklung der Finanzierungsbasis 349
–, Finanzierung 344ff.
–, gesetzliche 55, 321
–, Leistungen 325ff.
–, Leistungsempfänger und Pflegestufe 341ff.
–, Leistungskatalog 331ff.
–, Prinzipien und Strukturmerkmale 322ff.
–, Risikoausgleich 351
–, Versorgungspflicht 322
Pflegevertrag 364, 374
Pflegevertretung 334
Pflege-Weiterentwicklungsgesetz (PfWG) 62
Pflichtversicherte, GKV 140ff.
PKV (s. Private Krankenversicherung)
Plausibilitätsprüfung 223
Polikliniken, DDR 49
Politik der „Verschiebebahnhöfe" 162
Positivliste 56
Prämien, GKV 154f.
Prävention 147
Praxisgebühr 58
Preisbildung, zweistufiges System 306ff.
Preußisches Landrecht 21
Primärkasse 26
Privatarzt 186
–, Einnahmen 191
Private Krankenversicherung (PKV) 57, 127ff., 166ff.
–, Abrechnung 228
–, Ausgaben 170
–, Basistarif 177
–, Beiträge 174
–, Beitragseinnahmen 169
–, Beitragskalkulation 173
–, Beitragsrückerstattungen 176

–, Beitragszuschuss Arbeitgeber 174
–, Jahresergebnis 171
–, Kostenerstattung 174, 227
–, Krankheitsvollversicherung 167
–, Leistungsspektrum 167
–, Reform 57
–, Standardtarif 177
–, Versicherte 166ff.
–, Vertragsabschluss 173
–, Verwaltungsausgaben 172
–, Zusatzversicherungen 173
Private Pflegeversicherung (PPV) 55, 321, 349ff.
–, Beitragsgestaltung 350
–, Kontrahierungszwang 350
–, Kostenerstattung 350
–, Leistungen 350
–, Versicherungspflicht 350
Privatpatient 230
–, Arzneimittelversorgung 253
Psychiatrie, pauschaliertes Entgeltsystem 66
Punktwert, einheitlicher 227

Q

Qualitätsbericht 271

R

Rahmenverträge, nach SGB XI 374, 392
Rechnung der Leistungserbringer 176
Rechtsaufsicht, staatliche 201
Reform der
– gesetzlichen Krankenversicherung 54
– Krankenhausfinanzierung 54
Regelleistungsvolumen (RLV) 220f.
Regelversorgung 288
Regulierung, staatliche 97f.
Reichsausschuss für Ärzte und Krankenkassen 30
Reichsversicherungsordnung (RVO) 28
Rentner, Krankenversicherung 34
Reorganisation und Wiederaufbau 33ff.
Residenzpflicht 206
Risikoausgleich, Pflegeversicherung 351
Risikostrukturausgleich 57
–, morbiditätsorientierter (Morbi-RSA) 156ff.
Risikostruktur-Ausgleichsverordnung (RSAV) 157

Robert-Koch-Institut 99
Rückstellung 220

S

Sachleistung 147
Sachleistungsprinzip 27, 85ff., 146, 323
Sachverständigenrat Gesundheitswesen 100
Schiedsamt, KV 200
Schiedsstelle 30, 103, 134, 310, 365, 393
Schiedsstellenverfahren 396
Schwangerschaft, Leistungen 148
Schwerpflegebedürftigkeit
–, Krankenkasse 361
–, Leistungen 42
Schwerpunktversorgung 288
See-Krankenkasse (SeeKK) 129
Selbstbehalt 59, 176
Selbstkostendeckungsprinzip 38
Selbstverwaltung 20, 24, 27, 33, 90ff.
– der Krankenkassen 230
–, Abschaffung der 32
Selbstverwaltungsprinzip 323
Selektivvertrag 217
SGB (s. Sozialgesetzbuch)
Sicherstellungsauftrag 31, 68, 196
–, ambulante Pflege 354
–, Krankenhausversorgung 260f., 285
–, Sozialversicherung 322
Sicherstellungszuschlag 300
–, Vertragsarzt 198
Sicherung, soziale 73ff.
Sicherungsregelung „Upcoding" 68
Solidarausgleich 20
– zwischen Alt und Jung 79
– zwischen den Einkommen 78
– in der gesetzlichen Krankenversicherung 76
– zwischen Gesunden und Kranken 76
– zwischen den Mitgliedern 78
Solidarprinzip 75ff.
Sonderentgelte, Krankenhaus 41
Sozial- und Gesundheitsministerium 100
Soziale Pflegeversicherung (SPV) 55, 321, 366, 393f.
–, Vergütungssystem 369ff.
Soziale Sicherung, Prinzipien 65ff.
Sozialgesetzbuch (SGB) 139
–, zentrale Begriffe 326

Sachregister

Sozialhilfeträger 394
Sozialistengesetz 26
Sozialstaat, Ausbau des 35ff.
Sozialstaatsgebot 74f.
Sozialstaatsprinzip 74
Sozialstation 356
Sozialversicherung
–, Beiträge 45
–, DDR 44ff.
–, einheitliche 44
–, Sicherstellungsauftrag 322
Sozialversicherungsgrenze 87
–, GKV 151
Sozialversicherungsmodell 95, 320
Spitzenverband der GKV 134
Sprechstundentätigkeit 206
Staatsaufsicht 131, 230
–, Krankenversicherung 201
Staatsverwaltung 131
Standardtarif, private Krankenversicherung 57, 177
Steuerungs- und Kontrollfunktionen 138
Stichprobenprüfung 223
Strukturkontinuität 16
Strukturreform der GKV 60
Subsidaritätspyramide 82
Subsidiaritätsprinzip 81ff.

T

Tages- und Nachtpflege 344
Trägerschaft
–, freigemeinnützige 18, 107
–, öffentliche 106f.
–, private 107

U

Überversorgung 197
Unterversorgung 197
Upcoding, Sicherungsregelung 68

V

Vergütung
– für besondere Versorgungsformen 226
– außerhalb der Gesamtvergütung 211
– privatärztlicher Leistungen 226f.
–, ambulante Versorgung 208
–, häusliche Krankenpflege 369f.
–, Pflegestufe 394

–, Vertragsarzt 222ff.
Vergütungssystem 208ff.
–, ambulante Pflege 356, 366ff.
–, Krankenhaus 294ff.
–, soziale Pflegeversicherung 369ff.
–, stationäre Pflege 393ff.
Vergütungsvereinbarung 211
–, ambulante Pflege 371
–, Pflegeheim 395
–, Vertragsarzt 208ff.
Vergütungsverhandlung, Krankenhaus 262
Verhütung von Krankheiten 147
Versicherte
–, nach Kassenart 142
–, PKV 166ff.
–, Zuzahlungen 148
Versichertenstruktur, GKV 143f.
Versicherung, freiwillige 142
Versicherungspflicht 20, 26f., 45, 87ff., 228
–, allgemeine 89, 321
–, Ausweitung 37
Versicherungspflichtgrenze 36, 87
Versorgung
–, ärztliche 195ff.
–, hausärztliche und fachärztliche 185
–, integrierte 59, 62, 283ff.
–, vertragsärztliche 206
Versorgung, ambulante 111, 181ff.
–, Ausgaben 116, 189
–, Basisdaten 186ff.
–, DDR 47ff.
–, Geschichte 29
–, Regelkreis 228ff.
–, Sicherstellung 196
–, Strukturmerkmale 183ff.
Versorgung, stationäre 111
–, Ausgaben 116
Versorgungsauftrag
–, Krankenhaus 262, 289
–, stationäre Pflege 389
Versorgungsinstitution, städtische 18
Versorgungspflicht, Pflegeversicherung 322
Versorgungsstufen, Krankenhaus 288
Versorgungsvertrag, Krankenhaus 262, 290
Vertragsabschluss, PKV 173
Vertragsarzt 181, 186, 203ff.
–, Abrechnung mit KV 222
–, Altersgrenze 64

–, Dokumentations- und Berichtspflicht 206
–, Einhaltung des Wirtschaftlichkeitsgebots 206
–, Honorare 191
–, Rechte und Pflichten 205
–, Sicherstellungszuschlag 198
–, Vergütung 222ff.
Vertragskrankenhaus 290
Verwaltung, staatliche 98
Verwaltungsausgaben 135
Verwaltungsrat 90
Vorsorge- und Rehabilitationseinrichtungen 256
Vorsorge, private 320

W

Wachstum der Löhne und Gehälter 162
Wahlfreiheit
– zwischen den Krankenkassen 88
–, GKV 141
Wahlleistungen 38
Wahltarife 61, 154
Weimarer Zeit und Nationalsozialismus 30ff.
Wirtschaftlichkeitsprüfung 223
Wohlfahrtsorganisation 360

Z

Zahnersatz 58, 148
Zentralversorgung 288
Zulassung
– von Kassenärzten 31
–, Krankenhaus 289
–, Vertragsarzt 204
Zulassungsausschuss 204
Zulassungsverfahren
–, Arzneimittel 246ff.
–, Vertragsarzt 204f.
Zünfte 18
Zusammenspiel von Regulierung, Finanzierung und Leistungserbringung 108f.
Zusatzbeitrag 152
Zusatzentgelte 299
Zusatzleistung 395
Zusatzversicherungen, PKV 173
Zuzahlung 58
– für Versicherte 148
Zwangshilfskasse 23

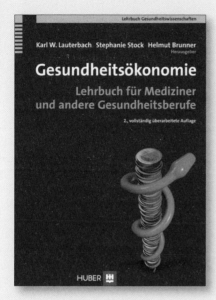

Karl W. Lauterbach /
Stephanie Stock /
Helmut Brunner (Hrsg.)

Gesundheitsökonomie

Lehrbuch für Mediziner und andere Gesundheitsberufe

2., vollst. überarb. Aufl. 2009.
359 S., 81 Abb., 74 Tab., 2f, Gb
€ 39.95 / CHF 68.00
ISBN 978-3-456-84695-8

Das Buch stellt die Grundlagen der Gesundheitsökonomie einschließlich der wichtigsten Evaluationsmethoden dar. Es vermittelt ein Grundverständnis für wirtschaftswissenschaftliche und gesundheitsökonomische Zusammenhänge und baut Brücken zwischen Ökonomie und Medizin.

Erhältlich im Buchhandel oder über
www.verlag-hanshuber.com

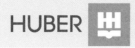

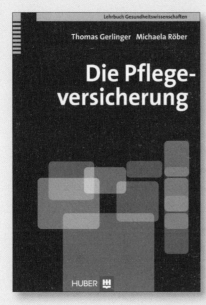

Thomas Gerlinger /
Michaela Röber
Die Pflege-versicherung

2009. 168 S., 5 Abb., 20 Tab., Kt
€ 19.95 / CHF 33.90
ISBN 978-3-456-84598-2

Dieses Buch führt in die Grundlagen der Pflegeversicherung ein. Es erklärt die Leistungen, Organisation und Finanzierung der Pflegeversicherung sowie die Versorgungsstrukturen und die Steuerungsprobleme in diesem Zweig der sozialen Sicherung. Darüber hinaus werden ausgewählte Entwicklungsprobleme und mögliche Handlungsansätze für die Weiterentwicklung der Pflegeversicherung erörtert.
Die Darstellung berücksichtigt die wichtigsten Veränderungen durch die Pflegeversicherungsreform 2008.

Erhältlich im Buchhandel oder über
www.verlag-hanshuber.com

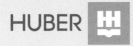